W0262674

Klinische Elektroenzephalographie des Kindes- und Jugendalters

Springer
Berlin
Heidelberg
New York
Barcelona
Budapest
Hong Kong
London
Mailand
Paris
Tokyo

R. G. Schmid   W. S. Tirsch

Klinische Elektroenzephalographie des Kindes- und Jugendalters

Ein Atlas der EEG-Aktivität:
Altersbezogene Normkurven und Pathologie

Unter Mitarbeit von
J. Kugler, K. Sadowsky und K. Vock

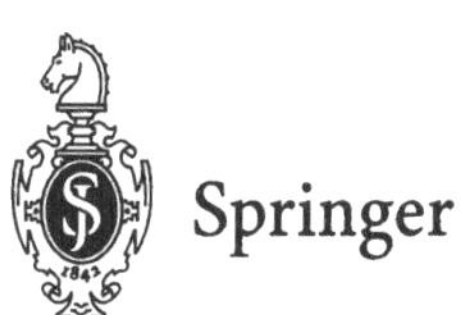 Springer

Priv.-Doz. Dr. med. Ronald G. Schmid
Chefarzt der Pädiatrie, Kreiskrankenhaus
Leiter des Sozialpädiatrischen Zentrums Inn-Salzach
Vinzenz-von-Paul-Straße 10
D-84503 Altötting

Dipl.-Ing. Werner S. Tirsch
GSF-Forschungszentrum für Umwelt und Gesundheit
Institut für Medizinische Informatik und Systemforschung
Neuherberg
D-85764 Oberschleißheim

ISBN-13:978-3-642-79305-9   e-ISBN-13:978-3-642-79304-2
DOI: 10.1007/978-3-642-79304-2

Die Deutsche Bibliothek – CIP-Einheitsaufnahme
Schmid, Ronald G.: Klinische Elektroenzephalographie des Kindes- und Jugendalters: ein Atlas der EEG-Aktivität: altersbezogene Normkurven und Pathologie / R. G. Schmid; W. Tirsch. Unter Mitarb. von J. Kugler... – Berlin; Heidelberg; New York; Barcelona; Budapest; Hong Kong; London; Mailand; Paris; Tokyo: Springer, 1995
ISBN-13:978-3-642-79305-9
NE: Tirsch, Werner:

Satz: Schneider-Druck GmbH, D-91541 Rothenburg ob der Tauber
SPIN: 10467652   25/3134 – 5 4 3 2 1 0 – Gedruckt auf säurefreiem Papier

Vorwort

Die „Klinische Elektroenzephalographie des Kindes- und Jugendalters" setzt die deutsche Tradition von Dumermuth, Niebeling und Weinmann fort. Zunächst werden die Geschichte der Elektroenzephalographie und die heutigen Erkenntnisse zu den neurophysiologischen Vorgängen in kurzer Form dargestellt. Die konventionelle visuelle Befundung und Beurteilung des kindlichen EEG wird ausführlich beschrieben. Sie orientiert sich an den Kriterien der Deutschen Gesellschaft für klinische Neurophysiologie (früher EEG-Gesellschaft).

Neue Perspektiven der EEG-Diagnostik eröffnen sich durch die Möglichkeiten der automatischen EEG-Analyse. Deren Grundlagen und Methodik werden so beschrieben, daß der visuelle EEG-Befunder in die Thematik eingeführt wird und damit arbeiten kann. Die Münchner Arbeitsgruppe verdankt diese Erkenntnisse weitgehend dem von Professor Dr. Dr. h.c. Theodor Hellbrügge initiierten und bis zu seiner Emeritierung tatkräftig unterstützten Forschungsprojekt „Münchener Pädiatrische Längsschnittstudie: Teilvorhaben EEG-Untersuchung", das durch die Gesellschaft für Strahlen- und Umweltforschung (GSF) gefördert wurde. In einer über Jahrzehnte hinweg guten Zusammenarbeit mit dem technischen Partner, dem Medis-Institut der GSF in München-Neuherberg (Herr Professor Dr. Dr. Siegfried J. Pöppl, Herr Dr. Karl-Heinz Englmeier, Herr Dipl.-Phys. G. Herrmann und insbesondere Herr Dipl.-Ing. Werner S. Tirsch), entstanden ab 1972 etwa 30 Publikationen zu dem Thema „Diagnostik durch die automatische EEG-Analyse". Von großer Bedeutung war auch die konstruktive Zusammenarbeit mit Professor Dr. Hans-Martin Weinmann von der Kinderklinik der Technischen Universität Schwabing. Dem derzeitigen Vorstand des Institutes für Soziale Pädiatrie und Jugendmedizin der Ludwig-Maximilians-Universität München – Herrn Prof. Dr. Dr. h.c. Hubertus von Voss – danke ich für die Erlaubnis zur Nutzung der Daten aus der Münchener pädiatrischen Längsschnittstudie.

Die langjährige Anwendung der automatischen EEG-Analyse zur Differenzierung der Altersentwicklung von zerebralen Störungen führte zur Definition des Norm-EEG in den verschiedenen Altersstufen. Die Darstellung der normalen und pathologischen Handskelettentwicklung von Professor Dr. Franz Schmid, die in zahlreichen Publikationen ab 1948 mit Abbildungen der oberen und unteren Normvarianten erfolgte, und das in der Pädiatrie übliche Vorgehen, Entwicklungsnormen durch Perzentilenwerte zu definieren, gaben den Anstoß, diese Definition der Norm auf das EEG zu übertragen.

Schwierigkeiten bei der Normbeschreibung konnten durch die Definition gesunder Kinder im Hauptprojekt „Münchener Pädiatrische Längsschnittstudie" aus dem Wege geräumt werden. Schwieriger gestaltete sich die Bestimmung des Norm-EEG durch die zahlreichen anfallenden Parameter der automatischen EEG-Analyse. Verwendung fand schließlich eine Methode mit Analyse der dominanten Frequenz (spektrale Peakfrequenz) und Amplitude. Diese Parameter korrelieren in hohem Maße mit der relativen Aktivität der EEG-Bänder. Dies wiederum kommt dem visuellen EEG-Befunder entgegen, der sich sehr stark an der Verteilung der Aktivität in den verschiedenen Frequenzbändern orientiert.

Die EEG-Grundaktivitätsdiagnostik ergibt bei geschlossenen Augen die deutlichsten Ergebnisse. Bei Kindern bis in das Vorschulalter, aber auch bei neurologisch gestörten und behinderten älteren Kindern ist nicht immer eine Ableitung bei geschlossenen Augen möglich. Die Normalentwicklung des EEG wurde deshalb bei offenen und geschlossenen Augen jeweils mit einer Abbildung der 10 %-Perzentile als Beispiel für den unteren Normbereich, der 50 %-Perzentile für das Mittelwert-EEG und der 90 %-Perzentile als Beispiel für den oberen Normbereich dargestellt. Provokations- und Aktivationsmethoden, Normvarianten und das EEG beim Frühgeborenen ergänzen dieses Kapitel.

Ein weiterer Schwerpunkt gilt der Definition von EEG-Veränderungen bei neuromotorischen Störungen und Behinderungen. Der Schweregrad der Störung korreliert mit dem Schweregrad der EEG-Veränderung, wenn eine klare Definition der Störung verwendet wird. Die Differenzierung ist jedoch bei der geringen Quantität der Abweichung nur durch die automatische Analyse sinnvoll und aussagekräftig möglich. Neuropathologische und neurophysiologische Grundlagen dieser Zusammenhänge werden auf der Basis der heutigen Erkenntnisse diskutiert.

Entsprechend dem Titel „Klinische Elektroenzephalographie" wurde auf eine breite Darstellung der EEG-Chaosanalyse und des Mapping verzichtet. Beide Methoden befinden sich noch im Experimentalstadium und bilden den Schwerpunkt unserer derzeitigen wissenschaftlichen Untersuchungen.

Das umfangreichste Kapitel beschreibt den Einsatz der visuellen EEG-Diagnostik bei Epilepsie, Tumoren, Gefäßprozessen, Kopfschmerzen, Stoffwechselstörungen, entzündlichen Prozessen und Traumata. Die „Internationale Klassifikation der Epilepsien und epileptischen Syndrome" (IKEA 1989) wurde als Ordnungsprinzip verwendet. Ergänzend zur theoretischen Beschreibung werden zahlreiche Fallbeispiele praxisnah geschildert. Die EEG-Ableitungen entstammen der täglichen Routine in einem klinischen Betrieb. Entsprechend den Gegebenheiten, aber auch aus didaktischen Gründen, sind Artefakte – meist erläutert – mit abgebildet.

Die Ableitung der EEG verdanke ich den langjährig in Aschaffenburg bzw. Altötting tätigen Kinderkrankenschwestern Frau Elisabeth Mades und Frau Brigitte Opava. Danken möchte ich auch Frau Doris Meyer, die in nur 9 Monaten das gesamte Buch neben ihrer leitenden Stellung im Sekretariat geschrieben hat; meinem Sohn Björn, der alle graphischen Abbildungen des Buches in wochenlanger Arbeit auf dem Computer erstellt hat; Herrn Dr. Paul Grotemeyer, Chefarzt an der Radiologischen Abteilung am Kreiskrankenhaus Alt-/Neuötting, für die Überprüfung der computertomographischen und kernspintomographischen Kurzbefunde; Herrn Dr. von Cettritz von der Kinderklinik Schwabing für das Heraussuchen seltener EEG-Befunde aus dem Archiv.

Eine wesentliche Qualitätsverbesserung konnte durch die Beiträge der Mitautoren erreicht werden. Professor Dr. Hans-Martin Weinmann verfaßte mit seinem reichen Erfahrungsschatz das Kapitel „Geschichte des EEG", sowie Teile des Kapitels zu den neurophysiologischen Grundlagen des EEG, Dr. Kurt Vock erstellte die Übersicht zu der Entwicklung des EEG beim Frühgeborenen ab der 27. Schwangerschaftswoche, Dr. Karol Sadowsky legte durch seine langjährige Mitarbeit beim Münchner EEG-Projekt die Grundlagen für die jetzigen Ergebnisse und schrieb über „Zwillingsuntersuchungen und EEG", Professor Dr. Johann Kugler brachte sein Fachwissen in der EEG-Diagnostik ein, indem er Kapitel 6 überarbeitete und ergänzte. Ein besonderes Anliegen aller Autoren war das Einhalten der deutschen EEG-Nomenklatur. Dipl.-Ing. Werner S. Tirsch verfaßte das Kapitel „Die automatische EEG-Analyse" und erstellte durch seine über 20 Jahre währende Arbeit die Grundlage für Kapitel 4 und 5.

Es ist das Ziel der Autoren, zu Beginn einer neuen EEG-Epoche, die durch neu entwickelte, digital aufzeichnende Standard-EEG-Geräte geprägt ist, den Übergang von der visuellen Diagnostik zur Computer-EEG-Diagnostik vorzubereiten und zu erleichtern. Die Neuropädiatrie ist bei der äußerst variablen und damit problematischen Definition des Norm-EEG in der Entwicklungsphase des Menschen für die automatische Analyse prädestiniert, weil Entwicklungsvariationen und Störungen visuell nur unzureichend differenziert werden können. Die automatische Analyse eröffnet zusätzliche diagnostische Perspektiven für die klinische Elektroenzephalographie.

Altötting, im Sommer 1995
Priv. Doz. Dr. med. Ronald G. Schmid

Inhaltsverzeichnis

Mitarbeiterverzeichnis

Professor Dr. med. Johann Kugler
Psychiatrische Klinik der LMU
Nußbaumstraße 7
D-80336 München
Dornbacherstraße 124/2
A-1170 Wien

Dr. med. Karol Sadowsky
Joseph-Heppner-Straße 31
D-82049 Pullach

Dr. med. Kurt Vock
Kinderzentrum – München
Heiglhof Straße 63
D-81377 München

1 Geschichte des EEG

Die Elektroenzephalographie befaßt sich mit der Aufnahme und Registrierung bioelektrischer Phänomene, die ihren Ursprung in der Hirnrinde haben und zwischen 2 auf der Oberfläche der behaarten Kopfhaut plazierten Elektroden registriert werden können.

Erste Beobachtungen und Untersuchungen, die schließlich zur Entwicklung der Elektroenzephalographie führten, reichen bis ins 18. Jahrhundert zurück: 1791 beschrieb Luigi Galvani (Aldini 1804, Girard 1980) seine Experimente an Froschbeinen, aus denen er auf das Vorhandensein elektrischer Kräfte im Muskel schloß. Hinweise auf eine Beteiligung elektrischer Vorgänge speziell an der Funktion der Nervenfasern erweckten auch die Aufmerksamkeit der Physiologen in der 2. Hälfte des 19. Jahrhunderts. Dies ist in den Arbeiten von Bernstein, Du Bois-Reymond (s. Laget u. Salbreux 1967) und zahlreichen anderen Forschern, speziell zu spontanen oder provozierten bioelektrischen Phänomenen der Hirnrinde, festgehalten; die Ergebnisse wurden jedoch mit großer Zurückhaltung beurteilt.

Es war der englische Arzt und Physiologe Richard Caton, der 1874 elektrische Potentialschwankungen am Gehirn von Kaninchen und Affen entdeckte. Er berichtete darüber 1875 vor der englischen Ärztegesellschaft. Später publizierten Autoren wie Beck (1890), Danilewsky (1891), Gotsch u. Horsley (1890), Larionow (1899) und Kaufmann (1912) ähnliche Befunde.

Mit wesentlich größerer Präzision konnten Messungen nach Einführung des Seitengalvanometers durchgeführt werden, wie etwa ab 1913 von Neminsky (Abb.1.1). Er registrierte kortikale Aktivitäten, ohne sie jedoch immer exakt von Artefakten unterscheiden zu können. Erstaunlicherweise war das Interesse der experimentellen Elektrophysiologen an diesen Forschungen gering, obwohl die Genauigkeit in der Folge durch die Anwendung von Verstärkerröhren und der Kathodenstrahloszillographie wesentlich verbessert worden war. Die Methoden waren so perfekt, daß Erlanger, Gasser (s. Laget u. Salbreux 1967), Adrian (1934, 1935) u. a. grundlegende Aussagen über die Funktionsmechanismen des Nervensystems und der Sinnesorgane machen konnten. Kaum Interesse fand die elektrische Spontanaktivität der Hirnrinde.

Es war der deutsche Psychiater Hans Berger aus Jena (Abb. 1.2), der ab 1924 den Versuch unternahm, elektrische Potentialschwankungen von der Kopfhaut des Menschen zu registrieren. Schließlich konnte er den Beweis liefern, daß diese zu beobachtenden Oszillationen (Abb. 1.3; Originalkurve) von der Hirnrinde stammten. Er nannte diese Phänomene „Elektrenkephalogramm"; diesen neuen Begriff hielt er vom philologischen Standpunkt aus für besser als „Elektrozerebrogramm", wie es Neminsky vorgeschlagen hatte. Erst 1929 – nach akribischer Überprüfung seiner Experimente – publizierte Berger seine Ergebnisse (zu Einzelheiten vgl. Fischgold

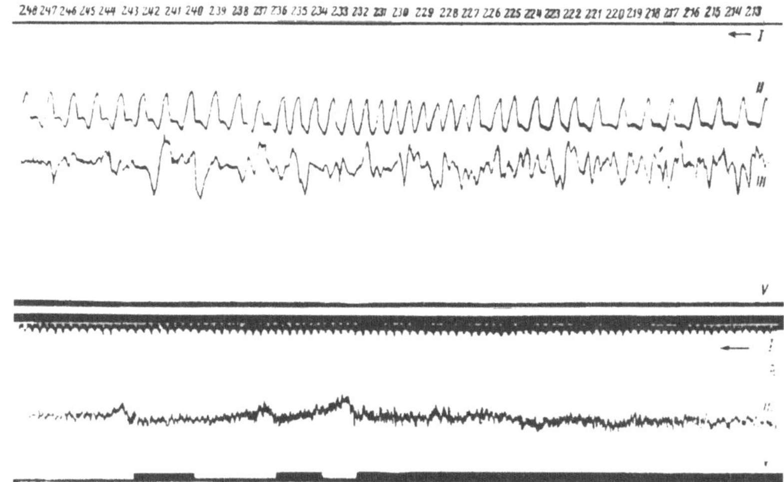

Abb. 1.1. Neminsky: Fotografische Aufzeichnung einer Ableitung Neminskys von Hirnpotentialen des kurarisierten Hundes (3. Kanal) mit Pulsation einer Arterie (2. Kanal). [*Unterer Abschnitt*: Reize des N. ischiadicus führen zu einer Aktivierung.] Die Kurven sind von rechts nach links zu lesen, in der 1. Zeile Zeitmarkierung (1/5 s) Kanal 1; Kanal 3: Aufzeichnung mit Galvanometerseite; Kanal 5: Markierung der Stimulation. (Nach Neminsky 1913)

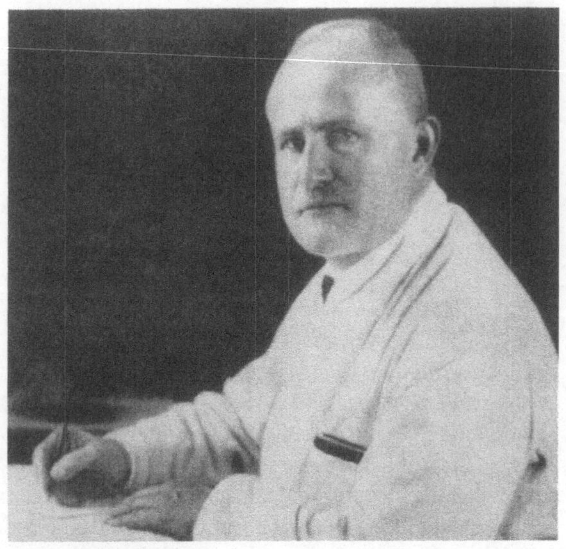

Abb. 1.2. Hans Berger. (Aus Kolle 1956)

Abb. 1.3. Abbildung einer Originalkurve von H. Bergers Sohn: 1925 aufgezeichnet 1. Kanal; 2. Kanal = Zeitmarkierung 10 Hz. (Aus Berger 1929)

1962). Sie wurden in Kollegenkreisen mit Skepsis aufgenommen. Erst durch die Bestätigung eines anerkannten Spezialisten wie E.D. Adrian (Adrian 1934; Adrian u. Matthews 1934 a, b; Adrian u. Yamagiwa 1935), der die Exaktheit und die wohlbegründeten Schlußfolgerungen der Arbeiten Bergers hervorhob, nahmen die Forschungen rasch zu und breiteten sich über viele zumal die anglo-amerikanischen Länder aus: Neurophysiologen, Neurologen, Psychiater und Psychologen experimentierten intensiv mit den Methoden der Elektroenzephalographie und erzielten dabei höchst interessante Ergebnisse. Gefördert wurde diese Entwicklung durch die Konstruktion geeigneter Verstärkersysteme Mitte der 30er Jahre. Es sei hier erinnert an die Arbeiten von Smith (1937), des Ehepaars Gibbs (1941, 1947), von Davis u. Davis (1936), Lennox (1931), Jasper (1936) und Walter (1936) aus den USA, Kanada und England, Kornmüller (1932) und Jung (1939 a, b) aus Deutschland, Rohracher (1935) aus Österreich, Baudoin u. Fischgold (1941) aus Frankreich. Sie beschrieben die wichtigsten Normalwerte und pathologischen Veränderungen des EEG des Menschen und wiesen auf dessen diagnostischen Wert bei organischen und funktionellen Störungen des Zentralnervensystems hin. Es ist in diesem Zusammenhang bemerkenswert, wie viele grundlegende Beobachtungen an Gesunden und Kranken Berger bis zum Jahr 1939 (s. Literatur) selbst gemacht hatte, und zwar mit apparativ bescheidenen Mitteln.

Verlangsamt wurde die Entwicklung in Europa durch den Zweiten Weltkrieg. Sie erfuhr dann einen fast explosiven Aufschwung ab 1947, nachdem kommerzielle EEG-Apparate von genügender Qualität allgemein erhältlich wurden. Erst so konnte die Elektroenzephalographie den Grad einer klinischen Routineuntersuchung erreichen. Heute verfügt praktisch jede neurologische und psychiatrische Klinik (für Erwachsene – wie auch für Kinder) über leistungsfähige EEG-Laboratorien.

Die ersten Aufzeichnungen des EEG von Säuglingen und jungen Kindern zeigten den großen Unterschied zu den Befunden bei Erwachsenen. Darauf hatte bereits Berger hingewiesen. Systematische Arbeiten erfolgten durch Davis u. Davis (1936), Lindsley (1936), Smith (1937), Loomis et al. (1937), Bernhard u. Skoglund (1939) sowie Knott u. Gibbs (1939). Die Untersuchungen erstreckten sich auch auf die Unterschiede zwischen Wach- und Schlafaktivitäten mit den verschiedenen Ausprägungen in den einzelnen Altersstufen, wobei sich in der Pädiatrie besondere Probleme durch die Unruhezustände junger Kinder ergaben.

Die ersten Hinweise auf die Beschleunigung der Frequenz elektrischer Rindenaktivität als ein Phämomen des Alterns, das sich regelhaft von der Geburt bis zur Adoleszenz vollzieht, wurden schon von Berger vermerkt. Es folgten eine Reihe von Longitudinalstudien am gleichen Probanden bzw. von Querschnittuntersuchungen, die verschiedene charakteristische normale oder pathologische Merkmale ergaben. Dabei ließ sich feststellen, daß die Frequenz der kortikalen Rhythmen nicht die einzige Änderung im Zuge der Entwicklung ist; die anderen Funktionen wie Amplitude, Lokalisation, Reaktivität auf sensorielle Stimuli, sind ebenfalls Wandlungen unterworfen. Diese Phänomene wurden als „biologische Reifung des EEG" zusammengefaßt. Die Veränderungen reflektieren die Ausreifung der nervalen Elemente. Herausgegriffen aus der Reihe der Autoren, die sich mit dem Konzept der Reifung befaßten, seien hier wieder das Ehepaar Gibbs (1941, 1947), Kellaway (1953), Melin (1953), Mai u. Schaper (1953), Schütz u. Müller (1951), Garsche (1953), Dreyfuß-Brisac (1957), Blanc et al. (1956), Samson-Dollfus (1955), Lerique-Koechlin (1958) und Dumermuth (1965) erwähnt.

Mit der Entwicklung von leistungsfähigen Computern in den 60er Jahren wurde das EEG zunehmend verschiedenen rechnergestützten Analysen unterzogen. Mit Hilfe des Computers konnten auch evozierte Potentiale und sog. „event related potentials" abgeleitet werden. Auf der Suche nach dem „Ursprung" des EEG wurde immer häufiger das Hirngewebe selbst Gegenstand der Untersuchungen: Tiefenelektroden ermöglichten der experimentellen Neurophysiologie, Aufschlüsse über Entstehung und Weiterleitung normaler und pathologischer Erregungsvorgänge zu geben. Mit Hilfe von Mikroelektroden gelang es schließlich, die Vorgänge im einzelnen Neuron zu studieren und eine Korrelation zu den konventionellen Oberflächenableitungen herzustellen. Die Implantation von Tiefenelektroden beim Menschen bot entscheidende Hilfe bei der Beurteilung von chronischen Anfallskranken im Hinblick auf eine mögliche chirurgische Intervention.

Evozierte Potentiale (visuell, auditiv, somatosensorisch usw.) wurden anfänglich im Frequenzbereich um 0,1 s gefunden. Durch Weiterentwicklung der Ableitgeräte gelang es schließlich, in den Bereich unter 10 ms vorzudringen, wobei Phänomene auftraten, die nicht mehr an die Nervenbahnen gebunden waren. Die sog. raschen evozierten Potentiale erlaubten Rückschlüsse auf funktionelle Läsionen etwa im Hirnstammbereich (Hirnstammpotentiale).

Eine gewisse Phase der Stagnation und Resignation machte sich im Bereich der klinischen Elektroenzephalographie mit der Entwicklung von nichtinvasiven radionukleären und neuroradiologischen Untersuchungsmethoden breit, die eine Zeitlang das EEG zu verdrängen bzw. zu ersetzen schienen. In der Folge zeigte sich jedoch, daß diese Methoden (vielleicht mit Ausnahme von PET und SPECT) die funktionelle Betrachtungsweise des EEG nicht ersetzen, sondern bestenfalls ergänzen können. Besonders deutlich erweist sich dies auf dem Gebiet der Epilepsiediagnostik.

Ein der Elektroenzephalographie anhaftender Nachteil, nämlich die Schwierigkeit der Darstellung von Feldveränderungen, wurde teilweise gelöst durch den technischen Kunstgriff des sog. EEG-Mapping (etwas heuristisch auch als „Brain-Mapping" bezeichnet). Diese Methode ermöglicht es, feine topographische Verteilungsunterschiede im Zeitablauf für verschiedene Frequenzbänder gut lesbar darzustellen.

Aber auch diese Methode konnte keinen Aufschluß über die Dreidimensionalität der Abläufe erbringen. Hier schließlich taten sich neue Wege durch die Entwicklung des Magnetenzephalogramms auf. Die Erfassung der Potentiale ist hier nicht an die nervösen Strukturen gebunden. Die anfänglich außerordentlichen Störungen durch den Einfluß der Erdmagnetfelder konnten durch sinnvolle Schaltungen mittlerweile überwunden werden.

Trotz der skizzierten neuen Entwicklung wird für den klinischen Betrieb das konventionelle EEG seine Bedeutung als sehr potentes Werkzeug nichtinvasiver, beliebig oft wiederholbarer Diagnostik normaler und pathologischer zerebraler Funktion behalten.

Literatur

Adrian ED (1934) Electrical activity of the nervous system. Arch Neuro Psychiatr 32: 1125–1136

Adrian ED, Matthews BHC (1934 a) The Berger rhythm. Potential changes from the occipital lobes in man. Brain 57: 356–385

Adrian ED, Matthews BHC (1934 b) The interpretation of potential waves in the cortex. J Physiol 81:440–471

Adrian ED, Yamagiwa K (1935) The origin of the Berger rhythm. Brain 58: 323–351

Aldini J (1804) Theoretische und experimentelle Abhandlung über den Galvanismus. In: Girard P (1980) Die Neurologie im 17. und 18. Jahrhundert. In: Illustrierte Geschichte der Medizin, Bd III. Andreas, Salzburg. S 1137–1143

Baudouin A, Fischgold H (1941) Régles pratiques de l'examen électroéncéphalographique des épileptiques. Bull Acad Med 124: 14–14

Beck A (1890) Die Ströme der Nervenzentren. Zbl Physiol 4: 572–573

Berger H (1929) Über das Elektrenkephalogramm des Menschen I. Arch Psychiatr 87: 527–570

Berger H (1930) Über das Elektrenkephalogramm des Menschen II. Psychol 40: 160–179

Berger H (1931) Über das Elektrenkephalogramm des Menschen III. Arch Psychiatr 94: 16–60

Berger H (1932) Das Elektrenkephalogramm des Menschen und seine Bedeutung für die Psychophysiologie. Z Psychol Leipzig 126: 1

Berger H (1932) Über das Elektrenkephalogramm des Menschen IV. Arch Psychiatr 97: 6–26

Berger H (1932) Über das Elektrenkephalogramm des Menschen V. Arch Psychiatr 98: 231–254

Berger H (1933) Über das Elektrenkephalogramm des Menschen VI. Arch Psychiatr 99: 555–574

Berger H (1933) Über das Elektrenkephalogramm des Menschen VII. Arch Psychiatr 100: 301–321

Berger H (1933) Über das Elektrenkephalogramm des Menschen VIII. Arch Psychiatr 101: 452–469

Berger H (1934) Über das Elektrenkephalogramm des Menschen IX. Arch Psychiatr 102: 538–558

Berger H (1935 a) Über das Elektrenkephalogramm des Menschen X. Arch Psychiatr 103: 444–454

Berger H (1935 b) Über das Elektrenkephalogramm des Menschen. Naturwiss 23: 121–124

Berger H (1935 c) Über die Entstehung der Erscheinungen des großen epileptischen Anfalls. Klin Wochenschr 14: 217–219

Berger H (1936) Über das Elektrenkephalogramm des Menschen XI. Arch Psychiatr 104: 678–689

Berger H (1937) Über das Elektrenkephalogramm des Menschen XII. Arch Psychiatr 106: 165–187

Berger H (1937) Über das Elektrenkephalogramm des Menschen XIII. Arch Psychiatr 106: 577–584

Berger H (1938) Das Elektrenkephalogramm des Menschen und seine psychophysiologische Deutung. XI. Congr Int de Psychol Paris 1: 220–226

Berger H (1938) Das Elektrenkephalogramm des Menschen. Nova Acta Leopoldina NF 6: 173–309

Berger H (1938) Über das Elektrenkephalogramm des Menschen XIV. Arch Psychiatr 108: 407–431

Berger H (1938) Über das Elektrenkephalogramm des Menschen. Allg Z Psychiatr Berlin 108: 254–273

Bernhard CG, Skoglund SR (1939). Alpha frequency and age. Scand Arch Physiol 82: 178–184

Blanc C, Dreyfuß-Brisac C, Fischgold H (1956) L'analyse topographique de la réactivité E.E.G. chez le jeune enfant. Rev Neurol 94: 810–811

Caton R (1875) The electic currents of the brain. Brit Med J 2: 278

Danilewsky B (1891) Zur Frage über die elektromotorischen Vorgänge im Gehirn als Ausdruck seines Tätigkeitszustandes. Zentralbl Physiol 5: 1–4

Davis H, Davis PA (1936) Action potentials of the brain. Arch Neurol Psychiatr 36: 1214–1224

Dreyfus-Brisac C (1957) Activité électrique cérébrale du foetus et du trés jeune prématuré. Ive Congr. Internat. d`EEG et de Neurophysiol. Clinique. Rapports. Acta Med Belg 163–171

Dumermuth G (1965) Elektroencephalographie im Kindesalter. Einführung und Atlas. Thieme, Stuttgart

Fischgold H (1946) Electroencéphalographie clinique. L'expansion scientifique francaise, Paris

Fischgold H (1962) Hans Berger et son temps. Actualités Neurophysiol 4: 197–221

Garsche R (1953) Grundzüge des normalen Elektroencephalogramms im Kindesalter. Klin Wochenschr 31: 118–123

Gibbs EL, Gibbs FA (1947) Diagnostic and localizing value of electroencephalographic studies in sleep. Publ Assoc Res Nerv Ment Dis 26: 366–376

Gibbs FA, Gibbs EL (1941) Atlas of electroencephalography, vol I. Wesley Publishing Cy., Cambridge MA

Girard P (1980) Die Neurologie im 17. und 18. Jahrhundert. In: Illustrierte Geschichte der Medizin, Bd III. Andreas, Salzburg, S 1137–1143

Gotsch F, Horsley V (1890) Über den Gebrauch der Electricität für die Localisierung der Erregungserscheinungen im Centralnervensystem. Zentralbl Physiol 4: 649–651

Hughes JG, Eheman B, Brown UA (1948) Electroencephalography of the newborn I. Studies on normal, fullterm and sleeping infants. Am J Dis Child 76: 503–512

Hughes JG, Ehemann B, Hill FS (1949) Electroencephalography of the newborn. II: Studies in normal, full term infants while awake and while drowsy. Am J Dis Child 77: 310–314

Jasper HH (1936) Cortical excitatory state and synchronism in the control of bioelectric autonomous rhythms. Cold Spring Harbor Symposia in Quantitative Biology, Cold Spring Harbor (L.I. New York) 4: 320–338

Jung R (1939 a) Das Elektroencephalogramm und seine klinische Anwendung. I. Methodik der Ableitung, Registrierung und Deutung des EEG. Nervenarzt 12: 569

Jung R (1939 b) Epilepsie und vasomotorische Reaktionen: Electroencephalogramm, vegetative Vorgänge und Liquordruck beim kleinen epileptischen Anfall. Z Neurol 167: 601–605

Kaufmann PI (1912) Elektrische Erscheinungen in der Großhirnrinde. Obozr psichiatr nevrol 17: 403–514

Kellaway P (1953) An ontogenic study of certain electroencephalographic abnormalities in children. Electroencephalogr Clin Neurophysiol 5:127

Knott JR, Gibbs FA (1939) A Fourier transform of the electroencephalogram from one to eighteen years. Psychol Bull 36: 512–513

Kolle K (1956) Große Nervenärzte - Hans Berger, Bd I. Thieme, Stuttgart, S 1–6

Kornmüller AE (1932) Architektonische Lokalisation bioelektrischer Erscheinungen auf der Großhirnrinde. 1. Mitteilung: Untersuchungen am Kaninchen bei Augenbelichtung. J Psychol Neurol 44: 447–459

Laget P, Salbreux R (1967) Atlas d'électroencephalographie infantile. Masson Cie, Paris

Larionow VE (1899) Über die corticalen Hörzentren. Schriften der Klinik für Nerven- und Geisteskrankheiten, St.Petersburg

Lennox WG (1931) The cerebral circulation. Arch Neurol Psychiatr 26: 719–724

Lerique-Koechlin A (1958) L'E.E.G. dans les convulsions de l'enfance avant 3 ans. Rev Neurol 99: 1–10

Lindsley DB (1936) Brain potentials in children and adults. Science 84: 354

Loomis AL, Harvey GA, Hobart GA (1937) Cerebral states during sleep, as studied by human brain potentials. J Exp Physiol 21: 127–144

Loomis AL, Harvey GA, Hobart GA (1938) Distribution of disturbance pattern in the human electroencephalogram with special reference to sleep. J Neurophysiol 1: 413–430

Mai H, Schaper G (1953) Elektroencephalographische Untersuchung an Frühgeborenen. Ann Paediatr Basel 180: 345–365

Melin KA (1953) The E.E.G. in infancy and childhood. E.E.G. Clin Neurophysiol [Suppl] 4: 205–211

Neminsky (1913) Hirnpotentiale. Zentralbl Physiol 27: 951–960

Rohracher H (1935) Die gehirnelektrischen Erscheinungen bei geistiger Arbeit. Z Psychol 136: 308–324

Samson-Dollfuß D (1955) L'E.E.G. du prématuré jusqu'a l'age de trois mois et du nouveau-né a terme. Thése, Paris

Schütz E, Müller HW (1951) Das kindliche Elektroencephalogramm. Klin Wochenschr 29: 20–21

Smith JR (1937) The origin and genesis of rhythm in the electroencephalogram. Psychol Bull 34: 534–535

Walter WG (1936) The localization of cerebral tumors by electroencephalography. Lancet 2: 305–312

2 Neurophysiologische Grundlagen des EEG

2.1 Die Entstehung des EEG

Das EEG zeichnet die an der Schädeloberfläche ableitbaren elektrischen Potentialdifferenzen auf. Diese Differenzen bewegen sich im Bereich von millionstel Volt. Sie müssen mit geeigneten Elektroden von der Kopfoberfläche aufgenommen und anschließend genügend verstärkt werden. Die resultierenden Kurven geben ein ziemlich grobes Bild der elektrischen Hirnaktivität wieder, die auf ihrem Weg von den Nervenzellen bis zum aufgezeichneten EEG starke Veränderungen erfährt. Dieses relativ grobe, gewissermaßen rudimentäre Bild der Hirnaktivität erlaubt trotzdem, im Zusammenhang mit klinischen Daten, seine Anwendung als diagnostisches Hilfsmittel.

2.1.1 Elektrophysikalische und neurophysiologische Aspekte des EEG

Purpura (1959) und Eccles (1960) stellten die Theorie auf, daß die EEG-Wellen Ausdruck der Summation exzitatorischer und inhibitorischer postsynaptischer Potentiale seien.

Creutzfeldt et al. konnten diese Theorie 1964 bestätigen. Sie fanden bei Versuchen mit Katzen und Kaninchen eine zeitliche Beziehung zwischen EEG-Wellen und langsamen Schwankungen des Membranpotentials kortikaler Nervenzellen. Als Potentialquellen wurden meist exzitatorische aber auch inhibitorische postsynaptische Potentiale der vertikal zur Hirnoberfläche angeordneten Pyramidenzellen erkannt. Zeitliche Verschiebungen wurden damit erklärt, daß das an der Kortexoberfläche registrierte EEG als Summation der Potentiale größerer Areale anzusehen sei. Die Beziehungen zwischen postsynaptischen Potentialen einzelner Neurone und dem EEG wurden von Caspers u. Speckmann (1970) experimentell dargestellt und diskutiert.

In diesem Zusammenhang ist zu sehen, daß sich zu den unzähligen Synapsen an den Dendriten und selbst an einigen myelinscheidenfreien Teilen der Neuriten noch einige Hundert Synapsen an den Zellkörpern der Neuronen gesellen (aus Kugler 1981). Eccles (1975 a) schätzt die Zahl der synaptischen Endungen an den Dentriten auf etwa 10 000 und „sieht den Versuch einer Computersimulation als hoffnungslos an".

Als Schrittmacher der α-Grundaktivität werden seit den Untersuchungen von Andersen u. Andersson aus dem Jahre 1968 die Thalamuskerne angesehen, wobei ein ständiger Wechsel der kortikothalamischen Verbindungen als auch des thalamischen Ursprungsortes angenommen wird.

Das EEG übermittelt Informationen über das an der Hirnoberfläche vorhandene ständig fluktuierende elektrische Feldpotential. Als Quelle dieses Feldes kann die elektrische Dipolverteilung im Dendritenapparat des Kortex angesehen werden. Die Spannungsdifferenzen spiegeln sich im EEG wider. Zwischen der Tätigkeit der Neuronenverbände und der registrierten EEG-Aktivität bestehen direkte Beziehungen (Abb. 2.1).

Die Aktionspotentiale mit ihrer sehr kurzen Dauer kommen als Quelle für das Oberflächen-EEG kaum in Frage, schon eher die 10 – 20 ms dauernden Synapsenpotentiale, wobei besonders an die mehr oberflächlich im Kortex gelegenen axodentritischen Synapsen gedacht wird (Jasper et al. 1969; Caspers 1974; Klee et al. 1982). Die vorliegenden experimentellen Ergebnisse sprechen dafür, daß mindestens die spontane Oberflächenaktivität des EEG im wesentlichen auf einer

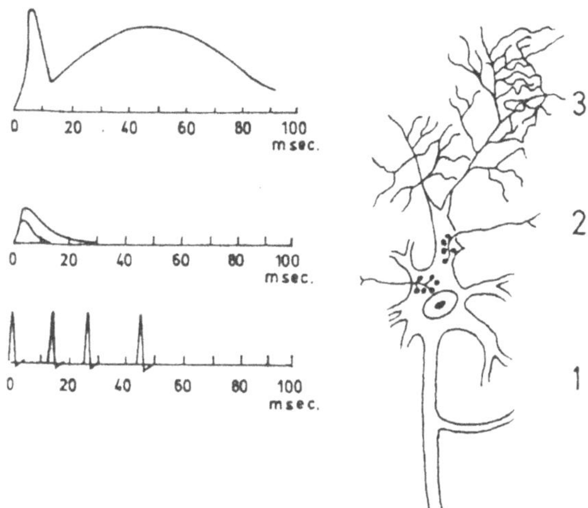

Abb. 2.1. Darstellung der verschiedenen Potentialformen: 1. Aktionspotentiale (konduktiles System); 2. Synapsenpotential (axosomatische bzw. axodentritische Synapse); 3. „Dendritenpotential", die auf elektrochemischen Vorgängen an den Zellmembranen beruhen. (Nach Caspers 1961)

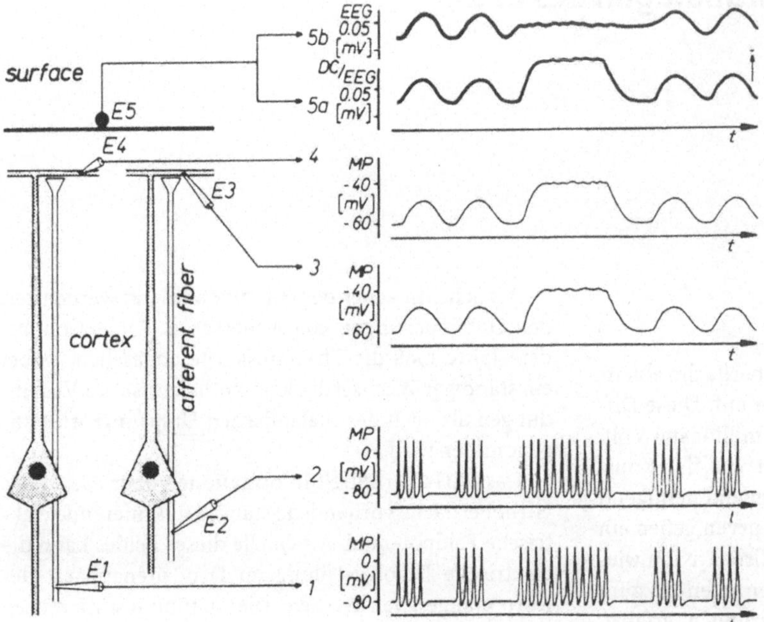

Abb. 2.2. Prinzipien der Wellenentstehung: Die exzitatorischen Synapsen von 2 afferenten Fasern gehen Verbindung mit der oberflächlichen Dendritenverzweigung von 2 longitudinalen Neuronenelementen ein. Die Aktivität der afferenten Fasern wird mit Hilfe der intrazellulären Elektroden E1 und E2 abgeleitet, die Membranpotentiale (MP) der dendritischen Elemente durch die Elektroden E3 und E4. Das Feldpotential an der Oberfläche der neuronalen Struktur (Surface = Kortex) erfolgt durch die Elektrode E5. Synchronisierte Gruppen von Aktionspotentialen in den afferenten Fasern (E1, E2) erzeugen wellenähnliche exzitatorische postsynaptische Potentiale (EPSP) in den dendritischen Gebieten (E3, E4) und korrespondierende Feldpotentiale im EEG und der DC (Gleichstrom)/ EEG-Ableitung (E5). Tonische Aktivität in den afferenten Fasern bewirkt ein langdauerndes EPSP mit kleinen Fluktuationen. Während dieser Periode zeigt das EEG (5b) nur eine Amplitudenreduktion, während die PC/EEG-Ableitung (5a) auch die Depolarisierung der neuronalen Elemente aufzeigt. (Aus Speckmann u. Elger 1993)

Summation der Dendriten- und der axodendritischen Synapsenpotentiale beruht und demnach gewissermaßen eine amplitudenmodulierte mittlere Gleichspannung im Dendritenapparat des Kortex widerspiegelt (Abb. 2.2 – 2.4). Die obersten Rindenschichten bestehen vorwiegend aus dem Dendritengeflecht und enthalten eine relativ geringe Zahl von Neuronen.

Die normalen spontanen EEG-Rhythmen spiegeln vermutlich rhythmische Schwankungen der Exzitabilität der kortikalen Neuronensysteme wider. Deren Steuerung erfolgt durch kortikopetale Zuflüsse von subkortikalen Strukturen. Insbesondere haben die Afferenzen des aufsteigenden retikulären Systems offenbar ihren Angriffspunkt im kortikalen Dendritenapparat, über welchen sie die Erregbarkeit der Neuronensy-

steme modulieren. Daraus erklärt sich u. a., daß der Vigilitätsgrad bzw. Bewußtseinszustand das morphologische Bild des EEG besonders deutlich verändern. Ferner wird die elektrische Hirnaktivität durch Stoffwechselveränderungen und pharmakologische Einwirkungen stark beeinflußt. Von besonderer Bedeutung sind die EEG-Veränderungen im Rahmen epileptischer Anfälle.

Elektrophysikalisch stellt das Gehirn gewissermaßen einen inhomogenen Volumenleiter mit komplexen elektrischen Feldquellen dar. Man kann sich letztere als räumliche Verteilung unzähliger Dipole vorstellen, welche dauernd ihre Parameter ändern (Petsche et al. 1978).

Als Medium zwischen den Ableitpunkten und der Gehirnoberfläche liegen inhomogen verteilt die Pia, die Arachnoidea, der Liquor, die Dura, der Schädelknochen und die Kopfhaut. Der spezifische Widerstand des Gehirns selbst liegt in einer Größenordnung von 100 – 500 Ohm/cm³, er ist somit etwa 5- bis 10mal größer als derjenige einer Ringerlösung. Dura, Tabula interna und externa der Schädelkalotte und die Kopfhaut zeigen einen relativ größeren elektrischen Widerstand, der insbesondere höher als bei der gut durchbluteten Galea, der Diploe und des subduralen Liquorraums ist. Nach Entfernung des Talkfilms von der Kopfhaut beträgt der mittlere Widerstand zwischen 2 in 4 – 7 cm Abstand aufgesetzten Elektroden mit einer Auflagefläche von 1 cm² ungefähr 2 000 – 3 000 Ohm. Dieser Wert soll auch bei Vergrößerung des Elektrodenabstandes weitgehend konstant bleiben, indem es sich um eine gewölbte Oberfläche bei einem Volumenleiter handelt. Bei den veränderlichen elektrischen Strömen und Feldern wirken sich auch die Impedanzverhältnisse der leitenden Medien stark aus. Spannungsteilung und Nebenschlußwir-

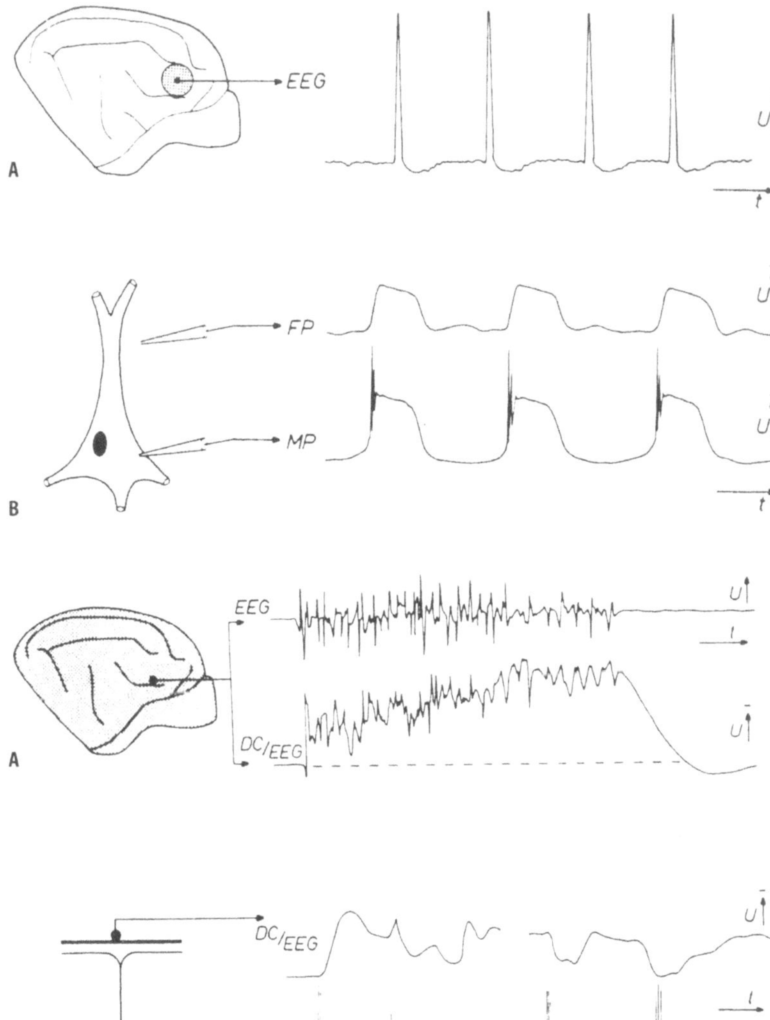

Abb. 2.3. EEG (**A**) und Membran-potential-(MP-)Veränderungen eines Pyramidenbahnenneurons und extrazellulären Feldpotentials *(FP)* aufgezeichnet in der Umgebung des Neurons (**B**) während fokaler epileptischer Aktivität, hervorgerufen durch die Applikation von Penizillin auf der Kortexoberfläche (gestricheltes Gebiet in **A**). Die Ableitungen stammen von Experimenten an Ratten. Die Aufzeichnungsgeschwindigkeit in **B** ist 5mal so rasch wie in **A**. Die Ableitpunkte sind in der schematischen Zeichnung dargestellt (*U* = Spannung). (Aus Speckmann u. Elger 1993)

Abb. 2.4. Simultane Aufzeichnung von EEG und DC-(Gleichstrom-)EEG (**A**) und von DC/EEG und Membranpotential *(MP)* eines Pyramidenbahnenneurons (**B**) während eines generalisierten tonisch-klonischen Anfalls, hervorgerufen durch Pentilentetrazol. Die Abbildung stammt aus Originalaufzeichnungen von Experimenten am motorischen Kortex der Ratte. Die Registriergeschwindigkeit in **B** ist 10mal höher als in **A**. (Aus Speckmann u. Elger 1993)

kung erreichen vom Kortex zur Oberfläche eine starke frequenzabhängige Dämpfung, besonders der rhythmischen EEG-Aktivität. Die Komplexität der Übertragungsmedien und der Quellen machen weitgehend das Aufstellen exakter quantitativer Relationen zwischen den bioelektrischen Phänomenen an der Schädeloberfläche und den Spannungsquellen im Gehirn möglich (Brazier 1950; Petsche 1958; Geisler u. Gerstein 1961).

2.1.2 Methodik und Technik der Elektroenzephalographie

Die Potentialdifferenzen an der Schädeloberfläche werden mittels Elektroden nach einer bestimmten schematischen Verteilung aufgenommen – in der Regel nach dem Ten-twenty-System (Abb. 2.5) und den einzelnen Verstärkerkanälen des EEG-Gerätes zugeführt.

Es finden EEG-Geräte mit 8, 10, 12, 14, 16 und 20 Kanälen Anwendung. Die Deutsche EEG-Gesellschaft hat eine Empfehlung zu der Anordnung der Ableiteprogramme unter Berücksichtigung der Zahl der zur Verfügung stehenden Kanäle erstellt (1990). Dem Aufbau der Programme liegt das Prinzip zugrunde, daß während einer EEG-Registrierung jede Elektrode sowohl bei den bipolaren Ableitungen als auch den Referenzableitungen ausgewählt werden sollte. Die Empfehlungen nehmen Rücksicht darauf, daß bei EEG-Geräten mit geringer Kanalzahl sich das genannte Prinzip nicht ohne Einschränkungen einhalten läßt.

Die konventionellen EEG-Apparate verstärken nur Signale, deren untere Grenzfrequenz durch den läng-

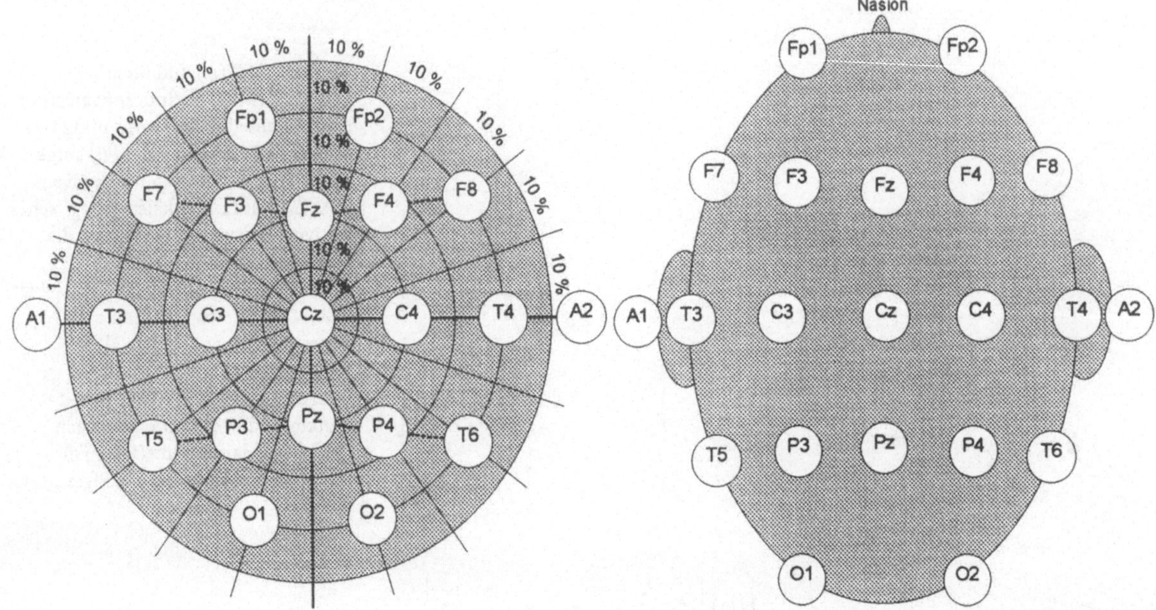

Abb. 2.5. Bezugslinie für die Elektrodenanordnung nach dem Ten-twenty-System ist die Verbindungslinie zwischen Nasion (Nasenwurzel) und Inion (Protuberantia okzipitalis). Die Querlinie wird zwischen den beiden Gehörgangsöffnungen gelegt. Die in Zentimetern zu messende Strecke zwischen den Verbindungspunkten wird in 10, 20, 20, 20, 20, 10 % aufgeteilt. Beträgt die Strecke zwischen Nasion und Inion und zwischen den beiden Gehörgangsöffnungen 40 cm, so entstehen Höhenlinien vergleichbare Kreise vom Zentralpunkt (Elektrode CZ) zu den peripheren Punkten A1, A2, Nasion und Inion. Auf der Linie, die 10 % von den 4 peripheren Punkten in Richtung Zentralbereich liegt (entsprechend 4 cm) sind die Ableitepunkte Fp2, F8, T4, T6, O2, O1, T5, T3, F7, Fp1 positioniert. Durch diese Positionierung einer bestimmten Elektrode sind beim Ten-twenty-System frühere Elektrodenpositionen jederzeit nachvollziehbar. Darüber hinaus bestehen, je nach eingestellter Schaltung, zwischen den Ableitepunkten konstante Elektrodenabstände, was für die Interpretation des Kurvenablaufes von Bedeutung ist

sten Zeitkonstantenwert (Tieffrequenzfilter) des Verstärkers und deren obere Grenzfrequenz durch den Dämpfungsfaktor des elektromechanischen Schreibsystems und den Hochfrequenzfilter (auch Tiefpaßfilter genannt) bestimmt wird.

Zeitkonstante: Wird dem EEG-Gerät ein Rechtecksignal zugeführt (z.B. als Eichimpuls) zeigt sich zunächst der steile Anstieg und anschließend ein negativ exponentieller Abfall der Kurve zurück zur Nullinie. Die Zeit, die vom Beginn des Impulses bis zu einem Abfall auf 1/e (e = Basis des natürlichen Logarithmus entsprechend 37 % der ursprünglichen Höhe der Spannung) benötigt wird, entspricht der Definition der Zeitkonstante. Die üblicherweise eingestellte Zeitkonstante von 0,3 s ergibt

eine untere Grenzfrequenz des aufgezeichneten EEG von 0,5 Hz (Abb. 2.6). Liegt die Zeitkonstante bei 1 s, so sinkt die aufgezeichnete untere Grenzfrequenz auf 0,16 Hz. Liegt die Zeitkonstante hingegen bei z.B. 0,1 s, so wird die untere Grenzfrequenz des aufgezeichneten EEG auf 1,5 Hz (in den δ-Bereich) angehoben (Dumermuth 1976). Die Amplituden der langsameren Wellen aus dem $\sigma\delta$-Bereich werden damit deutlich gesenkt. Durch die Verwendung einer niedrigeren Zeitkonstante (z.B. 0,1 s) kann somit die Aufzeichnung der hohen Amplituden von langsamen Wellen deutlich reduziert werden. Der Begriff der unteren Grenzfrequenz entspricht der Frequenz, deren Amplitude auf ca. 71 % gedämpft wird. Es ergeben sich daraus auch erhebliche Verzerrungen der EEG-Kurve.

Hochfrequenzfilter: Die Begrenzung des oberen Frequenzbereiches ergibt sich aus der Wiedergabefähigkeit des Schreibersystems und liegt je nach System beim konventionellen EEG zwischen 150 und 700 Hz. Da bei diesen Frequenzdimensionen Artefakte durch Muskulatur und andere Störungen aufgezeichnet werden, sind die heutigen EEG-Geräte mit einem Hochfrequenzfilter ausgestattet. Die Bezeichnung der Hochfrequenzfilter (z.B. 15, 25, 30, 60, 70 Hz) entspricht der oberen Grenzfrequenz, die auch in diesem Fall in dem angegebenen Grenzbereich die Amplitude auf ca. 71 % (exakt 70,7 % = – 3 dB) reduziert (vgl. Abb. 2.6). Bei der von der Deutschen EEG-Gesellschaft angegebenen Ableitungsempfehlung ist die Registrierung mit einer Zeitkonstanten von 0,3 s und einem Filter von 70 Hz durchzuführen. Diese Einstellung hat die Registrierung eines breiten EEG-Bandes vom δ- bis zum β-Band zur Folge. Bei Einstellung der Zeitkonstanten auf 0,1 s und des Filters auf

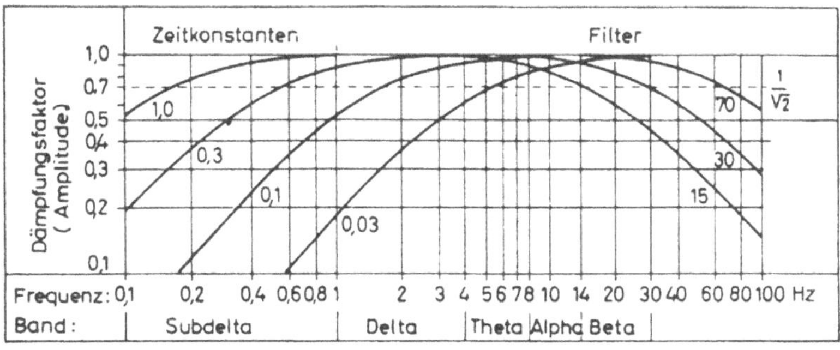

Abb. 2.6. Der Einfluß von Zeitkonstanten und von Filtern auf die Darstellung von Frequenzbändern im EEG. Bei einer Zeitkonstanten von 0,03 s und einem Hochfrequenzfilter von 15 Hz wird lediglich der Frequenzbereich von 6 – 14 Hz weitgehend dargestellt. Bei einer Zeitkonstanten von 0,3 s und einem Hochfrequenzfilter von 70 Hz ist eine nahezu vollständige Darstellung des Frequenzbandbereiches von 0,6 – 60 Hz im EEG gegeben. (Aus Dumermuth 1976)

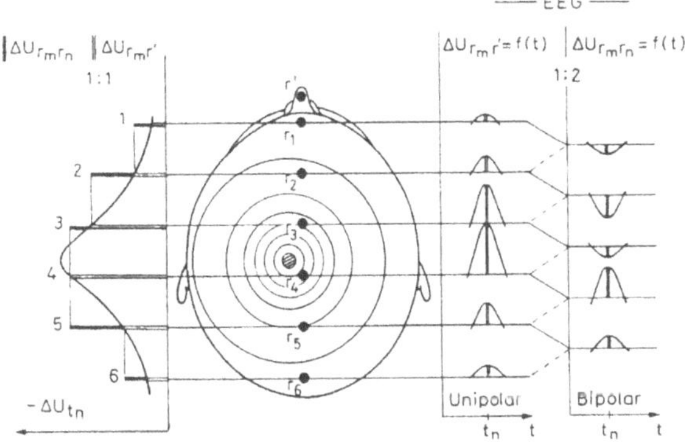

Abb. 2.7. Charakteristik der Referenz- und bipolaren Ableittechnik: Das zur Zeit t_n an der Kopfoberfläche bestehende elektrische Feld (durch konzentrische Kreise symbolisiert) ergibt entlang der Elektrodenreihe r_1-r_6 die links dargestellte Potentialverteilung. Mit der Referenzableitung werden die Potentialdifferenzen zwischen r_m und r' gemessen, bipolar hingegen die Differenzen davon (r_m zu r_n), was im EEG (*rechts*) zu verschiedenen Ausschlägen führt. Dem Amplitudenmaximum in der Referenzableitung entspricht ungefähr die bipolare Phasenumkehr. (Aus Dumermuth 1976)

15 Hz, würden breite Bereiche des δ- und β-Bandes von der Darstellung ausgeschlossen werden (vgl. Abb. 2.6). Auch mit optimaler Schalttechnik erfahren die Signale beim Durchgang durch das Verstärkersystem frequenzabhängige Veränderungen und erleiden somit Verzerrungen.

Eichung: Die Spannung der Rechteckeichung, die vor und nach jedem EEG Bestandteil der Kurve sein sollte, beträgt in der Regel 50 µV. Die Kanalempfindlichkeit wird dabei so eingestellt, daß die Schreiberausschläge 7 mm mit einer Variationsbreite von 5 – 10 mm sind. Ein Schreiberausschlag von 7 mm entspricht einer Empfindlichkeit von 7 µV/mm, entsprechend ca. 50 µV für den 7 mm hohen Ausschlag des ansteigenden Schenkels.

Polarität: Zur EEG-Ableitung werden einerseits bipolare, andererseits Ableitungen gegen eine Referenzelektrode, z. B. im Bereich des Ohrläppchen (auch fälschlicherweise unipolare Ableitung genannt), verwendet (Abb. 2.7). Beide Methoden weisen bestimmte Charakteristika bzw. Vor- und Nachteile auf. Bei der Referenzableitung ist ein korrekter Amplitudenvergleich zwischen den einzelnen Ableitepunkten möglich. Der Herd liegt bei Referenzableitungen an der Stelle, wo die Amplitude der Wellen am höchsten ist, d. h. wo sie die höchste Spannung zeigt. Bei der bipolaren Ableitetechnik werden lokalisierte Wellen gegenphasisch (auch Phasenumkehr genannt) dargestellt.

2.2 Die EEG-Entwicklung vom Neugeborenen bis zum Erwachsenen

Schon Berger wies auf die entwicklungsabhängigen Veränderungen des EEG mit zunehmendem Alter hin. Zahlreiche systematische Untersuchungen der Entwicklung des EEG auf der Basis visueller Analysen liegen vor. Auf einige häufig zitierte Untersuchungen sei hingewiesen:

1936, 1938 und 1939 von Lindsley, 1939 (a und b) von Bernhard u. Skoglund, 1954 von Garsche, 1958 von Dreyfuß-Brisac et al., 1965 von Dumermuth, 1971 von Petersen-Olofsson und 1979 von Kellaway.

Grass u. Gibbs führten bereits 1938 und Gibbs u. Knott 1949 eine Untersuchung zur EEG-Entwicklung unter Verwendung eines frequenzanalytischen Verfahrens durch und stellten die EEG-Entwicklung anschaulich dar (Gibbs u. Gibbs 1950; Abb. 2.8). Mit der technischen Fortentwicklung wurden diese Verfahren bis zur Spektralanalyse unter Verwendung der Fast-Fourier-Transformation verfeinert. Auf der Basis automatischer Analysen wurde die Entwicklung des EEG 1955 von Penuel et al., 1973 von Matousek u. Petersen, 1973 von Hagne et al. und 1973 von Schulte u. Bell beschrieben. 1983 wurde aus Daten der Münchener Pädiatrischen Längsschnittstudie (Lajosi et al. 1978; Schirm et al. 1984) die Entwicklung des kindlichen EEG im Alter von 0,5 – 5 Jahren mit Hilfe der automatischen EEG-Analyse zusammengestellt (Sadowsky et al. 1983 a, b). In beiden Arbeiten konnte gezeigt werden, daß, wie Künkel schon 1972 an anderen Beispielen zeigte, die Spektralanalyse in Verbindung mit einer statistischen Verarbeitung die Aussage der konventionellen EEG-Auswertung übertrifft. Unter anderem konnte gezeigt werden, daß mit

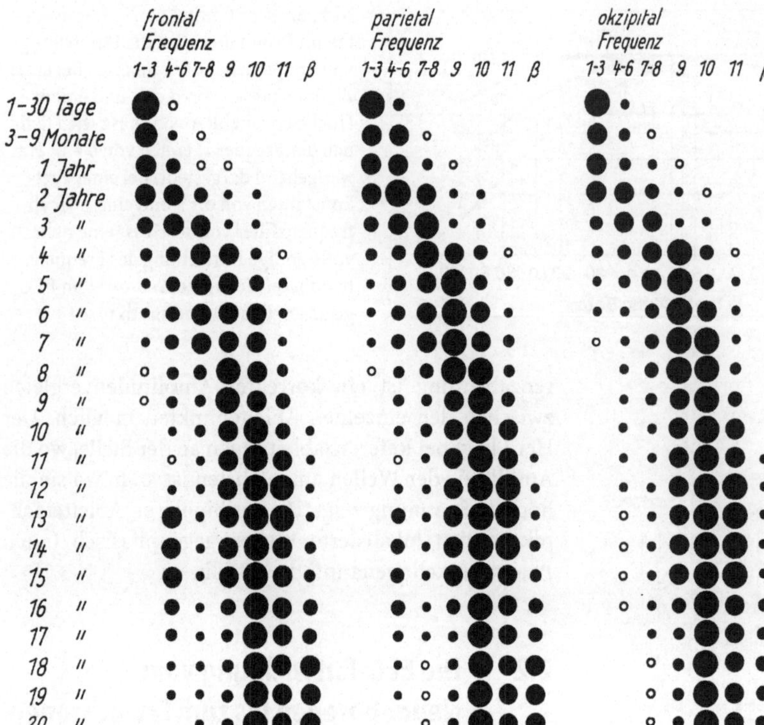

Abb. 2.8. Entwicklung der dominierenden Frequenz im Kindes- und Jugendalter im Bereich verschiedener Hirnregionen. Die Größe des dargestellten Kreises korreliert mit der Quantität der dargestellten Frequenz in den Altersstufen. (Aus Niebeling 1980 nach Gibbs u. Gibbs 1950)

zunehmendem Alter die langsamen Frequenzen abnehmen und die schnellen Frequenzen im EEG zunehmen.

Schadé u. van Groenigen beschrieben 1961 die Dendritenreifung im Kortexbereich mit zunehmendem Alter. Weinmann (1969) stellte der Dendritenreifung die Entwicklung der EEG-Tätigkeit gegenüber und zeigte, daß mit zunehmender Dendritenreifung eine Entwicklung des Hirnstrombildes einhergeht (Abb. 2.9): „Infolge der noch mangelhaften synaptischen Verbindungen von tieferen Strukturen (Thalamus usw.) und Hirnrinde in der Fetalen- und Neugeborenenzeit ist die biologische Hirnaktivität mehr oder minder diskontinuierlich. Mit zunehmender Reife wird sie stabiler und rascher. Eine Diskontinuität tritt später nur noch unter pathologischen Verhältnissen oder bei starken Reizen auf". Auch Schulte u. Bell (1973) stellten eine Beziehung zwischen EEG und Reifung der Hirnrinde her: „Da das Elektroenzephalogramm die Summe der postsynaptischen Potentiale axodendritischer Synapsen in der Hirnrinde darstellt und da diese Synapsen sich vorwiegend während der letzten Wochen vor und der ersten Wochen nach der termingerechten Geburt entwickeln, stellen die Frequenzspektren der elektroenzephalographischen Aktivität ein Korrelat der morphologischen Reifung der Hirnrinde dar".

Die Darstellung standardisierter Daten der normalen Entwicklung des EEG vom Neugeborenen bis in das Erwachsenenalter ist eine Notwendigkeit, die sich aktuell aus der allgemeinen Verfügbarkeit automatischer EEG-Analysen ergibt. Inwieweit eine bessere Differenzierung „neurophysiologischer" oder „neuropathologischer" Entwicklungsstörungen oder von Defekten möglich ist, soll dargestellt werden. Auf das Mapping soll in Anbetracht der zu erwartenden Entwicklung nur nebenbei im Rahmen von verschiedenen klinischen Fragestellungen eingegangen werden.

Literatur

Andersen P, Andersson SA (1968) Physiological basis of the alpha rhythm. Appleton-Century Crofts, New York, pp 147–171, 209–212

Bernhard CG, Skoglund CR (1939 a) On the alpha frequency of human brain potentials as a funktion of age. Skand Arch Physiol 82: 178–184

Bernhard CG, Skoglund CR (1939 b) Recherches sur la fréquence alpha de l'électro-encéphalogramme chez l'enfant. Acta Psychiatr et Neurolog 14: 223–231

Brazier MAB (1950) A study of the electrical fields at the surface of the head. Electroencephalogr Clin Neurophysiol [Suppl] 2: 38–52

Caspers H (1961) Die Entstehungsmechanismen des EEG. In: Janzen R (Hrsg) Klinische Electroencephalographie. Springer, Berlin Göttingen Heidelberg, S 4–26

Caspers H (1974) DC potentials recorded directly from the cortex. In: Remond A (ed) Handbook of Electroencephalography and Clinical Neurophysiology. Vol 10, Part A. Elsevier, Amsterdam

Caspers H, Speckmann EJ (1970) Postsynaptische Potentiale einzelner Neurone und ihre Beziehung zum EEG, Z.EEG-EGM 1: 55–65

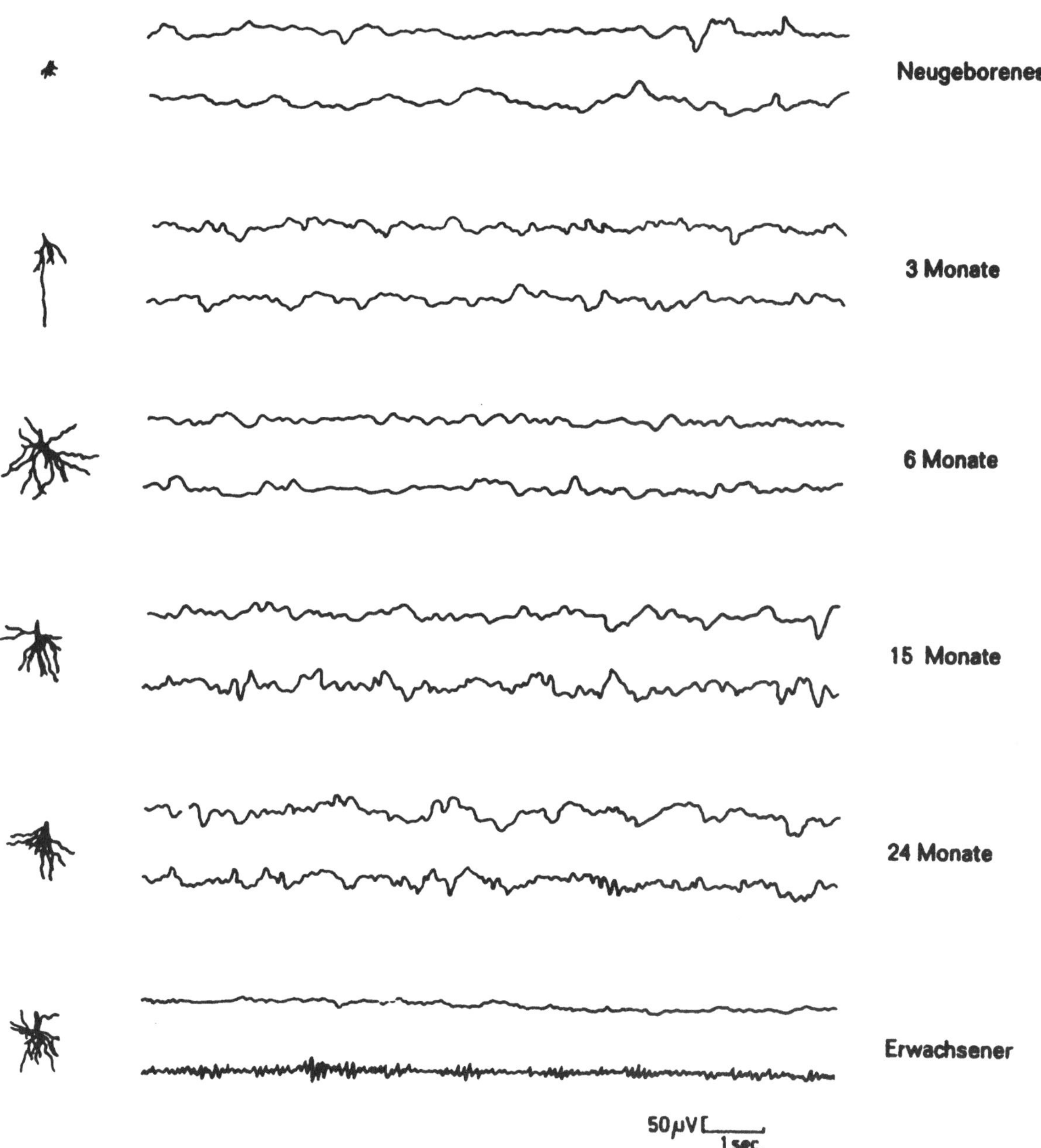

Abb. 2.9. Vergleich der Dendritenreifung (nach Schadé u. Groenigen 1961) mit der Entwicklung des elektrischen Hirnstrombildes in verschiedenen Altersstufen. Bipolare Ableitung fronto-zentral und zentro-okzipital rechts. Wach, geschlossene Augen. (Aus Weinmann 1969)

Creutzfeldt OD, Fuster JM, Lux HD, Naccimiento A (1964) Experimenteller Nachweis von Beziehungen zwischen EEG-Wellen und Aktivität cortikaler Nervenzellen. Naturwiss 51: 166–167

Deutsche EEG-Gesellschaft (1990) Mitgliederverzeichnis, Ausbildungsstätten, Richtlinien, Sekretariat der Deutschen EEG-Gesellschaft

Dreyfus-Brisac C, Samson D, Blanc C, Mond N (1958) L'électroéncephalogramme de l'enfant normal de moins de 3 ans. Etud Néonatal. 7: 143–175

Dumermuth G (1965) Elektroenzephalographie im Kindesalter. Einführung und Atlas. Thieme, Stuttgart

Dumermuth G (1976) Elektroenzephalographie im Kindesalter. Einführung und Atlas. Thieme, Stuttgart

Eccles JC (1960) The properties of the dendrites. In: DB Tower, JP Schadé (eds) Structure and function of the cerebral cortex. Elsevier, Amsterdam, pp 192–202

Eccles JC (1975 a) Das Gehirn des Menschen. Piper, München

Eccles JC (1975 b) Wahrheit und Wirklichkeit. Springer, Berlin Heidelberg New York

Garsche R (1954) Elektroenzephalographie. In J Brock (Hrsg) Biologische Daten für den Kinderarzt. Springer, Berlin Göttingen Heidelberg, S 856–918

Geisler CD, Gerstein GL (1961) The surfarce EEG in relation to its sources. Electroencephalogr Clin Neurophysiol 13: 927–934

Gibbs FA, Gibbs EL (1950) Atlas of electroencephalography. Vol I - Methodology and Controls (2nd ed). Addison Wessley, Cambrigde. Entnommen aus: Niebeling HG (1980) S 152

Gibbs FA, Knott JR (1949) Growth of the electrical activity of the cortex. Electroencephalogr Clin Neurophysiol 1: 223–229

Grass AM, Gibbs FA (1938) A Fourier transform of the electroencephalogram. J Neurophysiol 1: 521–526

Hagne I, Persson J, Magnusson R, Petersen I (1973) Spectral analysis via Fast Fourier transform of waking EEG in normal infants. In: Kellaway P, Petersen I (eds) Automation of clinical electroencephalography. Raven, New York, pp 103–143

Jasper HH, Ward AA, Pope A (1969) Basic Mechanisms of the Epilepsies. Little Brown, Boston

Kellaway P (1979) An orderly approach to visual analysis: Parameters of the normal EEG in adults and children. In: Klass DW, Daly DD (eds) Current practice of electroencephalogrphy. Raven, New York, pp 69–147

Klee MR, Lux HD, Speckmann EJ (1982) Physiology and Pharmacology of Epileptogenic Phenomena. Raven, New York

Kugler J (1981) Elektroencephalographie in Klinik und Praxis (3. Aufl.). Thieme, Stuttgart New York, S 1–8

Künkel H (1972) Die Spektraldarstellung des EEG. EEG EMG 3: 15–24

Lajosi F, Ludwig TB, Schirm H et al. (1978) Früherkennung entwicklungsgefährdender Störungen mittels Vorsorgeuntersuchungen. Beschreibung des Teilvorhabens Klinische Untersuchungen. BPT-Bericht 3/78 Gesellschaft für Strahlenschutz- und Umweltforschung, S 78

Lindsley DB (1936) Brain potentials in children and adults. Science 84: 354

Lindsley DB (1938) Electrical potentials of the brain in children and adults. J Gen Psychol 19: 285–306

Lindsley DB (1939) A longitudinal study of the occipital alpha rhythm in normal children: frequency and amplitude standards. J Gen Psychol 55: 197–213

Matousek M, Petersen I (1973) Frequency analysis of the EEG in normal children and adolescents. In: Kellaway P, Petersen I (eds) Automation of clinical electroencephalography. Raven, New York, pp 75–102

Niebeling HG (1980) Einführung in die Elektorencephalographie. Springer, Berlin Heidelberg New York

Penuel H, Corbin F, Blickford RC (1955) Studies of the electroencephalogram of normal children: Comparsion of visual and automatic frequency analyses. Electroencephalogr Clin Neurophysiol 7: 15–28

Petersen I, Eeg-Olofsson O (1971) The development of the electroencephalogram in normal children from the age of 1 through 15 years. Non-paroxysmal activity. Neuropädiatrie 2: 247–304

Petsche H (1958) Principles and methods underlying the interpretation of the EEG. Electroencephalogr Clin Neurophysiol [Suppl] p 10

Petsche H, Müller-Paschinger IB, Pockberger H, Prohaska O, Rappelsberger P, Vollmer R (1978) Depth profiles of electrocortical activities and cortical architectonics. In: Brazier MAB, Petsche H (eds) Architectonics of the Cerebral Cortex. IBRO Monograph Series, Vol 3. Raven, New York, pp 257–280

Purpura DP (1959) Nature of electrocortical potentials and synaptic organizations in cerebral and cerebellar cortex. Int Rev Neurobiol 1: 47–163

Sadowsky K, Tirsch WS, Weinmann HM, Pöppl SJ, Schmid RG (1983 a) Längsschnittuntersuchungen zur EEG-Entwicklung im Vorschulalter - Ergebnisse visueller und maschineller Analysen. Poster auf der 3. Europäischen Konferenz für EEG und klinische Neurophysiologie, Basel 12.–14.09.1983

Sadowsky K, Weinmann HM, Tirsch W, Pöppl SJ, Schmid RG (1983 b) Die Entwicklung des kindlichen Elektroenzephalogramms - Vergleich visueller und maschineller Auswertung. EEG EMG 14: 134–142

Schadé JP, van Groenigen WB (1961) Structural organization of the human cerebral cortex. 1. Maturation of the middle frontal gyrus. Acta Anat 47: 74–111

Schirm H, Faus-Keßler Th, Sadowsky K, Schmid RG, Andersen M, Zörner M (1984) Früherkennung neumotorischer Entwicklungsstörungen im Vorschulalter. BPT Bericht 2/84, Gesellschaft für Strahlen und Umweltforschung München, Bereich Projektträgerschaft, S 1015

Schulte FJ, Bell EF (1973) Bioelectric brain development. Neuropädiatrie 4: 20–45

Speckmann EJ, Elger CE (1993) Introduction to the Neurophysiological Basis of the EEG and DC Potentials. In: Niedermeyer E, da Silva FL (eds) Electroencephalography. Wiliams und Wilkins, Baltimore Philadelphia Hongkong London München Sydney Tokio, pp 15–26

Weinmann HM (1969) Das EEG, Folge 1: Biologische Entwicklung des Hirnstrombildes. Fortschr Med 87: 1290

3 Die EEG-Diagnostik von Berger bis in das Computerzeitalter

3.1 Die visuelle EEG-Befundung

Die visuelle EEG-Analyse ist auch im Zeitalter der elektronischen Datenverarbeitung die Methode der Wahl zur Befundung eines EEG. Die automatische EEG-Analyse hat eine umschriebene Indikation in der heutigen EEG-Diagnostik. Sie ist jedoch nicht in der Lage bei allen Fragestellungen den erfahrenen visuell auswertenden Untersucher zu ersetzen (Lechle et al. 1980; Sadowsky et al. 1983; Lesser et al. 1992; Rappelsberger 1992). Im deutschen Sprachraum erschienen in den letzten Jahrzehnten umfassende Publikationen zur visuellen EEG-Analyse (Dumermuth 1976; Kugler 1981; Niebeling 1980; Weinmann 1986; Ebe et al. 1994). Richtlinien zur Beschreibung und Beurteilung des EEG wurden von der Deutschen EEG-Gesellschaft (1990) veröffentlicht.

Bei Kindern kann das EEG nur von erfahrenen EEG-Assistenten abgeleitet werden. Es muß ein befriedigender Ruhezustand erreicht werden, damit nicht durch Artefakte die Auswertbarkeit der Kurve vermindert wird. Als minimale Ableitedauer für ein EEG sind 30 min anzusehen. Mit Vorbereitung, Beruhigung, Elektrodenmontage und Demontage beläuft sich die Gesamtzeit der Untersuchung beim Kind auf etwa 60 – 90 min, bei Erwachsenen auf etwa 45 min. In der Routine-EEG-Diagnostik werden die Elektroden durch eine Gummihaube oder durch Bänder fixiert und über eine Brause in das Elektroenzephalographiegerät geleitet (Abb. 3.1 a). Bei Langzeitableitungen (Heinze et al. 1994), aber auch bei sehr langen Video-EEG-Simultanableitungen werden die Elektroden häufig fest an die Kopfhaut geklebt (Abb. 3.1 b). Der Zeitaufwand ist dabei um ein vielfaches höher. Das Konzept einer Anlage zur automatischen EEG-Analyse ist in Abb. 3.2 graphisch dargestellt. Die Ableitung erfolgt ebenfalls über Hauben oder geklebte Elektroden.

Grundlage einer korrekten visuellen Befundung ist die Einhaltung von Standardbedingungen bei der Ableitung des EEG.

1. Zeitkonstante: ZK von 0,3 s,
2. Hochfrequenzfilter: Filter von 30 (70) Hz,
3. Eichung: Verstärkung von 5, 6 oder 7 mm entsprechend 50 µV,
4. Mindestzahl der zur Verfügung stehenden Kanäle: 8 (besser 12–20),
5. Definierter Papiervorschub: 30 mm/s,
6. Elektrodenplatzierung nach dem Ten-twenty-System, das auch bei kleinen Kindern in modifizierter Form angewendet wird (Beispiel in: Deutsche EEG-Gesellschaft 1990).

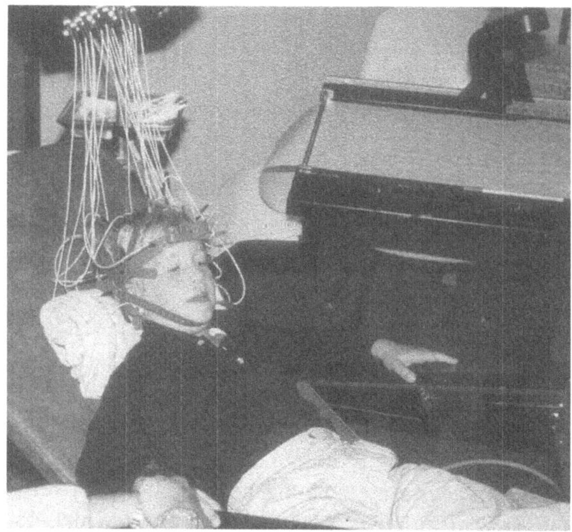

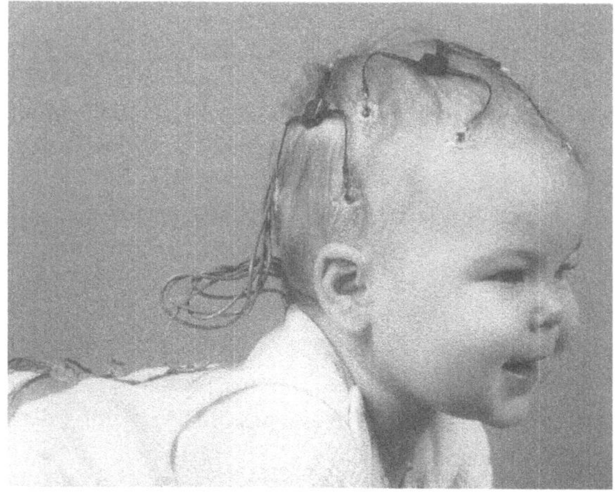

Abb. 3.1 a und b. a: Ableitung eines EEG im Routinebetrieb. Der Kopf wird auf einer Halsrolle gelagert. Die Elektrodenfixation erfolgt über Gummibänder. Über Kabel wird der Strom an die Brause und von dort zur weiteren Verarbeitung in das EEG-Gerät geleitet. b: Bei Langzeitableitungen insbesondere im Säuglings- und Kleinkindalter müssen die Elektroden stabil fixiert werden. Dies erfolgt am besten durch Kleben der Elektroden

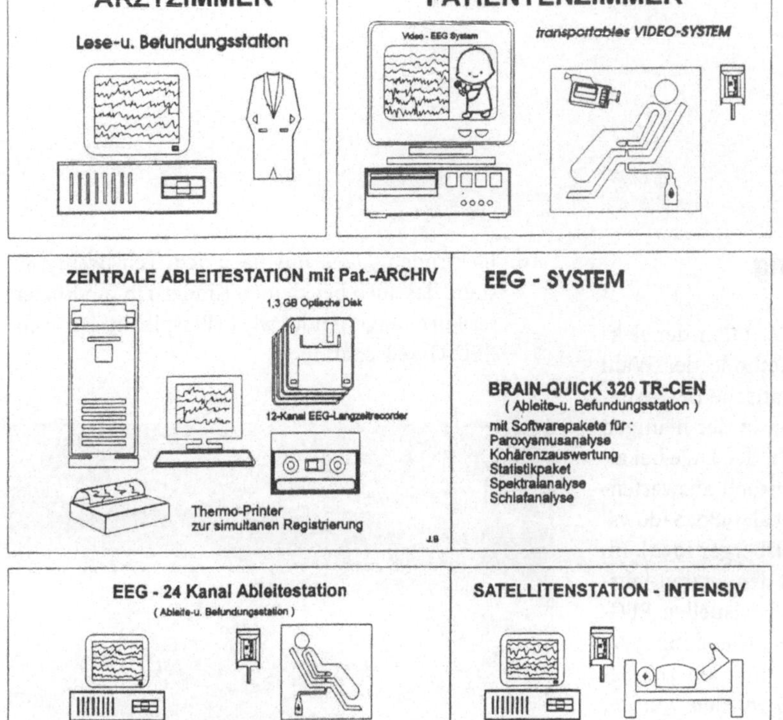

Abb. 3.2. Darstellung einer digitalen EEG-Anlage mit Zentralstation und der Peripherie in Form von Befundungsterminals im Arztzimmer, transportablen Ableite-Satellitenstationen für die Stationen für u. a. Video-Langzeit-EEG-Aufnahmen. Außerdem tragbare Geräte für Langzeitableitungen und eine differenzierte Software zur Befundung der Ableitungen (Modell der Anlage für die Pädiatrie/ Sozialpädiatrie Alt-/Neuötting)

Als Provokationsmethoden werden die photische Stimulation, bei älteren Kindern die Hyperventilation und bei besonderen Fragestellungen das EEG nach Schlafentzug oder im medikamentös induzierten Schlaf eingesetzt. Die Provokationsmethoden bedürfen bis heute weitgehend einer visuellen Befundung. Als zusätzlicher Parameter (Polygraphie) ist die EKG-Ableitung zum Ausschluß von EKG-bedingten Artefakten zu empfehlen. Ein Elektrookulogramm (EOG) liefert ergänzende Informationen zum Schlaf-Wach-Zustand des Patienten. Die mindestens 30 min umfassende EEG-Kurve muß visuell ausgewertet werden. Dabei erfolgt getrennt eine Beschreibung (s. 3.1.1) und die Beurteilung (s. 3.1.2) des EEG (Deutsche EEG-Gesellschaft 1990).

3.1.1 Beschreibung des EEG

Die Beschreibung des EEG umfaßt die Beurteilung der
1. Grundaktivität,
2. von der Grundaktivität sich abhebenden, lokalisierten und generalisierten EEG-Aktivitäten,
3. besondere Wellenformen,
4. Provokationsmethoden.

Grundaktivität

Der Begriff der Grundaktivität ist synonym zu dem Begriff Grundtätigkeit. Die Grundaktivität bezeichnet jede mehr oder weniger kontinuierliche Wellenfolge, von der sich lokalisierte und generalisierte EEG-Aktivitäten sowie besondere Wellenformen und Veränderungen bei Provokationsmethoden abheben.

Die Form der Grundaktivität wird unter den 8 Aspekten Frequenz, Amplituden, Häufigkeit, Regelmaß, Gliederung, Modulation, Symmetrie und Reagibilität beschrieben.

Frequenzen: Zur Bestimmung der Grundaktivität wird die obere und untere Grenze der Frequenz angegeben, die das EEG-Bild beherrscht. Bei der visuellen Analyse unterliegen diese Grenzen bei einem variablen EEG-Bild, wie es insbesondere im Kleinkindesalter und Säuglingsalter vorliegt, starken Schwankungen. Liegen mehrere „in das Auge springende" Frequenzmaxima vor (z. B. im ϑ- und α-Bereich), sind mehrere Frequenzbereiche anzugeben.

Überlagernde Wellen werden schnellere Wellen als die der Grundaktivität genannt. Diese dürfen aber während ihres Auftretens nicht die dominante Aktivität ablösen.

Unterlagernde Wellen werden langsamere Wellen genannt. Sie dürfen die dominante Aktivität nicht ablösen.

Basis der Frequenzanalyse zur Bestimmung der Grundaktivität ist die Festlegung des Frequenzbandes der dominanten Aktivität. Hierzu muß in der visuellen Analyse die dominante Frequenz ausgezählt und dem entsprechenden Frequenzband zugeordnet werden. Die Frequenzbänder sind in der Neurophysiologie nicht einheitlich definiert. Weitgehend durchgesetzt hat sich folgendes Schema, das auch in diesem Buch Verwendung findet:

Subdeltawellen ($\sigma\delta*$) Frequenz unter 1,5/s (Hz),
Deltawellen (δ) Frequenz 1,5 – 3,5/s (Hz),
Thetawellen (ϑ) Frequenz 3,5 – 7,5/s (Hz),
Alphawellen (α) Frequenz 7,5 – 13,5/s (Hz),
Betawellen (β) Frequenz 13,5 – 30/s (Hz).

Bei den Auswertungen der Münchner Pädiatrischen Längsschnittstudie wird das β-Band bei der automatischen EEG Auswertung in das β_1-Band von 12,5 – 19,5 Hz und das β_2-Band von 19,5 – 25 Hz unterteilt. Dies stellt eine gewisse Abweichung von den voranstehenden Angaben dar.

Voraussetzung für eine visuelle EEG-Auswertung ist, daß die verwendeten EEG-Papiere geeicht sind oder eine Eichung markiert ist. Bei einer Geschwindigkeit des Papiervorschubs von 30 mm/s entsprechen 3 cm auf dem Papier einer Sekunde und somit eine Papierseite des EEG 10 s. Bei nicht geeichtem Papier sind in der Regel die Eicheinheiten (1 s) angegeben. Bei der Frequenzbestimmung – hierbei muß ein gewisses Maß an Subjektivität des Auswerters berücksichtigt werden – ist die für den Untersucher offensichtlich dominierende Frequenz auszuzählen und anzugeben. Abbildung 3.3 stellt die Frequenzbandabschnitte visuell dar. Ein wesentlicher Bestandteil der EEG-Ausbildung ist das Erlangen von Sicherheit bei der Frequenzbestimmung der dominierenden Aktivität. Hilfreich kann dabei die Anwendung einer EEG-Meßschablone (z.B. nach Professor Schütz) sein, die das Messen der Frequenzen und auch der Amplituden erleichtert (Abb. 3.4 a – d).

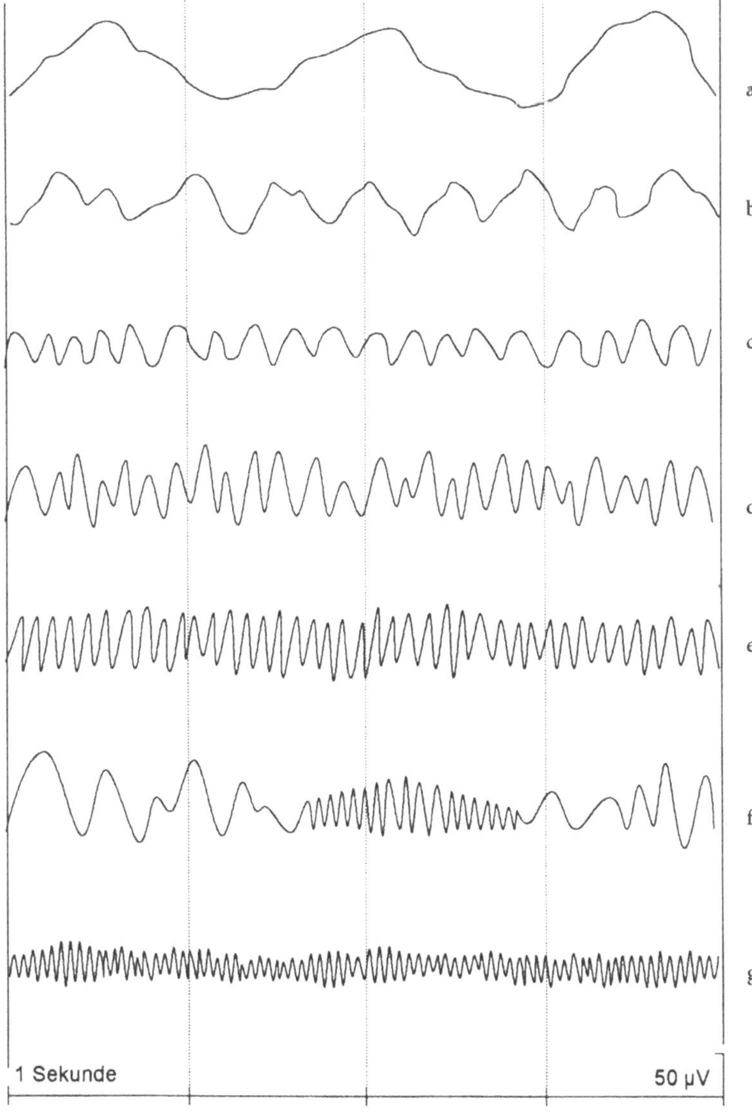

Abb. 3.3. Frequenzbänder in der Elektroenzephalographie. *a*: $\sigma\delta$-Aktivität mit einer Frequenz unter 1,5 Hz. *b*: δ-Aktivität mit einer Frequenz von 1,5 – 3,5 Hz. *c*: ϑ-Aktivität mit einer Frequenz von 3,5 – 7,5 Hz. Bei vorliegendem Beispiel liegt eine relativ ausgeprägte 4 – 5/s Rhythmisierung vor. *d*: ϑ-Aktivität mit einer Frequenz zwischen 3,5 und 7,5 Hz. Die ϑ-Aktivität liegt mit 6 – 7/s im oberen Bereich mit Übergang zur α-Aktivität. *e*: α-Aktivität mit einer Frequenz von 7,5 – 13,5 Hz. Hier vorliegend die typische 10/s α-Aktivität parietookzipital bei geschlossenen Augen im Schulkindesalter. *f*: Gemischte Aktivität mit Spindel. Zu Beginn der Kurve δ-Aktivität, die in eine 13 – 14/s Spindel übergeht. Danach ϑ-Aktivität. *g*: β-Aktivität mit einer Frequenz von 13,5 – 30/s. Hier Vorliegen einer Frequenz von ca. 20 Hz

---

* Sub wird im folgenden mit Sigma (σ) abgekürzt

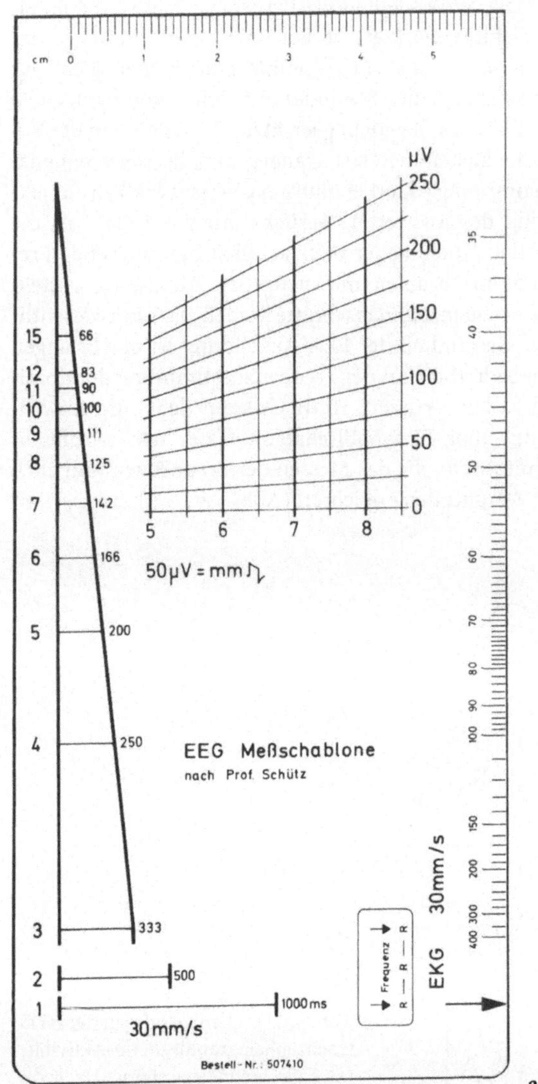

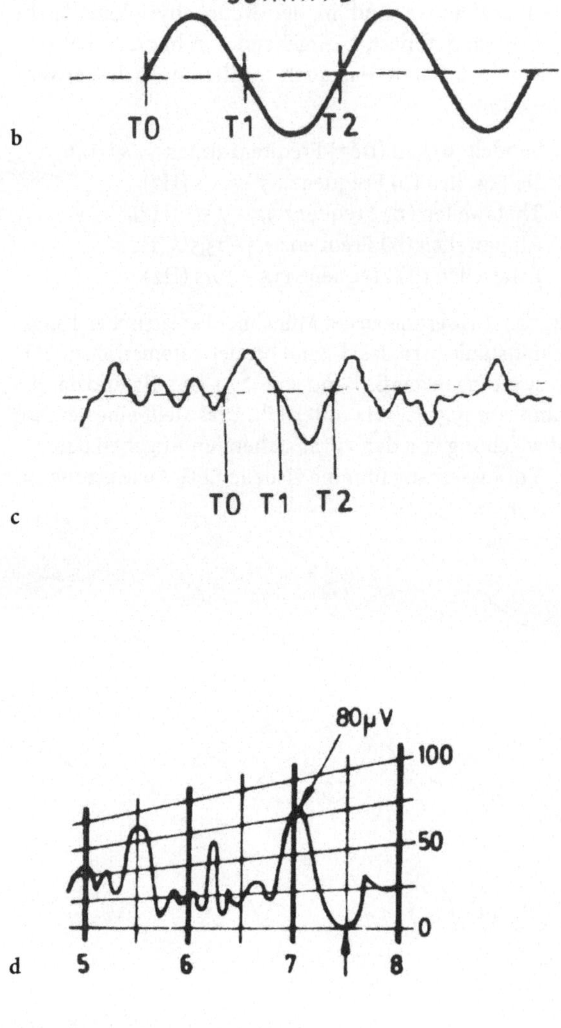

Abb. 3.4 a – d. a: EEG-Meßschablone nach Professor Schütz (Schwarzer Medizintechnik München). Die Abbildung der Meßschablone erfolgt in Originalgröße. (14,3 cm hoch, 6,8 cm breit). Die EEG-Meßschablone dient der Bestimmung von Frequenz und Amplitude aus einer EEG-Registrierung und der Herzfrequenz aus einer ggf. mitregistrierten EKG-Kurve. Die Amplitude kann bei jeder Papiergeschwindigkeit, die Frequenz nur bei Aufzeichnung von 30 mm/s Papiervorschub bestimmt werden. Zur Ermittlung der Frequenz ist im linken Teil der Schablone ein Meßkeil mit einer Skala für die Frequenzen 1 ... 15 Hz, bzw. für den reziproken Wert von 66 ... 1000 ms, angebracht.

b: Die Frequenz wird mittels der Durchgänge durch die hypotetische Nullinie bestimmt. Ähnlich wie bei einer Sinusschwingung, die bei der Nullinie (T0) beginnt, über das obere Maximum die Nullinie (T1) durchquert und über das untere Maximum zur Nullinie (T2) zurückkehrt, werden bei einer EEG-Kurve Vollschwingungen ausgewertet. Man kann aber auch vom Fußpunkt einer Welle zum Fußpunkt der nächsten, wie auch von Gipfel zu Gipfel messen.

c: Der Meßkeil wird auf die EEG-Kurve so aufgelegt, daß der senkrechte Schenkel mit dem ersten Nulldurchgang (T0), der

schräge Schenkel mit dem dritten Nulldurchgang (T2) der auszuwertenden Schwingung übereinstimmt. Die resultierende Frequenz in Hz bzw. die Dauer in ms kann direkt auf den Skalen des Meßkeils abgelesen werden. Zwischenwerte können geschätzt werden.

d: Zur Bestimmung der Amplitude ist im oberen Teil der Meßschablone ein Liniennetzwerk angebracht. Die senkrechten Eichbezugslinien sind mit Werten 5 ... 8 mm, bezogen auf einen 50 μV Eichimpuls, bezeichnet. (Wenn z. B. die Empfindlichkeit der Verstärker so eingestellt ist, daß ein 50 μV Eichimpuls einen Registrierausschlag von 7 mm bewirkt, wird zur Auswertung die Eichbezugslinie 7 herangezogen).

Die Eichbezugslinien sind durch eine schräglaufende Linienschar mit einer Teilung von 0 ... 250 μV versehen. Die Amplitude wird am Schnittpunkt beider Linien abgelesen.

Das Liniennetzwerk wird auf die EEG-Kurve so aufgelegt, daß der untere Umschlagpunkt der auszuwertenden Welle auf der Linie 0, der obere Umschlagpunkt auf der der eingestellten Empfindlichkeit entsprechenden Eichbezugslinie liegt. Der Amplitudenwert in μV wird am Schnittpunkt der senkrechten und der schräg verlaufenden Linie abgelesen

Amplitude: Bei den Amplitudenangaben bezieht man sich auf Minimalwerte und Maximalwerte der einzelnen Frequenzbereiche, wobei Extrema, die in weniger als 20 % der Zeit der Grundaktivität vorkommen, zu vernachlässigen sind. Die Amplitude ist bei der Beurteilung des EEG im Kindesalter als entwicklungsabhängiger Parameter von wesentlicher Bedeutung. Sie wird in Mikrovolt (μV) angegeben. Normalerweise liegen die Amplituden zwischen 20 und 120 μV. Die Höhen der EEG-Wellen werden vom Wellental zum Wellengipfel gemessen. Das praktische Vorgehen wird an Hand der EEG-Meßschablone nach Professor Schütz (vgl. Abb. 3.4 d) beschrieben.

Überschreitet die Amplitude an keiner Stelle des Schädels 20 μV, so spricht man von einem **flachen (niedrigen) EEG.**

Liegt die durchschnittliche Amplitude über 120 μV so, spricht man von einem **hohen EEG.**

Als **Amplitudenlabilität** werden aperiodische Amplitudenschwankungen der dominanten Aktivität bei Kindern um mindestens 200 % bezeichnet.

Zu beachten ist, daß die Amplitude in hohem Maße von äußeren Faktoren abhängig ist, wie z. B. der Hautbeschaffenheit, der Leitfähigkeit der Haut, des Widerstandes der Meningen, des Liquors, der Schädeldecke, der Kopfhaut, aber auch von den Elektroden und von der Elektrodendistanz (Berkson et al. 1961).

Häufigkeit: Eine wichtige Ergänzung zur Angabe der Frequenzanalyse bei der Grundaktivitätsbestimmung ist die Bestimmung der Häufigkeit der dominanten Grundaktivität. Die Häufigkeit bestimmter Wellen wird als ihr prozentualer Anteil in einem repräsentativen Kurvenabschnitt geschätzt und als Prozentzahl oder Index angegeben. Synonym zu dem Begriff der Häufigkeit wird auch der Begriff Ausprägung bestimmter Wellen verwendet. Andere Autoren definieren Ausprägung dagegen als Produkt aus Häufigkeit x Amplitude. Es sei in diesem Zusammenhang darauf hingewiesen, daß der Begriff der dominierenden Aktivität nicht Bestandteil der Beschreibung, sondern der Beurteilung des EEG ist (s. 3.1.2). Er umreißt aber in treffender Weise das eigentliche Anliegen der Frequenzanalyse.

Eingelagerte Wellen gehören nicht zur Grundaktivität, da sie nicht der ständig vorhandenen dominanten Aktivität entsprechen. Sie müssen nach den Kriterien der Grundaktivitätsbeschreibung für sich beschrieben und als sich von der Grundaktivität abhebende EEG-Aktivität hervorgehoben werden. Sie werden auch als vereinzelt, isoliert, eingestreut oder sporadisch beschrieben.

Regelmaß: Im Kindesalter sind die EEG-Tätigkeiten zumeist unregelmäßig. Mit zunehmendem Alter werden sie regelmäßig, aber erst im Erwachsenenalter dient dieses Merkmal zum Kennzeichnen von besonders regelmäßigen Grundaktivitäten oder unregelmäßigen EEG-Typen. Es gibt aber auch im Kindesalter bisweilen Wellenfolgen, die durch besondere Regelmäßigkeit oder Rhythmik hervortreten.

Vom Gebrauch der Bezeichnung Dysrhythmie hat das internationale Terminologiekomitee abgeraten, weil sie nicht definiert werden kann.

Gliederung: Örtliche Gliederung der Grundtätigkeit ist ein Kriterium für altersgemäße Entwicklung. Während bei Neugeborenen kaum Unterschiede der Grundtätigkeit zwischen vorderen und hinteren Schädelregionen bestimmbar sind, nehmen sie schon in den ersten Lebensjahren zu und erlangen für das Bestimmen der Gehirnreifung besonderen Wert. Nach der Pubertät entwickeln sich auch physiologische α-Wellenherde. Die räumliche Gliederung ist aber auch schon bei Frühgeborenen für die Bestimmung von Reife und Konzeptionsalter wichtig.

Modulation: Die Modulation beschreibt das Anwachsen und Abnehmen von Amplituden und von Frequenzen im Sekundenbereich.

Symmetrie: Ab dem Kleinkindalter verläuft zwischen homologen Hirnregionen die EEG-Aktivität zu einem großen Teil übereinstimmend (symmetrisch). Asymmetrien sind über kurze Abschnitte im Neugeborenenalter und teilweise auch noch im Säuglingsalter physiologisch, bei noch mangelhafter Synchronisierung der Grundaktivität. Bestehen in den höheren Altersgruppen Asymmetrien, können diese kontinuierlich, diskontinuierlich oder alternierend sein und müssen als solche auch deklariert werden. Im Vorschulalter sind physiologische ϑ-Aktivitäten über den hinteren Schädelregionen zumeist links höher als rechts; erst nach der Pubertät zeigt die α-Aktivität bei Rechtshändern links höhere Amplituden als rechts.

Reagibilität: Die Reagibilität beschreibt die Reaktionen der EEG-Aktivität nach Sinnesreizen oder physiologischen Tätigkeiten wie z. B. die Blockadereaktion nach Augenöffnen (sog. Berger Effekt). Synonym wird der Begriff Reaktivität verwendet. Aber auch nach akustischen sowie taktilen Reizen (z.B. Bestreichen der Fußsohlen) gibt es besondere Reaktionszeichen.

Lokalisierte und generalisierte, von der Grundaktivität unterscheidbare EEG-Aktivitäten

Lokalisierte EEG-Aktivitäten werden definiert als Wellen mit einem erkennbaren Amplitudenmaximum über einer bestimmten Elektrode in Bezugsableitungen oder mit Phasenumkehr in bipolaren Reihenableitungen. Daneben gibt es diffuse EEG-Tätigkeiten über bestimmten Regionen ohne genau eingrenzbares Maximum.

Diese sich von der Grundaktivität abhebenden EEG-Aktivitäten müssen nach den Kriterien der Grundaktivität (Frequenz, Amplitude, Modulation, Symmetrie, Reagibilität) beschrieben werden. Sind diese sich abhebenden Grundaktivitäten diskontinuierlich, so muß die Periodik beschrieben werden. Zur Beschreibung der lokalisierten und generalisierten EEG-Aktivität werden folgende Begriffe verwendet:

Herd (Fokus, fokal): Der Begriff setzt ein Amplitudenmaximum bei Bezugsableitung oder Phasenumkehr bei bipolaren Reihen voraus.

Diffus: Damit werden Tätigkeiten über bestimmten Regionen bezeichnet, deren Maximum oder Phasenumkehr unter einer einzelnen Elektrode jedoch nicht bestimmt werden kann.

Seitenbetont (lateralisiert, unilateral, hemilateral): Dieser Begriff beschreibt EEG-Tätigkeiten, die überwiegend oder ausschließlich die rechte oder linke Seite des Schädels betreffen. Es kann auch ein seitenbetonter Beginn einer bilateral synchronen Störung oder generalisierten Störung beschrieben werden (vgl. Abb. 6.73).

Bilateral an homologen Stellen: Es handelt sich um EEG-Tätigkeiten über beiden Hemisphären mit gleicher Lokalisation, die synchron, symmetrisch oder asymmetrisch auftreten. Solche Veränderungen können Ausdruck von subkortikalen umschriebenen Läsionen sein.

Asynchron: Man versteht darunter EEG-Wellen, die unter 2 aktiven Elektroden mit Phasenverschiebung ablaufen. In der EEG-Routine bezieht man sich dabei zumeist auf Elektroden über symmetrischen Hemisphärenregionen.

Multiple Herde (multifokal): Hier handelt es sich um lokalisierte EEG-Tätigkeiten, die unter verschiedenen Elektroden zeitlich unabhängig voneinander registriert werden.

Generalisiert: Dieser Begriff beschreibt eine über allen Hirnregionen auftretende EEG-Aktivität.

Phasenbeziehung: Beschreibt die zeitlichen Unterschiede ausgewählter Phasen einer gleichförmigen EEG-Welle über verschiedenen Ableitepunkten. Die Phasen einer EEG-Welle werden wie bei einer Sinusschwingung mit 360° bezeichnet, so daß der Ablauf der ersten Halbwelle nach 180° abgeschlossen ist. Phasenverschiebungen betreffen bei den meisten EEG-Wellen den Bereich von Millisekunden.

Gegenphase (Phasenumkehr, Antiphase): Bezeichnet das Auftreten einer bestimmten EEG-Welle bei bipolarer Reihenableitung mit einer Phasenverschiebung von 180°. Eine Phasenumkehr in 2 benachbarten Elektro-

denpaaren der bipolaren Reihe wird als eng, in nicht unmittelbar benachbarten Paaren als weit beschrieben.

Gleichphase (Homophase): Bezeichnet das Fehlen von Phasenverschiebung.

Paroxysmale Aktivität (Paroxysmus): Plötzliches Auftreten einer EEG-Aktivität, die sich durch Form, Frequenz und wesentlich höhere Amplituden deutlich von der Grundaktivität unterscheidet (vgl. Abb. 6.28, 6.33, 6.34).

Besondere Wellenformen

Auch besondere Wellenformen sind analog den Kriterien der Grundaktivität zu beschreiben. Dabei müssen aber Lokalisation und Polarität angegeben werden.

Regelmäßige Welle: Dieser Begriff wird für Wellen oder Komplexe mit annähernd gleichbleibender Dauer und relativ gleichmäßigem Verlauf verwendet. Der Begriff „monomorph" wird für ungewöhnliche Gleichförmigkeit verwendet.

Sinusoidale Welle: Dieser Begriff findet bei sinusförmig verlaufenden, regelmäßigen Wellen Verwendung.

Polymorphe Welle: variable, stark vom sinusoidalen Wellenverlauf abweichende Wellen.

Monophasische Welle: Eine einfache Welle mit ausschließlich positiver oder negativer Potentialschwankung. Sie kann entweder als Halbwelle einer Sinusschwingung (Beginn vom ersten Anstieg an der Nullinie) oder als ganze Welle, gemessen vom Fußpunkt ihres Beginns bis zum Fußpunkt der nächsten Welle aufgefaßt werden (Abb. 3.5 a).

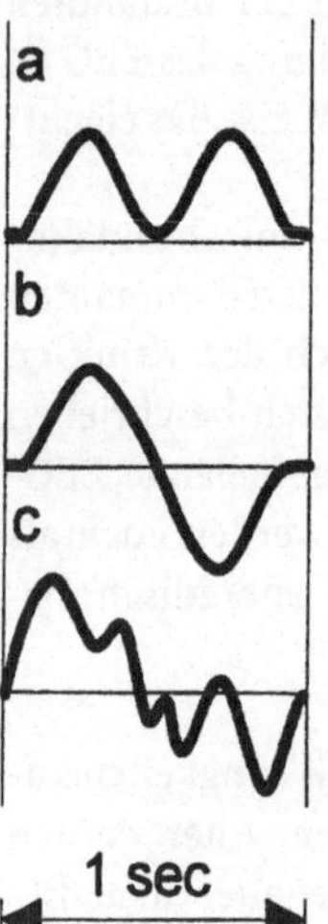

Abb. 3.5. Besondere Wellenformen: *a* monophasische Welle, *b* biphasische Welle, *c* polyphasische Welle

Biphasische Welle: Eine Welle, deren erste Hälfte zur einen und deren zweite Hälfte zur anderen Seite der Grundlinie schwingt (vgl. Abb. 3.5 b).

Triphasische Welle: Bezeichnung für einen Komplex, bei dem einer biphasischen Welle die erste Hälfte einer ähnlichen, weiteren Welle folgt.

Polyphasische Welle: Eine Welle, die durch Überlagerung von 2 oder mehr Komponenten entsteht und dadurch sehr unregelmäßig geformt erscheint (vgl. Abb. 3.5 c).

Die Spitze (spike): Die Dauer einer Spitze liegt gemessen an der Basis unter 80 ms. Bei einem Papiervorschub von 3 cm/s beträgt ihre Breite weniger als 2,4 mm. Die Hauptkomponente der meisten Spitzen ist negativ. Ihre Amplitude ragt nicht immer aus dem Niveau der Grundtätigkeit hervor (vgl. Abb. 3.6 b,d). Die Spitze ist oft Ausdruck einer abnormen Funktion, doch gibt es auch physiologische Spitzen.

Spitzenkomplex (Polyspike-Komplex): Eine Folge von 2 oder mehr Spitzen (vgl. Abb. 3.6 e). Ein Spitzenkomplex ist Ausdruck einer abnormen Funktion. Man muß sich vor der Verwechslung mit polyphasischen Muskelpotentialen (EMG-Artefakte) hüten.

Spitze-Welle-Komplex (SW-Komplex, Spike-wave-Komplex): Regelhafte Kombination von einer Spitze und einer langsamen Welle, wobei die Spitze der langsamen Welle vorgelagert, aber auch im aufsteigenden Schenkel der langsamen Welle integriert sein kann. Als Frequenz des Komplexes wird die der langsamen Welle gewertet. Die meist hohe Amplitude muß angegeben werden (vgl.

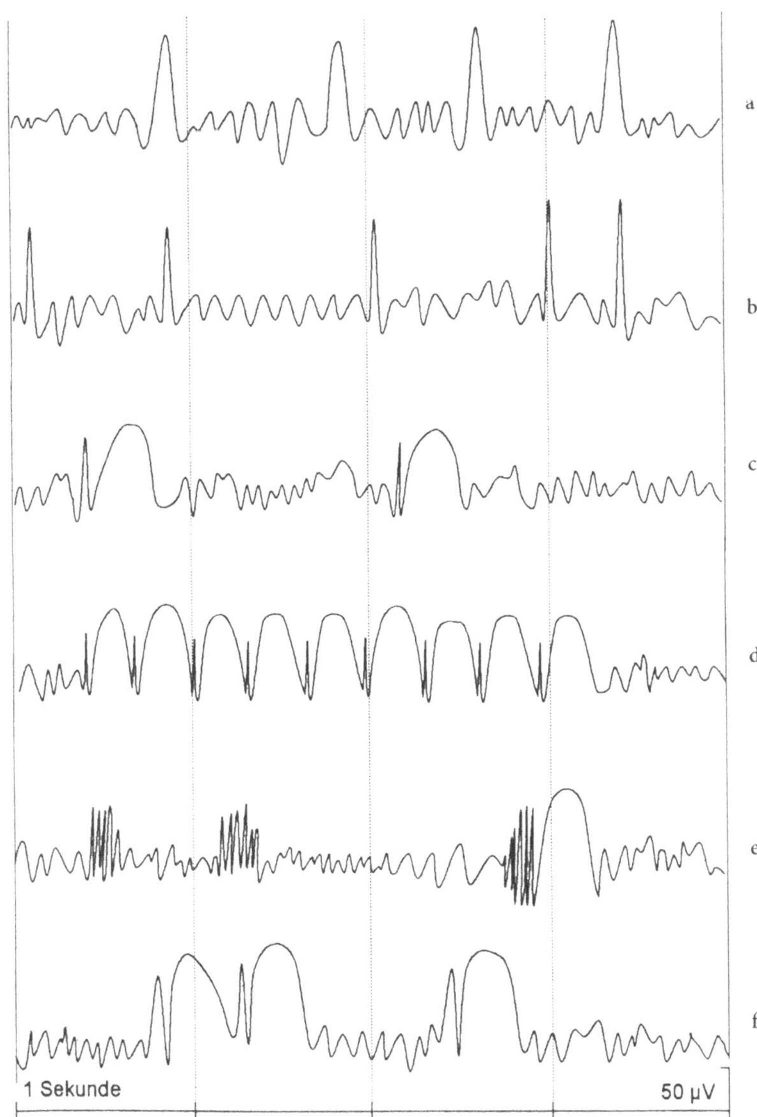

Abb. 3.6. Die wichtigsten pathologischen Graphoelemente im EEG. *a*: Steile Welle – von über 80 ms Dauer. *b*: Spitzen mit einer Dauer von unter 80 ms. *c*: SW-Komplexe (Spitze-Welle-Komplexe) bestehend aus der Kombination einer Spitze und einer langsamen Welle. *d*: Folge von regelmäßigen 3/s SW-Komplexen. *e*: Folge von Spitzenserien (Polyspikes) und Polyspikewave-Komplex. *f*: Steile-Wellen-Komplexe, bestehend aus einer steilen Welle und einer langsamen Welle

Abb. 3.6 c). Der SW-Komplex gilt als abnorme EEG-Aktivität.

Sonderform: 3/s Komplex (vgl. Abb. 3.6 d). Er zeigt zumeist eine regelmäßige Wiederholungsfolge.

Polyspike-wave-Komplex: Komplex aus mehreren Spitzen und einer nachfolgenden langsamen Welle (vgl. Abb. 3.6 e); gilt als abnorme EEG-Tätigkeit.

Steile Welle (sharpe wave): Rasch und steil ansteigende, langsamer abfallende Welle von mehr als 80 ms bis zu 250 ms Dauer. Die Trennung einer steilen Welle von einer Spitze ist durch diese Definition der Dauer festgelegt, doch sind die Übergänge nicht immer sicher abgrenzbar. Die Breite einer steilen Welle liegt bei einem Papiervorschub von 30 mm/s bei über 2,4 mm und erreicht 1/5 bis 1/4 der Strecke der Sekundeneichung (vgl. Abb. 3.6 a). Daraus folgt, daß eine rasch ansteigende und langsam abfallende Welle mit mehr als 0,25 s Dauer nicht als steile Welle, sondern als δ-Welle mit steiler Form bezeichnet werden muß. In der anglo-amerikanischen Literatur umgeht man diese terminologische Schwierigkeit, indem man von „sharp transient" spricht (dies bedeutet ein inkorrektes Abweichen von der Definition, die besagt, daß jegliche EEG-Tätigkeit aus Wellen zusammengesetzt ist; auch manche deutsche Autoren übernehmen das Fremdwort Transiente für bestimmte Wellen).

Steile-Wellen-Komplex (Sharpe-slow-wave-Komplex, Slow spike wave-Komplexe, SW-Variante): Einer steilen Welle folgt eine langsame Welle. Die Frequenz wird aus der Dauer des gesamten Komplexes bestimmt. Als Amplitude wird das Maximum von einer der beiden Wellen angegeben. In der Regel beträgt die Dauer des Komplexes 500 – 1000 ms (vgl. Abb. 3.6 f).

Provokationsmethoden

Die gängigste Provokationsmethode, die auch bei Kindern fast regelmäßig durchgeführt wird, ist die Fotostimulation. Die Hyperventilation ist in der Regel ab dem Kleinkindesalter durchführbar. Besondere diagnostische Fragestellungen können durch die Ableitung von Schlaf-EEG beantwortet werden. Die Durchführung, Bewertung und Aussage der Provokationsmethoden wird an anderer Stelle (Kap. 4.6) abgehandelt.

Grundsätzlich ist auch bei den Provokationsmethoden Morphologie, örtliche und zeitliche Veränderung der Grundaktivität und das Auftreten von besonderen Wellenformen zu beschreiben.

3.1.2 Beurteilung des EEG
Aufgabe der Beurteilung des EEG

Die Beurteilung des EEG besteht aus einer zusammenfassenden Beschreibung und einer Bewertung der normalen und abnormen EEG-Aktivitäten unter klinischen Gesichtspunkten. Die Beurteilung nimmt Stellung zu:

1. Alter des Kindes und Vigilanz (wach, Augen offen, Augen geschlossen, Schlaf),
2. Dominante Frequenz in Beziehung zur Altersnorm der Grundaktivität,
3. Normalität der topographischen Zuordnung,
4. Amplitude (altersgerechte Höhe, auffällig hoch, niedrig),
5. Abweichung vom symmetrischen Aufbau des EEG (u. a. Herde),
6. Abweichungen von der Norm bei Blockadeeffekt, Fotostimulation, Hyperventilation oder im Schlaf,
7. Jede von der Grundaktivität abweichende kontinuierliche, diskontinuierliche, generalisierte oder lokalisierte EEG-Aktivität.

Nomenklatur der Beurteilung des EEG

In der zusammenfassenden Beurteilung muß zunächst über Topographie, dominierende Frequenz, Höhe der Amplitude in Abhängigkeit vom Alter des Kindes und Vigilanzniveau Stellung genommen werden. Bei der visuellen Auswertung geschieht das auf der Basis der Erfahrung des Untersuchenden. Eine Hilfe hierzu ist die Darstellung der Normalentwicklung des EEG vom Neugeborenen bis zum Erwachsenenalter mit Beispielen (Kap. 4). Liegen die zu beurteilenden Kriterien innerhalb der in diesem Atlas dargestellten Normalverteilung, so entspricht dies der normalen Grundaktivität.

Generalisierte oder lokalisierte Abweichungen von der normalen Grundaktivität werden als **abnorm** (abnorme EEG-Tätigkeiten, Anomalien, Abnormitäten) bezeichnet. Die Verwendung des Wortes abnorm drückt lediglich aus, daß eine Abweichung von der Normalverteilung vorliegt. Ein Krankheitswert ist diesem Begriff nicht zuzumessen. Man muß von dem Grundsatz ausgehen, daß ein abnormer Laboratoriumsbefund ebensowenig eine Krankheit bedeuten muß, wie eine Anomalie der Körpergröße.

Besteht eine Abweichung von der Grundaktivität, der nach den allgemeinen Kenntnissen ein krankhafter Zustand zugrunde liegt, so wird diese Abweichung als **pathologische Grundaktivität** bezeichnet.

Eine abnorme Grundaktivität wird häufig als **Allgemeinveränderung** beschrieben. Es handelt sich dabei immer um generalisierte Anomalien ohne Fokalbefund. Sie werden grundsätzlich – unabhängig vom Alter – als pathologisch oder abnorm beurteilt. Bei der großen Streuung der Normalbefunde des EEG vom Neugeborenenalter bis zum Erwachsenenalter muß jedoch zwangsläufig bei der Verwendung des Begriffes „Allgemeinveränderung" eine Alterszuordnung erfolgen. Dies wird ersichtlich bei Betrachtung der hochdifferenzier-

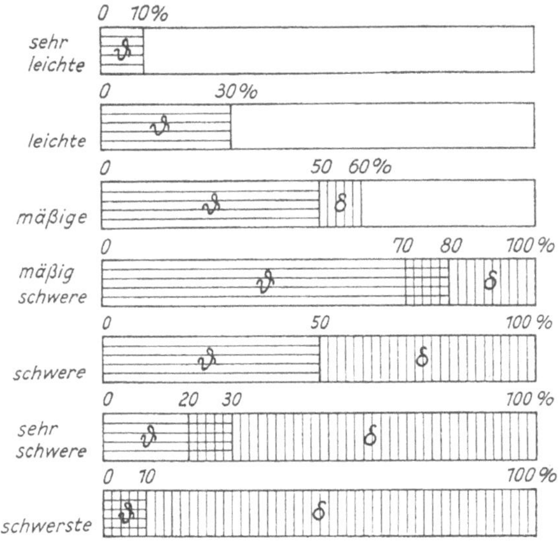

Abb. 3.7. Schweregrad der Allgemeinveränderungen. Vorschlag einer Differenzierung für das EEG des Erwachsenenalters von Niebeling (1980)

ten Einteilung von Allgemeinveränderungen in 7 Stufen nach Niebeling (Abb. 3.7). Je nach Verteilung der Frequenzbandanteile würden bei Einsatz dieser vorgeschlagenen Graduierung im Säuglings- und Kleinkindalter alle EEG allgemeinverändert sein. Eine Differenzierung in 7 Stufen ist aufgrund der hohen Varianz im Kindesalter nicht praktikabel. Zum Einsatz kommt in der täglichen Praxis allerdings eine Einordnung des Schweregrades der Allgemeinveränderung in **leicht, mäßig und schwer.** Eine genauere Differenzierung für das Kindesalter existiert derzeit nicht. Es besteht ein hoher Grad an Subjektivität bei dieser Einteilung. Inwieweit durch den Einsatz der automatischen EEG-Grundaktivitätsanalyse eine genauere Definition erfolgen kann, wird die Zukunft zeigen.

Als Vorstufe zu dem Begriff Allgemeinveränderung bei geringen Schwankungen der dominanten Frequenz wird auch der Begriff **instabile Grundaktivität** oder labile Grundaktivität verwendet.

Eine **Unterlagerung** bezeichnet ein vermehrtes Auftreten langsamer Aktivitäten in bezug auf die Grundaktivität.

Überlagerung bezeichnet ein vermehrtes Auftreten schneller Aktivitäten in der entsprechenden Grundaktivität.

Beschleunigung soll ausdrücken, daß eine Tätigkeit mit bestimmten Frequenzen in raschere Frequenzen übergeht. **Verlangsamung** bezeichnet den Übergang in langsame Frequenzen. Diese Änderungen können während einer EEG-Ableitung beobachtet werden (z. B. Beschleunigung und Desynchronisation nach aktivierenden Reizen oder Verlangsamung und Synchronisation bei Eintreten von Subvigilanz) oder beim Vergleich

mehrerer EEG-Kontrollen einer bestimmten Tätigkeit desselben untersuchten Patienten (z. B. bei Reifungsprozessen oder medikamentösen Einflüssen).

Bei der Gegenüberstellung der EEG-Kurven von Kindern bestimmten Alters mit der altersentsprechenden Norm wird eine dominante Aktivität mit schnelleren Frequenzen als **rasche Grundaktivität**, bei zu langsamen Frequenzen als **langsame Grundaktivität** beschrieben.

Nach der Bewertung der Grundaktivität erfolgt eine Einordnung von Abweichungen der physiologischen örtlichen Verteilungen der Grundaktivität und von kontinuierlicher oder diskontinuierlicher, generalisierter oder lokalisierter EEG-Aktivität. Weiterhin sind die Abweichungen bei den Provokationsmethoden darzulegen (Blockadeeffekt u. a.). Das Ergebnis dieser Beurteilung ist in Beziehung zur klinischen Fragestellung zu setzen und im Anschluß daran eine erweiterte Diagnostikempfehlung oder Therapieempfehlung zu entwickeln.

Von der Grundaktivität abweichende EEG-Aktivitäten

Fokale EEG-Veränderungen, Spitzen oder steile Wellen, die regelmäßig über der gleichen Lokalisation auftreten, werden als Herd (Fokus) bezeichnet. Je nach Morphologie der Veränderung spricht man von einem Spitzenherd, einem steile-Wellen-Herd usw. Ein Herd mit abnormer EEG-Aktivität, zeitlich voneinander unabhängig über verschiedenen Ableitepunkten, wird als wechselnder Herd, ein Herd, der im Verlauf der Ableitung seine Lokalisation verlagert, als wandernder Herd bezeichnet.

Lokalisierte Aktivitäten können über der kontralateralen Hemisphäre gleiche oder ähnliche Aktivitäten auslösen. Einen solchen verzerrten sekundären Fokus bezeichnet man als Spiegelherd (Mirror-Fokus).

Typische EEG-Muster

Die Beurteilung der typischen EEG-Wellenmuster erfordert eine Bezugnahme zur Klinik. Das Bestimmen von Ätiologie und Therapie der Epilepsieformen und Krankheiten ist nicht Aufgabe der klinischen Elektroenzephalographie. Dem interessierten Leser seien die Bücher von Jacobi u. Meier-Ewert (1991) und von Matthes u. Schneble (1992) zur aktuellen und umfassenden Informationen empfohlen. An dieser Stelle werden einige charakteristische EEG-Muster beschrieben und lediglich für das Verständnis notwendige klinische Hinweise gegeben.

Hypsarrhythmie: Die Hypsarrhythmie ist charakterisiert durch ein kontinuierliches Gemisch von sehr hohen, unregelmäßigen langsamen, auch polymorphen Wellen mit eingelagerten Spitzen, Polyspikes und/oder steilen

Wellen über allen Hirnregionen ohne konstante Synchronie. Bei der Beschreibung der Hypsarrhythmie muß die Synchronie bzw. Asynchronie, die Kontinuität oder Diskontinuität, die Spitzenhäufigkeit und die Verteilung von fokalen generalisierten oder lateralisierten Anteilen beschrieben werden. Innerhalb der Nomenklatur ist die Hemihypsarrhythmie (vgl. Abb. 6.50) eine feststehende Bezeichnung für eine halbseitig auftretende Hypsarrhythmie. Tritt ein an eine Hypsarrhythmie erinnerndes EEG über weniger als der Hälfte des Gehirnes auf, so wird nicht mehr von einer Hypsarrhythmie gesprochen. Die Hypsarrythmie ist als interiktualer EEG-Befund der Blitz-Nick-Salaam-Anfälle (Synonym: BNS-Anfälle, Propulsivanfälle) anzusehen. Während eines BNS-Anfalles zeigt das EEG generalisierte Spitzen, die aber in Anbetracht der Artefakte und der kurzen Anfallsdauer nur schwer zu differenzieren sind. Die Salaamanfälle können als tonische BNS-Anfälle auftreten und zeigen dann den gleichen EEG-Befund wie der tonische Anfall (vgl. Abb. 6.77 – 79).

Im Schlaf modifiziert sich häufig das Bild der Hypsarrhythmie. Es kann zu einer Vermehrung der paroxysmalen Entladungen kommen. Klassische Schlafstadien sind nicht oder nur begrenzt zu differenzieren. Charakteristisch ist auch das Auftreten einer von einer bis zu mehreren Sekunden Dauer eingelagerten niedrigeren EEG-Aktivität unter 10 – 20 µV. Der Wechsel zwischen asynchron generalisierter hoher Aktivität z. T. mit Spitzeneinlagerung und aktivitätsarmen flachen Abschnitten wird Burst-suppression-Muster genannt (vgl. Abb. 6.60, 6.61). Wenn das gleiche Muster auch im Wachzustand nachweisbar ist, so deutet dies auf eine schwere Hirnschädigung (diffuse Enzephalopathie) hin.

SW-Varianten (atypische Spitze-Welle-Komplexe - Spike-wave-Variantenmuster) (vgl. Abb. 6.5, 6.23, 6.53, 6.55, 6.71): Das SW-Variantenmuster besteht aus einer Spitze (oder einer raschen steilen Welle) und einer langsamen Welle mit einer Wiederholungsfrequenz unter oder über 3/s. Polyspike-wave-Formationen sind selten, kommen aber vor. Die Amplitude ist frequenzabhängig. Je langsamer der SW-Komplex ist, desto höher wird in der Regel die Amplitude. SW-Varianten können generalisiert, halbseitig oder fokal auftreten. Fokal beginnende Gruppen können generalisieren. Es gibt sowohl isolierte SW-Varianten wie paroxysmal oder periodenweise auftretende bis hin zu kontinuierlichen generalisierten SW-Varianten.

Das klinische Korrelat der SW-Varianten ist der iktuale Befund des myoklonisch-astatischen Anfalls. Auch das interiktuale EEG bei der myoklonisch-astatischen Epilepsie zeigt interponiert oder regelmäßig SW-Komplexe oder Polyspike-wave-Varianten. Durch die Hyperventilation werden Paroxysmen von SW-Varianten gelegentlich aktiviert, die Fotostimulation führt vorwiegend bei Blinzelanfällen zu einer Aktivie-

rung. Im Schlafstadium 1 werden die SW-Varianten aktiviert. Ab dem Schlafstadium 2 werden die Komplexe unregelmäßiger. Polyspikes und steile Wellen treten zusätzlich auf; β-Überlagerungen sind häufig nachweisbar.

3/s SW-Komplexe (vgl. Abb. 6.28 – 30, 6.33, 6.34): Der 3/s SW-Paroxysmus besteht aus regelmäßigen 2,5 – 3,5/s SW-Komplexen, die in rhythmischer Folge auftreten und monomorph hochamplitudig imponieren. Bei lang dauernden Paroxysmen können einzelne Spitzen fehlen. Prinzipiell handelt es sich um ein generalisiertes Muster. Lateralisation und wechselnder lateralisierter Beginn oder Ende sind zu beobachten. Lokalisierte 3/s-SW-Paroxymen sind selten.

Generalisierte, bilaterale, synchronisierte 3/s SW-Komplexe korrelieren als iktuale EEG-Aktivität mit der Pyknolepsie, aber auch mit anderen Absenzen. Der interiktuale Befund entspricht insbesondere bei der Pyknolepsie meist einem normalen EEG-Befund, bei anderen Formen liegt z. T. eine verlangsamte Grundaktivität vor.

Irreguläre SW-Paroxysmen (vgl. Abb. 6.43): Frequenzen und Regelmäßigkeit der irregulären SW-Komplexe weichen stark von dem regelmäßigen Muster der 3/s SW-Paroxysmen ab (vgl. Abb. 6.39). Phasenbeziehung, Frequenzen und Amplituden zwischen Spitze und Welle sind sehr unregelmäßig. Die Spitze kann niedrig sein oder auch in Form eines irregulären Polyspike-wave-Komplexes auftreten (vgl. Abb. 6.36, 6.37). Es besteht bei den irregulären Spike-wave-Paroxysmen grundsätzlich auch eine Generalisation. Gelegentlich ist jedoch eine Seitenbetonung oder eine Betonung über bestimmten Hirnregionen zu beobachten (z.B. parietookzipital oder frontopräzentral beidseits). Das Vorkommen steht häufig im Zusammenhang mit genetisch bedingten Epilepsien.

Radermecker-Komplexe (vgl. Abb. 6.83, 6.84): Sie bestehen aus Gruppen von δ-Wellen mit steilen Formen und steilen Wellen, die periodisch wiederholt in Abständen von einigen Sekunden auftreten. Charakteristisch ist dabei die Stereotypie der Wiederholung. Dieser EEG-Befund ist der subakuten sklerosierenden Panenzephalitis im Stadium 2 zugeordnet. Er kommt aber auch bei anderen Enzephalitisformen (z. B. Leukenzephalitiden) vor. Myokloni sind dabei nur gelegentlich zu beobachten.

Rhythmische SW-Aktivität bei Herpesenzephalitis (vgl. Abb. 6.101, 6.103 – 6.110): Bei der Herpesenzephalitis treten im Verlauf bestimmter Stadien der Krankheit über die Dauer mehrerer Tage regelmäßig wiederholte Komplexe von hohen 2 – 3/s Wellen mit Spitzen und steilen Wellen auf. Sie überwiegen im Bereich eines

Temporallappens entsprechend den Beobachtungen in der bildgebenden Diagnostik. Diese EEG-Veränderungen werden je nach klinischem Krankheitsverlauf durch andere Muster abgelöst. Ähnliche rhythmische Veränderungen sind gelegentlich auch bei anderen viralen Enzephalitiden zu beobachten.

Biokzipitale rhythmische 3 – 4/s-Wellen: Hohe, regelmäßige 3 – 4/s-Serien, die bilateral synchron mit Maximum parietookzipital und zeitweiligen Asymmetrien auftreten. Es kann sich bei Kindern bestimmter Altersgruppen um eine Normvariante, aber auch um einen Intervallbefund bei okzipitalen Paroxysmen (vgl. Abb. 6.6) oder die Projektion eines subkortikalen Herdes handeln.

„Besondere ϑ-Rhythmen": Monomorphe Wellen, die im Kleinkindalter in Serien von 4/s über den hinteren Schädelregionen und mit zunehmendem Alter als rasche 7/s-Gruppen über vorderen Schädelregionen bilateral, mittelliniennah auftreten. Es handelt sich dabei um physiologische Rhythmen im Zusammenhang mit Aufmerksamkeitsschwankungen und Emotionen, die von Schlafveränderungen und abnormer ϑ-Rhythmisierung (z.B. Intervallbefund bei Fieberkrämpfen oder bei behandelten Epilepsien) unterschieden werden müssen.

Langsame-Wellen-Paroxysmus: Paroxysmus von polymorphen synchronen langsamen Wellen, die generalisiert oder bilateral beidseitig partiell synchron auftreten können. In der Regel stellen sie eine Normvariante dar.

Frontale intermittierende rhythmische δ-Aktivität (FIRDA): Mit diesem Begriff werden regelmäßige hohe langsame Wellen mit einer Frequenz von 1,5 – 3/s bezeichnet, die über der Frontalregion bilateral synchron oder einseitig auftreten. Sind diese Wellen von Bulbusartefakten oder Lidartefakten differenziert, so muß ein Zusammenhang mit zentralen Störungen (z. B. im Bereich des Thalamus) ausgeschlossen werden.

14 und 6/s positive Spitzen: In einer Frequenz von 14 oder 6/s sind positive Spitzen, d. h. nach unten gerichtete Spitzen, aufgezeichnet. Eine sichere Beziehung zu einem Krankheitsbild besteht nicht. Eine Häufung dieses EEG-Bildes ist bei Epilepsiepatienten aber auch bei verhaltensgestörten Kindern nachweisbar.

3.2 Die automatische EEG-Analyse

Die digitale Datenerfassung bei der Aufzeichnung eines EEG entwickelt sich derzeit zur Standardmethode (Technische Kommission, 1994). Die klassische EEG-Befundung – visuell auf dem Papier oder zunehmend über den Monitor – ist durch eine Digital-Analogwandlung der Signale jederzeit möglich. Das ausgedruckte EEG auf Papier ist somit auch bei digitaler Datenerfassung weiterhin eine Möglichkeit der Darstellung. Zur Routinediagnostik im klinischen Alltagsbetrieb, insbesondere auch zur Epilepsiediagnostik und -verlaufskontrolle, wird diese Methode noch lange verwendet werden. Es ergeben sich jedoch durch den Einsatz des digitalen EEG erhebliche Vorteile in anderen Bereichen (Lesser et al. 1992). Als großer Vorteil wird die Möglichkeit angesehen, große Mengen von Daten zu erfassen und zu speichern und die Daten in ihrer Verwendungsform zu verändern. Darunter ist zu verstehen, daß bei der Kurvenauswertung nach der EEG-Ableitung beliebige Schaltungen kombiniert werden können und damit klinische Fragestellungen, wie eine Herdsuche, erheblich erleichtert werden. Andererseits besteht auch die Möglichkeit mathematische Analysen zu verwenden. Dadurch wird die Diagnose des normalen EEG in den verschiedenen Altersstufen, trotz geringer Variabilität von einer Altersstufe zur anderen, möglich. Die altersbezogene EEG-Normdefinition zwischen den Altersstufen, aber auch zwischen normaler und abnormaler Grundaktivität, wird erheblich verbessert (Lechle et al. 1980; Sadowsky et al. 1983).

Als Nachteil werden von Lesser et al. (1992) die erhöhten Initialkosten und die mangelnde Gewöhnung an das System durch die EEG-Befunder genannt.

Bei einer vergleichenden Wertung wird dem digitalen EEG der Vorzug gegeben. Dies ist nachvollziehbar, da auch bei einem digitalen EEG jederzeit bei Verfügbarkeit über die entsprechenden Geräte ein „Papier-EEG" ausgeschrieben werden kann. Bei einem „Papier-EEG" sind jedoch die anderen Möglichkeiten der Diagnostik und Analyse nicht gegeben.

Die digitale EEG-Erfassung und automatische EEG-Analyse wird am Institut für Soziale Pädiatrie und Jugendmedizin der Universität München (Kinderzentrum München) in Kooperation mit dem Institut für Medizinische Informatik und Systemforschung des GSF-Forschungszentrums für Umwelt und Gesundheit, München-Neuherberg seit 1972 praktiziert. Untersucht wurde der „Einsatz der visuellen und automatischen Analyse des EEG zur Früherkennung von hirnorganischen Störungen". Weiterhin sollte die „Normalentwicklung des EEG" definiert werden. Die Ergebnisse dieser als Longitudinaluntersuchung durchgeführten Studie wurden zur Definition der normalen EEG-Entwicklung im Kindes- und Jugendalter, aber auch zur Differenzierung der Pathologie verwendet.

3.2.1 Datenerfassung

Die EEG-Ableitungen erfolgten ohne medikamentöse Sedierung in Anlehnung an das Ten-twenty-System (vgl. Abb. 2.5) mit folgenden 6 bipolaren Montagen:

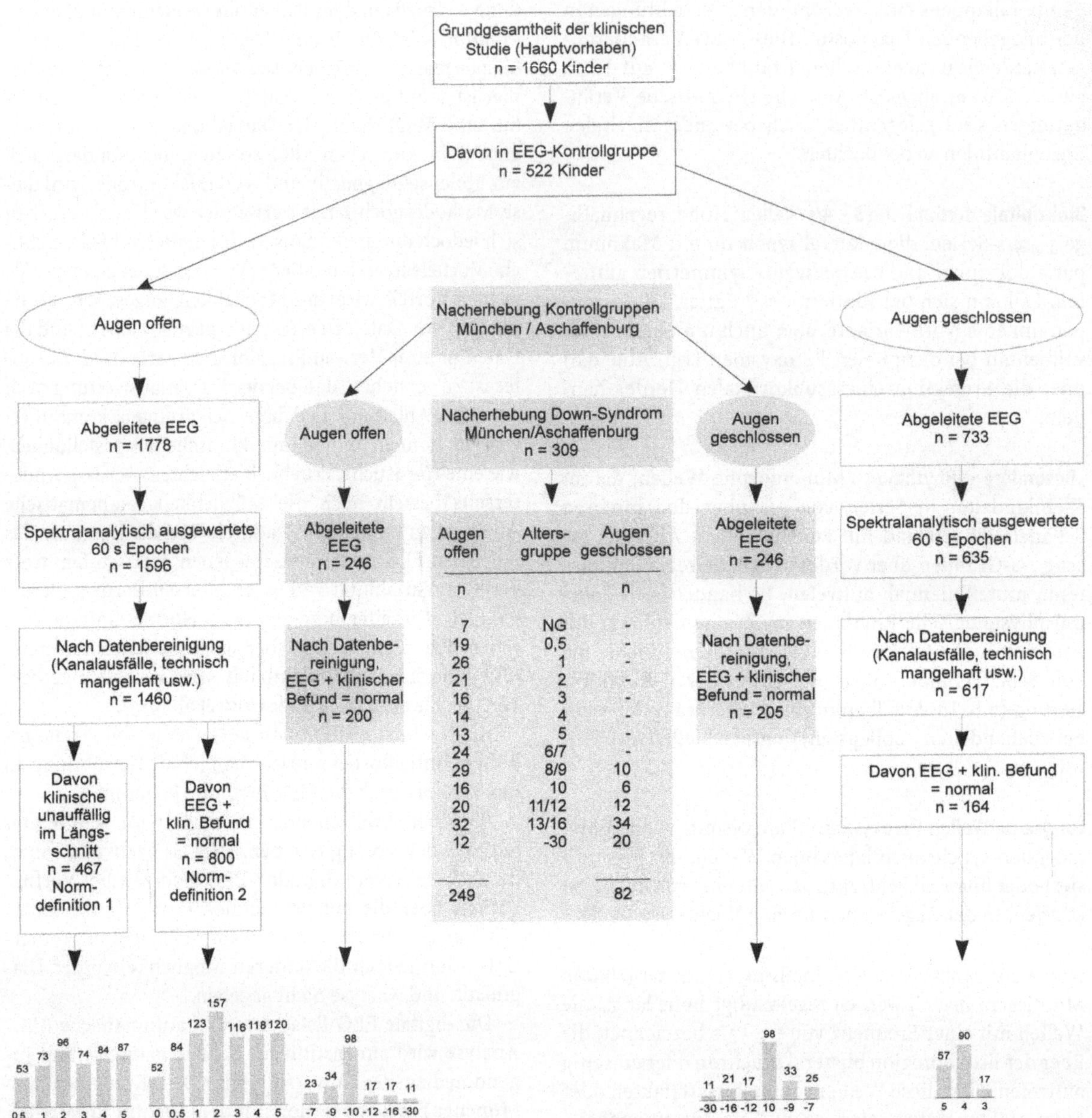

Augen offen	Alters- gruppe	Augen geschlossen
n		n
7	NG	-
19	0,5	-
26	1	-
21	2	-
16	3	-
14	4	-
13	5	-
24	6/7	-
29	8/9	10
16	10	6
20	11/12	12
32	13/16	34
12	-30	20
249		82

Abb. 3.8. Beteiligungsraten und maschinell ausgewertete EEG-Epochen in der Münchener Pädiatrischen Längsschnittstudie (inklusive Erweiterung und Down-Syndrom). Die Anzahl der Teilnehmer an den einzelnen Untersuchungen und sämtliche Patientenkollektive sind aus dieser Abbildung ersichtlich

Kanal 1: F4-C4 (frontozentral rechts),
Kanal 2: P4-O2 (parietookzipital rechts),
Kanal 3: F3-C3 (frontozentral links),
Kanal 4: P3-O1 (parietookzipital links),
Kanal 5: T4-T6 (temporal rechts),
Kanal 6: T3-T5 (temporal links).

Für die Ableitungen wurden bei den Neugeborenen Klebeelektroden, bei Säuglingen und Kleinkindern mit Gummibändern fixierte Pilzelektroden verwendet. Die

Elektroden wurden so angelegt, daß ein Widerstand von 5 kΩ nicht überschritten wurde. Die Eichung des EEG-Registriergerätes erfolgte täglich vor Inbetriebnahme mit Hilfe eines Oszillographen (7 mm = 50 µV). Die Zeitkonstante betrug 0,3 s, der Papiervorschub 30 mm/s, die Filtereinstellung 30 Hz. Die EEG-Signale der bezeichneten 6 Kanäle wurden auf einer Analogbandmaschine gespeichert und gleichzeitig als Hinterbandaufzeichnung auf dem EEG-Schreiber registriert. Simultan zu der gesamten Ableitung wurde mit einem Time-Code-Generator auf einem zusätzlichen Kanal ein 9stelliger Zeitcode generiert, der die Zeit und die Patientennummer enthielt. Diese wurden synchron auf Hinterbandausschrieb und Analogband aufgezeichnet und dienten bei der vollautomatischen Analog-Digitalumsetzung (f = 500 Hz) zur Identifikation der selektierten, artefaktfreien EEG-Stücke und zur computergesteuerten Zeitintervallsuche auf dem Analogband.

Für die maschinelle Auswertung wurden aus technischen Gründen nur die ersten 4 Kanäle verwendet, wobei die Analyseepochen folgende Voraussetzungen erfüllen mußten:

1. Die Mindestlänge einer EEG-Epoche, bestehend aus bis zu 6 Teilstücken à 10 s, betrug 60 s,
2. Die EEG-Kurven mußten von einwandfreier technischer Qualität und artefaktfrei sein,
3. Die Ableitungen erfolgten nur an wachen Kindern mit standardisierten Vigilanzstadien in Anlehnung an Prechtl (1974), nämlich im ruhigen Wachzustand mit (a) offenen Augen und (b) geschlossenen Augen.

Abbildung 3.8 zeigt eine Zusammenstellung der Beteiligungsraten und der maschinell ausgewerteten EEG-Epochen bei Kontrollgruppen und Down-Syndrom-Gruppen (Schmid 1984). Sowohl die Auswahl der zur Analyse kommenden Kurvenabschnitte als auch die Beurteilung der EEG-Kurven erfolgte durch 3 erfahrene Auswerter. Die klinischen Untersuchungen wurden durch ein Team von Kinderärzten, Kinder- und Jugendpsychiatern etc. vorgenommen. Die Ergebnisse der visuellen EEG-Auswertungen wurden in einer zusammenfassenden Beurteilung in 3 Gruppen eingeteilt: (1) normal, (2) auffällig, (3) pathologisch; die Ergebnisse der klinischen Untersuchungen in: (1) gesund, (2) Verdacht auf Hirnschaden, (3) manifester Hirnschaden. Diese Einteilung wurde später nochmals feiner aufgegliedert (Schirm et al. 1986).

3.2.2 Eichzackenanalyse und Normierung der EEG-Signale

Nach der Analog-Digitalumsetzung lagen die registrierten EEG-Epochen mit einer Abtastrate von 2 ms und einer Auflösung von 11 Bit (ohne Vorzeichen) in digitaler Form vor. Wegen der unterschiedlichen Signalhöhe der einzelnen Kanäle infolge unterschiedlicher Verstärkung des EEG-Registriergerätes, mußte insbesondere für die Verfahren der automatischen Wellenvermessung eine Normierung der EEG-Signale vorgenommen werden. Dabei erfolgte die Kalibrierung der einzelnen Kanäle mittels eines Eichsignals von 50 µV, so daß 1 Digit = 0,01 µV entspricht. Die Dauer des Eichsignals betrug 10 s mit einer maximalen Eichzackenfrequenz von 1 c/s. Zur Berechnung der Eichsignalhöhe wurde nach einer einfachen Tiefpaßfilterung die Anstiegs- und Abfallsflanken jeder einzelnen Eichzacke mittels einer Regressionsgeraden gesucht und die Sprunghöhen über 10 s gemittelt. Dieses Verfahren hat den Vorteil, daß der ermittelte Eich- bzw. Normierungsfaktor weitgehend unabhängig von Rauschen und Störungen ist.

3.2.3 Spektralanalyse

Die Spektralanalyse stellt in der Wellenvermessung von EEG-Signalen ein klassisches Verfahren dar. Dabei ist ein wesentlicher Bestandteil die sog. Fourieranalyse, die nichtsinusförmige Signale in Frequenzanteile mit sinusförmiger Struktur zerlegt. Bislang hat sich in zahlreichen klinischen Anwendungen, insbesondere in der Schlaf- und Pharmaforschung gezeigt, daß die Spektralanalyse ein zuverlässiges Instrument zur Messung der Grundaktivität wie auch der Ausprägung von dominanten Frequenzen darstellt (Künkel 1972 a,b; Dumermuth et al. 1975).

Das zu analysierende EEG-Stück wird nach Tiefpaßfilterung von 50 Hz in Segmente von T s Dauer mit einer gegenseitigen Überlappung von T/2 s zerlegt und auf eine Abtastfrequenz von 100 Hz transformiert. Jedes Segment wird nach „Tapering" (zur Vermeidung von Abbrucheffekten) und nach linearer Trendbeseitigung mit der Fast-Fourier-Transformation (FFT) nach Cooley u. Tukey (1965) transformiert und die Fourierkoeffizienten berechnet. Die somit erhaltenen Periodogramme werden nach der Spektralschätzmethode von Welch (1967) über alle Segmente gemittelt. Da nun nach Welch die Varianz des Spektralschätzers umgekehrt proportional zur Segmentanzahl k ist, wird mit diesem Segmentierungsverfahren und einer näherungsweisen Verdopplung der Segmentanzahl bei überlappter Segmentierung die Varianz des Schätzers erheblich reduziert und die Anzahl der Freiheitsgrade wesentlich erhöht. Das Resultat stellt dann einen konsistenten Schätzer mit erhöhter statistischer Sicherheit für das Spektrum eines EEG-Kanals dar. Dabei ergibt sich die Fre-

Tabelle 3.1. Charakteristika der Spektralanalyse

Charakteristika	Werte
Länge eines Zeitstückes in s	60
Anzahl der Kanäle	6
Abtastrate in ms	2
Maximal möglicher Wert der Eingabedaten	32 767
Analogspannung in mV, die dem maximal möglichen Wert entspricht	5 000
Analogspannung in mV, die der Eichspannung von 50 mV entspricht	763
Abschneidefrequenz der Filterfunktion in Hz	50
Tapering	Ja
Lineare Trendbeseitigung	Ja
Segmentüberlappung	Ja
Segmentlänge T in s	2,56
Überlappung in s	1,28
Anzahl der Segmente	45
Frequenzauflösung in Hz	0,39
Anzahl der Spektralwerte/Kanal (davon 1. Wert = Gleichspannungsmittelwert)	80
Anzahl der Frequenzschritte/Kanal	79
Frequenzbereich in Hz	0,39–30,86

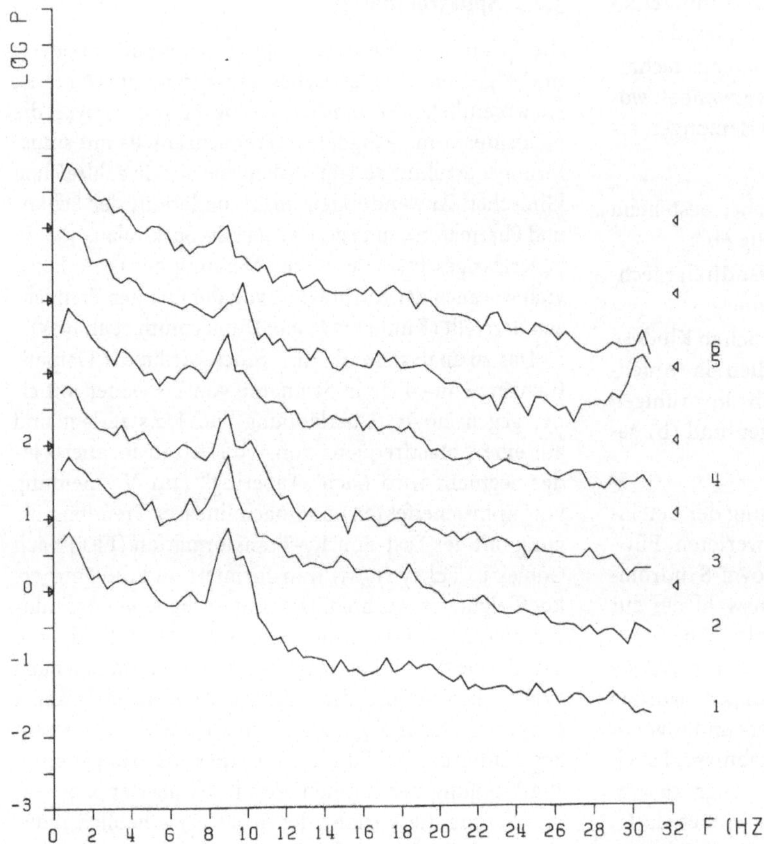

Abb. 3.9. Darstellung der Autospektren (Kanal 1-6) abgeleitet aus dem EEG eines 9jährigen Kindes. Die Intensität der einzelnen Schwingungen (Spektraldichte) ist im logarithmischen Maßstab zur Basis 10 dargestellt. Die dominante Frequenz liegt im Bereich von 8 – 10 Hz

quenzauflösung Δf als reziproker Wert der Segmentlänge T. Tabelle 3.1 zeigt eine Zusammenstellung der verwendeten Analyseparameter.

Ist eine Analyseepoche aus mehreren Teilstücken zusammengesetzt, so wird jedes Teilstück getrennt Fourier-transformiert und dann der spektrale Schätzwert über alle Stücke gemittelt. Dadurch gehen Unstetigkeiten an den Schnittstellen der Teilstücke nicht in die Analyse mit ein.

Es werden folgende Spektren berechnet und abgespeichert:

Auto- bzw. Powerspektrum: Für jeden EEG-Kanal wird die Intensität der einzelnen Schwingungen als Spektral- bzw. Leistungsdichte in $\mu V^2/Hz$ berechnet und in Abhängigkeit von der Frequenz dargestellt. Abbildung 3.9 zeigt das Ergebnis einer 6kanäligen EEG-Ableitung.

Kreuzspektrum: Für jeweils 2 verschiedene EEG-Kanäle wird ein Spektrum berechnet, in dem die gemeinsamen Frequenzanteile dargestellt werden. Dadurch kann eine Aussage über Frequenzbeziehungen in verschiedenen Hirnregionen gemacht werden.

Phase: Die Phase wird als Winkelgröße aus den Kreuzspektralparametern zwischen 2 EEG-Kanälen bestimmt und gibt für jede Frequenz Aufschluß über die Phasenbeziehung von 2 Schwingungen.

Kohärenz: Zwischen jeweils 2 verschiedenen EEG-Kanälen wird das Kohärenzspektrum als ein frequenzabhängiges Korrelationsmaß bestimmt. Mit Hilfe der Kohärenzspektren ist es möglich, Aussagen über die statistische Korrelation verschiedener Frequenzen in verschiedenen Hirnregionen zu machen, wobei das Vorzeichen dieses Korrelationskoeffizienten aus dem Phasenspektrum bestimmt wird.

Frequenzbandspezifische Spektralparameter

Für eine sinnvolle statistische Weiterverarbeitung (z. B. Diskriminanz- und Varianzanalyse) sind die Spektren aufgrund der relativ hohen Dimension (4 x 80 Spektralwerte) nur wenig geeignet. Deshalb wurden zur Datenreduktion die Spektren in Anlehnung an Matousek u. Petersen (1973) und John et al. (1980 a,b) in 6 klinisch relevante Frequenzbereiche eingeteilt. Damit können die verdichteten Spektralparameter mit der visuellen Auswertung verglichen und diagnostische Aussagen gemacht werden. Die Frequenzbänder sind folgendermaßen definiert:

F1: 0,4 – 1,5 Hz   ($\sigma\delta$)

F2: 1,5 – 3,5 Hz   (δ)

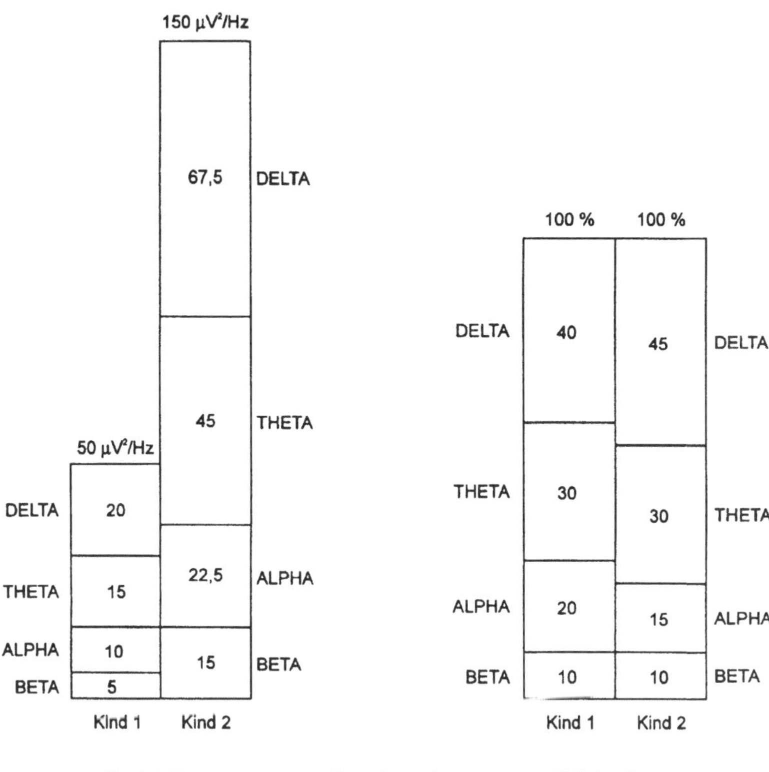

Abb. 3.10. Beispiel einer Umrechnung der absoluten Power in die relative Power

F3:   3,5 – 7,5 Hz   (ϑ)
F4:   7,5 – 12,5 Hz   (α)
F5:   12,5 – 19,5 Hz   (β_1)
F6:   19,5 – 25 Hz   (β_2)

Die absolute und relative Power: Die absolute Power wird als Summe der Einzelspektralwerte aus dem Powerspektrum berechnet. Sie stellt die globale Spektraldichte innerhalb eines Frequenzbandes dar und wird später im weiteren Sinne auch als die Aktivität des EEG pro Frequenzband bezeichnet (s. 4.1.1).

Die relative Power wird als der prozentuale, relative Anteil der absoluten Power innerhalb eines Frequenzbandes an der Gesamtpower angegeben. Die Umrechnung der absoluten Power in die relative erlaubt zwar einen besseren Vergleich mit den Ergebnissen der visuellen Auswertung, führt aber zu einigen Konsequenzen, die in Abb. 3.10 dargestellt sind.

Eine niedrige absolute Gesamtpower (50 µV²/Hz) von Kind 1 steht einer hohen absoluten Gesamtpower (150 µV²/Hz) von Kind 2 gegenüber. Obwohl Kind 2 eine um 12,5 µV²/Hz höhere absolute α-Power zeigt, liegt der Prozentsatz nach Umrechnung in die relative α-Power mit 15 % um 5 % niedriger als bei Kind 1. Eine 3 mal so hohe absolute β-Power von Kind 2 ergibt durch den Einfluß der höheren Gesamtpower bei der Umrechnung einen gleichen Anteil von 10 % relativer β-Power bei beiden Kindern.

Eine ausschließliche Betrachtung der relativen Powerwerte kann ohne Betrachtung der absoluten Power zu einer verfälschenden Aussage führen.

Die bandbezogene Kohärenz: Die kohärenten Bändermerkmale werden aus den absoluten kreuzspektralen Bandparametern wie folgt berechnet:

$$\mathrm{Coh}^2(f) = \frac{|\,p_{ij}\,(f)\,|^2}{p_i(f) \cdot p_j(f)}$$

$\mathrm{Coh}^2(f)$ kohärenter Bandparameter im Frequenzband f,
$p_i(f)$ autospektraler Bandparameter Kanal i im Frequenzband f,
$p_j(f)$ autospektraler Bandparameter Kanal j im Frequenzband f,
$p_{ij}(f)$ kreuzspektraler Bandparameter Kanal i gegen Kanal j im Frequenzband f,
i, j   Index der beiden korrespondierenden Kanäle.

Die Berechnung der Kohärenzen erfolgt intrahemisphärisch:

zwischen Kanal 1 und 2 (F4-C4; P4-02),
zwischen Kanal 3 und 4 (F3-C3; P3-01),

und interhemisphärisch frontozentral und parietookzipital:

zwischen Kanal 1 und 3 (F4-C4; F3-C3),
zwischen Kanal 2 und 4 (P4-02; P3-01).

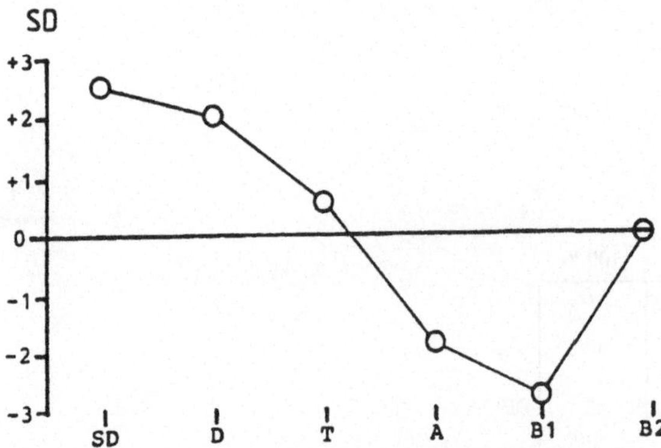

Abb. 3.11. Beispiel einer z-Transformation spektraler Bandparameter. Auf der Ordinate ist die Standardabweichung der Bandparameter aufgetragen; auf der Abszisse ist der spektrale Bandparameter im $\sigma\delta$-Band (SD), δ-Band (D), ϑ-Band (T), α-Band (A), β_1-Band (B1) und β_2-Band (B2) bezeichnet

Die z-Transformation: Um einen synoptischen Vergleich der spektralen Bandparameter zwischen 2 Patientengruppen zu ermöglichen, wurde nach John et al. (1980 a,b) eine z-Transformation der Parameter in folgender Form durchgeführt:

$$z_{k,j} = \frac{y_{k,j} - M_k}{s_k} \qquad \begin{array}{l} j = 1, 2 \dots n \\[4pt] k = 1, 2 \dots 6 \end{array}$$

$$z^*{}_{k,j} = \frac{y^*{}_{k,j} - M_k}{s_k} \qquad j = 1, 2 \dots n^*$$

wobei

j   Fallnummer,
k   Index des Frequenzbandes,
n   Fallzahl der Kontrollgruppe,
n* Fallzahl der zu untersuchenden Gruppe (Testkollektiv),
$y_{k,j}$, $y^*{}_{k,j}$ Spektrale Bandparameter des Kontroll- bzw. Testkollektivs,
M_k, s_k Mittelwert und Standardabweichung der spektralen Bandparameter der Kontrollgruppe,
$z_{k,j}$, $z^*{}_{k,j}$ z-transformierte spektrale Bandparameter des Kontroll- bzw. Testkollektivs.

Der wesentliche Vorteil dieser Transformation besteht darin, daß Abweichungen der spektralen Bandparameter der zu untersuchenden Gruppe vom Mittelwert der Kontrollgruppe unmittelbar in Einheiten der Standardabweichung der Kontrollgruppe ($\pm 1s$, $\pm 2s$, ...) ablesbar sind, d. h. die Bandparameter des Testkollektivs werden auf den Mittelwert und die Standardabweichung der Kontrollgruppe normiert. Somit kann mit Hilfe des errechneten z-Wertes ($z^*{}_{k,j}$) für jeden beobachteten Fall aus dem Testkollektiv die Wahrscheinlichkeit angegeben werden, daß dieser zufällig aus dem Kontrollkollektiv stammt.

Abbildung 3.11 zeigt ein Beispiel einer z-Transformation. Die Abweichungen der Untersuchungsgruppe von der Kontrollgruppe wird für jedes Frequenzband in Standardabweichungen (SD) berechnet. Bei der Untersuchungsgruppe liegt einer Erhöhung der $\sigma\delta$-Power von 2,5 SD, eine Erhöhung der δ-Power von 2 SD und eine Erhöhung der ϑ-Power von 0,5 SD vor. Die α-Power hingegen zeigt ein Defizit von 1,9 SD und die β_1-Power von 2,9 SD. Bei der β_2-Power mit einem Wert von 0 entsprechen sich die Ergebnisse von Untersuchungs- und Kontrollgruppe.

Bei der z-Transformation der relativen Power wurde zur Anpassung an eine Normalverteilung folgende Transformation durchgeführt:

$$y = \log \frac{x}{100 - x}$$

Die z-Transformation der kohärenten Bandparameter erfolgte in Anlehnung an Beaumont et al. (1978). Dabei wurde jeweils für jeden Fall der Untersuchungsgruppe die Quadratwurzel der bandbezogenen Kohärenz mit dem Mittelwert und der Standardabweichung der Quadratwurzel der bandbezogenen Kohärenz der Kontrollgruppe z-transformiert.

Spektrale Peakfrequenz

Für die maschinelle Bestimmung der dominanten Frequenz in einem EEG-Kanal wird üblicherweise die Peakfrequenz des entsprechenden Powerspektrums verwendet. Die Lokalisation der Peakfrequenz im Spektrum erfolgte im wesentlichen mit einer von der Intervallamplituden-(IA-)Analyse (s. 3.2.5) abgeleiteten Methode. Es wurden folgende Rechenschritte durchgeführt:

1. Lineare Trendbeseitigung im logarithmischen Spektrum.

   Bei der Durchsicht der Powerspektren aus der Münchner Pädiatrischen Längsschnittstudie hat sich gezeigt, daß der Kurvenverlauf der logarithmischen Spektren mit zunehmender Frequenz im wesentlichen eine abfallende Gerade darstellt, auf der die Maxima und Minima der Spektralkurve aufgesetzt sind. Für eine visuell nachvollziehbare Peakfrequenzanalyse ist es daher sinnvoll, diesen Trend zu eliminieren.

2. Normierung der Spektralwerte in dem Bereich 0 – 1,
3. Lokalisation der Extrema unter Verwendung einer Hysterese von 10 % im Bereich von 3,5 – 3,68 Hz,
4. Bestimmung der größten und zweitgrößten (relativen) Peakfrequenzamplitude mit zugehöriger Frequenz durch IA-Ganzwellenvermessung im Originalspektrum.

Für eine weitere statistische Auswertung wurden die Peakfrequenzamplituden der beiden frontalen sowie der beiden okzipitalen Ableitungen gemittelt. Aufgrund der

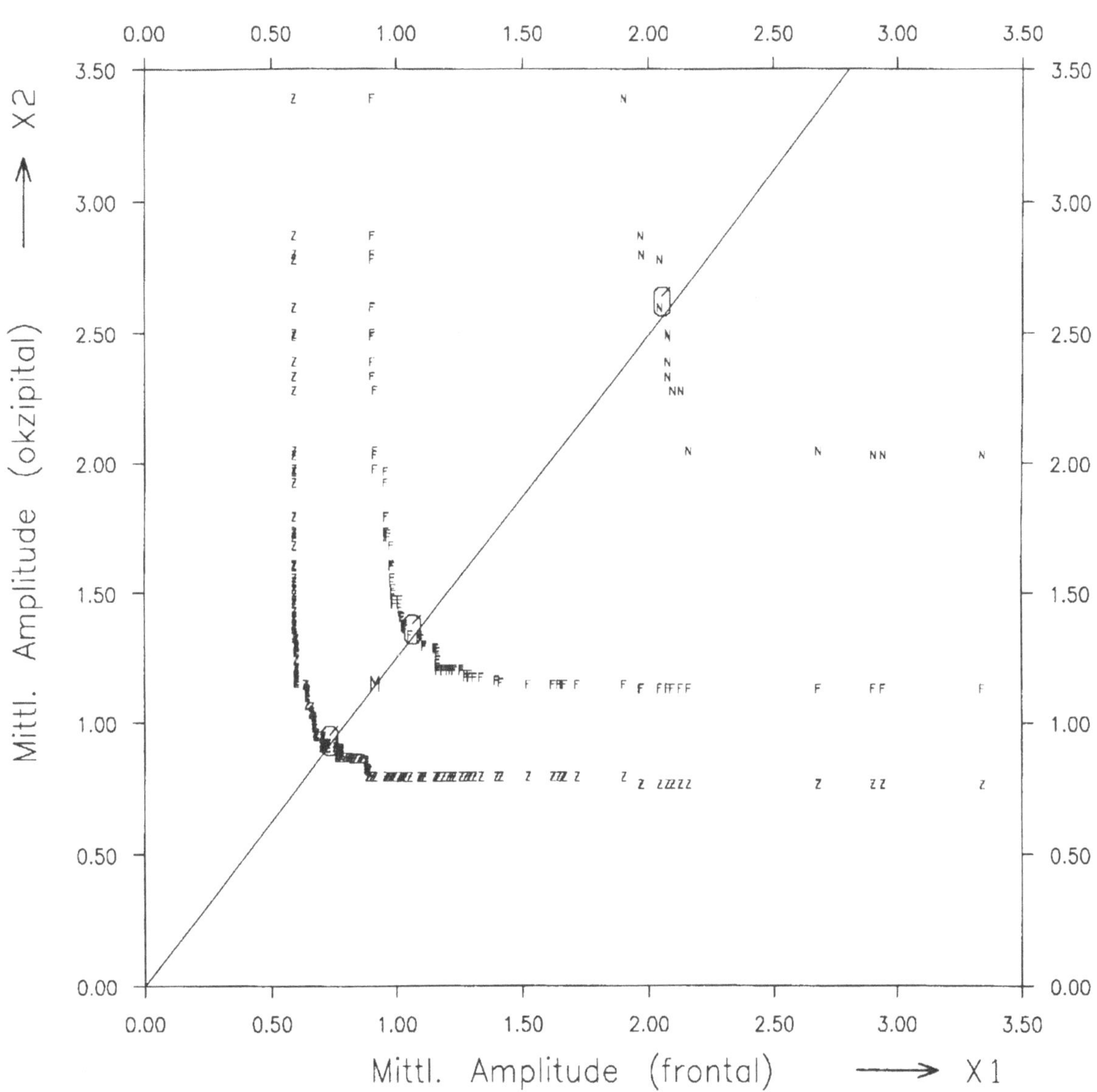

Abb. 3.12. Höhenlinien der 10, 50 und 90 %-Perzentilen, berechnet aus der zweidimensionalen diskreten Verteilungsfunktion der mittleren frontalen (Abszisse) und okzipitalen (Ordinate) Peakfrequenzamplitude, abgeleitet aus den Powerspektren der 5jährigen Kinder (n = 120). Die Punkte mit den definierten Perzentilenwerten sind durch die Symbole Z (10 %), F (50 %) und N (90 %) gekennzeichnet, der Punkt mit den Medianwerten der beiden Verteilungen durch das Symbol „M"

beiden abgeleiteten Variablen x_1 und x_2 wurde für jedes alterspezifische Normalkollektiv durch Auszählen eine zweidimensionale relative Summenhäufigkeit bzw. empirische Verteilungsfunktion erstellt. Im zweidimensionalen Fall stellen die 10, 50, 90 %-Perzentilen dieser Verteilung Höhenlinien mit konstanter Häufigkeit dar, die Normbereiche für eine niedrige, mittlere und hohe

Ausprägung der EEG-Kurven festlegen (Abb. 3.12). Ausgehend vom Koordinatenursprung wird eine Gerade durch den Punkt mit den Medianwerten der beiden univariaten Verteilungen gelegt. In Absprache mit dem Kliniker werden die beiden Perzentilenwerte, die sich aus dem Schnittpunkt dieser Geraden mit der Perzentilhöhenlinie ergeben und einen Perzentilenpunkt $P(x_1,x_2)$ der Verteilungsfunktion im Merkmalsraum definieren, für die weiteren Rechenschritte herangezogen. Zur Feststellung der für diesen Punkt repräsentativen EEG-Kurve werden die Euklidschen Abstände zwischen jedem Fall der Stichprobe und dem Perzentilenpunkt berechnet und der kleinste Abstand bestimmt. Die auf diese Weise erhaltenen EEG-Kurven der 10, 50 und 90 %-Perzentilen werden in Kap. 4.1 und 4.2 dargestellt. Hierbei wird eine gute Übereinstimmung mit der visuellen Beurteilung erzielt.

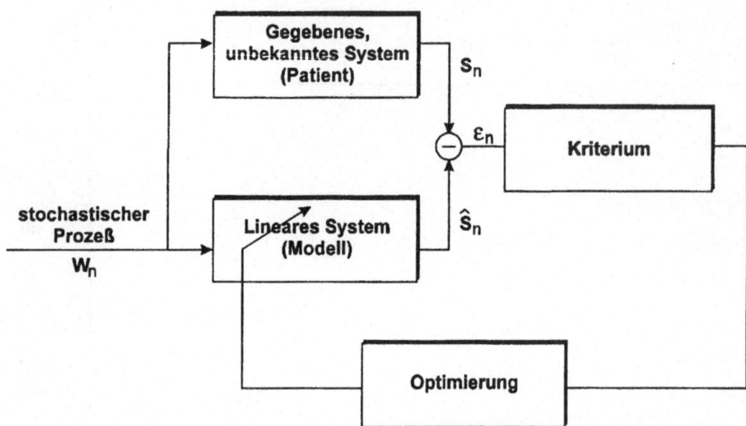

Abb. 3.13. Prinzip des autoregressiven Modells

3.2.4 Autoregressives Modell

In der Zeitreihenstatistik bezeichnet man ein EEG als Realisierung eines stochastischen Prozesses. Das Prinzip des autoregressiven Modells besteht nun darin, nicht unmittelbar aus der vorgegebenen EEG-Kurve Parameter maschinell herauszumessen, sondern das gesamte EEG unter der Annahme bestimmter Statistiken zu simulieren. Erste Erfahrungen mit der Anwendung des autoregressiven Modells auf das EEG und eine mathematische Beschreibung finden sich bei Rappelsberger (1973), Mathieu et al. (1975) und Pöppl u. Tirsch (1981).

Das digitalisierte Original-EEG wird durch das autoregressive Modell, das als lineares Filter aufgefaßt und anhand von Kriterien optimiert werden kann, für jeden Zeitpunkt simuliert. W_n stellt die Realisierung einer Zufallsvariablen aus N (o, σ^2) zum Zeitpunkt n dar. Jeder Signalwert s_n des Original-EEG wird mit dem Signalwert $\hat{s}_n$ des simulierten EEG zum Zeitpunkt n verglichen (Abb. 3.13). $\varepsilon_n = |s_n - \hat{s}_n|$ wird als Maß für die Abweichung des Original-EEG vom simulierten EEG durch entsprechende Wahl der Modellparameter unter Verwendung von Optimierungstechniken wie Maximum Likelihood minimiert. Beim Kalman-Ansatz (Kalman u. Bucy 1961) des autoregressiven Modells wird nach jedem Signalwert s_n das Modell erneut adaptiert. Dagegen

erfolgt bei dem hier verwendeten Wiener-Ansatz (1949) dies erst nach einem Zeitintervall T (z. B. 30 oder 60 s). Aufgrund dieses Modells sollen die Koeffizienten so bestimmt werden, daß für jeden Signalwert zum Zeitpunkt T_n eine optimale Schätzung mit Hilfe von Signalwerten zu früheren Zeitpunkten berechnet werden kann:

$$s_n = \sum_{i=1}^{p} a_i \, s_{n-1} + \varepsilon_n$$

Die Bestimmung der Koeffizienten erfolgt direkt aus der Autokorrelationsfunktion der Zeitreihe unter Verwendung eines schnellen rekursiven Algorithmus (Robinson 1967; Markel u. Gray 1973). Dabei erhebt sich die Frage, wie groß die Ordnung des Modells gewählt werden muß, um eine genügend genaue Approximation zu erreichen. Zu diesem Zwecke erfolgt nach jedem Regressionsschritt p ein Test, ob die Varianz bzw. Restenergie des Zufallsprozesses um einen bestimmten vorgegebenen Prozentsatz von der Restenergie, die in einem Regressionsschritt vorher erreicht wurde, abweicht (Gersch 1970). Bei Nichterfüllung dieser Bedingung wird das Modell abgebrochen. Es hat sich gezeigt, daß eine Grenze von k = 5 % eine genügend genaue Approximation liefert. Diese Begrenzung führt zu einer Ordnung des Modells von p = 9, wobei diese Koeffizienten die spektralen Eigenschaften einer EEG-Epoche beschreiben. Deshalb kann auch das zugehörige Powerspektrum aus den autoregressiven Koeffizienten durch Transformation berechnet werden. Die Parameter beinhalten nahezu die gesamte Information eines Zeitstücks und besitzen eine ausgezeichnete Trennfähigkeit – wie diskriminanz- und varianzanalytische Untersuchungen gezeigt haben (Tirsch et al. 1977; Brandl 1986). Allerdings können diese Parameter nicht unmittelbar klinisch interpretiert werden.

3.2.5 Intervallamplitudenanalyse (IA-Analyse)

Neben den in bezug auf Normalität, Stationärität und Ergodizität voraussetzungsstrengen spektralanalyti-

Tabelle 3.2. Charakteristika der Intervallamplitudenanalyse

Charakteristika	Werte
Abtastrate in ms	2
Anzahl der aufgenommenen Kanäle	6
Maximale Anzahl der Iteratinsschritte	5
Amplitudenhysterese/Iterationsschritte in μV	8
Frequenzhysterese in Hz	50
Minimale Frequenzauflösung in Hz	0,25
Maximale Frequenzauflösung in Hz	1,5
Frequenzbereich in Hz	0–29,4
Anzahl der Frequenzschritte/Kanal	63

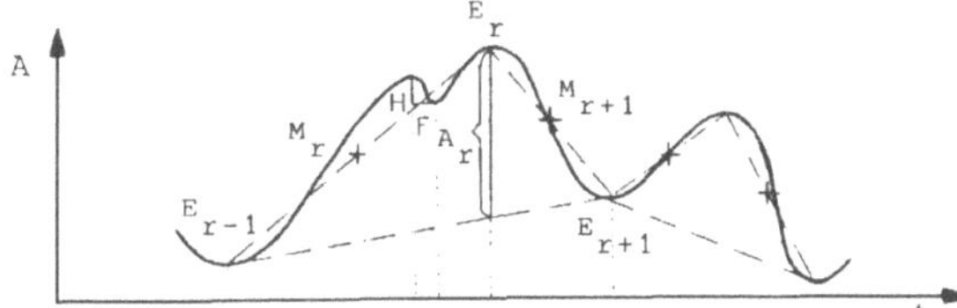

Abb. 3.14. Prinzip der Ganzwellenvermessung in Anlehnung an Fujimori et al. (1958)

Tabelle 3.3. Frequenzskala

Bereich	Frequenzauflösung	Frequenzschritt
$0 < f \leq 10\,\text{Hz}$	0,25 Hz	1–40
$10 < f \leq 15\,\text{Hz}$	0,5 Hz	41–50
$15 < f \leq 25\,\text{Hz}$	1,0 Hz	51–60
$25 < f \leq 29,5\,\text{Hz}$	1,5 Hz	61–63

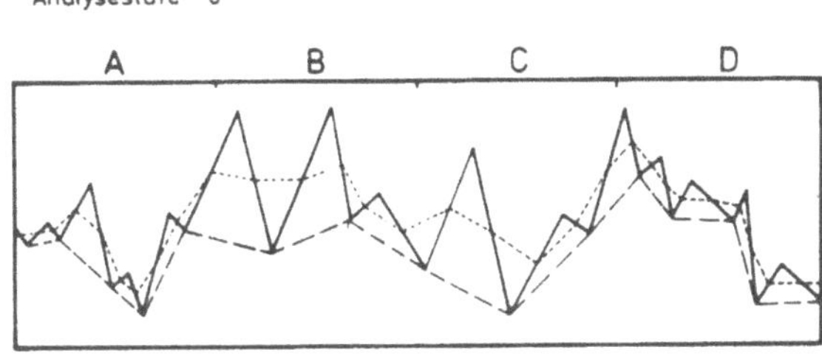

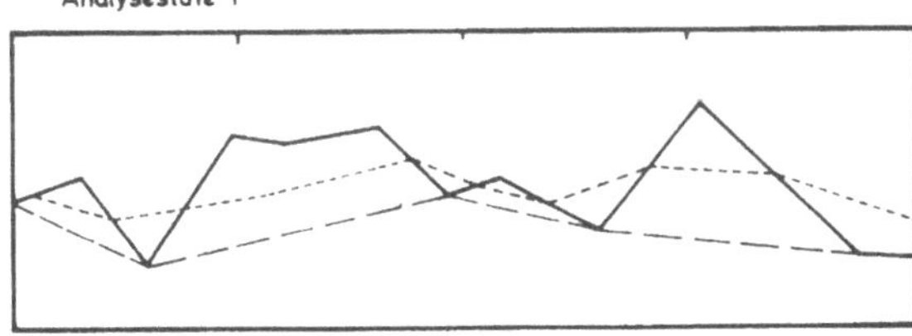

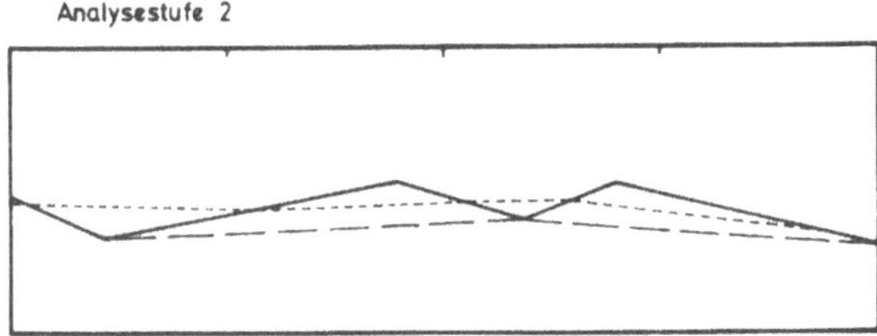

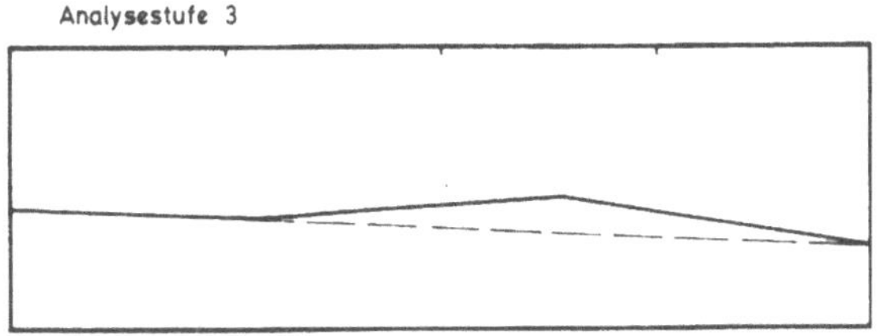

Abb. 3.15. Schematische Darstellung der stufenweisen Extraktion unterlagerter Wellen, angewandt auf die Segmente A, B, C, D, ... Das oberste Teilbild stellt die zeitliche Sequenz der Analysedreiecke der Basiskomponente dar, darunter die weiteren Extraktionsstufen. (Aus Tirsch u. Müllner 1982).

schen Verfahren stellen die sog. „point-processing-Verfahren" eine Alternative dar. Im Gegensatz zur Spektralanalyse und dem autoregressiven Modell wird bei diesen deskriptiven Verfahren das EEG-Signal sequentiell im Zeitbereich vermessen.

Erste Ansätze eines Nulldurchgangsverfahrens wurden von Burch (1959) realisiert und von Legewie u. Probst (1969) sowie Bente u. Ferner (1969) weitgehend verbessert. Demgegenüber wurden bezugslinienunabhängige Verfahren erstmals von Fujimori et al. (1958) und Leader et al. (1967) vorgeschlagen. Diese Verfahren waren aber wegen der fehlenden Analyse von Überlagerungsstrukturen im EEG nur beschränkt anwendbar. Deshalb wurde von Homma et al. (1971), Matejcek u. Schenk (1973) und Schenk (1973) und später von Tirsch u. Müllner (1982) weitgehend voraussetzungsfreie, bezugslinienunabhängige Verfahren entwickelt, die basierend auf Iterationstechniken die visuelle Analyse weitgehend nachvollziehen und stufenweise sowohl über- als auch unterlagerte Wellenanteile aus dem EEG-Signal extrahieren. Im folgenden wird das von Tirsch et al. vorgeschlagene Verfahren beschrieben (Tabelle 3.2), das auf einem iterativen Mittelungsprozeß basiert.

Schritt 1: Berechnung der Basiskomponente des EEG-Signals und punktweise Rekonstruktion der unterlagerten Welle.

Entsprechend Abb. 3.14 werden die Maxima E_r sowie die Minima E_{r-1} und E_{r+1} in dem digitalisierten EEG-Signal lokalisiert, wobei lokale Minima bzw. Maxima durch einstellbare Hysteresen unterdrückt werden. Die Zeitpunkte t_{r-1}, t_r, t_{r+1} sind durch die Extrema E_{r-1}, E_r, E_{r+1} bestimmt. In diesem Schritt werden die schnellsten Wellenanteile des Signals erfaßt und die Strecke A_r und die Abszissendifferenz $|t_{r+1} - t_{r-1}|$ von 2 Minima als Intervall einer Ganzwelle abgespeichert. Für den nachfolgenden Analyseschritt werden entsprechend Abb. 3.14 die Extrema mit Geraden verbunden. Somit wird der Funktionsverlauf approximativ in eine Sequenz von Dreiecken abgebildet, von denen die Mittelpunkte M_r, M_{r+1} usw. der Dreiecksschenkel berechnet und abgespeichert werden.

Schritt 2: Berechnung der unterlagerten Wellenanteile des EEG-Signals.

Das prinzipielle Vorgehen beruht darauf, daß jeweils die Extrema der im vorangegangenen Schritt erhaltenen punktweise rekonstruierten unterlagerten Welle unter Berücksichtigung der Hysteresebedingungen ermittelt werden. Hierbei wird ebenfalls der Funktionsverlauf approximativ in eine Sequenz von Dreiecken abgebildet und die Amplitude und Frequenz berechnet. Es ist leicht ersichtlich, daß dieser Vorgang in identischer Weise sukzessiv auf jede unterlagerte Welle angewendet werden kann, bis eine Nullinie innerhalb der Amplitudenhysterese erreicht wird (Abb. 3.15).

Schritt 3: Berechnung der statistischen Verteilungen.

Für den Aufbau der Histogramme wird jedes IA-Wertepaar einer Frequenzskala zugeordnet. Dabei ist die Frequenzauflösung von der Abtastrate abhängig. Es ergibt sich näherungsweise folgende Frequenzskala (Tabelle 3.3):

Mit Hilfe dieser Frequenzskala werden für jedes Zeitstück folgende Verteilungen berechnet:

1. absolute Wellenhäufigkeit,
2. arithmetischer Mittelwert der Amplituden,
3. Standardabweichung der Amplituden,
4. Range = $|A_{max} - A_{min}|$
5. Summe der Amplituden.

Dominante Amplitude

Für die maschinelle Bestimmung der dominanten Amplitude pro Frequenzband wird zunächst im Amplitudensummenhistogramm (5) in dem betreffenden Frequenzbereich der Frequenzindex des absoluten Maximums gesucht. Mit Hilfe dieses Index erhält man die dominante Amplitude aus dem Amplitudenmittelwertshistogramm (2). Dieses Verfahren entspricht weitgehend der visuellen Vorgehensweise.

3.2.6 Chaosanalyse

Während man sich bei der Spektralanalyse auf das lineare Modell der Superposition von harmonischen periodischen Oszillatoren beschränkt, geht man bei der nichtlinearen dynamischen Analyse (Chaosanalyse) davon aus, daß die gemessenen Zeitreihen, z. B. die EEG-Signale, von komplexen synergetischen Systemen generiert sind. Diese können ein deterministisch-chaotisches Verhalten aufzeigen, d. h. eine sehr kleine Veränderung der Eingangs- bzw. Kontrollparameter führt zu einer großen, qualitativen Änderung des Systems. Die Modellannahme bei der Anwendung von Methoden aus der nichtlinearen dynamischen Systemtheorie auf das EEG kommt der Wirklichkeit einen Schritt näher, da nichtlineare chaotische Systeme in der Natur in der Regel zu beobachten sind.

Das Grundkonzept bei der nichtlinearen dynamischen Analyse besteht in der Modellierung des zugrundeliegenden dynamischen Prozesses und in der Schätzung der Komplexität bzw. Dimensionalität des Systems, d. h. der minimalen Anzahl der unabhängigen Variablen („Freiheitsgrade") bzw. der nichtlinear ge-

koppelten Differentialgleichungen, die den Prozeß beschreiben. Dabei ist es möglich, aufgrund der Dimensionalität zwischen einem rein stochastischen und einem deterministisch-chaotischen Verhalten der zugrundeliegenden Prozeßdynamik zu unterscheiden. Deshalb hat unter dem Begriff des „deterministischen Chaos" und dem Slogan „das EEG ist nicht nur Rauschen" (Basar 1990) die nichtlineare dynamische Analyse des EEG in den letzten 7 Jahren Bedeutung gewonnen. Dies wurde durch weitere Verbesserung der Computertechnologien ermöglicht, insbesondere durch den raschen Fortschritt in der Entwicklung von leistungsfähigen Vektor- und Parallelrechnern, der zu einer drastischen Reduzierung der Rechenzeiten bei den entsprechenden rechenintensiven Algorithmen geführt hat.

Erste Anwendungen dieses nichtlinearen Verfahrens auf das EEG finden sich bei Mayer-Kress u. Layne (1987), Mayer-Kress et al. (1988), Babloyantz u. Destexhe (1987), Röschke u. Basar (1989), Graf u. Elbert (1989) und später bei Tirsch et al. (1991).

Im folgenden wird eine kurze Einführung in diese Thematik gegeben.

Charakteristika dynamischer Systeme

Eine allgemeine Beschreibung dynamischer Systeme erfolgt durch 1. den Zustand und 2. die zeitliche Änderung des Zustands (Dynamik). Eine mathematische Beschreibung kann durch ein System von Differentialgleichungen gegeben werden. Einfache, mechanische Systeme sind beispielsweise die Bewegung eines ungedämpften oder gedämpften Pendels. Die zeitliche Entwicklung eines dynamischen Systems kann im Konfigurationsraum (Phasenraum) verfolgt werden. Dabei versteht man unter der Trajektorie des Systems die mathematische Beschreibung einer Sequenz von Ortskoordinaten, woraus die Bahnkurve oder Orbit des Systems und der „Attraktor" resultieren. Dieser stellt eine geometrische Struktur dar, die das Langzeitverhalten im Zustandsraum charakterisiert. Im einfachsten Fall, z. B. beim periodischen Oszillator, kann dies ein Grenzzyklus bzw. eine Ellipse sein. Beim Auftreten einer scheinbar stochastischen, aber eher deterministisch-chaotischen Aktivität, wie z.B. dem EEG, erhält man einen sog. „seltsamen Attraktor" mit einer weit komplizierteren und höherfraktalen Struktur.

Geometrische Rekonstruktion unbekannter Attraktoren aus dem EEG

Gegeben ist eine eindimensionale, diskrete Zeitreihe $y(t)$, $t = 1,N$ mit N Abtastwerten. Dabei ist das zugrundeliegende System unbekannt, d. h. es existieren keine Zustandsgleichungen. Als Näherungs- bzw. Hilfsansatz wird die gemessene Zeitreihe als Projektion einer multi-

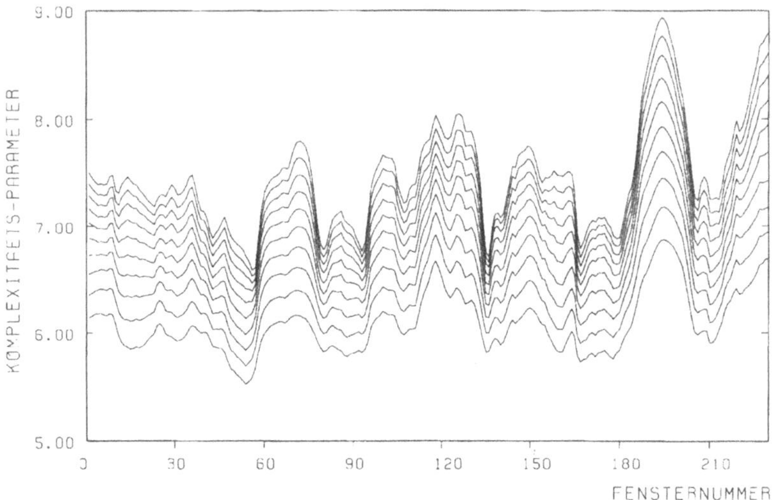

Abb. 3.16. Gleitende Berechnung der Komplexität, angewandt auf eine 4minütige EEG-Epoche (okzipitale Ableitung). Ein Analysefenster der Länge T = 10 s wurde mit einer Zeitverschiebung von $\triangle t$ = 1 s durch das Zeitstück geschoben. Der zeitliche Verlauf der Komplexität über 230 Analysefenster mit einer einbettenden Dimension von 11 – 20 ist als Kurvenschar dargestellt

dimensionalen Phasenraumtrajektorie aufgefaßt (Takens 1981; Packardt et al. 1980). Dies führt zu folgender Rekonstruktion eines multidimensionalen Phasenraumvektors, wobei τ eine bestimmte zeitliche Verzögerung darstellt:

$$\vec{Y}_D(t) = \{\, y(t),\, y(t + \tau),\, y(t + 2\tau)\ \dots\ y(t + (D - 1)\,\tau)\}$$

Damit kann der augenblickliche Zustand des Systems näherungsweise durch einen Punkt mit den diskreten Ortskoordinaten $(y_1, y_2,\ \dots\ y_D)$ in einem multidimensionalen Pseudoraum mit der „einbettenden" Dimension D dargestellt werden. Mit wachsendem Zeitindex t von 1 – N beschreiben die aufeinanderfolgenden Ortskoordinaten im Phasenraum ein geometrisches Objekt, auf dem sich die Trajektorien des Systems bewegen. Auf diese Weise kann aus der gegebenen Zeitreihe der Attraktor des zugrundeliegenden Systems näherungsweise rekonstruiert werden. Dabei geht man von der Annahme aus, daß die metrischen Eigenschaften des originalen (unbekannten) Attraktors und die des rekonstruierten Attraktors nahezu identisch sind. Die rekonstruierten Phasenraumtrajektorien können in verschiedenen Projektionen als zwei- oder dreidimensionales Phasenportrait geplottet werden. Dabei ist die zeitliche Verzögerung τ von großer Bedeutung. Eine optimale Schätzung von τ erfolgt durch Berechnung des ersten Minimums des mittleren Transinformationsgehaltes der Zeitreihe (Mars u. Arragon 1982), ein Informationsmaß, welches aus der Shannonschen Informationstheorie abgeleitet ist. Die Phasenraumvektoren sind dann nahezu voneinander unabhängig und unkorreliert.

Schätzung der Dimensionalität

Das Ziel bei der Charakterisierung von chaotischen dynamischen Systemen besteht in der Schätzung der Dimension der zugehörigen Attraktoren. Dies erfolgt durch Ausmessen der selbstähnlichen Struktur der Attraktoren (Farmer et al. 1983). Gegenwärtig ist die Berechnung der Dimensionalität nur approximativ möglich. Es wird üblicherweise das Verfahren von Grassberger u. Procaccia (1983) verwendet. Es basiert im wesentlichen auf dem Skalierungsverhalten des Attraktors, das durch Ausmessen der räumlichen Korrelation von Punktepaaren auf dem Attraktor mit dem sog. Korrelationsintegral $C(r)$ quantifiziert wird. Hierbei wird die Anzahl der Abstände zwischen jeweils 2 Phasenraumvektoren gezählt, die kleiner als ein vorgegebener Radius r sind.

Für hinreichend kleine Distanzen r und $N \rightarrow \infty$ zeigt $C(r)$ folgendes Skalierungsverhalten, das auf einem expotentiellen Divergenzverhalten der Trajektorien beruht:

$$C(r) \sim r^d$$

Logarithmiert man obige Gleichung, dann ergibt sich:

$$\log C(r) = d \cdot \log r + c$$

Die Korrelationsdimension d erhält man als Steigung einer Regressionsgeraden, die durch den linearen Bereich der doppelt logarithmischen Korrelationsfunktion gelegt wird. Man kann zeigen, daß dieser Exponent als Maß für die Komplexität bzw. Dimensionalität einer Zeitreihe benützt werden kann (Grassberger u. Procaccia 1983). Dieses Verfahren wird sukzessiv für wachsende Werte der einbettenden Dimension durchgeführt, bis eine Sättigung erreicht ist. Eine Anwendung auf das EEG ist in Abb. 3.16 dargestellt. Dabei gilt nach Eckmann u. Ruelle (1990) näherungsweise folgende Einschränkung:

$$d \le \frac{2 \cdot \log N}{\log (1/p)} \qquad \begin{aligned} &N = \text{Anzahl der Datenpunkte,} \\ &p = 0{,}1. \end{aligned}$$

Für die einbettende Dimension gilt:

$$D \le 2 \cdot d + 1 \qquad \text{(Theorem von Takens)}$$

Literatur

Babloyantz A, Destexhe A (1987) Strange attractors in the human cortex. In: Rensing L, an der Heiden U, Mackey MC (eds) Temporal Disorder in Human Oscillatory Systems. Springer series in synergetics, vol 36. Springer, Berlin Heidelberg New York Tokyo, pp 48-56

Basar E (1990) Chaos in brain function. In: Basar E (ed) Springer series in brain dynamics, vol 3. Springer, Berlin Heidelberg New York Tokyo

Beaumont JG, Mayes AR, Rugg MD (1978) Asymmetry in EEG alpha coherence and power: effects of task and sex. Electroencephalogr Clin Neurophysiol 45: 393-401

Bente D, Ferner U (1969) Die digitale Intervall-Amplitudenanalyse des Elektroenzephalogramms. Nervenarzt 40: 129

Berkson G, Hermelin B, O'Connor N (1961) Physiological responses of normal and institutionalized mental defectives to repeated stimuli. J Ment Defic Res 5: 30–39

Brandl B (1986) Entwicklung eines automatischen EEG-Auswerteprogramms für die Schlafanalyse im Kindesalter. Med. Dissertation Universität München

Burch NR (1959) Automatic analysis of the Electroencephalograms: A review and classification of systems. Electroencephalogr Clin Neurophysiol 11: 827-834

Cooley JW, Tukey JW (1965) An algorithm for the machine calculation of complex Fourier series. In: Math Comput 19: 297-301

Deutsche EEG-Gesellschaft (1990) Mitgliederverzeichnis, Ausbildungsstätten, Richtlinien. Picker International GmbH München

Dumermuth G (1976) Elektroencephalographie im Kindesalter. Thieme, Stuttgart

Dumermuth G, Gasser T, Lange B (1975) Aspects of EEG analysis in the frequency domain. In: Dolce G, Künkel H (eds) CEAN - Computerized EEG analysis. Fischer, Stuttgart, pp 429–457

Ebe M et al. (1994) Leitfaden für die EEG-Praxis. Ein Bildkompendium. Gustav Fischer, Stuttgart Jena New York

Eckmann JP, Ruelle D (1992) Fundamental limations for estimating dimensions and Liapunow exponents in dynamical systems. Physica 56D: 185

Farmer JD, Ott E, Yorke JA (1983) The dimension of chaotic attractors. Physica 7D: 153-180

Fujimori B, Yokota T, Ishibashi Y, Takei T (1958) Analysis of the electroencephalogram of children by histogram method. Electroencephalogr Clin Neurophysiol 10: 241-252

Gersch W (1970) Spectral analysis of EEGs by autoregressive decomposition of time series. Math Biosciences 7: 205-222

Graf KE, Elbert T (1989) Dimensional analysis of the waking EEG. In: Basar E, Bullock TH (eds) Brain dynamics. Springer series in brain dynamics, vol 2. Springer, Berlin Heidelberg New York Tokyo, pp 174-191

Grassberger P, Procaccia I (1983) Measuring the strangeness of strange attractors. Physica 9D: 189-208

Heinze HJ, Clarenbach P, Elger CE, Flemming I, Hinrichs H, Kubicki St K, Lücking CH, Noachter S, Zschocke St (1994) Empfehlungen der Deutschen Gesellschaft für Klinische Neurophysiologie (Deutsche EEG-Gesellschaft) für Langzeitableitungen. Z. EEG-EMG 25: 219-225

Homma I et al. (1971) Automatic analyser of EEG. Digest 9 Int Conf Med Biol Eng. Melbourne, p 86

Jacobi G, Meier-Ewert K (1991) Epilepsien des Kindesalters. Therapie und Prognose. Fischer, Stuttgart Jena New York

John ER, Ahn H, Prichep L, Trepetin M, Brown D, Kaye H (1980 a) Development equations for the electroencephalogram. Science 210: 1255-1258

John ER, Ahn H, Prichep L, Trepetin M, Brown D, Kaye H (1980 b) Developmental equations reflect brain dysfunctions. Science, 210: 1259-1262

Kalman RE, Bucy RS (1961) New results in linear filtering and prediction theory. J of Basic Engineering 83 D: 95-108

Kugler J (1981) Elektroencephalographie in Klinik und Praxis. Thieme, Stuttgart New York

Künkel H (1972 a) Die Spektraldarstellung des EEG. EEG-EMG 3: 15-24

Künkel H (1972 b) Simultane Vielkanal-on-line-EEG-Analyse. EEG-EMG 3: 38-38

Leader HS, Cohn R, Wehrer AL, Caceres CA (1967) Pattern reading of the clinical electroencephalogram with a digital computer. Electroencephalogr Clin Neurophysiol 23: 566-570

Lechle M, Michels P, Tirsch WS, Pöppl SJ (1980) Ansätze zur maschinellen Erkennung der altersgemäßen Entwicklung des kindlichen EEG im Rahmen einer 5-Jahres-Längsschnittstudie. Neuropediatrics 11: 303-322

Legewie H, Probst W (1969) On-line analysis of EEG with a small computer (period analyses). Electroencephalogr Clin Neurophysiol 27: 533-535

Lesser RP, Webber WRS, Fisher RS (1992) Design principles for computerized EEG monitoring. Electroencephalogr Clin Neurophysiol 82: 239–247

Mann H, Pöppl SJ, Michels P, Lechle M, Tirsch WS, Lange HJ (1978) Münchener pädiatrische Längsschnittstudie: Früherkennung entwicklungsgefährdeter Störungen mittels Vorsorgeuntersuchungen. Gesellschaft für Strahlen- und Umweltforschung mbH München 9/78

Markel JD, Gray AH (1973) On autocorrelation equations as applied to speech analysis. IEEE trans Audio Electroacoust, vol Au-21: 69-79

Mars NJI, Van Arragon GW (1982) Time delay estimation in nonlinear systems using average amount of mutual information analysis. Signal processing 4: 139-153

Matejcek M, Schenk GK (1973) Die iterative Intervallanalyse. Ein methodischer Beitrag zur quantitativen Beschreibung des EEG im Zeitbereich. In: Schenk GK (Hrsg) Beiträge zum Symposium „Die Quantifizierung des EEG" AEG Telefunken, Konstanz, S 293-306

Mathieu M, Tirsch WS, Pöppl S J (1975) Multichannel on-line EEG-analysis by means of an autoregressive model, with applications. In: Matejcek M, Schenk GK (eds) Quantitative analysis of the EEG, methods and applications. 2nd Symposium of the study group for association for EEG and clinical Neurophysiology. Jogny sur Vevey

Matousek M, Petersen I (1973) Frequency analysis of the EEG in normal children and in normal adolescents. In: Kellaway P, Petersen I (eds) Automation of clinical electroencephalography. Raven, New York, pp 75-102

Matthes A, Schneble H (1992) Epilepsien. Diagnostik und Therapie für Klinik und Praxis. Thieme, Stuttgart New York

Mayer-Kress G, Layne PS (1987) Dimensionality of the human electroencephalogram. In: Koslow SH, Mandell AJ, Shlesinger MF (eds) Perspectives in biological dynamics and theoretical medicine. Ann NY Acad Sci 504: 62–87

Mayer-Kress G, Yates FE, Benton L, Keidel M, Tirsch WS, Pöppl SJ (1988) Dimensional analysis of nonlinear oscillations in brain, heart and muscle. Math Biosciences 90: 155-182

Niebeling HG (1980) Einführung in die Elektroencephalographie. Springer, Berlin Heidelberg New York

Packardt NH, Crutchfield JP, Farmer JD, Shaw RS (1980) Geometry from a time series. Phy Rev Lett 45: 712

Pöppl SJ, Tirsch WS (1981) Ein Echtzeitsystem zur automatischen EEG-Schlafstadienklassifikation. In: Radig B (Hrsg) Informatik-Fachberichte, Modelle und Strukturen. Springer, Berlin Heidelberg New York, S 395–402

Prechtl HFR (1974) The behavioural states of the newborn infant. Brain Res 76: 185

Rappelsberger P (1992) Die neue EEG-Technik. EEG-Labor 14: 53–64

Rappelsberger P, Petsche H (1973) Berechnung von EEG-Spektren mittels autoregressiver Zerlegung von Zeitreihen: Anwendung auf epi- und intrakortikale Ableitungen bei Kaninchen. In: Schenk GK (Hrsg) Beiträge zum Symposium „Die Quantifizierung des Elektroencephalogramms", AEG Telefunken, Konstanz, pp 409–424

Robinson EA (1967) Statistical communication and detection with special reference to digital processing of radar and seismic signals. Hafner, New York, pp 274-279

Röschke J, Basar E (1989) Correlation dimensions in various parts of cat and human brain in different states. In: Basar E, Bullock TH (eds) Brain dynamics. Springer series in brain dynamics, vol 2. Springer, Berlin Heidelberg New York, pp 131-148

Sadowsky K, Weinmann HM, Tirsch WS, Pöppl SJ, Schmid RG (1983) Die Entwicklung des kindlichen Elektroencephalogramms – Vergleich visueller und maschineller Auswertung. EEG-EMG 3: 115–168

Schenk GK (1973) The quantification of EEG by vectorial iteration technique, a simulation method of visual EEG analysis. Electroencephalogr Clin Neurophysiol 34: 704

Schirm H, Sadowsky K, Faus-Keßler Th (1986) Münchener Pädiatrische Längsschnittstudie. Früherkennung neuromotorischer Entwicklungsstörungen im Vorschulalter. Fischer, Stuttgart New York

Schmid RG (1984) Zur Differenzierung zerebraler Störungen mittels automatischer EEG-Analyse am Beispiel des Down-Syndroms. Habilitationsschrift, Universität München

Takens F (1981) Detecting strange attractors in turbulence. In: Rand DA, Young LS (eds) Dynamical systems and turbulence. Lecture Notes in Mathematics, vol 898. Springer, Berlin Heidelberg New York, pp 365-381

Technische Kommission der Deutschen Gesellschaft für Klinische Neurophysiologie (1994) Fragenkatalog für digital/papierlos arbeitende EEG-Geräte. EEG-Labor 16: 209-214

Tirsch WS, Keidel M, Radmacher M, Pöppl SJ (1991) Correlation between spectral density and fractal dimensionality in cyclic CNS dynamics. In: Dvorak I, Holden AV (eds) Mathematical approaches to brain functioning diagnostics. Manchester University Press, pp 387-404

Tirsch WS, Lechle M, Michels P, Mann H, Weinmann H-M, Müllner E (1977) Comparison of separability of interval amplitude, spectral and autoregression features by means of computer allocation rules for EEG in early childhood with respect to age-adequate development. In: Brazier MAB, Buser P (eds) Proceedings of 9th International Congress of Electroencephalography and Clinical Neurophysiology. Amsterdam, pp 659

Tirsch WS, Müllner E (1982) Eine EEG-Analysemethode mit stufenweise, kontinuierlicher Intervall-Amplitudenvermessung. EDV in Medizin und Biologie 13 (3): 65-78

Weinmann HM (1986) Ableitung und Beschreibung des kindlichen EEG. W. Zuckschwerdt, München Bern Wien San Francisco

Welch PD (1967) The use of fast Fourier transform for the estimation of powerspectra. A method based on time averaging over short modified periodograms. IEEE-Transactions, AU-15, No 2: 70-73

Wiener N (1949) The extrapolation, interpolation and smoothing of stationary time series. In: Wiley J (ed) Engeneering applications. New York

4 Die normale Entwicklung des EEG vom Frühgeborenen bis in das Erwachsenenalter

Seit der Erstbeschreibung des EEG durch Berger (1929) war die Kurvenbeschreibung von einer gewissen individuellen, untersucherabhängigen Variabilität geprägt. Die Zuordnung eines EEG im Kindesalter zu einem Normalbefund oder einem in der Grundaktivität abweichenden Befund war im Grenzbereich in hohem Maße vom jeweiligen Untersucher abhängig. Die Entwicklung von leistungsfähigen Computern in den 60er Jahren und die vermehrte EEG-Diagnostik durch rechnergestützte Analysen zeigte zunehmend, daß nicht Insuffizienz der Befunder Ursache dieser Problematik war, sondern die Vieldimensionalität der Befundung eines EEG im Kindesalter. Dies betrifft allerdings nicht die Differenzierung von pathologischen Graphoelementen oder epileptogenen Veränderungen, sondern die Beurteilung des Normal-EEG in einer bestimmten Altersstufe bei einem gesunden Kind bzw. die Festlegung der Schwelle zwischen normaler und abweichender Grundaktivität. Die Entwicklung zahlreicher EDV-gestützter Methoden zur Analyse des EEG zeigte die Vielfalt der Ansatzpunkte, nach denen ein EEG zu beurteilen ist. Sie verdeutlichte aber auch, daß durch die Anwendung einer Methode oder einer Meßtechnik die Fragestellung ebenso wenig exakt beantwortet werden kann, wie dies ein visuell befundender EEG-Spezialist zu tun in der Lage ist.

Die Definition der Normalentwicklung des EEG stellte sich somit äußerst problematisch dar. Dies trifft um so mehr auf das Kindesalter zu, da die Reifungsentwicklung des kindlichen Gehirns und damit die altersbezogene, respektive entwicklungsbezogene, Normal-EEG-Definition noch um den Faktor der unterschiedlichen Altersstufen erweitert wird. Dieser altersabhängige Faktor spiegelt sich im EEG in den Dimensionen Amplitude, Frequenz, Relation der verschiedenen Frequenzen bei altersabhängig variablen Amplituden und der Kohärenz als Korrelationsmaß des EEG über verschiedenen Hirnabschnitten wider. Die methodischen Grundlagen der im folgenden dargestellten Daten zur Normentwicklung wurden in Kap. 3 dieses Buches dargestellt.

Die Beschreibung der normalen Entwicklung des EEG wird entsprechend der heutigen Situation an der Wende zwischen visueller EEG-Analyse und allgemein verfügbarer automatischer EEG-Analyse in verschiedene Abschnitten unterteilt.

Zunächst werden im Kap. 4.1 die Erkenntnisse zur **Entwicklung des EEG** vom Neugeborenenalter bis zum Erwachsenenalter aus der Münchener Pädiatrischen Längsschnittstudie verwertet und anhand von 28 erläuternden Graphiken dargestellt. Aus diesem Abschnitt werden die Grundzüge der Variabilität des EEG und der diese Variabilität beeinflussenden Faktoren ersichtlich. Für den interessierten Leser, der beabsichtigt, regelmäßig automatisch analysierte EEG-Daten in der Diagnostik einzusetzen, sind die Originaldaten tabellarisch im Kap. 7 aufgeführt.

In Kap. 4.2 und 4.3 wird die **EEG-Normalentwicklung** für den visuellen Befunder dargestellt: in Kap. 4.2 die EEG-Entwicklung im Wachzustand bei geöffneten Augen und in Kap. 4.3 die EEG-Entwicklung bei geschlossenen Augen. Dies erschien um so wichtiger, als Ableitungen mit geschlossenen Augen zuverlässig erst ab dem 3. - 6. Lebensjahr möglich sind, so daß der Neuropädiater im Gegensatz zum Neurologen in seiner Befundung häufig auf Ableitung mit geöffneten Augen angewiesen ist. Dies ist auch bis in höhere Altersstufen bei entwicklungsgestörten und behinderten Kindern und Jugendlichen der Fall. Aus den Daten wird ersichtlich, daß, falls möglich, die Kriterien der Normalentwicklung bei einer Wachableitung mit *geschlossenen* Augen definiert werden sollten. Für die Darstellung der Normalentwicklung wurden den EEG der gesunden Kinder pro Altersstufe bestimmte Perzentilenwerte zugeordnet. Dabei wird in jeder Altersstufe im Wachzustand bei geöffneten Augen, aber auch bei geschlossenen Augen ein EEG der 10 % Perzentile (EEG-Entwicklung im unteren Normalbereich der Altersstufe), ein EEG der 50 % Perzentile (durchschnittliche Entwicklung der jeweiligen Altersstufe) und eine EEG der 90 % Perzentile (Entwicklung des EEG im oberen Altersnormbereich) abgebildet. Damit ist ein optischer Vergleich möglich, der dem üblichen Vorgehen des visuellen EEG-Befunders Rechnung tragen soll. Die nach statistischen Prinzipien ausgewählten Abbildungen zeigen teilweise Artefakte. Ein Austausch dieser EEG-Abschnitte erfolgte nicht, da es sich dabei um realitätsnahe Veränderungen handelt. Die Linearität der Daten ist nicht in allen Fällen gegeben; dies ist teilweise entwicklungsbedingt und teilweise durch die Daten bedingt. Die an dieser Stelle veröffentlichten Ergebnisse sollen durch eine kontinuierliche Erweiterung der Datenerfassung noch stabilisiert werden. Für jede Altersstufe informiert eine kurze Tabelle über die wichtigsten Daten zur EEG-Entwicklung.

Kapitel 4.4 zeigt einige **Normvarianten** des EEG, die erheblich von der Normalentwicklung abweichen, aber für sich gesehen keinen pathognomonischen Wert haben. Um Fehlbefunde bei der Interpretation der Normvarianten zu vermeiden, wurde ein eigener kurzer Abschnitt zu diesem Thema erstellt.

In Kap. 4.5 erfolgt eine Diskussion der EEG-Daten im Vergleich zur vorliegenden **Literatur der Normalentwicklung** des EEG.

In Kap. 4.6 werden die **Aktivations- und Provokationsmethoden** (Blockierungseffekt, Photostimulation, Hyperventilation, Schlaf) in ihrer Normalausprägung beschrieben.

Ein Überblick über die wesentlichen **Artefakte** wird in Kap. 4.7 gegeben.

Besonderheiten des **EEG der Frühgeborenen** bis zum Neugeborenenalter werden unter dem Aspekt der Normalentwicklung in Kap. 4.8 dargestellt.

4.1 Die Entwicklung der EEG-Grundaktivität vom Neugeborenen bis zum Erwachsenen

Auf die zahlreichen Parameter der EEG-Entwicklung wurde bereits hingewiesen. Altersabhängig entwickeln sich die Amplitude, die Frequenz. Verschiedene Frequenzbandanteile nehmen altersabhängig **ab** oder zu, ebenso wie die Kohärenz als Ausdruck der **Synchronie** des EEG. Um dieser Gegebenheit Rechnung zu tragen, wird die Entwicklung des EEG unter 7 verschiedenen Aspekten durch jeweils 4 auf einer Doppelseite gegenüberliegenden Mittelwertsdiagramme der altersspezifischen Stichproben dargestellt. Die Abbildung der linken oberen Seite zeigt jeweils die Entwicklung im Frontozentralbereich bei geöffneten Augen, die der rechten oberen Seite bei geschlossenen Augen. Die Abbildung in der unteren Hälfte der linken Seite gibt die Entwicklung über dem Parietookzipitalbereich bei geöffneten Augen, rechts gegenüberliegend bei geschlossenen Augen wieder. Dabei wurden die EEG-Parameter der beiden frontozentralen und parietookzipitalen Ableitungen jeweils gemittelt. Für den nicht mit der automatischen EEG-Analyse vertrauten EEG-Befunder sollen die Themenbereiche erläutert werden. Die gedankliche Beschäftigung mit dieser Problematik wird auch für den visuellen Befunder ein unentbehrliches Grundgerüst bei seiner täglichen Arbeit sein.

1. Die absolute Gesamtaktivität (Power, Leistung): Die automatische EEG-Analyse führt bei Einsatz der Spektralanalyse mit der Fast-Fourier-Tranformation zu einem frequenzspezifischen Maß, das die Spektral- bzw. Leistungsdichte oder „Power" der einzelnen Schwingungen im EEG darstellt und in µV²/Hz angegeben wird. Betrachtet man ein bestimmtes Frequenzband im Power-

spektrum, so kann die Summe der Powerwerte innerhalb dieses Bereiches als Integral bzw. Fläche unter der Spektralkurve aufgefaßt werden. Wendet man diese Vorgehensweise auf die klassischen Frequenzbänder ($\sigma\delta$, δ, ϑ, α, β_1, β_2) an, so erhält man als Ergebnis ein Flächenmaß, das die Menge bzw. Aktivität des EEG in jedem Frequenzband angibt. Werden alle Frequenzbandanteile addiert, so ergibt sich die absolute Gesamtaktivität. Wie aus Abb. 4.1 - 4.4 ersichtlich, ist die absolute Gesamtaktivität vom Alter, aber auch von der Hirnregion, über der sie abgeleitet wird und dem Vigilanzzustand abhängig. Aus den abgebildeten Stapeldiagrammen zur absoluten Gesamtaktivität sind die Anteile der für die Entwicklung relevanten Bandanteile des ϑ-, α- und β_1-Bandes nur schwer ersichtlich (Werte: vgl. Tabelle 7.1 und 7.2). Aus diesem Grund erfolgt für diese 3 Frequenzbänder nochmals eine eigene Darstellung. Leistung, Aktivität und Power werden synonym verwendet.

2. Absolute ϑ-, α-, β_1-Aktivität: Die absolute ϑ-, α-, β_1-Aktivität wird in Abb. 4.5 - 4.8 in Form von Säulendiagrammen dargestellt. Aus diesen Abbildungen wird die Bedeutung der verschiedenen Frequenzbänder für die Gestaltung der Grundaktivität ersichtlich. In den jüngeren Altersstufen ist bei offenen Augen die ϑ-Aktivität quantitativ das bestimmende Element. Bei geschlossenen Augen und in den höheren Altersstufen wird die absolute α-Aktivität zur Leitfrequenz (Werte: vgl. Tabelle 7.3, 7.4, 7.7, 7.8).

3. Die relative Aktivität der Frequenzbänder in Prozent: Der visuell befundende EEG-Diagnostiker beurteilt die Beziehung zwischen den Frequenzbandanteilen (Spehr 1975). Ein Beispiel: Der visuelle EEG-Befunder beurteilt nicht die absolute α-Aktivität in einer Altersstufe (z. B. 29,5 µV²/Hz bei den 3jährigen; vgl. Abb. 4.8), sondern die Relation dieser α-Mengen im Verhältnis zur absoluten Gesamtaktivität (= 157 µV²/Hz bei den 3jährigen; vgl. Abb. 4.4) und damit den prozentualen Anteil der absoluten α-Aktivität von der absoluten Gesamtaktivität (= knapp 20 %; vgl. Abb. 4.16). Zur Verdeutlichung sei das gleiche Beispiel an Hand der Gruppe der Erwachsenen von 18 bis 30 Jahre dargestellt. In dieser Altersgruppe liegt die absolute α-Aktivität über dem Parietookzipitalbereich bei 24,5 µV²/Hz (vgl. Abb. 4.8), die absolute Gesamtaktivität über das gesamte Frequenzband bis 30 Hz allerdings nur bei 39 µV²/Hz (vgl. Abb. 4.4). Der sich daraus errechnende Anteil der relativen α-Aktivität liegt somit bei über 55 % und damit mehr als doppelt so hoch wie bei der Gruppe der 3jährigen Kinder, bei der die absolute α-Aktivität höher war als die in der Gruppe der Erwachsenen. Der visuelle EEG-Befunder beurteilt, wie zuvor erwähnt, aber den relativen Anteil. Er erkennt besser aus der EEG-Kurve, daß der α-Bandanteil sehr hoch ist, als daß die absolute α-Menge niedriger ist als bei den 3jährigen Kindern. Um dieser Tatsache Rechnung zu tragen, wurde zunächst in Abb. 4.9 - 4.12 die absolute Aktivität aller Frequenzbänder in Relation zur absoluten Gesamtaktivität berechnet und die relative Aktivität dieser Bänder bezogen auf die Gesamtaktivität in 100 %-Diagrammen dargestellt (Werte: vgl. Tabelle 7.5, 7.6, 7.9, 7.10).

4. Relative ϑ-, α-, β_1-Aktivität in Prozent: Aus den 100 %-Diagrammen ist schwer ersichtlich, wie hoch die Prozentsätze der für die Grundaktivität bedeutsamen Frequenzbandanteile im ϑ-, α- und β_1-Band sind. In Abb. 4.13 - 4.16 ist die relative Aktivität zur Verdeutlichung dieser 3 Bänder in Form von Säulendiagrammen dargestellt. Aus diesen Diagrammen ist als wichtige Information für den visuellen Befunder der Einfluß dieser 3 Frequenzbänder auf die Grundaktivität ersichtlich (Werte: vgl. Tabelle 7.5, 7.6, 7.9, 7.10).

5. Dominante Frequenz (Peakfrequenz): Für die Befundung des EEG (s. 3.1.1) ist die untere und obere Frequenz zur Bestimmung der Grundaktivität von wesentlicher Bedeutung (= Peakfrequenz $\pm$ SD). Zwischen oberer und unterer Frequenz liegt die dominante Frequenz, die in hohem Maße altersabhängig ist. Die durch die automatische EEG-Analyse bestimmten Werte der dominanten Frequenz (Peakfrequenz, s. S. 48, Kap. 4.1.5) in den verschiedenen Altersstufen sind in Abb. 4.17 - 4.20 dargestellt (Werte: vgl. Tabelle 7.11, 7.12).

6. Kohärenzberechnung: Die Kohärenz gibt für ein bestimmtes Frequenzband die spektrale Korrelation zwischen 2 EEG-Kanälen, die jeweils verschiedenen Hirnlokalisationen entsprechen, als Korrelationsmaß mit Werten zwischen 0 und 1 an (s. S. 55, Kap. 4.1.6). Sie ist mathematisch unabhängig von der Amplitude und liefert zusätzliche Informationen über funktionelle Zusammenhänge zwischen den Hirnregionen und wird als Kohärenzfaktor oder Kohärenzkoeffizient (KK) berechnet. Dabei zeigen Werte von 0 das Fehlen jeglicher Übereinstimmung und Werte von 1 Deckungsgleichheit an. Die Kohärenz kann zwischen unmittelbar benachbarten Orten, aber auch weit voneinander entfernten Elektroden berechnet werden. Die Größe der Felder mit kohärenter Tätigkeit von nahezu 1, also mit Synchronie, ist ein ausdrucksvolles Maß für höhere kortikale Funktionen, die einem steten, raschen Wechsel unterliegen (Petsche 1990, 1995). Unsere Kohärenzkoeffizienten (KK) beziehen sich dagegen auf die Kreuzkorrelation zwischen zwei ausgewählten Elektrodenpaaren über beiden Hemisphären vorne und hinten; sie wurden über die Zeit von 60 Sekunden gemittelt. Diese sollen im Gegensatz zu den rasch wechselnden Feldern bei Denkprozessen den Grad der Hemisphärenvernetzung als

Zeichen von Reifezuständen und Entwicklung in Zahlen ausdrücken helfen. Die intrahemisphärischen Kohärenzwerte (bei Messung der Ableitung frontozentral gegen parietookzipital der gleichen Seite) sind sehr niedrig und in geringem Maße entwicklungsabhängig. Eine deutliche Entwicklungsabhängigkeit findet sich hingegen bei der Berechnung der interhemisphärischen Kohärenz (bei Messung frontozentral rechts gegen links und parietookzipital rechts gegen links). Es sind deutlich reifungsabhängige Beziehungen zwischen den Hirnregionen nachweisbar. Die Ergebnisse sind in Abb. 4.21 - 4.24 dargestellt (Werte: vgl. Tabelle 7.13 - 7.18).

7. Amplitude: Die Amplitude in μV kann mit Hilfe der Spektralanalyse und Fast-Fourier-Transformation nicht berechnet werden. Ein gewisses Maß für die Amplitude ist die absolute Gesamtaktivität (vgl. Abb. 4.1 - 4.8). Da die Amplitude bei der visuellen EEG-Befundung eine wichtige Größe darstellt, wurden mit Hilfe der Intervall-Amplituden-Analyse die Normwerte der dominanten Amplitude in μV pro Frequenzband (s. S. 55, Kap. 4.1.7) berechnet, wie sie üblicherweise bei der visuellen EEG-Befundung angegeben werden. Die graphische Darstellung der Amplitude der altersbezogenen dominanten Frequenz ist aus Abb. 4.25 - 4.28 zu ersehen (Werte: vgl. Tabelle 7.21 - 7.24). Die Werte visuell ermittelter Amplituden liegen in der Regel viel höher. Dies liegt in der nicht exakt frequenzbandspezifischen Analyse der Amplitude bei der visuellen Auswertung begründet.

Abbildung 4.1 - 4.28 ergeben an Hand von Mittelwerten der vorher beschriebenen EEG-Parameter eine graphische Darstellung der EEG-Entwicklung vom Neugeborenen bis zum Erwachsenenalter. Die diesen Graphiken zugrundeliegenden Normwerte sind im tabellarischen Anhang (Kap. 7) aufgeführt und können als Normwerte herangezogen werden. Beim Vergleich mit anderen Ergebnissen, die auf der Basis einer automatischen EEG-Analyse erzielt werden, ist jedoch zuvor eine Normierung vorzunehmen, da methodenabhängig die Ergebnisse variieren können.

4.1.1 Absolute Gesamtaktivität (Leistung, Power)

Absolute Gesamtaktivität bei offenen Augen (Abb. 4.1., 4.2): Die absolute Gesamtaktivität bei offenen Augen erreicht das Maximum im Alter von einem Jahr mit ca. 80 μV^2/Hz über den vorderen Hirnabschnitten. Über dem parietookzipitalen Bereich werden Gesamtaktivitäten um 100 μV^2/Hz zwischen dem ersten und dritten Lebensjahr erreicht. Über allen dargestellten Hirnregionen nimmt die absolute Gesamtaktivität nach dem Neugeborenenalter zunächst zu und fällt nach dem ersten Lebensjahr kontinuierlich bis in das Erwachsenenalter zu Minimalwerten unter 20 μV^2/Hz ab.

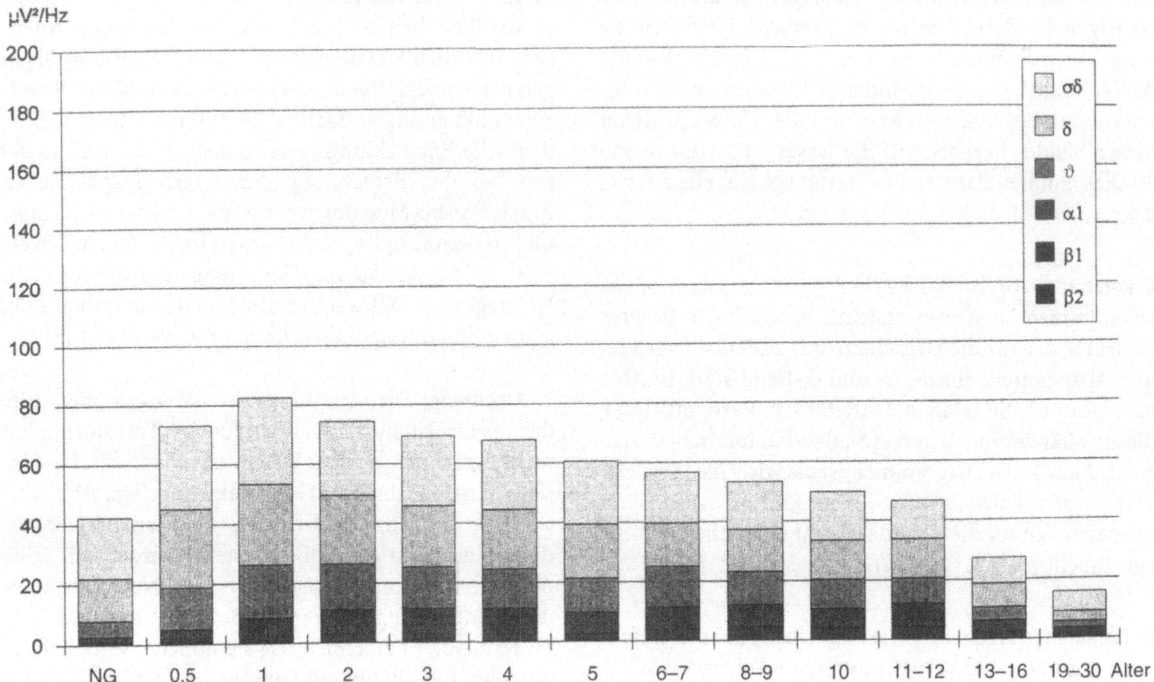

Abb. 4.1. Absolute Gesamtaktivität über den frontozentralen Ableitungen bei offenen Augen. *NG* Neugeborene. Alter in Jahren

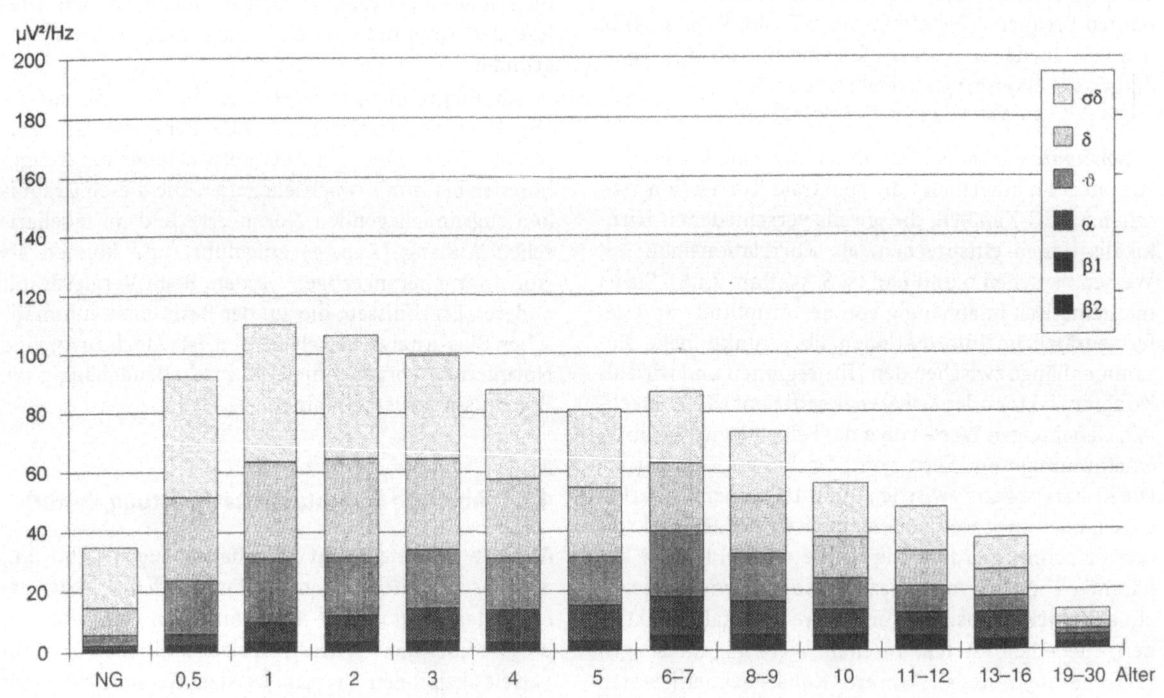

Abb. 4.2. Absolute Gesamtaktivität über den parietookzipitalen Ableitungen bei offenen Augen

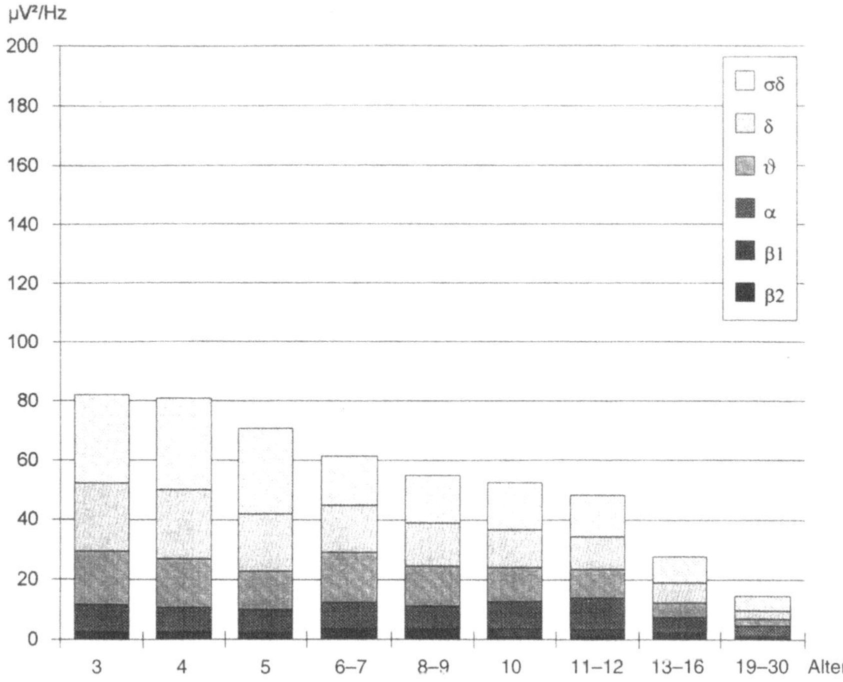

Abb. 4.3. Absolute Gesamtaktivität über den frontozentralen Ableitungen bei geschlossenen Augen

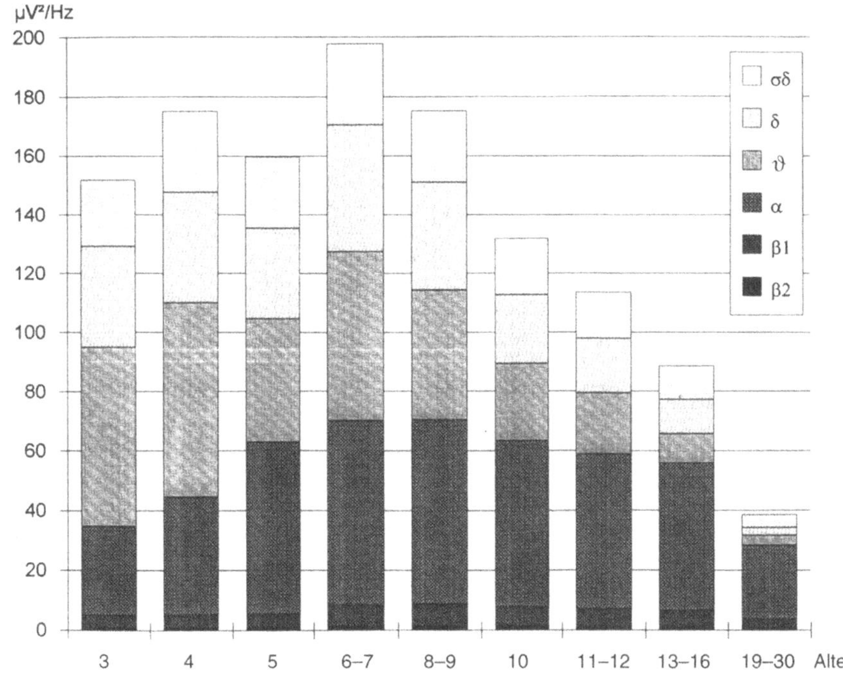

Abb. 4.4. Absolute Gesamtaktivität über den parietookzipitalen Ableitungen bei geschlossenen Augen

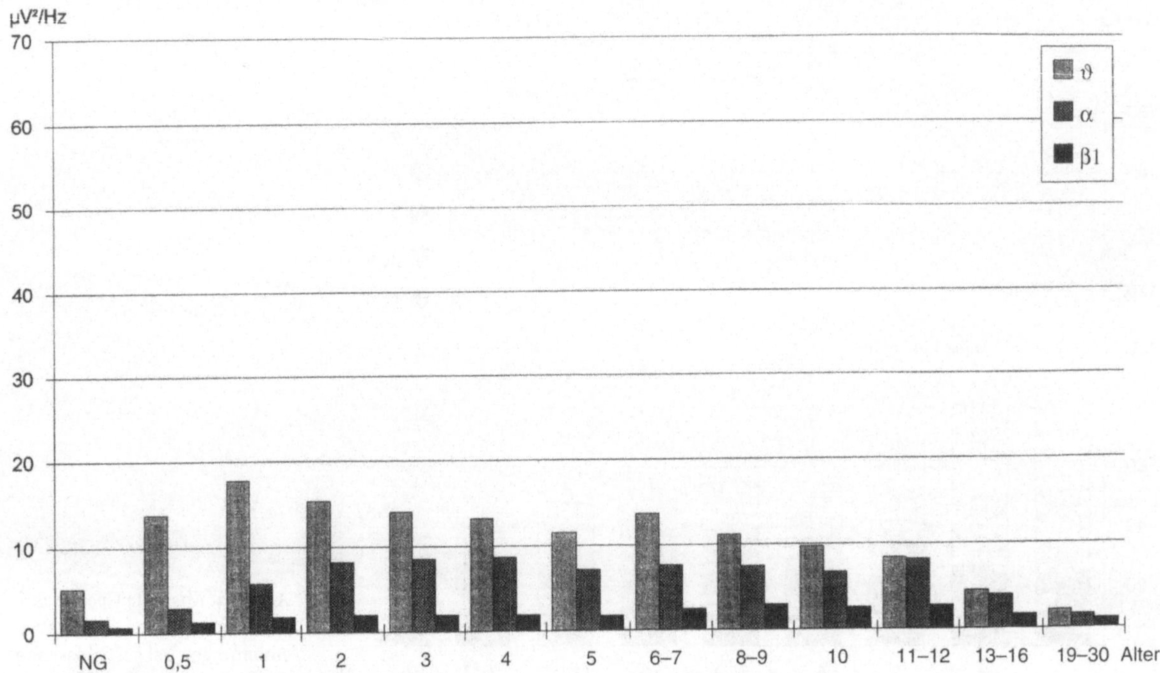

Abb. 4.5. Absolute ϑ-, α-, β₁-Aktivität über den frontozentralen Ableitungen bei offenen Augen

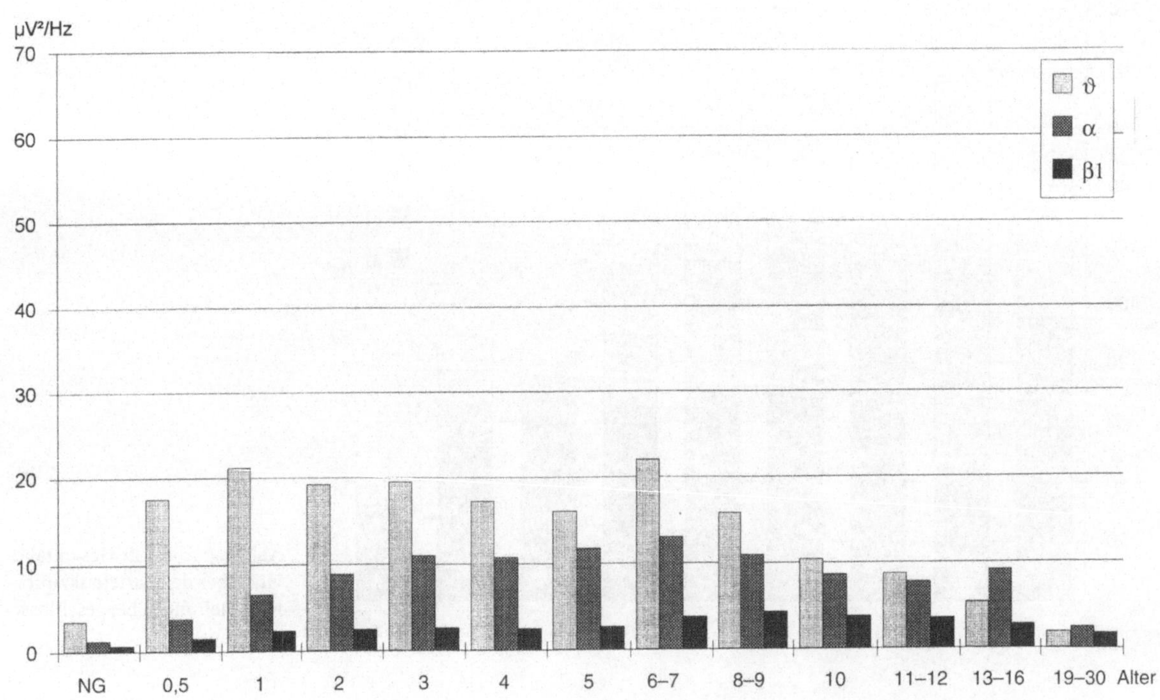

Abb. 4.6. Absolute ϑ-, α-, β₁-Aktivität über den parietookzipitalen Ableitungen bei offenen Augen

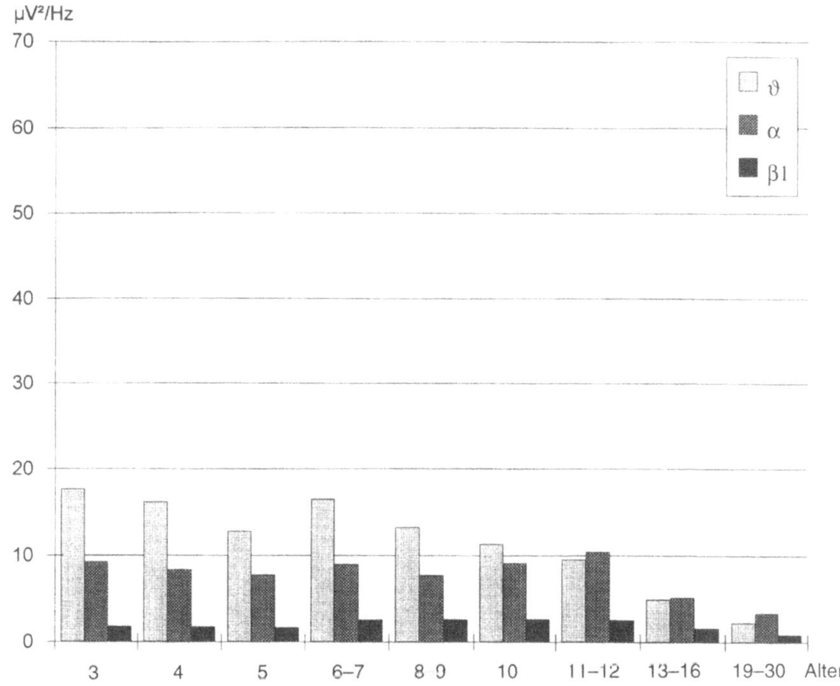

Abb. 4.7. Absolute ϑ-, α-, β_1-Aktivität über den frontozentralen Ableitungen bei geschlossenen Augen

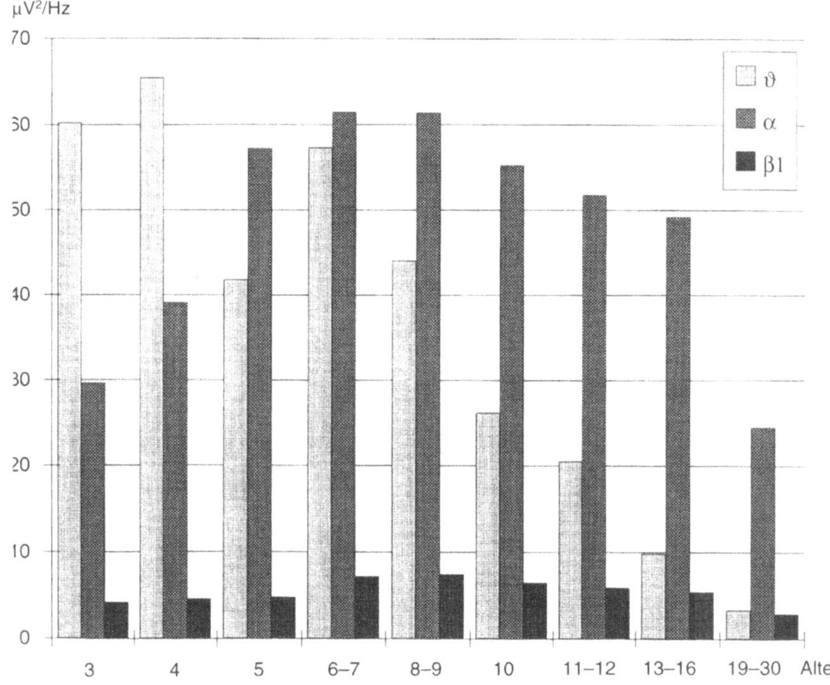

Abb. 4.8. Absolute ϑ-, α-, β_1-Aktivität über den parietookzipitalen Ableitungen bei geschlossenen Augen

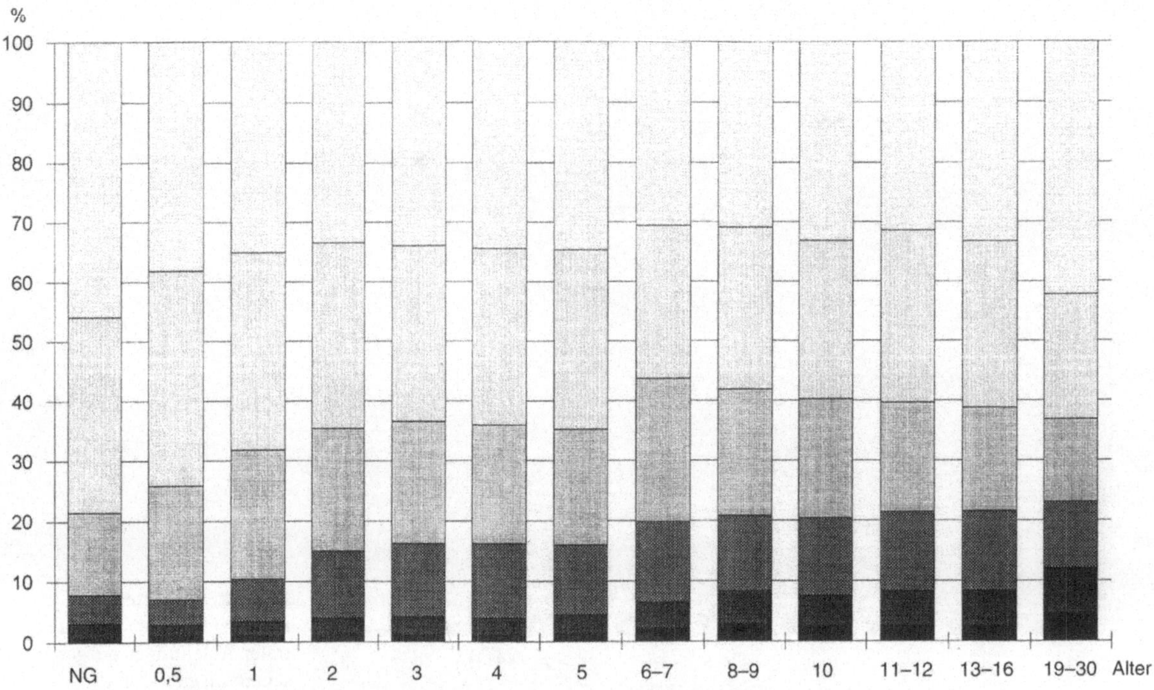

Abb. 4.9. Relative Aktivität in Prozent über den frontozentralen Ableitungen bei offenen Augen

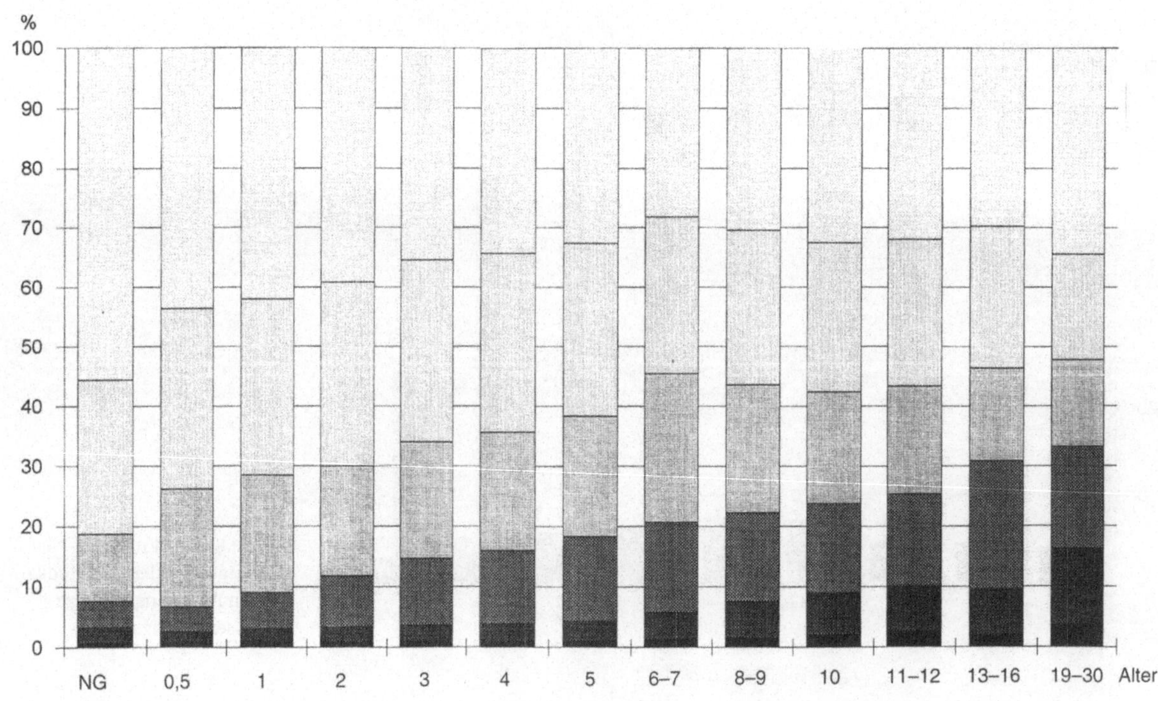

Abb. 4.10. Relative Aktivität in Prozent über den parietookzipitalen Ableitungen bei offenen Augen

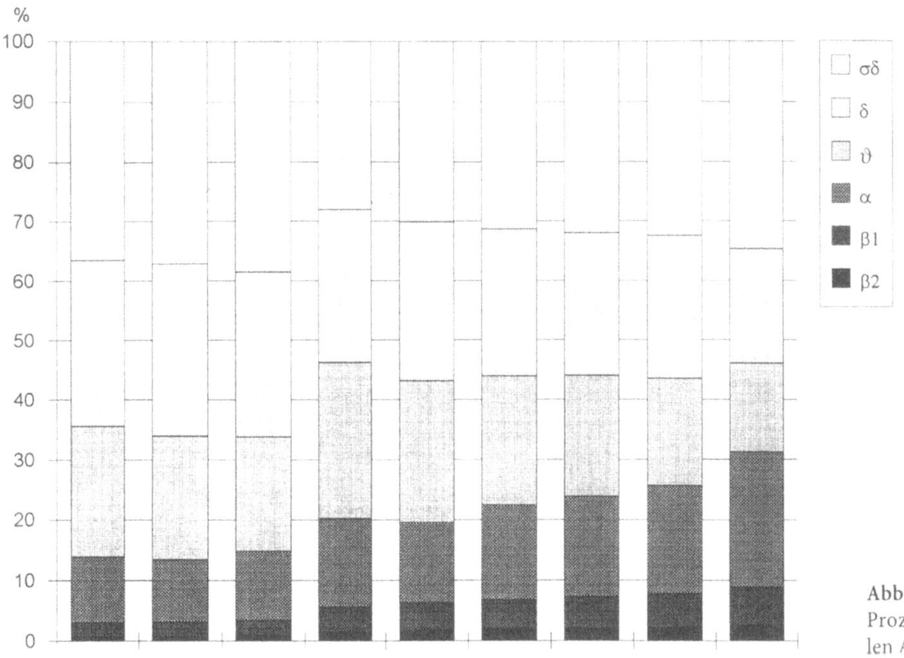

Abb. 4.11. Relative Aktivität in Prozent über den frontozentralen Ableitungen bei geschlossenen Augen

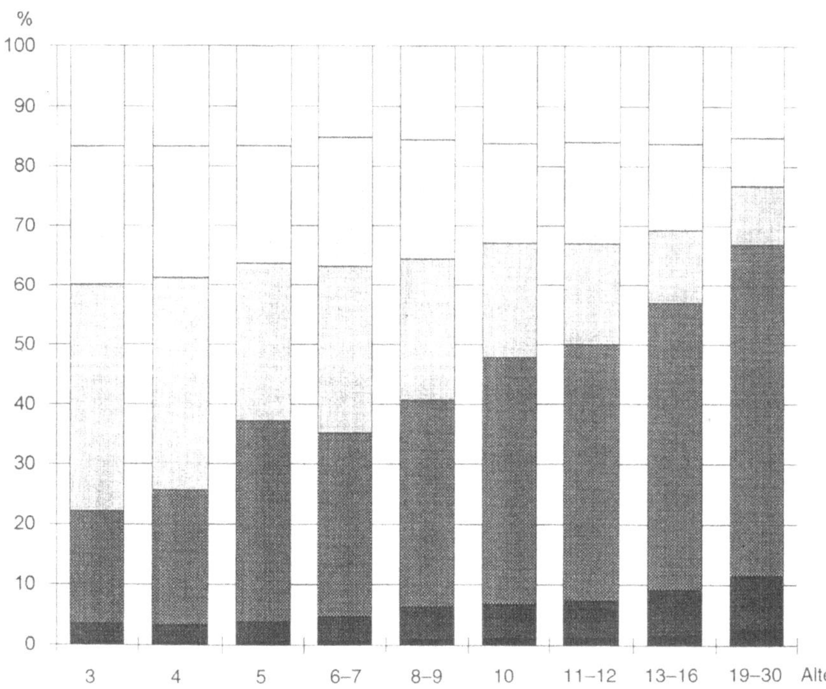

Abb. 4.12. Relative Aktivität in Prozent über den parietookzipitalen Ableitungen bei geschlossenen Augen

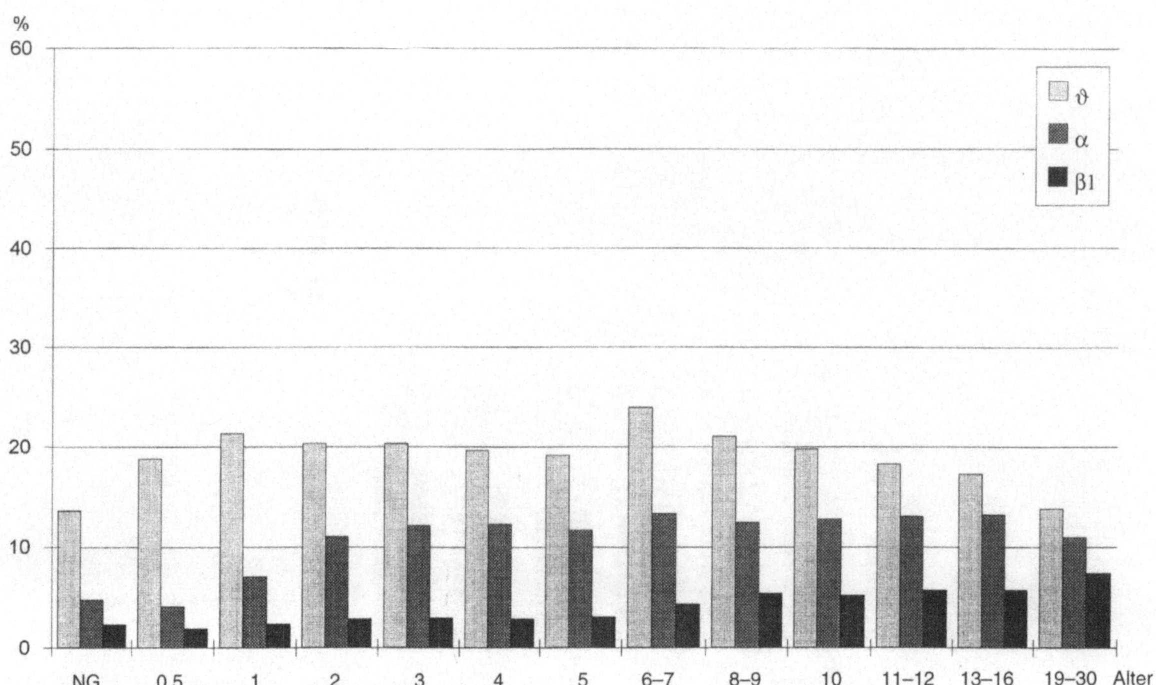

Abb. 4.13. Relative ϑ-, α-, β_1-Aktivität in Prozent über den frontozentralen Ableitungen bei offenen Augen

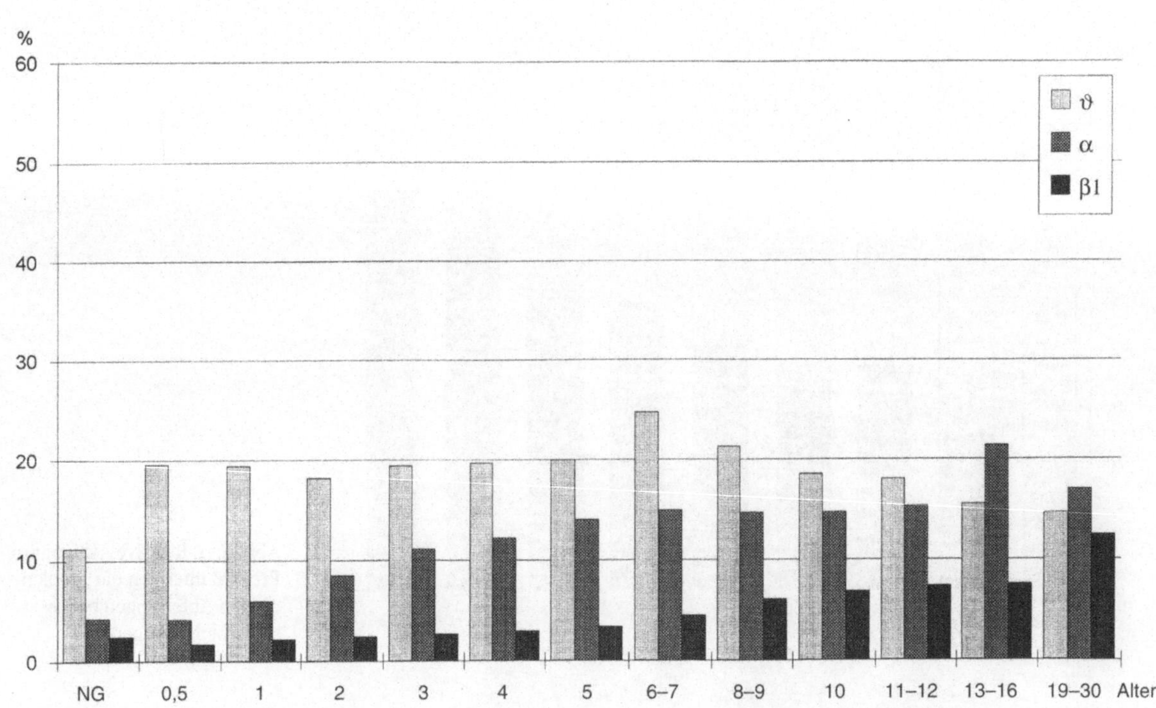

Abb. 4.14. Relative ϑ-, α-, β_1-Aktivität in Prozent über den parietookzipitalen Ableitungen bei offenen Augen

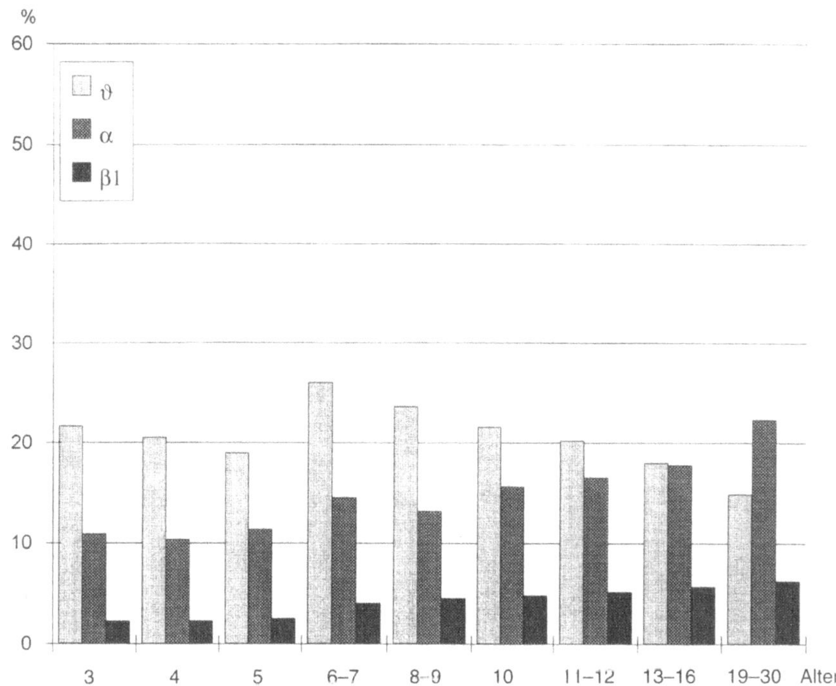

Abb. 4.15. Relative ϑ-, α-, β_1-Aktivität in Prozent über den frontozentralen Ableitungen bei geschlossenen Augen

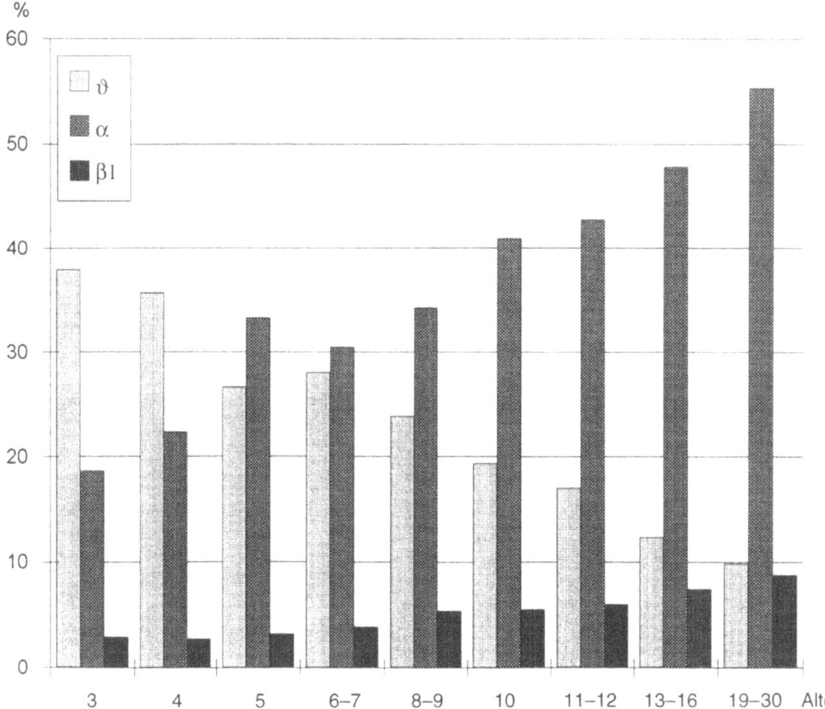

Abb. 4.16. Relative ϑ-, α-, β_1-Aktivität in Prozent über den parietookzipitalen Ableitungen bei geschlossenen Augen

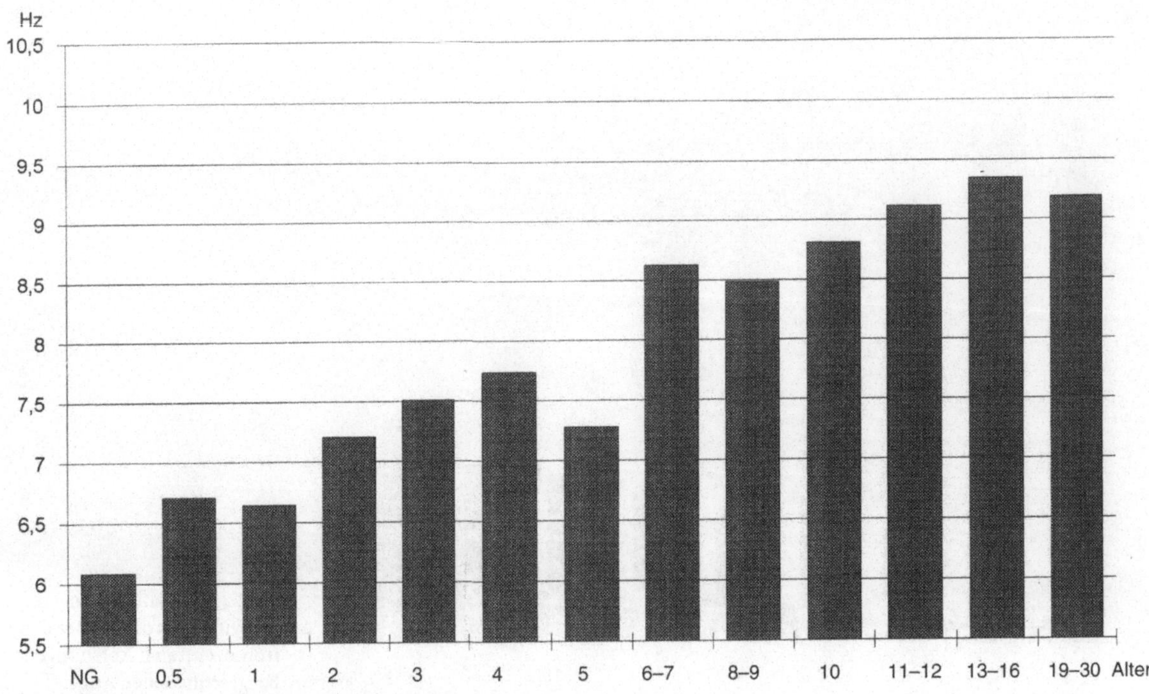

Abb. 4.17. Dominante Frequenz über den frontozentralen Ableitungen bei offenen Augen

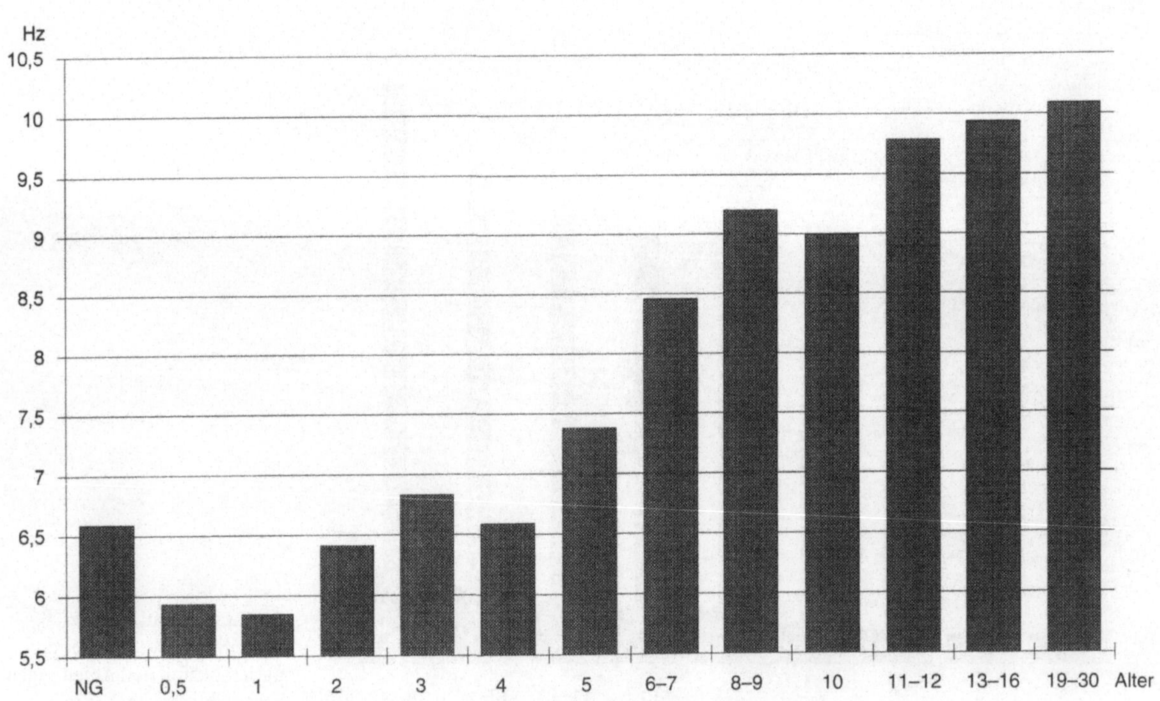

Abb. 4.18. Dominante Frequenz über den parietookzipitalen Ableitungen bei offenen Augen

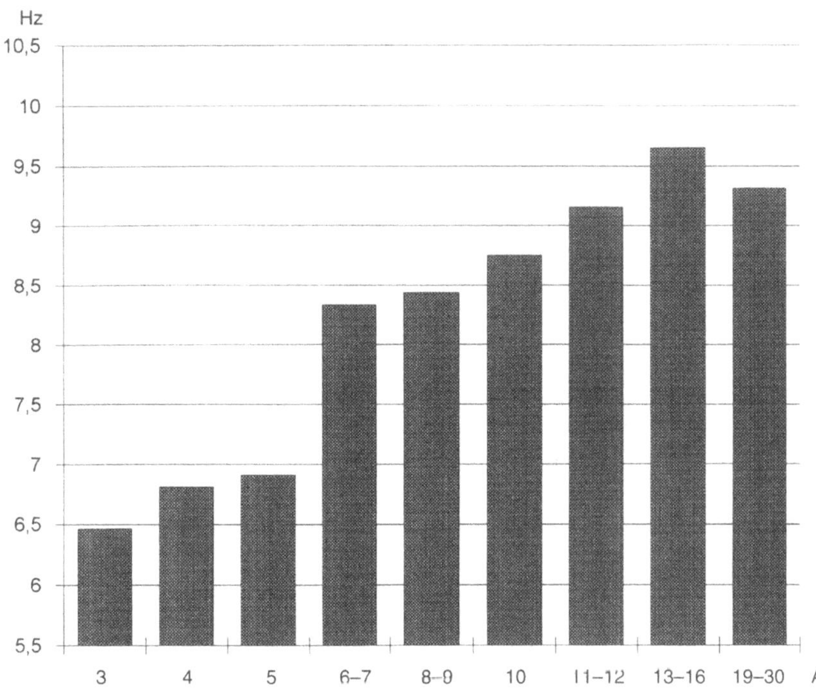

Abb. 4.19. Dominante Frequenz über den frontozentralen Ableitungen bei geschlossenen Augen

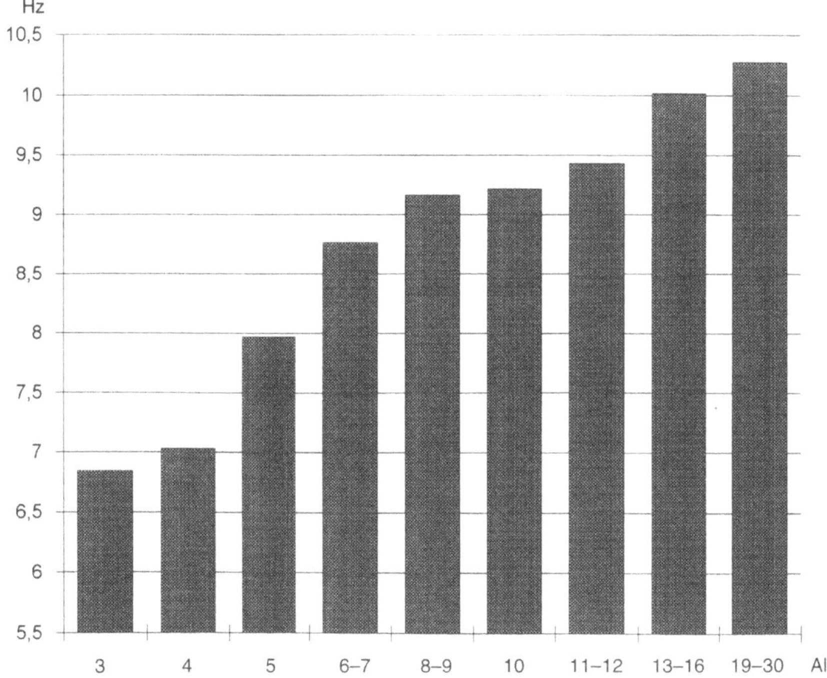

Abb. 4.20. Dominante Frequenz über den parietookzipitalen Ableitungen bei geschlossenen Augen

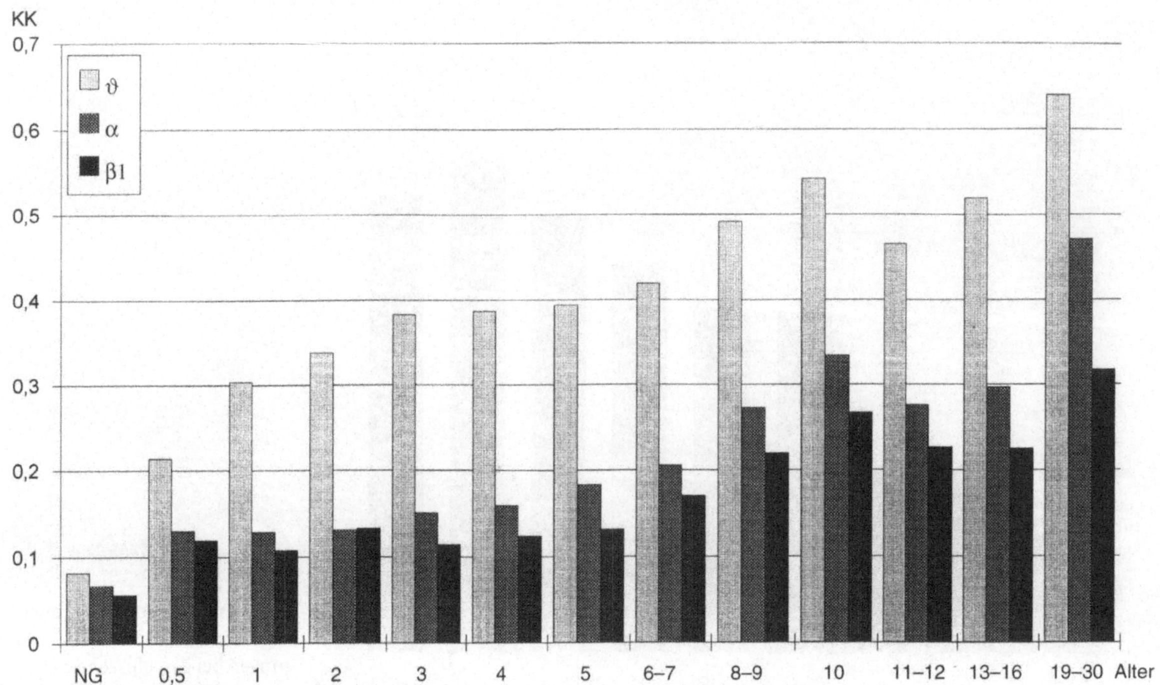

Abb. 4.21. Kohärenz interhemisphärisch bilateral frontozentral bei offenen Augen. *KK* Korrelationskoeffizient

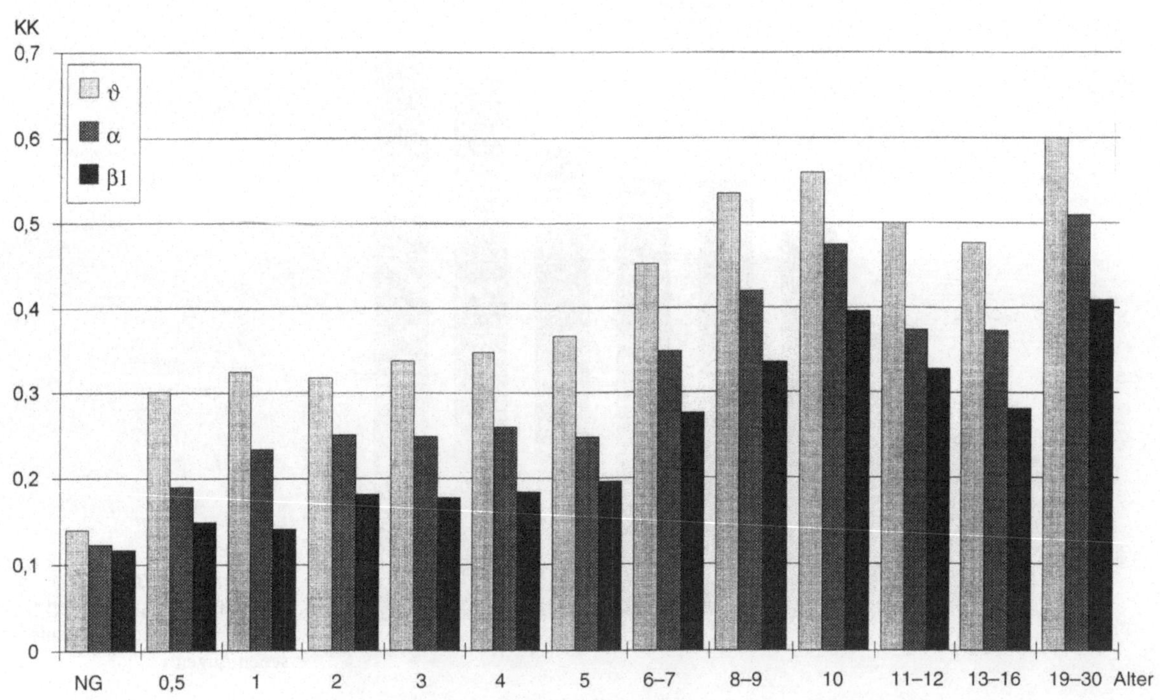

Abb. 4.22. Kohärenz interhemisphärisch bilateral parietookzipital bei offenen Augen

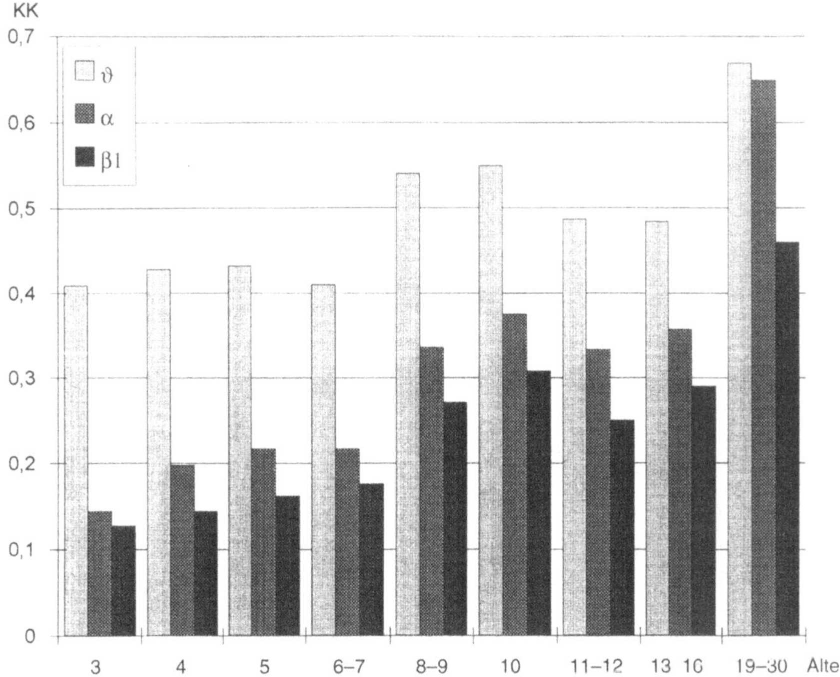

Abb. 4.23. Kohärenz interhemisphärisch bilateral frontozentral bei geschlossenen Augen

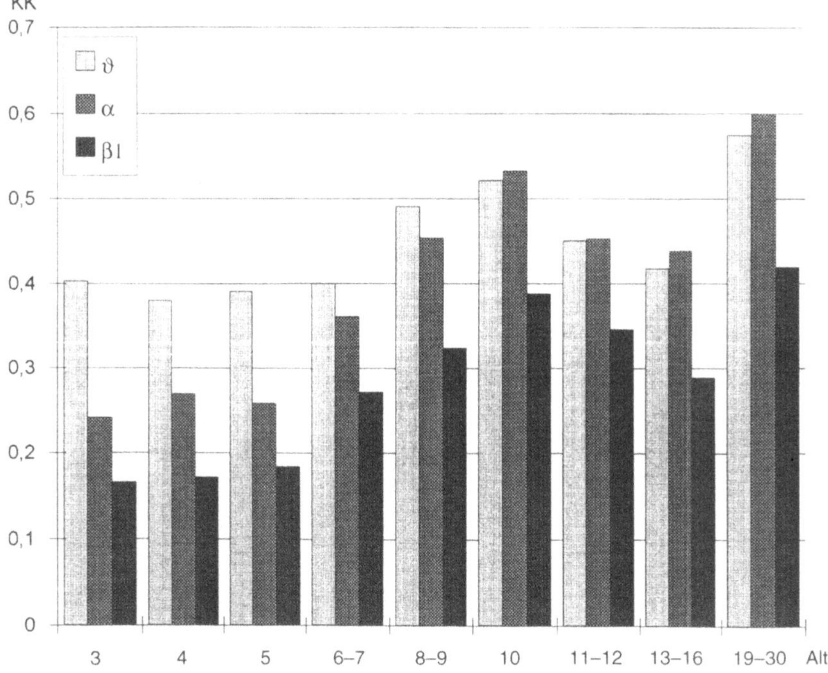

Abb. 4.24. Kohärenz interhemisphärisch bilateral parietookzipital bei geschlossenen Augen

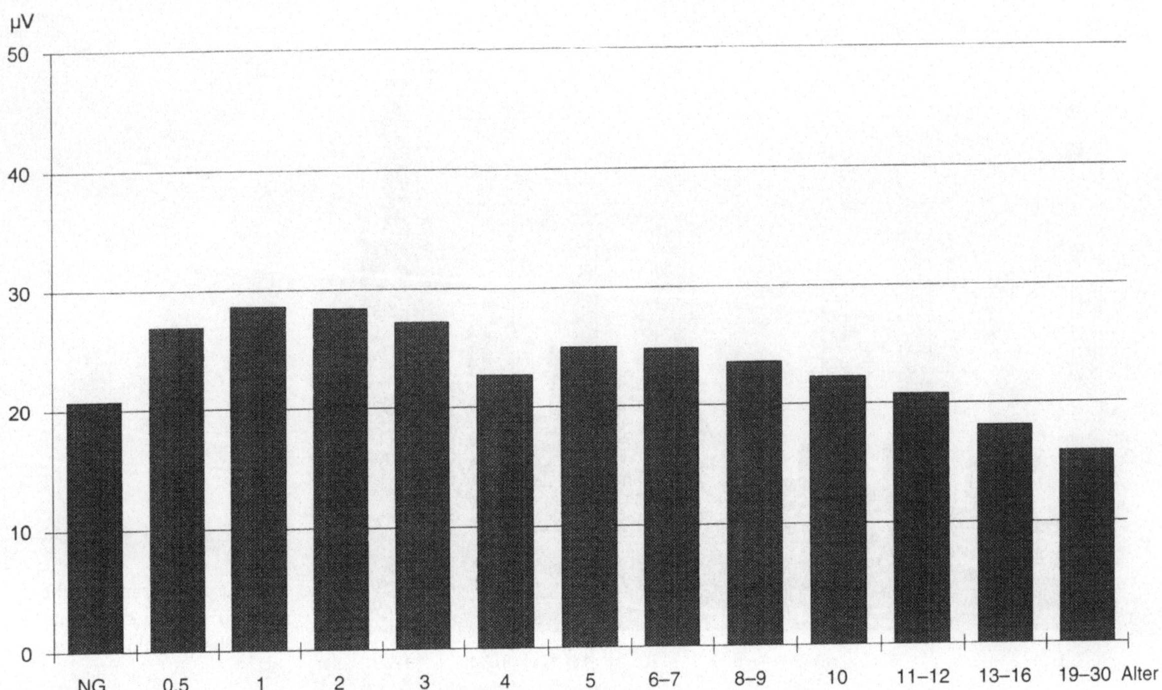

Abb. 4.25. Dominante Amplitude über den frontozentralen Ableitungen bei offenen Augen

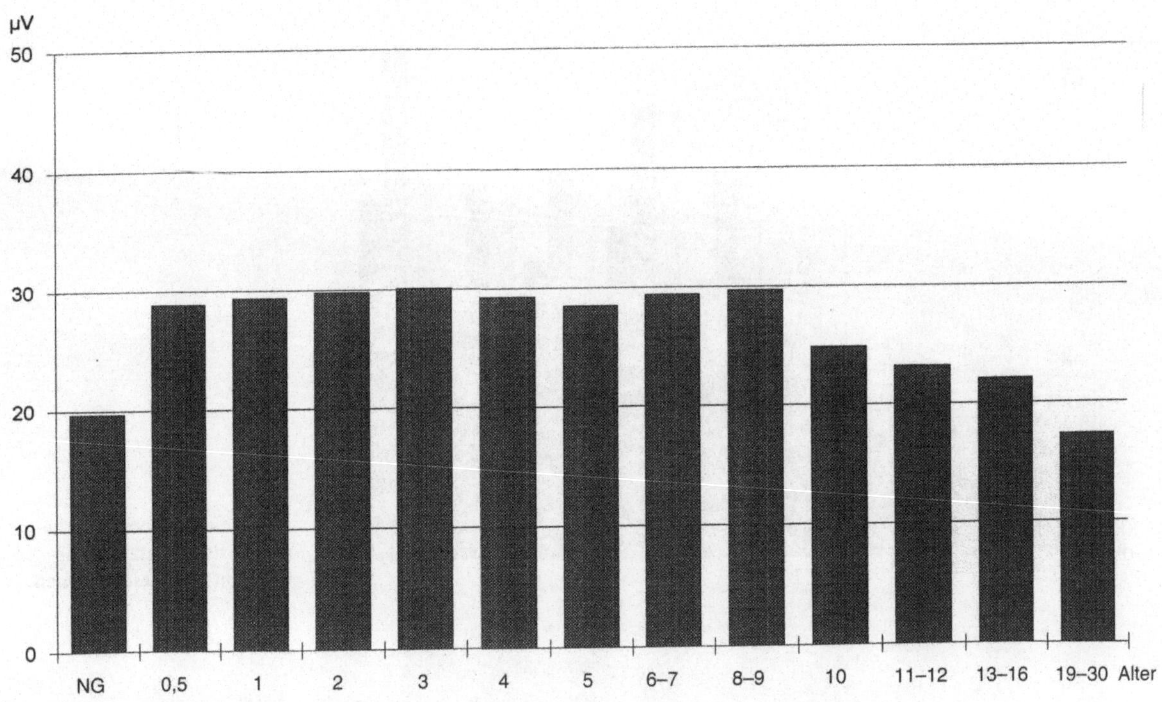

Abb. 4.26. Dominante Amplitude über den parietookzipitalen Ableitungen bei offenen Augen

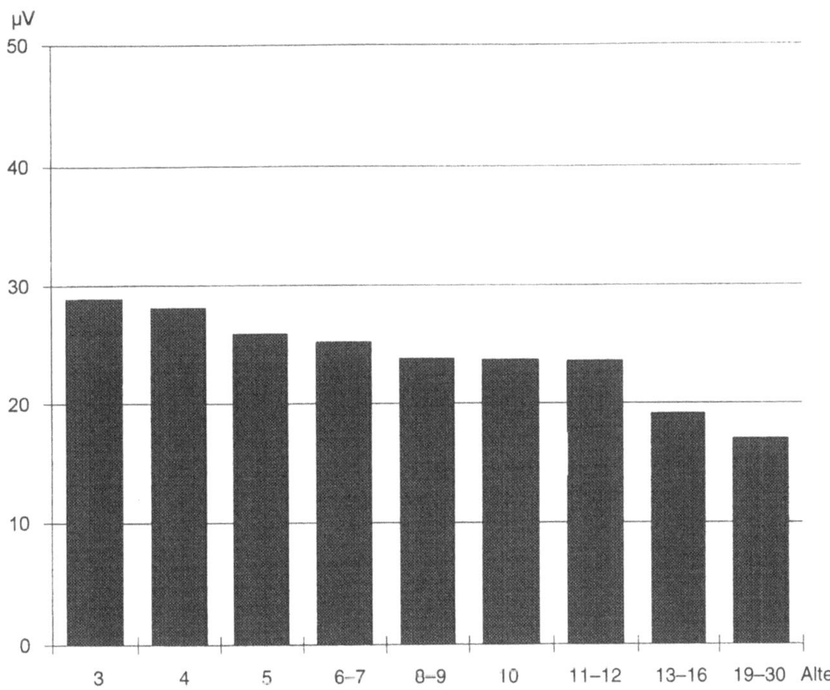

Abb. 4.27. Dominante Amplitude über den frontozentralen Ableitungen bei geschlossenen Augen

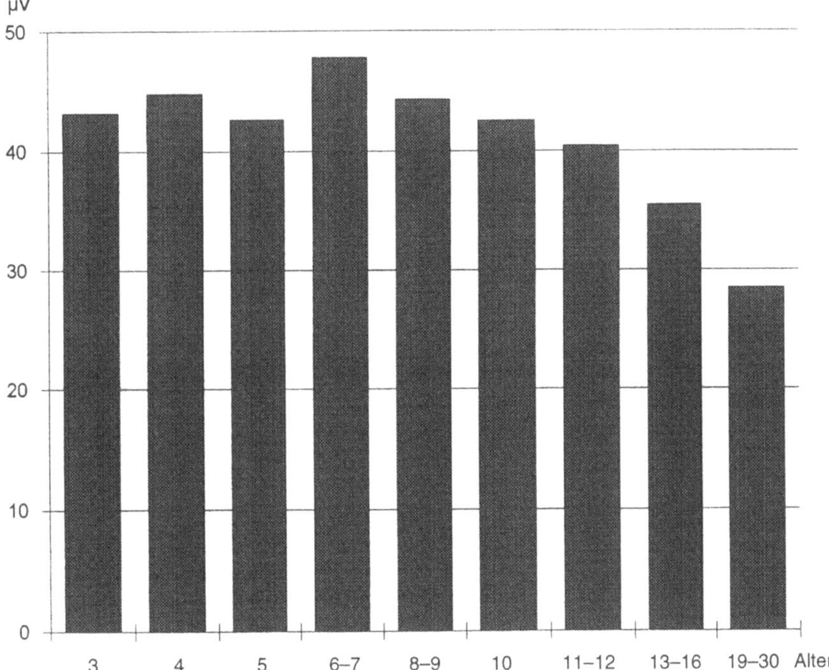

Abb. 4.28. Dominante Amplitude über den parietookzipitalen Ableitungen bei geschlossenen Augen

Absolute Gesamtaktivität bei geschlossenen Augen (Abb. 4.3, 4.4): Über dem Frontozentralbereich entspricht die absolute Gesamtaktivität etwa den Werten der Ableitung bei offenen Augen. Eine deutliche Differenz zu der Ableitung bei offenen Augen besteht über dem Parietookzipitalbereich. Hier sind Amplituden bis zu 200 μV^2/Hz nachweisbar.

Rückschluß: Die höchste absolute Gesamtaktivität kann über dem Parietookzipitalbereich mit Amplituden bis zu 200 μV^2/Hz bei geschlossenen Augen abgeleitet werden. Die α-Aktivität ist über diesem Hirnabschnitt teilweise höher als die absolute Gesamtaktivität aller Frequenzbänder zusammengenommen bei geöffneten Augen.

4.1.2 Absolute ϑ-, α- und β_1-Aktivität

Absolute ϑ-, α-, β_1-Aktivität bei offenen Augen (Abb. 4.5, 4.6): Die absolute ϑ-Aktivität dominiert über den frontozentralen und parietookzipitalen Hirnregionen bis zum 10. Lebensjahr deutlich. Anschließend steht sie im Gleichgewicht zu der absoluten α-Aktivität und wird nach dem 12. Lebensjahr parietookzipital von der absoluten α-Aktivität übertroffen.

Absolute ϑ-, α-, β_1-Aktivität bei geschlossenen Augen (Abb. 4.7, 4.8): Über den vorderen Hirnabschnitten liegen quantitativ geringförmig höhere Werte als bei geöffneten Augen vor. Die absoluten Aktivitäten über dem Parietookzipitalbereich bei geschlossenen Augen übertreffen die Werte aller anderen dargestellten Daten um ein vielfaches. Ab dem 5. Lebensjahr übersteigt die absolute Aktivität des α-Bandes die absolute Aktivität des ϑ-Bandes. Die Relation nimmt zugunsten des α-Bandes zu.

Rückschluß: Die absolute ϑ-, α-, β_1- Aktivität ist am deutlichsten über dem Parietookzipitalbereich bei geschlossenen Augen nachweisbar. Dabei übertrifft die absolute α-Aktivität ab dem 5. Lebensjahr die absolute ϑ-Aktivität.

4.1.3 Relative Aktivität in Prozent

Relative Aktivität in Prozent bei offenen Augen (Abb. 4.9, 4.10): Bei offenen Augen besteht bei der relativen Aktivität zwischen frontozentralen und parietookzipitalen Hirnabschnitten keine wesentliche Differenz. Parietookzipital liegen in den oberen Frequenzbandanteilen ab dem Schulalter geringfügig höhere Werte vor, $\sigma\delta$- und δ-Werte fallen ab.

Relative Aktivität in Prozent bei geschlossenen Augen (Abb. 4.11, 4.12): Über den frontozentralen Hirnabschnitten gleicht die relative Aktivität sehr stark den Werten bei offenen Augen. Die relative α-Aktivität ist jedoch ab dem 6. Lebensjahr höher als bei offenen Augen. Parieto-

okzipital läßt sich in allen Altersgruppen ein erheblich höherer Anteil an α- und β-Aktivität als bei offenen Augen nachweisen. Nach dem 10. Lebensjahr werden Anteile von 40 % und mehr erreicht.

Rückschluß: Die relative α- und β-Aktivität steigt mit zunehmendem Alter an. Das markanteste Ergebnis wird über dem Parietookzipitalbereich bei geschlossenen Augen erreicht.

4.1.4 Relative ϑ-, α- und β_1-Aktivität in Prozent

Relative ϑ-, α-, β_1-Aktivität in Prozent bei offenen Augen (Abb. 4.13, 4.14): Bei offenen Augen dominiert über dem frontozentralen Bereich in allen Altersstufen und über dem Parietookzipitalbereich bis zum 12. Lebensjahr die relative ϑ-Aktivität. Nach dem 12. Lebensjahr ist ein leichtes Überwiegen der relativen α-Aktivität nachweisbar. Relativ stark nimmt auch die relative β_1-Aktivität parietookzipital ab dem Schulalter zu.

Relative ϑ-, α-, β_1-Aktivität in Prozent bei geschlossenen Augen (Abb. 4.15, 4.16): Über den frontozentralen Ableitungen dominiert bis zum 16. Lebensjahr die relative ϑ-Aktivität und erst bei Erwachsenen die relative α-Aktivität. Eine deutliche Differenz besteht über dem Parietookzipitalbereich bei geschlossenen Augen. Bereits im 5. Lebensjahr überwiegt die relative α-Aktivität und nimmt bis auf 55 % der gesamten Aktivität zu.

Rückschluß: Bei geschlossenen Augen überwiegt ab 5 Jahren die relative α-Aktivität im Parietookzipitalbereich und wird zur dominierenden Frequenz. Unter anderen Ableitebedingungen liegt die maximale relative Aktivität im ϑ-Bandbereich.

4.1.5 Dominante (Peak-)Frequenz

Dominante Frequenz bei offenen Augen (Abb. 4.17, 4.18): Die dominante Frequenz liegt bei den Neugeborenen parietookzipital deutlich höher als frontozentral. Bis zum 4. Lebensjahr übertrifft frontozentral, ab dem 8. Lebensjahr parietookzipital die dominante Frequenz die Frequenz der jeweils anderen Hirnregion.

Dominante Frequenz bei geschlossenen Augen (Abb. 4.19, 4.20): Die dominante Frequenz weicht über den vorderen Hirnabschnitten negativ, über den hinteren Hirnabschnitten bei geschlossenen Augen positiv von den Werten bei geöffneten Augen ab. Sie liegt jedoch über dem Parietookzipitalbereich höher als über dem Frontozentralbereich.

Rückschluß: Die Differenzen bei der dominanten Frequenz sind unter den verschiedenen Ableitebedingungen relativ gering. Bei der für das Vorschulalter charakteristischen Ableiteform mit offenen Augen ist die dominante Frequenz über dem Frontozentralbereich höher als über dem Parietookzipitalbereich.

4.1.6 Kohärenzberechnungen

Kohärenz intrahemisphärisch: Die Kohärenzwerte der intrahemisphärischen Berechnung frontozentral gegen parietookzipital sind nicht dargestellt, da die Korrelationsfaktoren sehr niedrig sind (meist unter 0,1).

Kohärenz bilateral bei offenen Augen (Abb. 4.21, 4.22): Die Kohärenzwerte bilateral parietookzipital liegen im α- und β_1-Bereich deutlich über den frontozentralen Werten (Ausnahme: ϑ-Kohärenzwerte im Vorschulalter).

Kohärenz bilateral bei geschlossenen Augen (Abb. 4.23, 4.24): Die Kohärenz bei geschlossenen Augen liegt insbesondere im α- und β_1-Band deutlich über den Werten der Kohärenz bei geöffneten Augen. Die höchsten Kohärenzwerte sind bei geschlossenen Augen frontozentral nachweisbar.

Rückschluß: Die Kohärenzwerte nehmen als Ausdruck der zunehmenden Synchronisation und Vernetzung der Leitungsbahnen mit zunehmendem Alter zu. Bei geschlossenen Augen werden parietookzipital ab dem Schulalter im α-Band Kohärenzwerte von ca. 0,4 - 0,6 (entspricht 40 - 60 % synchronisierter Aktivität) erreicht. In den jüngeren Altersstufen überwiegt die Kohärenz entsprechend der dominanten Frequenz im ϑ-Bereich.

4.1.7 Amplitude

Dominante Amplitude bei offenen Augen (Abb. 4.25, 4.26): Dargestellt sind die Mittelwerte der dominanten Amplitude im Frequenzband der dominanten Frequenz in der jeweiligen Altersstufe. Dies entspricht der dominanten Amplitude frontozentral bis zu 3 Jahren und mit 5 Jahren im ϑ-Band, in den anderen Altersstufen im α-Band; parietookzipital bis zu 5 Jahren im ϑ-Band, danach im α-Band. Die Amplitudenwerte liegen weitgehend zwischen 20 und 30 µV mit einem Maximum frontozentral im Vorschulalter, parietookzipital zwischen dem ersten und 9. Lebensjahr.

Dominante Amplitude bei geschlossenen Augen (Abb. 4.27, 4.28): Dargestellt sind die Mittelwerte der dominanten Amplitude im Frequenzband der dominanten Frequenz. Dies entspricht der dominanten Amplitude frontozentral im ϑ-Band bis zum 5. Lebensjahr, danach im α-Band; parietookzipital bis zum 4. Lebensjahr im ϑ-Band, danach im α-Band. Die Amplituden frontozentral entsprechen etwa den Amplituden bei offenen Au-

gen. Parietookzipital liegen deutlich höhere Amplituden zwischen 40 und 50 µV vor, die erst im höheren Schulalter auf einen Wert von 28,5 µV absinken.

Rückschluß: Die dominante Amplitude in dem jeweiligen Frequenzband der dominanten Frequenz liegt zwischen 20 und 30 µV, parietookzipital bei geschlossenen Augen deutlich höher zwischen 28,5 und ca. 48 µV mit einem Amplitudenmaximum bis zum 10. Lebensjahr. Visuell ermittelte Amplitudenwerte liegen in der Regel wesentlich höher. Dies ist durch die nicht streng frequenzbandspezifische Analyse der Amplitude bei der visuellen Diagnostik bedingt. Die Proportionen werden entsprechend der visuellen Analyse besser durch die absolute Gesamtaktivität, allerdings als Flächenmaß in µV²/Hz und nicht linear, wiedergegeben.

4.2 Die normale Entwicklung des EEG vom Neugeborenen bis zum Erwachsenenalter bei geöffneten Augen

Die Entwicklung des EEG vom Neugeborenen bis zum Erwachsenenalter wird für jede Altersstufe auf jeweils einer Doppelseite dargestellt. Zum besseren Verständnis der Darstellung sollen folgende Erläuterungen dienen:

Definition: Bei der Definition wird das normale EEG der entsprechenden Altersstufe mit den charakteristischen Merkmalen beschrieben.

Tabelle: In der ersten Spalte der Tabelle wird die *dominante Frequenz in Hz* für die jeweilige Altersstufe angegeben, in der zweiten Spalte die *Amplitude* der dominanten Frequenz mit den Maximal- und Minimalwerten für die jeweilige Altersstufe. Die Amplituden liegen eher etwas niedriger als in der Literatur angegeben. Dies ist methodisch bedingt, da mit Hilfe der Intervall-Amplituden-Analyse die dominante Amplitude der dominanten Frequenz in einem bestimmten Frequenzband exakt bestimmt wird (s. 3.2.5). Die Gesamtamplitude zum Vergleich der Amplituden in der Altersentwicklung ist indirekt aus der absoluten Gesamtaktivität zu ersehen.

In der dritten Spalte ist der Mittelwert der *absoluten Gesamtaktivität in µV²/Hz* dargestellt.

Die vierte Spalte gibt den *ϑ/α-Quotienten* der jeweiligen Altersstufe an. Der ϑ/α-Quotient ist ein gutes Maß für die Entwicklung des EEG, da in den unteren Altersstufen die dominante Aktivität eher im ϑ-Bereich, in den oberen Altersstufen eher im α-Bereich zu suchen ist. Ein hoher ϑ/α-Quotient drückt somit eine relative Unreife, ein niedriger ϑ/α-Quotient eine relativ große Reife des EEG aus.

Im rechten Teil der Tabelle wird die *relative Aktivität in Prozent* der 6 Frequenzbänder dargestellt. In der ersten Zeile werden Mittelwert und Standardabweichung wiedergegeben. In den nächsten 3 Zeilen ist die relative Aktivität des 90, 50, und 10 %-Perzentilen-EEG, basierend auf der Verteilung der Peakfrequenzamplitude aufgeführt. Das 90 %-Perzentilen-EEG entspricht innerhalb der normalen Entwicklung einem eher akzelerierten EEG, das 50 %-Perzentilen-EEG dem EEG der Durchschnittsentwicklung in der Altersgruppe. Das 10%-Perzentilen-EEG ist dem unteren Normalbereich an der Grenze zur Retardierung zuzuordnen. Die gleichen Werte werden als Mittelwerte für den Parietookzipitalbereich und für den Frontozentralbereich tabellarisch dargestellt.

50 %-Perzentilen-EEG: Auf der linken Seite ist in der unteren Bildhälfte ein Abschnitt des maschinell ermittelten 50 %-Perzentilen-EEG der entsprechenden Altersgruppe abgebildet.

Auf der rechten Seite der Buchdoppelseite ist in der oberen Hälfte ein Abschnitt des **90 %-Perzentilen-EEG** (Entwicklung im oberen Normalbereich), in der unteren Hälfte ein Abschnitt des **10 %-Perzentilen-EEG** (Entwicklung im unteren Normbereich) abgebildet. Die EEG-Kurven entstammen den Originalkurven der durch die Analyse ausgewählten Patienten (s. Kapitel 3.2.3). Alle EEG-Abbildungen der Normableitungen haben folgende Schaltung:

Kanal 1: F4-C4 (rechts frontozentral),
Kanal 2: P4-02 (rechts parietookzipital),
Kanal 3: F3-C3 (links frontozentral),
Kanal 4: P3-01 (links parietookzipital).

Tabelle 4.1 Normwerte des Elektroenzephalogrammes beim Neugeborenen über den parietookzipitalen und frontozentralen Hirnabschnitten bei offenen Augen

	Dominante Frequenz	Amplitude in µV	Gesamtaktivität in µV²/Hz	ϑ/α Quotient		Relative Aktivität in Prozent					
						$\sigma\delta$	δ	ϑ	α	β_1	β_2
MW					MW ± SD	55,8 ± 5,4	25,5 ± 5,4	11,2 ± 3,4	4,2 ± 1,9	2,5 ± 0,9	0,8 ± 0,4
P3-01	6,6	19,7	34,8	2,8	90%	51,6	25,1	15,4	5,0	2,3	0,8
P4-02		(13–43)			50%	53,3	27,0	12,0	4,9	2,1	0,7
					10%	56,1	30,0	8,7	3,1	1,7	0,5
MW					MW ± SD	45,9 ± 9,4	32,8 ± 7,2	13,7 ± 4,5	4,7 ± 2,0	2,4 ± 1,2	0,7 ± 0,5
F3-C3	6,1	20,7	42,4	3,0	90%	42,3	31,6	18,7	5,3	1,7	0,4
F4-C4		(13–48)			50%	55,7	23,2	14,3	5,3	1,3	0,4
					10%	40,9	42,5	11,0	3,7	1,7	0,4

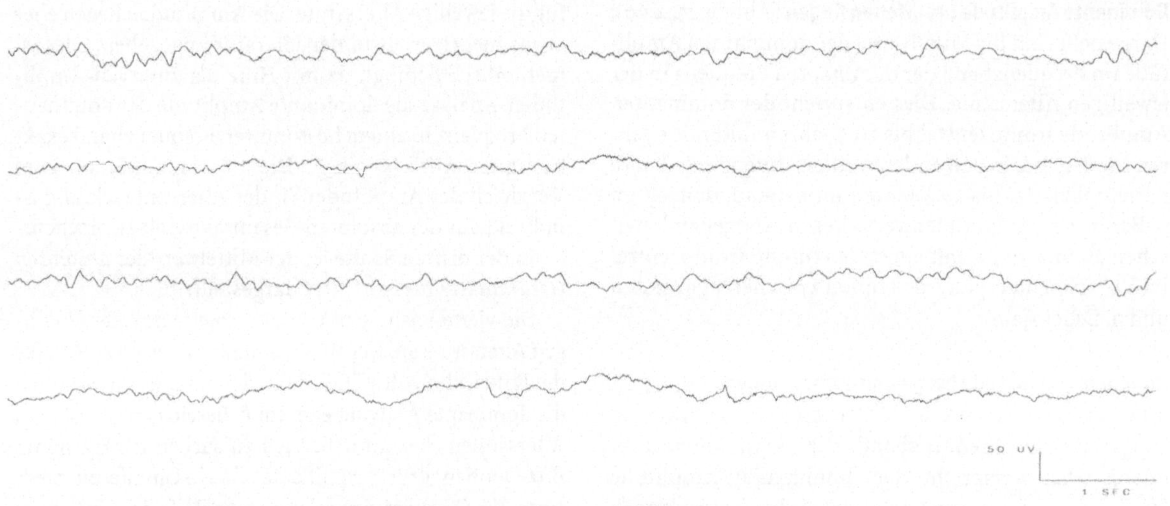

Abb. 4.29. Neugeborene - offene Augen - 50 %-Perzentile: Mittelwert-Normal-EEG eines gesunden Kindes. In Abb. 4.29 - 4.97 entspricht Kanal 1 der frontozentralen Ableitung rechts, Kanal 3 der frontozentralen Ableitung links, Kanal 2 der parietookzipitalen Ableitung rechts, Kanal 4 der parietookzipitalen Ableitung links

4.2.1 Neugeborene

Das Neugeborenen-EEG: Das Neugeborenen-EEG ist geprägt von einer sehr niedrigen Amplitude, die nach erheblichem Anstieg im Entwicklungsalter erst wieder gegen Ende des Kindesalters auf die Werte des Neugeborenen abfällt. Über 90 % der Aktivität wird von Wellen aus dem $\sigma\delta$-, δ- und ϑ-Bereich bestimmt. Dies drückt sich in einem sehr hohen ϑ/α-Quotienten von 2,8 - 3 aus. Die dominante Frequenz liegt entsprechend der Frequenzbandverteilung zwischen 6,1 Hz im Frontozentralbereich und 6,6 Hz im Parietookzipitalbereich. **Die Einordnung der Grundaktivität erfolgt somit weitgehend über die Betrachtung des ϑ-Bandes. Die Synchronie ist bei Kohärenzwerten über den vorderen Hirnabschnitten unter 0,1, über den hinteren Hirnabschnitten unter 0,2 sehr wenig ausgeprägt.**

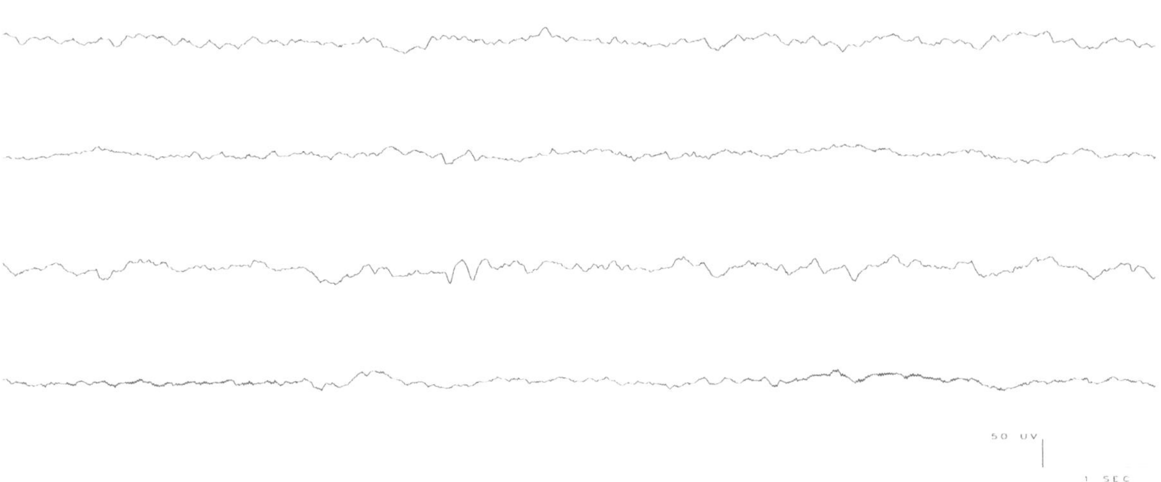

Abb. 4.30. Neugeborene - offene Augen - 90 %-Perzentile: EEG des oberen Normalbereiches eines gesunden Kindes

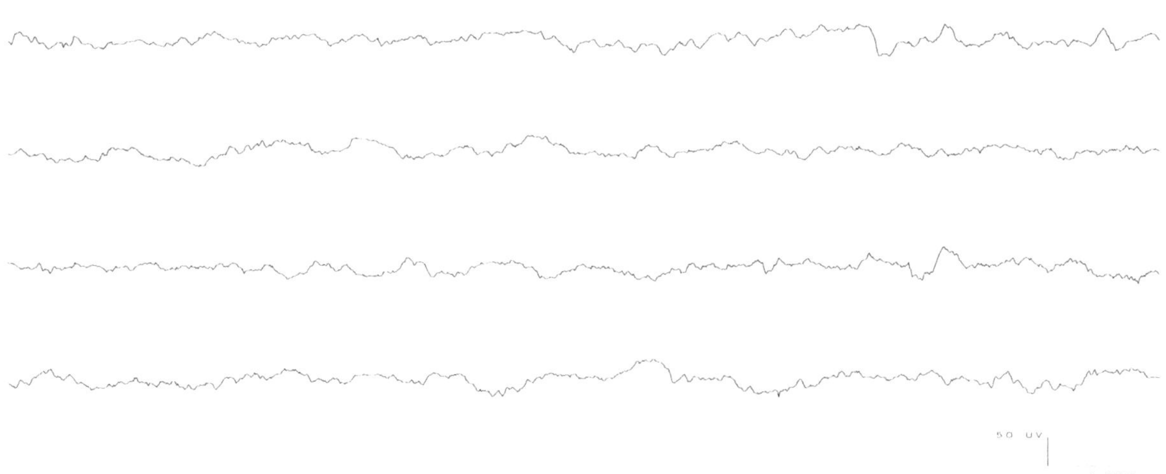

Abb. 4.31. Neugeborene - offene Augen - 10 %-Perzentile: EEG des unteren Normalbereiches eines gesunden Kindes

4.2.2 Sechs Monate

Das EEG mit 6 Monaten: Die Gesamtaktivität hat sich seit dem Neugeborenenalter über den vorderen Hirnabschnitten fast verdoppelt, über den hinteren Hirnabschnitten fast verdreifacht. Die ϑ-Aktivität hat relativ stark zugenommen, was sich in einer weiteren Erhöhung des ϑ/α-Quotienten auf Werte von 4,8 - 5,0 zeigt. Entsprechend dieser Entwicklung liegt die dominante Frequenz weiterhin mit 6,7 Hz im ϑ-Bereich. Bemerkenswert ist ein Abfall der dominanten Frequenz über den hinteren Hirnabschnitten auf Werte um 6 Hz. Die Grundaktivität ist am besten über den vorderen bis mittleren Hirnabschnitten ablesbar. Die Synchronisation des EEG steigt deutlich an. Die Kohärenz erreicht im ϑ-Bereich frontozentral Werte um 0,2, parietookzipital 0,3. **Wesentlich für die Einordnung des EEG bleibt somit die Betrachtung des ϑ-Frequenzbandes.**

Tabelle 4.2 Normwerte des EEG im Alter von 6 Monaten über den parietookzipitalen und frontozentralen Hirnabschnitten bei offenen Augen

	Dominante Frequenz	Amplitude in µV	Gesamtaktivität in µV²/Hz	ϑ/α Quotient		Relative Aktivität in Prozent					
						$\sigma\delta$	δ	ϑ	α	β_1	β_2
MW					MW ± SD	43,6 ± 8,5	30,3 ± 5,3	19,5 ± 5,6	4,1 ± 1,2	1,7 ± 0,5	0,8 ± 0,3
P3-01	6,0	28,9	92,4	5,0	90%	31,2	31,5	32,6	3,2	1,1	0,5
P4-02		(20–41)			50%	33,9	31,5	25,6	6,2	2,2	0,9
					10%	48,2	31,0	13,1	3,8	2,0	1,1
MW					MW ± SD	38,2 ± 9,1	36,0 ± 6,5	18,8 ± 8,0	4,2 ± 1,3	1,9 ± 0,6	1,1 ± 0,5
F3-C3	6,7	26,9	73,2	4,8	90%	22,4	44,2	28,3	3,1	1,3	0,6
F4-C4		(18–38)			50%	40,4	29,7	23,5	4,0	1,7	0,9
					10%	34,8	41,2	15,3	4,7	2,4	1,6

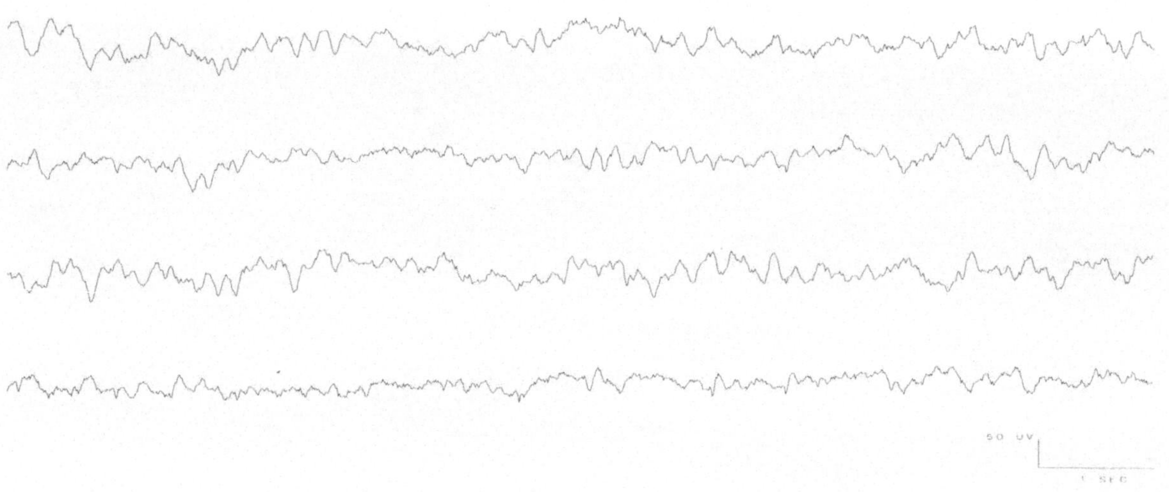

Abb. 4.32. 6 Monate - offene Augen - 50 %-Perzentile: Mittelwert-Normal-EEG eines gesunden Kindes

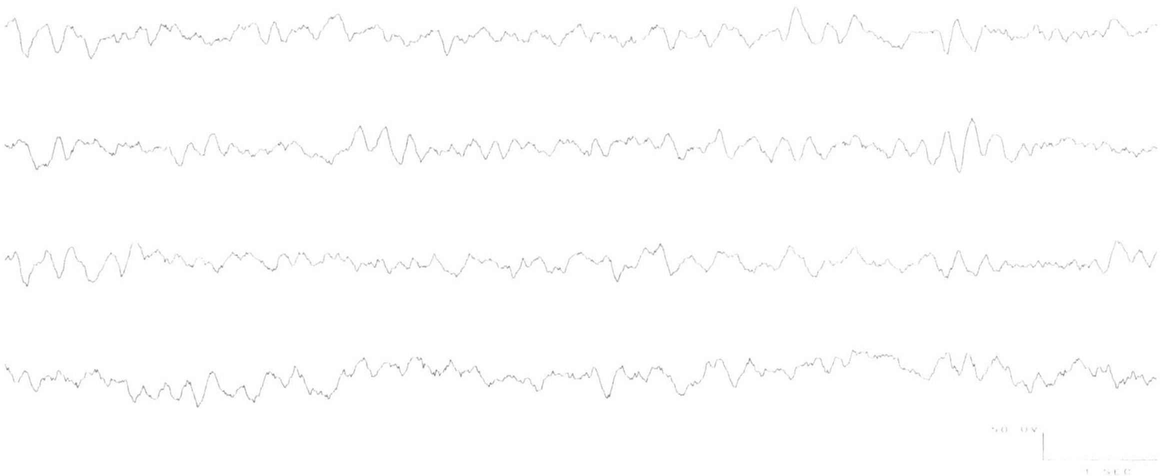

Abb. 4.33. 6 Monate - offene Augen - 90 %-Perzentile: EEG des oberen Normalbereiches eines gesunden Kindes

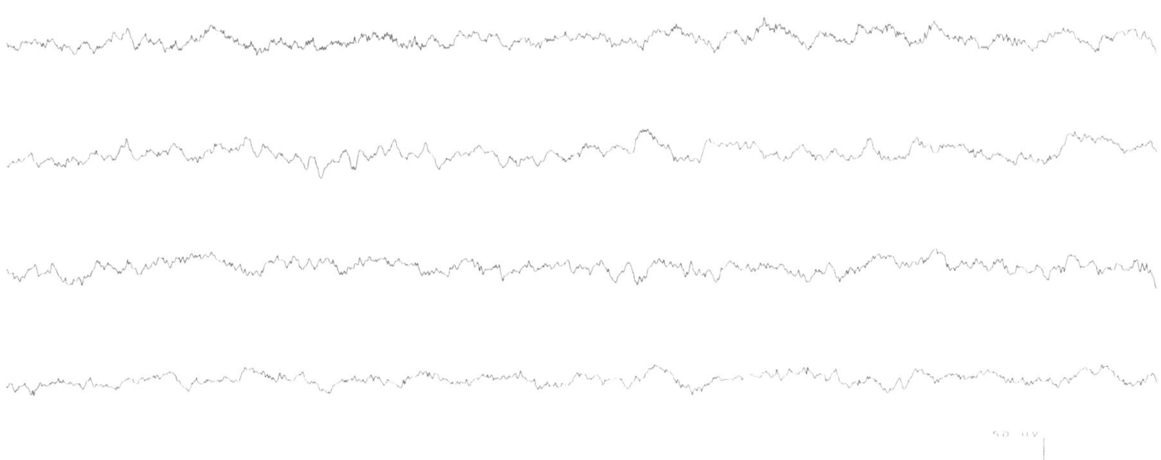

Abb. 4.34. 6 Monate - offene Augen - 10 %-Perzentile: EEG des unteren Normalbereiches eines gesunden Kindes

4.2.3 Ein Jahr

Das EEG mit einem Jahr: Die absolute Gesamtaktivität erreicht in dieser Altersstufe parietookzipital über den Werten des Frontozentralbereichs liegend ihre höchsten Werte. Bei kontinuierlicher Zunahme des α-Bandanteils liegt die dominante Grundaktivität noch deutlich im ϑ-Bereich. Dies drückt sich in einem weiterhin hohen ϑ/α-Quotienten von 3,5 - 3,6 aus. Die dominante Frequenz liegt weiterhin über den vorderen Hirnab-

schnitten mit 6,7 Hz deutlich über der dominanten Frequenz parietookzipital mit einem Wert von 5,9 Hz. Die Synchronisation nimmt mit Kohärenzwerten von über 0,3 im ϑ-Band weiter zu. **Damit ist für die Einordnung des EEG weiterhin die ϑ-Grundaktivität über den vorderen Hirnabschnitten heranzuziehen.**

Tabelle 4.3 Normwerte des EEG bei Einjährigen über den parietookzipitalen und frontozentralen Hirnabschnitten bei offenen Augen

	Dominante Frequenz	Amplitude in µV	Gesamtaktivität in µV²/Hz	ϑ/α Quotient		Relative Aktivität in Prozent					
						$\sigma\delta$	δ	ϑ	α	β_1	β_2
MW					MW ± SD	42,0 ± 7,4	29,6 ± 3,9	19,4 ± 4,7	6,0 ± 1,9	2,2 ± 0,6	0,9 ± 0,4
P3-01	5,9	25,4	110,0	3,5	90%	35,6	28,5	27,5	5,7	2,0	0,7
P4-02		(20–42)			50%	39,8	33,2	20,4	5,6	2,1	0,7
					10%	43,3	28,6	18,5	5,5	2,9	1,4
MW					MW ± SD	35,1 ± 10,1	33,2 ± 5,8	21,3 ± 7,4	7,1 ± 3,9	2,4 ± 0,8	1,0 ± 0,5
F3-C3	6,7	28,6	82,5	3,6	90%	28,3	30,8	30,5	6,7	3,0	0,8
F4-C4		(20–43)			50%	35,6	30,7	16,8	13,1	3,0	0,9
					10%	48,1	28,9	15,3	4,6	2,1	1,2

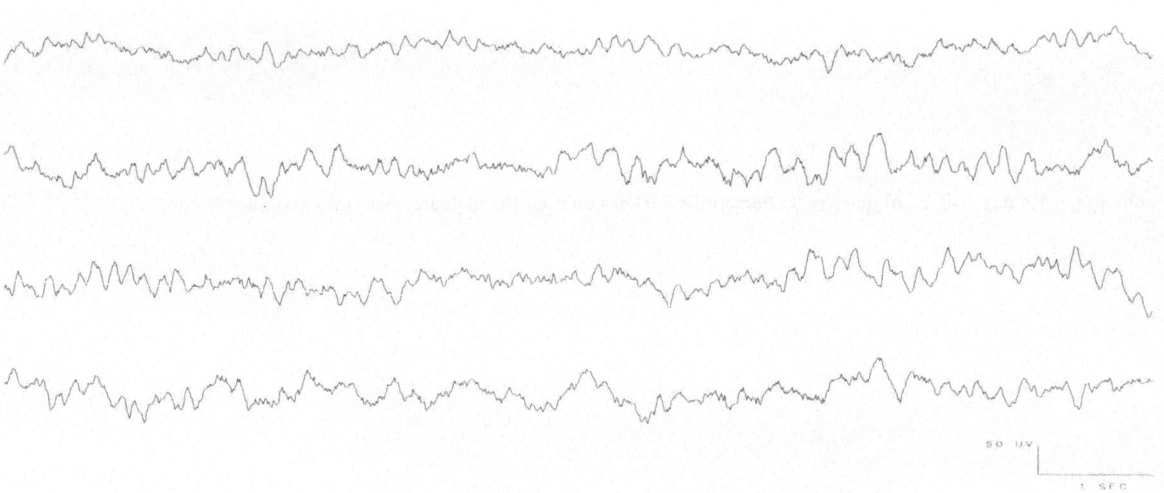

Abb. 4.35. Ein Jahr - offene Augen - 50 %-Perzentile: Mittelwert-Normal-EEG eines gesunden Kindes

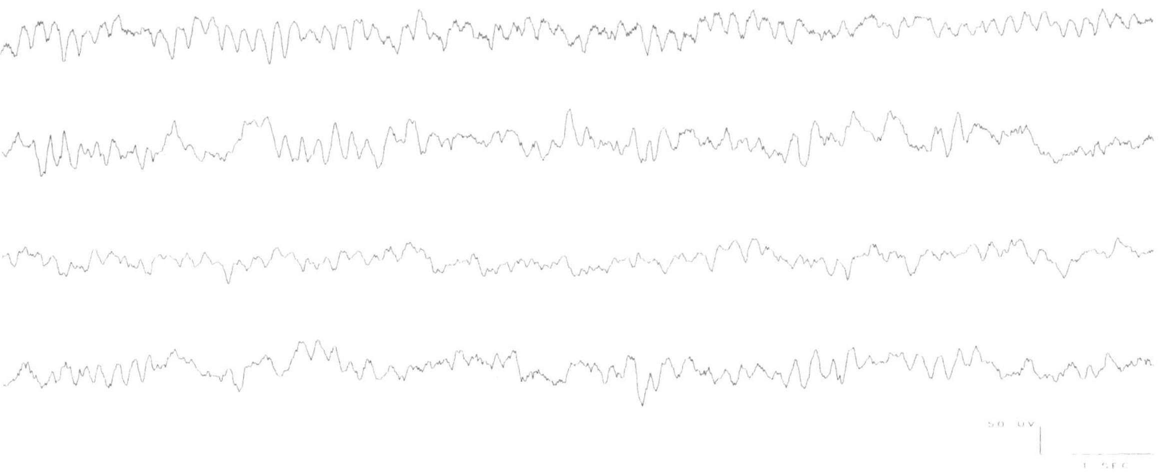

Abb. 4.36. Ein Jahr - offene Augen - 90 %-Perzentile: EEG des oberen Normalbereiches eines gesunden Kindes

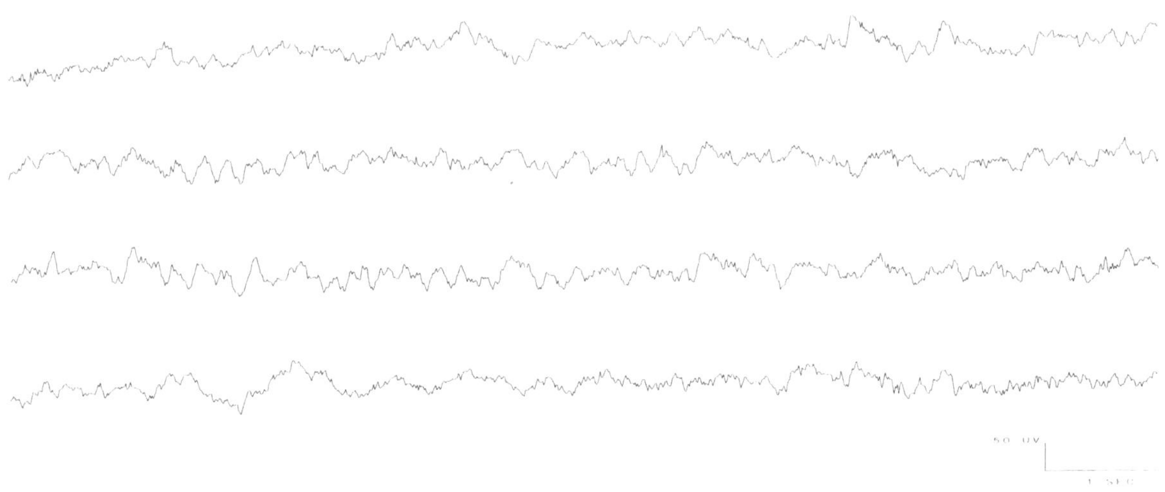

Abb. 4.37. Ein Jahr - offene Augen - 10 %-Perzentile: EEG des unteren Normalbereiches eines gesunden Kindes

4.2.4 Zwei Jahre

Das EEG mit 2 Jahren: Die absolute Gesamtaktivität nimmt im Laufe des 2. Lebensjahres wieder geringfügig ab. Die relative ϑ-Aktivität bleibt bis zum 5. Lebensjahr etwa auf dem gleichen Niveau. Parallel dazu nimmt die α-Aktivität absolut, aber auch relativ zu. Dadurch sinkt der ϑ/α-Quotient auf Werte von 2,2 - 2,3 ab. Dieser Entwicklung entspricht die deutliche Zunahme der dominanten Frequenz über dem weiterhin frequenzbestimmenden Frontozentralbereich auf einen Wert von 7,2 Hz und damit in den oberen Bereich der ϑ-Grundaktivität. Die Synchronisation zeigt weiterhin Kohärenzwerte von über 0,3 im ϑ-Bereich bei weiterhin leichtem Ansteigen der Kohärenz im α-Band. **Die Beurteilung des EEG erfolgt in dieser Altersstufe über die gemeinsame Betrachtung des ϑ- und α-Bandes über den vorderen und hinteren Hirnabschnitten, um reifeabhängig die Grundaktivität einzuordnen.**

Tabelle 4.4 Normwerte des EEG im Alter von 2 Jahren über den parietookzipitalen und frontozentralen Hirnabschnitten bei offenen Augen

	Dominante Frequenz	Amplitude in µV	Gesamtaktivität in µV²/Hz	ϑ/α Quotient		Relative Aktivität in Prozent					
						$\sigma\delta$	δ	ϑ	α	β_1	β_2
MW	6,4	29,8	106,3	2,3	MW ± SD	39,2 ± 6,1	30,9 ± 3,7	18,1 ± 3,9	8,5 ± 2,8	2,5 ± 0,6	0,9 ± 0,3
P3-01					90%	37,1	30,9	15,9	12,3	2,6	1,3
P4-02		(19–46)			50%	34,1	34,6	20,5	7,5	2,5	0,8
					10%	40,0	38,1	15,7	4,0	1,6	0,6
MW	7,2	28,4	74,4	2,2	MW ± SD	33,5 ± 8,0	31,2 ± 4,9	20,4 ± 5,4	11,1 ± 4,9	2,9 ± 1,1	1,1 ± 0,6
F3-C3					90%	25,9	26,5	22,6	21,3	2,6	1,3
F4-C4		(21–43)			50%	32,8	34,6	18,1	10,6	2,7	1,3
					10%	38,7	33,3	18,3	5,9	2,9	1,1

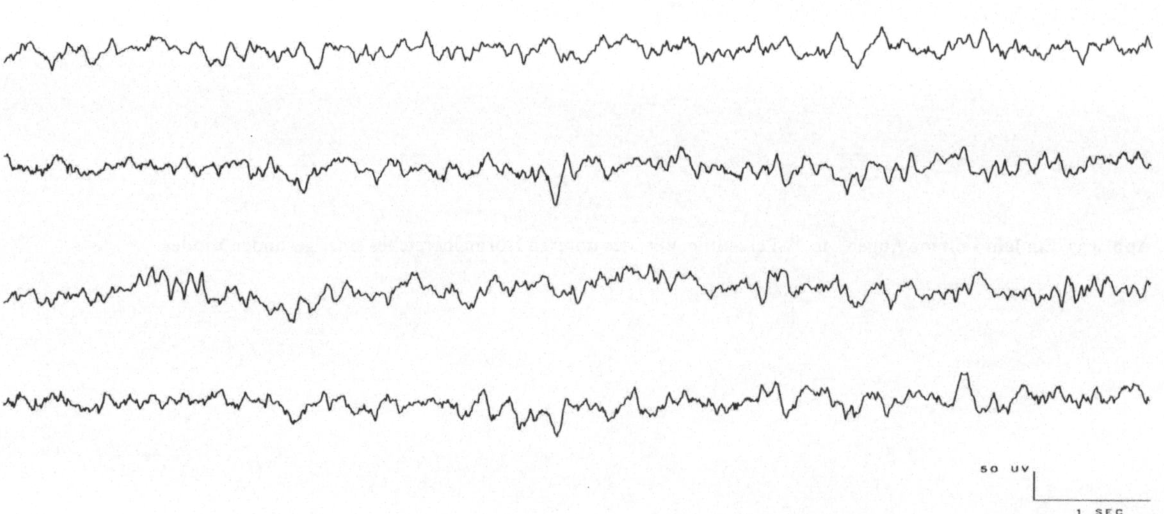

Abb. 4.38. 2 Jahre - offene Augen - 50 %-Perzentile: Mittelwert-Normal-EEG eines gesunden Kindes

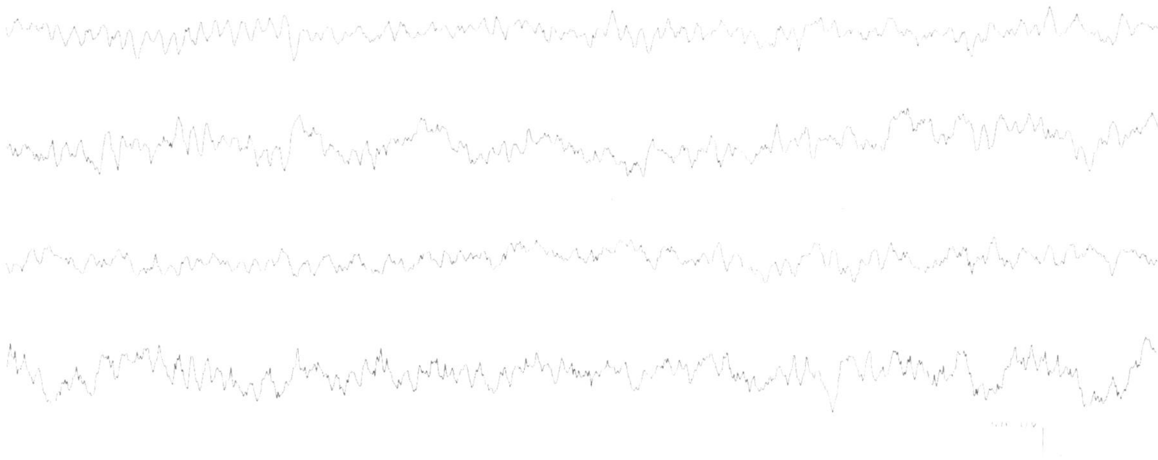

Abb. 4.39. 2 Jahre - offene Augen - 90 %-Perzentile: EEG des oberen Normalbereiches eines gesunden Kindes

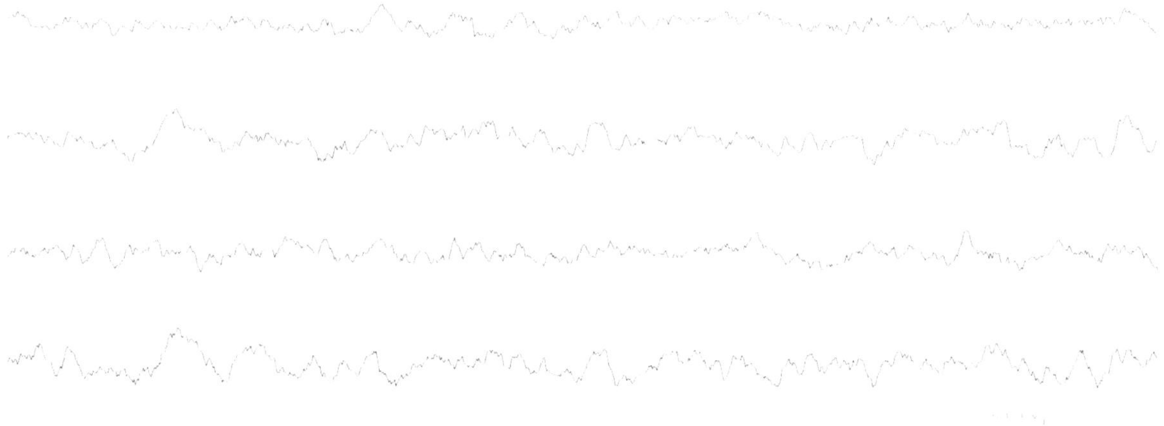

Abb. 4.40. 2 Jahre - offene Augen - 10 %-Perzentile: EEG des unteren Normalbereiches eines gesunden Kindes

4.2.5 Drei Jahre

Das EEG mit 3 Jahren: Die absolute Gesamtaktivität sinkt im 3. Lebensjahr weiter ab. Die absolute ϑ-Aktivität nimmt tendenziell leicht ab, die α-Aktivität leicht zu. Dies äußert sich in einem Absinken des ϑ/α-Quotienten auf 1,9. Die dominante Frequenz über den frontozentralen Hirnabschnitten liegt mit 7,5 Hz im Grenzbereich zwischen ϑ- und α-Aktivität; okzipital steigt die dominante Frequenz jetzt auf einen Wert von 6,8 Hz an.

Die Synchronie steigt sowohl über den vorderen als auch über den hinteren Hirnabschnitten im ϑ- und α-Band an. **Zur Beurteilung des EEG ist eine Betrachtung der ϑ- und α-Aktivität über den vorderen aber auch hinteren Hirnabschnitten erforderlich.** Das deutliche Ansteigen der relativen α-Aktivität von 4,3 % beim Neugeborenen über 6 % beim Einjährigen auf über 11 % partietookzipital beim 3jährigen macht eine zunehmende Befundung des EEG über die Diagnostik im α-Bandbereich erforderlich.

Tabelle 4.5 Normwerte des EEG im Alter von 3 Jahren über den parietookzipitalen und frontozentralen Hirnabschnitten bei offenen Augen

	Dominante Frequenz	Amplitude in µV	Gesamtaktivität in µV²/Hz	ϑ/α Quotient		Relative Aktivität in Prozent					
						$\sigma\delta$	δ	ϑ	α	β_1	β_2
MW					MW ± SD	35,5 ± 6,1	30,6 ± 3,8	19,4 ± 4,1	11,1 ± 3,6	2,7 ± 0,8	0,9 ± 0,3
P3-01	6,8	30,1	99,4	1,9	90%	36,3	27,0	16,3	16,2	3,5	0,9
P4-02		(20–47)			50%	38,0	27,1	18,3	12,5	3,3	0,9
					10%	39,3	33,7	17,7	6,5	2,2	0,6
MW					MW ± SD	34,0 ± 7,4	29,6 ± 4,2	20,3 ± 4,9	12,2 ± 5,0	2,9 ± 1,0	1,1 ± 0,6
F3-C3	7,5	27,2	69,5	1,9	90%	31,5	29,5	16,8	17,7	3,6	1,0
F4-C4		(19–40)			50%	32,9	29,5	18,3	15,1	3,2	1,1
					10%	39,8	33,4	16,8	7,3	2,3	0,6

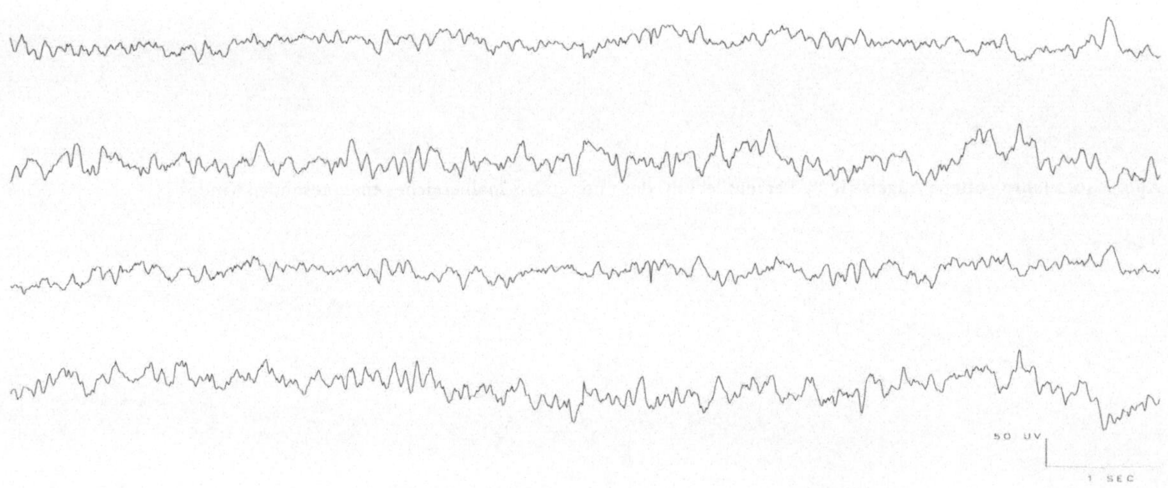

Abb. 4.41. 3 Jahre - offene Augen - 50 %-Perzentile: Mittelwert-Normal-EEG eines gesunden Kindes

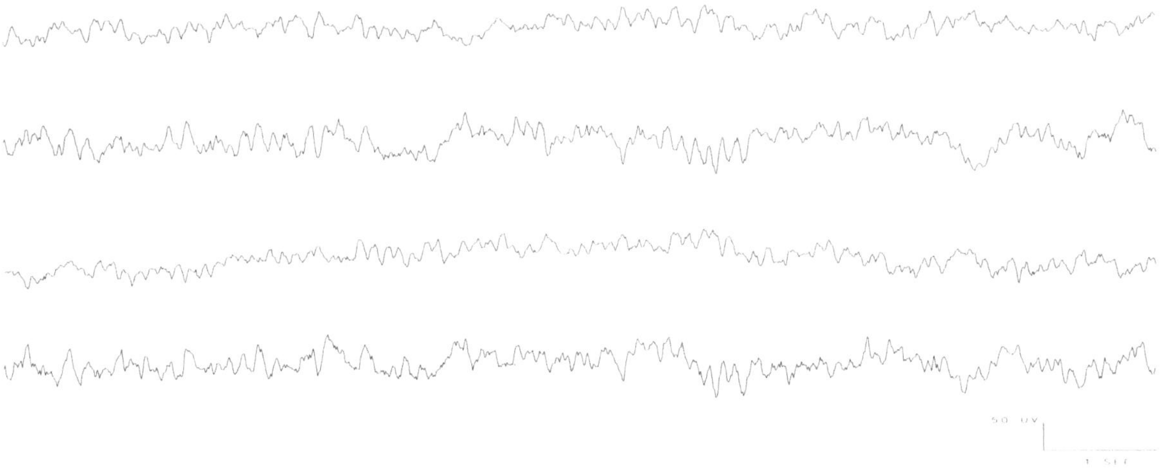

Abb. 4.42. 3 Jahre - offene Augen - 90 %-Perzentile: EEG des oberen Normalbereiches eines gesunden Kindes

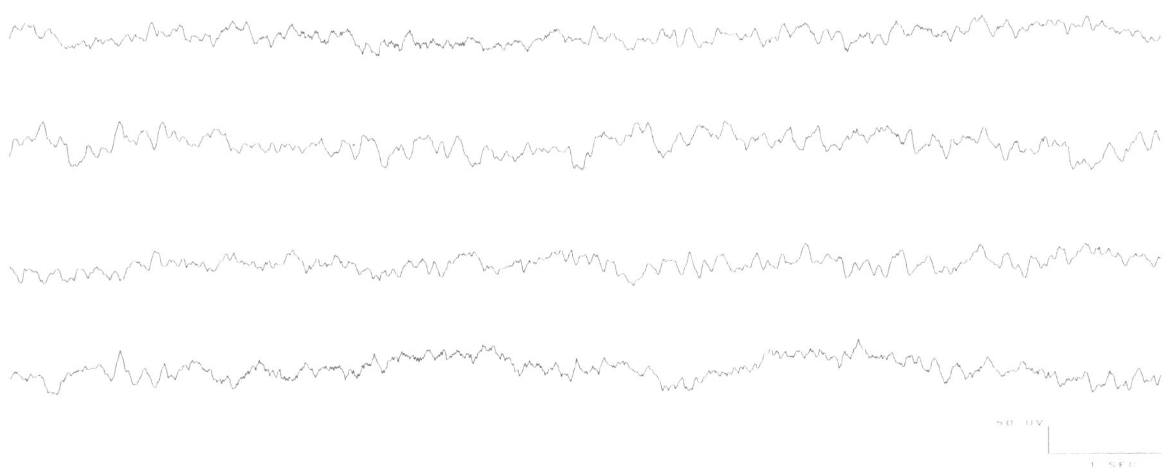

Abb. 4.43. 3 Jahre - offene Augen - 10 %-Perzentile: EEG des unteren Normalbereiches eines gesunden Kindes

4.2.6 Vier Jahre

Das EEG mit 4 Jahren: Die Gesamtaktivität sinkt weiterhin ab und geht näherungsweise mit einer synchronen Abnahme der ϑ-Aktivität bei weiterhin leichtem Ansteigen der α-Aktivität über dem Parietookzipitalbereich einher. Der ϑ/α-Quotient liegt damit bei 1,8. Die relative α-Aktivität hat über den vorderen Hirnabschnitten mit 12,3 % einen Anteil erreicht, der nicht wesentlich weiter ansteigt (Streuung in den Altersgruppen über 5 Jahre von 11 - 13,3 %). Die dominante Frequenz steigt über dem Frontozentralbereich auf 7,8 Hz an und liegt parietookzipital weiterhin mit 6,6 Hz im ϑ-Bereich. Es besteht frontozentral eine beginnende dominante Frequenz im α-Bereich. Die Synchronisation des EEG bleibt relativ konstant. **Die Beurteilung des EEG erfolgt weiterhin durch gemeinsame Betrachtung des ϑ-Bandes (insbesondere für die untere Normentwicklung) und des α-Bandes. Die beste Differenzierung erfolgt über dem Frontozentralbereich.**

Tabelle 4.6 Normwerte des EEG im Alter von 4 Jahren über den parietookzipitalen und frontozentralen Hirnabschnitten bei offenen Augen

	Dominante Frequenz	Amplitude in µV	Gesamtaktivität in µV²/Hz	ϑ/α Quotient		Relative Aktivität in Prozent					
						$\sigma\delta$	δ	ϑ	α	β_1	β_2
MW					MW ± SD	34,3 ± 5,9	30,1 ± 4,0	19,7 ± 3,7	12,6 ± 4,1	3,0 ± 0,9	0,9 ± 0,3
P3-01	6,6	29,3	87,8	1,8	90%	33,7	28,7	16,7	17,4	3,2	0,7
P4-02		(20–40)			50%	33,2	29,2	21,6	12,9	2,6	0,6
					10%	35,4	31,6	16,7	12,1	3,3	0,9
MW					MW ± SD	35,4 ± 7,4	29,7 ± 4,5	19,6 ± 4,4	12,3 ± 5,4	2,9 ± 0,9	1,1 ± 0,4
F3-C3	7,8	22,7	68,0	1,8	90%	26,7	27,9	19,8	21,6	3,3	0,8
F4-C4		(17–32)			50%	32,6	29,2	20,8	14,5	2,2	0,7
					10%	39,2	33,0	14,9	7,0	4,4	1,4

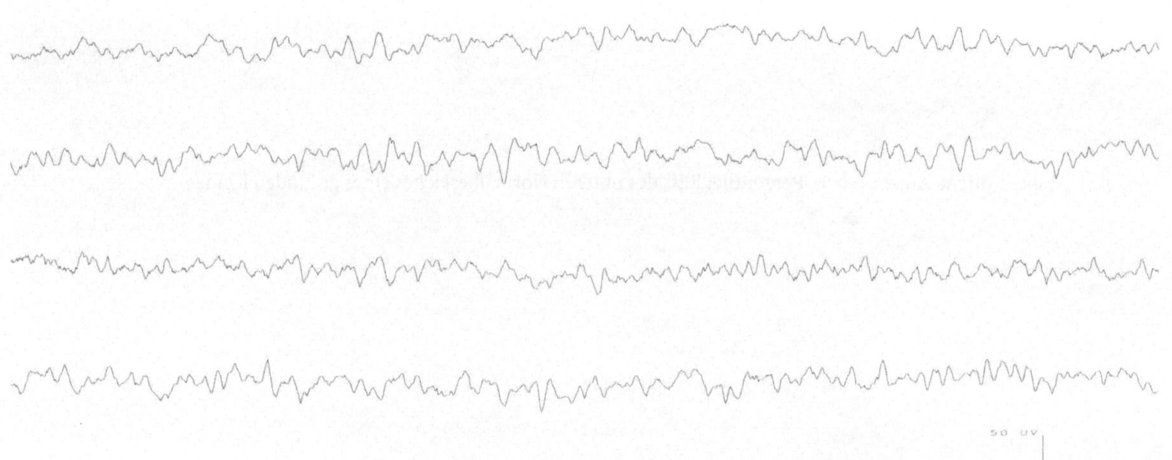

Abb. 4.44. 4 Jahre - offene Augen - 50 %-Perzentile: Mittelwert-Normal-EEG eines gesunden Kindes

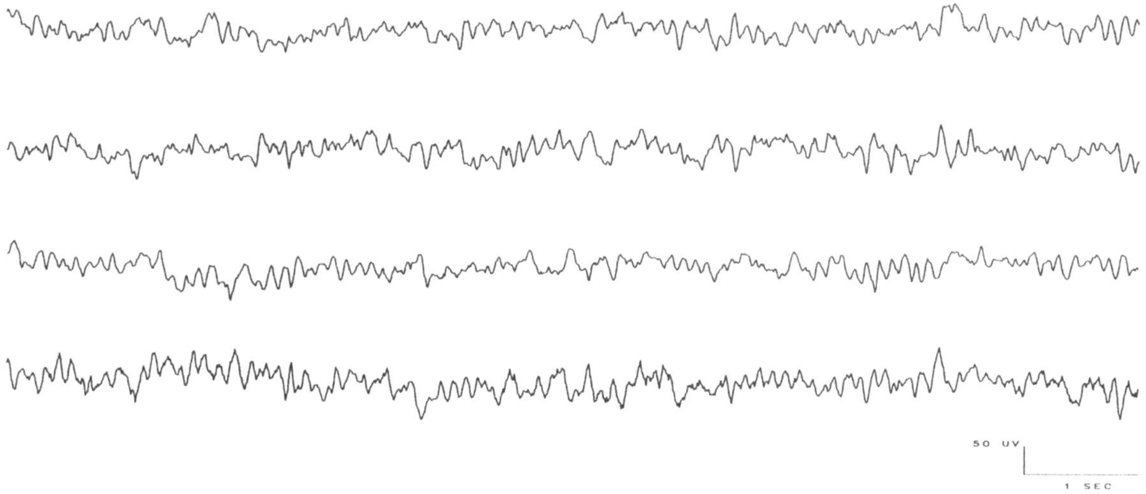

Abb. 4.45. 4 Jahre - offene Augen - 90 %-Perzentile: EEG des oberen Normalbereiches eines gesunden Kindes

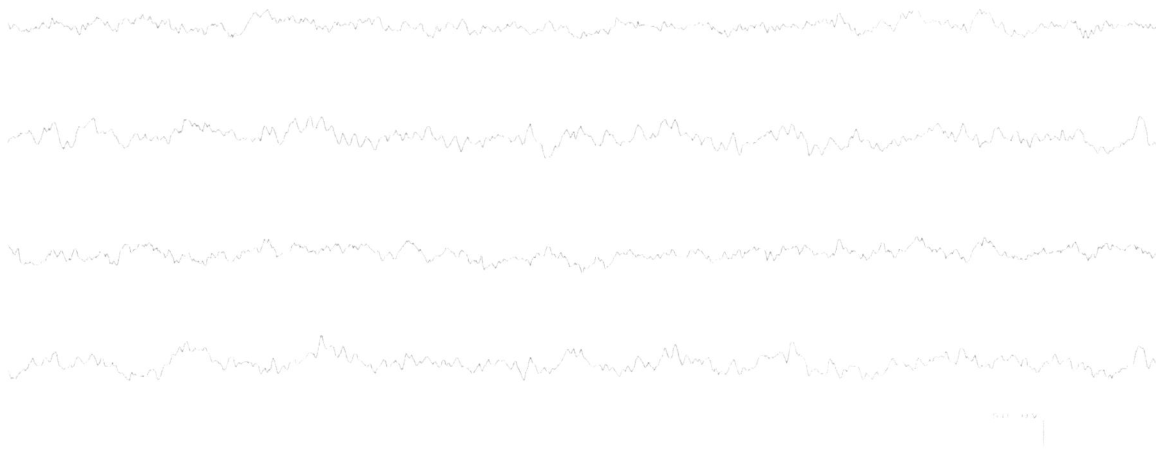

Abb. 4.46. 4 Jahre - offene Augen - 10 %-Perzentile: EEG des unteren Normalbereiches eines gesunden Kindes

4.2.7 Fünf Jahre

Das EEG mit 5 Jahren: Die Gesamtaktivität nimmt im 5. Lebensjahr weiter ab. In gleichem Maße ist ein Abnehmen der ϑ-Aktivität zu verzeichnen. Die α-Aktivität wächst über den hinteren Hirnabschnitten an. Durch die Abnahme der Amplitude bleibt relativ gesehen die ϑ-Aktivität über allen Hirnabschnitten und die α-Aktivität über den vorderen Hirnabschnitten etwa gleich, nimmt parietookzipital aber zu. Dies drückt sich in einem ϑ/α-Quotienten von 2,0 frontozentral und seinem Absinken auf 1,6 parietookzipital aus. Die dominante Frequenz nimmt parietookzipital deutlich auf Werte von 7,4 Hz zu. Die Synchronisation des EEG bleibt bei konstanter Kohärenz weitgehend stabil. **Die Beurteilung des EEG erfolgt bei einer Zunahme der relativen α-Aktivität parietookzipital auf 14 % zumindest beim normal entwickelten 5jährigen Kind über dem Parietookzipitalbereich durch das α-Band.**

Tabelle 4.7 Normwerte des EEG im Alter von 5 Jahren über den parietookzipitalen und frontozentralen Hirnabschnitten bei offenen Augen

	Dominante Frequenz	Amplitude in μV	Gesamtaktivität in μV²/Hz	ϑ/α Quotient		Relative Aktivität in Prozent					
						σδ	δ	ϑ	α	β₁	β₂
MW					MW ± SD	32,6 ± 6,6	29,1 ± 3,8	20,0 ± 3,9	14,0 ± 5,4	3,4 ± 0,9	1,0 ± 0,4
P3-01	7,4	28,5	80,8	1,6	90%	24,1	26,0	14,9	29,1	4,5	1,4
P4-02		(20–47)			50%	29,2	28,3	17,7	18,9	4,9	1,2
					10%	37,4	25,0	22,3	11,9	2,0	0,5
MW					MW ± SD	34,7 ± 6,6	30,1 ± 4,8	19,2 ±	11,7 ± 5,7	3,1 ± 1,1	1,3 ± 0,7
F3-C3	7,3	25,0	60,5	2,0	90%	27,5	22,3	16,8	27,8	4,0	1,7
F4-C4		(17–36)			50%	35,7	27,1	17,3	14,5	4,2	1,4
					10%	33,7	29,7	20,6	11,2	3,4	1,4

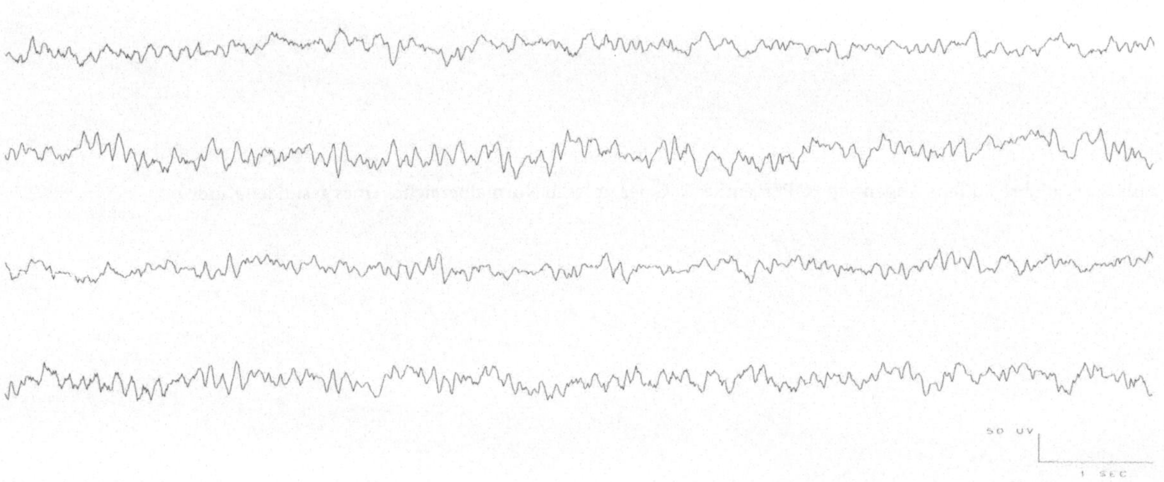

Abb. 4.47. 5 Jahre - offene Augen - 50 %-Perzentile: Mittelwert-Normal-EEG eines gesunden Kindes

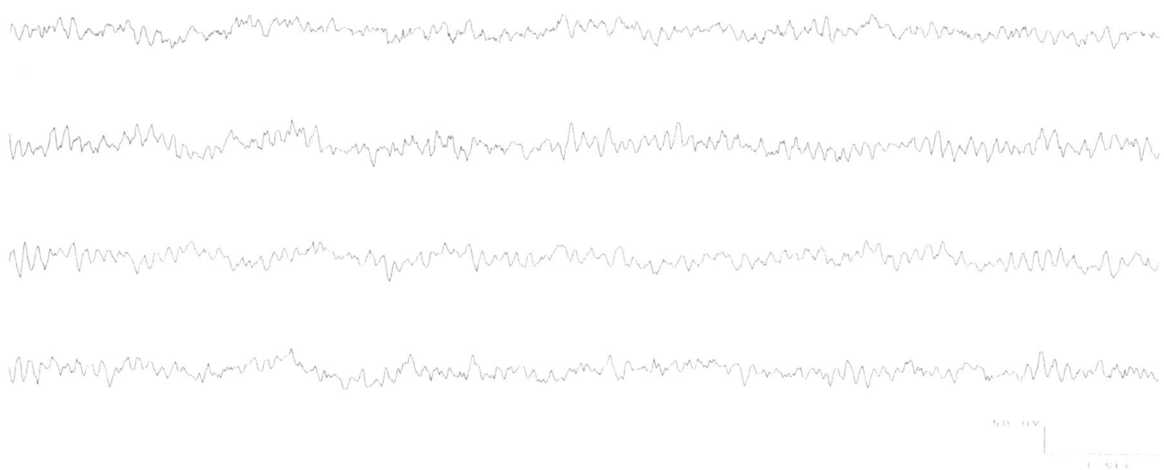

Abb. 4.48. 5 Jahre - offene Augen - 90 %-Perzentile: EEG des oberen Normalbereiches eines gesunden Kindes

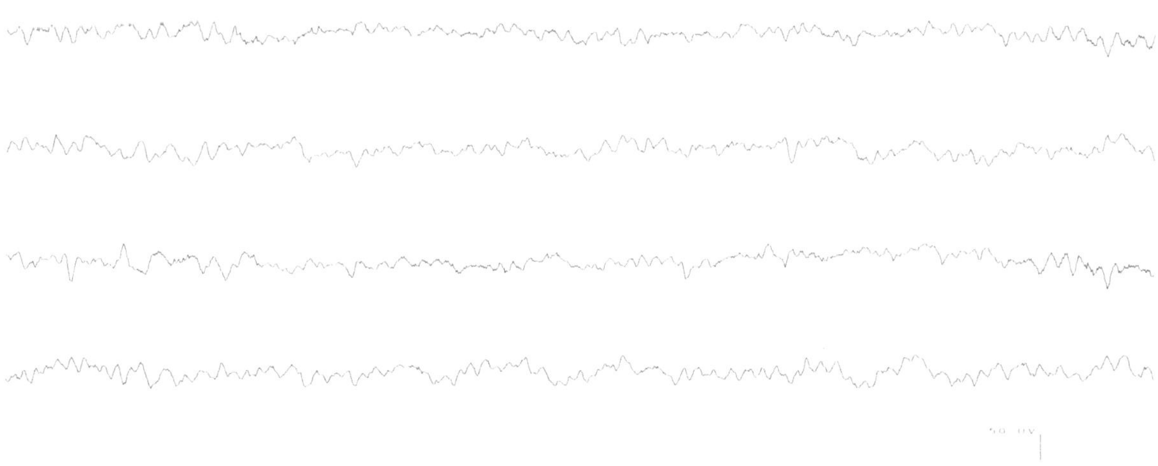

Abb. 4.49. 5 Jahre - offene Augen - 10 %-Perzentile: EEG des unteren Normalbereiches eines gesunden Kindes

4.2.8 Sechs bis sieben Jahre

Das EEG mit 6 - 7 Jahren: Die Gesamtaktivität nimmt über den vorderen Hirnabschnitten weiter leicht ab, über den hinteren Hirnabschnitten in dieser Altersgruppe leicht zu. Damit korreliert parietookzipital eine ϑ- und α-Frequenzbandzunahme, die eine geringfügige Erhöhung des ϑ/α-Quotienten von 1,8 - 2,1 nach sich zieht. Die relative α-Aktivität steigt parietookzipital auf 14,9% an und erreicht frontozentral mit 13,3 % den Spitzenwert aller Untersuchungsgruppen. Bei beginnender Dominanz der α-Grundaktivität parietookzipital besteht auch über den vorderen Hirnabschnitten eine ausgeprägte α-Grundaktivität. Die dominante Frequenz steigt sprunghaft auf Werte um 8,5 Hz an. Die Synchronie nimmt stark zu. Die Kohärenz im ϑ-Band steigt auf Werte über 0,4, im α-Band erstmalig über 0,2 an. **Die Einordnung des EEG erfolgt unter weiterer Beachtung der frontozentralen Abschnitte im wesentlichen durch die Analyse der Grundaktivität parietookzipital.**

Tabelle 4.8 Normwerte des EEG im Alter von 6–7 Jahren über den parietookzipitalen und frontozentralen Hirnabschnitten mitoffenen Augen

	Dominante Frequenz	Amplitude in µV	Gesamtaktivität in µV²/Hz	ϑ/α Quotient		Relative Aktivität in Prozent					
						$\sigma\delta$	δ	ϑ	α	β_1	β_2
MW					MW ± SD	28,2 ± 5,0	26,4 ± 4,1	24,6 ± 5,7	14,9 ± 5,0	4,5 ± 1,4	1,2 ± 0,5
P3-01	8,5	29,4	86,9	1,8	90%	25,0	20,0	21,3	28,1	4,5	1,1
P4-02		(24–40)			50%	32,6	26,6	17,8	15,8	5,2	1,7
					10%	28,6	25,2	29,5	11,5	4,3	0,9
MW					MW ± SD	30,6 ± 7,7	25,7 ± 3,8	23,9 ± 6,3	13,3 ± 6,0	4,4 ± 1,6	2,0 ± 1,1
F3-C3	8,6	24,8	56,6	2,1	90%	25,4	27,2	21,3	19,2	4,0	2,9
F4-C4		(16–35)			50%	45,1	22,1	15,1	8,0	7,1	2,7
					10%	23,4	26,8	34,9	10,3	3,2	1,4

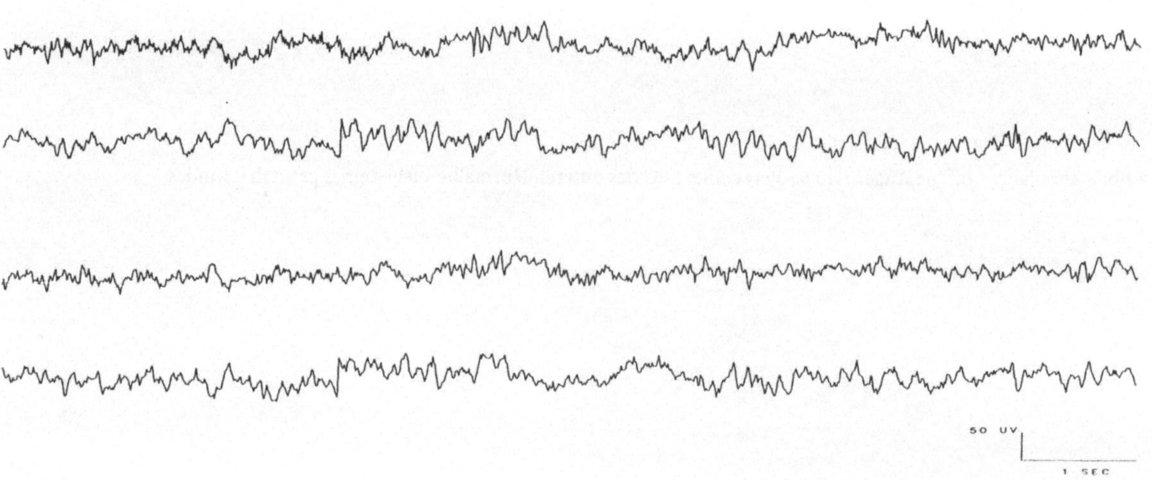

Abb. 4.50. 6 - 7 Jahre - offene Augen - 50 %-Perzentile: Mittelwert-Normal-EEG eines gesunden Kindes

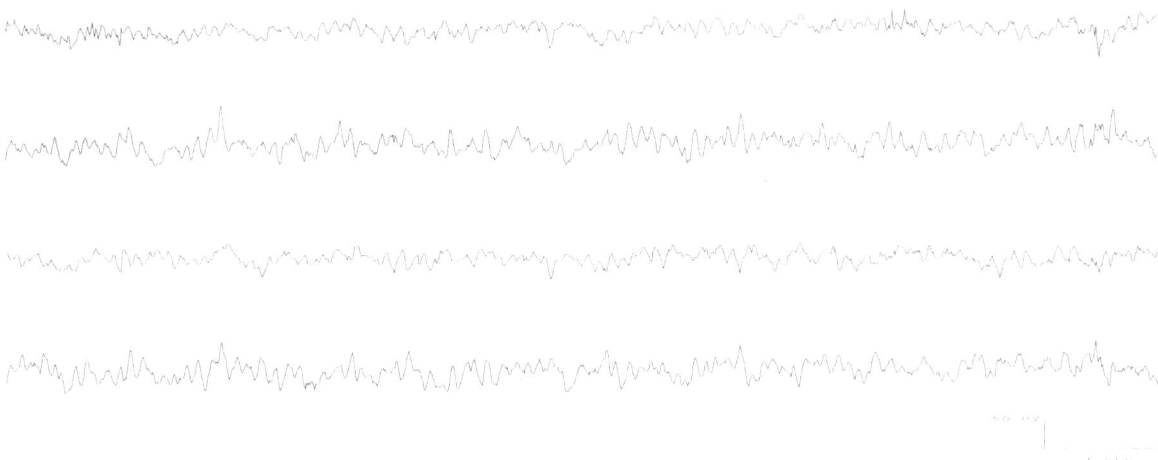

Abb. 4.51. 6 - 7 Jahre - offene Augen - 90 %-Perzentile: EEG des oberen Normalbereiches eines gesunden Kindes

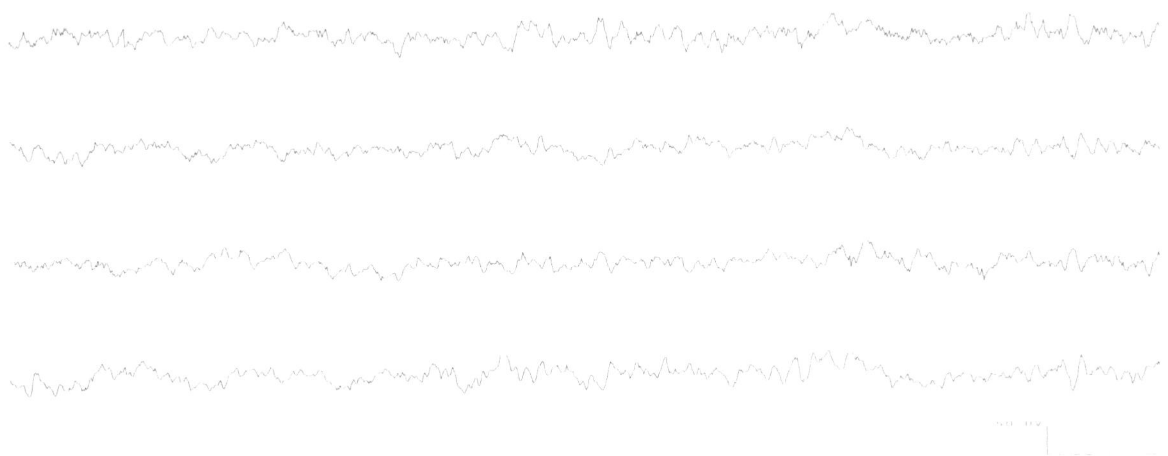

Abb. 4.52. 6 - 7 Jahre - offene Augen - 10 %-Perzentile: EEG des unteren Normalbereiches eines gesunden Kindes

4.2.9 Acht bis neun Jahre

Das EEG mit 8 - 9 Jahren: Die Gesamtaktivität nimmt weiterhin generell ab. Parallel dazu ist eine Abnahme der absoluten ϑ-β_1-Aktivität zu beobachten. Bei der Berechnung der relativen Aktivität bleibt das Niveau der relativen α-Aktivität parietookzipital mit 14,6 % und frontozentral mit 12,5 % etwa erhalten. Der ϑ/α-Quotient liegt frontozentral bei 2,1, parietookzipital bei 1,6. Die dominante Frequenz bleibt frontozentral weiterhin bei ca. 8,5 Hz, steigt aber parietookzipital auf Werte über 9 Hz an. Die Synchronisation nimmt erheblich zu, die ϑ-Kohärenz liegt bei 0,5, die α-Kohärenz überschreitet parietookzipital 0,4 und die β_1-Kohärenz einen Wert von 0,3. **Für die Befundung des EEG ist die relative α-Aktivität parietookzipital als entscheidendes Kriterium heranzuziehen. Bei in der Entwicklung retardierten EEG können die frontozentralen Hirnabschnitte entscheidende Hiweise zur Befundung liefern.**

Tabelle 4.9 Normwerte des EEG im Alter von 8–9 Jahren über den parietookzipitalen und frontozentralen Hirnabschnitten bei offenen Augen

	Dominante Frequenz	Amplitude in μV	Gesamtaktivität in $\mu V^2/Hz$	ϑ/α Quotient		Relative Aktivität in Prozent					
						$\sigma\delta$	δ	ϑ	α	β_1	β_2
MW					MW ± SD	30,5 ± 6,6	26,0 ± 4,0	21,3 ± 3,7	14,6 ± 5,0	6,1 ± 1,9	1,5 ± 0,9
P3-01	9,2	29,7	73,4	1,6	90%	25,7	25,1	18,4	24,9	4,7	1,2
P4-02		(19–40)			50%	26,9	24,7	22,1	16,8	7,9	1,6
					10%	40,1	21,7	19,9	12,1	4,7	1,3
MW					MW ± SD	30,9 ± 6,8	27,2 ± 4,1	21,1 ± 4,6	12,5 ± 6,8	5,4 ± 2,0	2,8 ± 2,4
F3-C3	8,5	23,6	53,1	2,1	90%	30,1	19,3	17,3	29,3	2,9	1,2
F4-C4		(16–35)			50%	30,6	25,1	16,8	16,1	6,8	4,6
					10%	29,9	36,9	17,5	10,6	3,4	1,7

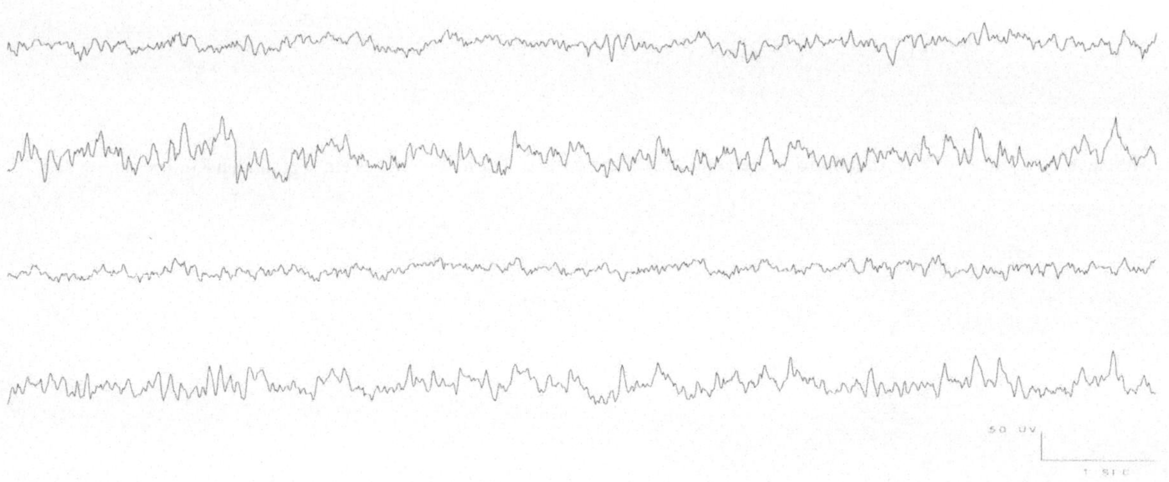

Abb. 4.53. 8 - 9 Jahre - offene Augen - 50 %-Perzentile: Mittelwert-Normal-EEG eines gesunden Kindes

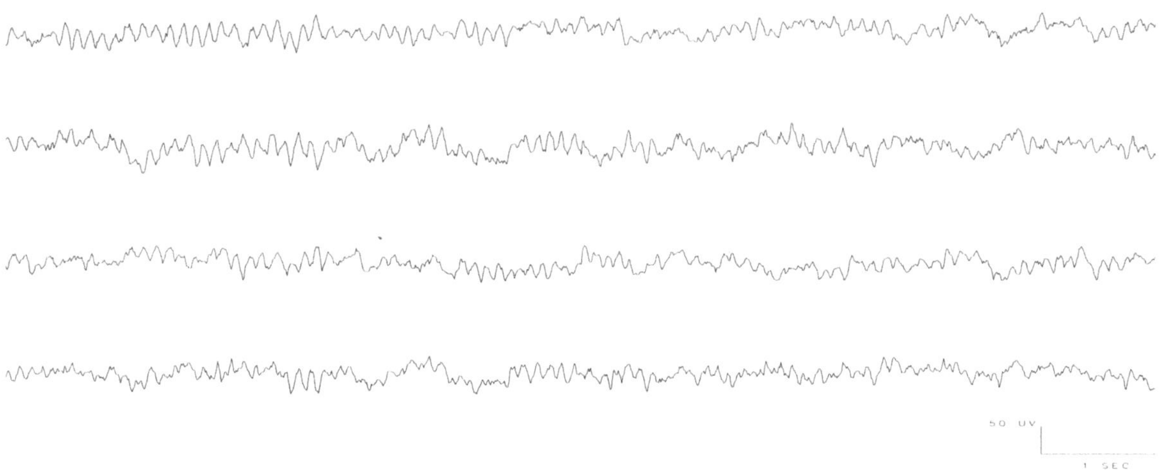

Abb. 4.54. 8 - 9 Jahre - offene Augen - 90 %-Perzentile: EEG des oberen Normalbereiches eines gesunden Kindes

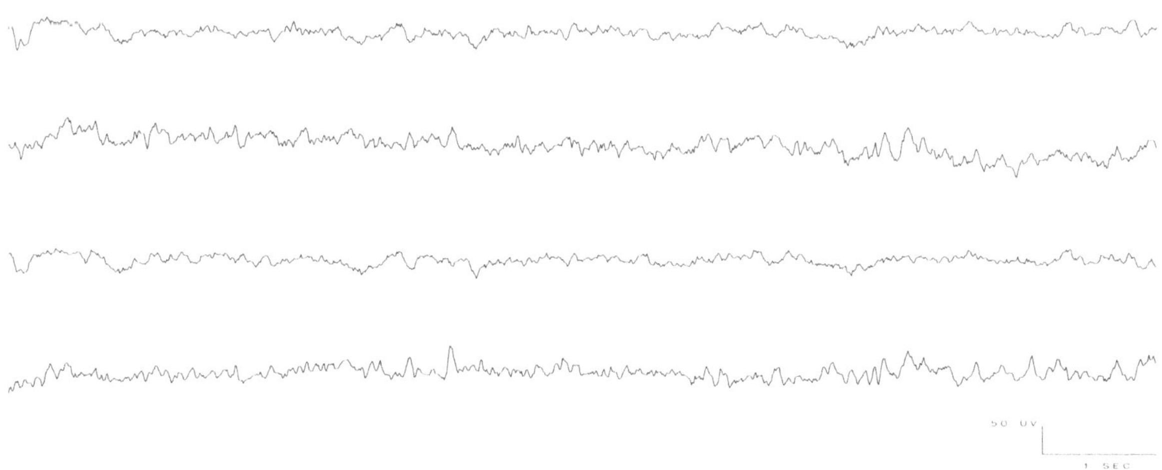

Abb. 4.55. 8 - 9 Jahre - offene Augen - 10 %-Perzentile: EEG des unteren Normalbereiches eines gesunden Kindes

4.2.10 Zehn Jahre

Das EEG mit 10 Jahren: Die Gesamtaktivität fällt weiterhin deutlich ab und erreicht paritookzipital die Hälfte der Amplitude des Kleinkindalters. Die absolute ϑ-Aktivität sowie die absolute α- und β_1-Aktivität sinken deutlich. Bei der Berechnung der relativen Aktivität bleiben jedoch die α- und β_1-Aktivitätsanteile relativ konstant, während die relative ϑ-Aktivität sinkt. Dies führt zu einer Verschiebung des ϑ/α-Quotienten parietookzipital auf 1,4. Die dominante Frequenz steigt frontozentral auf 8,8 Hz, parietookzipital auf 9 Hz an. Die Kohärenzwerte steigen im ϑ-, α- und β_1-Band als Ausdruck einer zunehmenden Synchronie an. **Auf der Basis dieser Entwicklung muß die Befunderstellung über die Analyse der α-Grundaktivität parietookzipital, bei in der Entwicklung retardierten EEG eventuell auch frontozentral erfolgen.**

Tabelle 4.10 Normwerte des EEG im Alter von 10 Jahren über den parietookzipitalen und frontozentralen Hirnabschnitten bei offenen Augen

	Dominante Frequenz	Amplitude in µV	Gesamtaktivität in µV²/Hz	ϑ/α Quotient		Relative Aktivität in Prozent					
						$\sigma\delta$	δ	ϑ	α	β_1	β_2
MW P3-01 P4-02	9,0	24,9 (15–35)	55,2	1,4	MW ± SD	32,7 ± 7,7	25,1 ± 4,6	18,5 ± 4,9	14,7 ± 6,0	6,9 ± 2,6	2,1 ± 1,8
					90%	31,3	20,2	16,2	24,2	6,0	2,0
					50%	43,7	24,2	14,9	11,4	4,5	1,3
					10%	35,2	27,3	15,3	11,4	8,2	2,7
MW F3-C3 F4-C4	8,8	22,3 (17–41)	49,5	1,9	MW ± SD	33,2 ± 7,2	26,6 ± 4,6	19,8 ± 5,8	12,7 ± 7,1	5,2 ± 2,6	2,4 ± 1,6
					90%	30,6	25,2	15,8	20,5	5,2	2,7
					50%	30,2	26,6	19,8	11,9	7,0	4,5
					10%	31,5	27,9	17,9	10,7	8,5	3,5

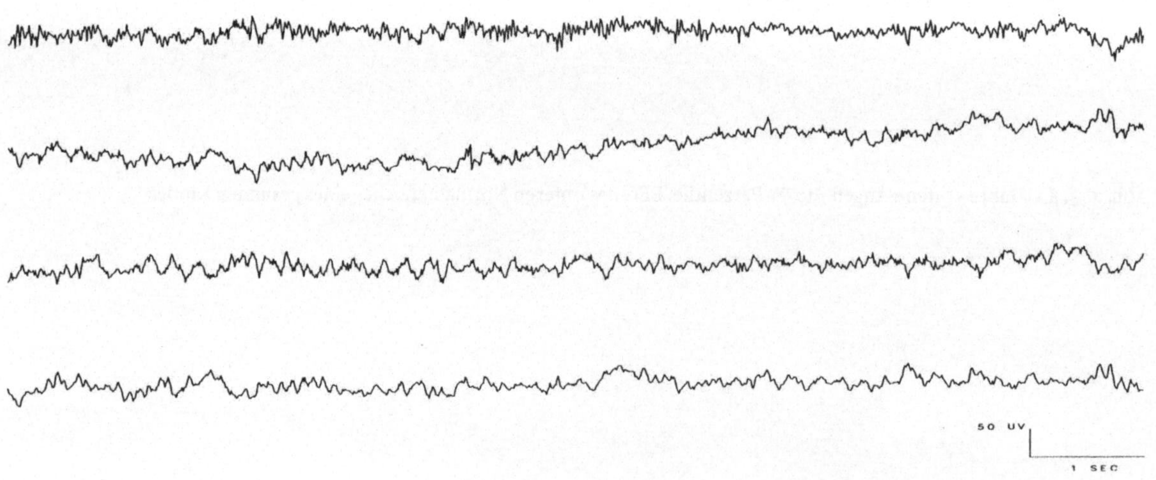

Abb. 4.56. 10 Jahre - offene Augen - 50 %-Perzentile: Mittelwert-Normal-EEG eines gesunden Kindes

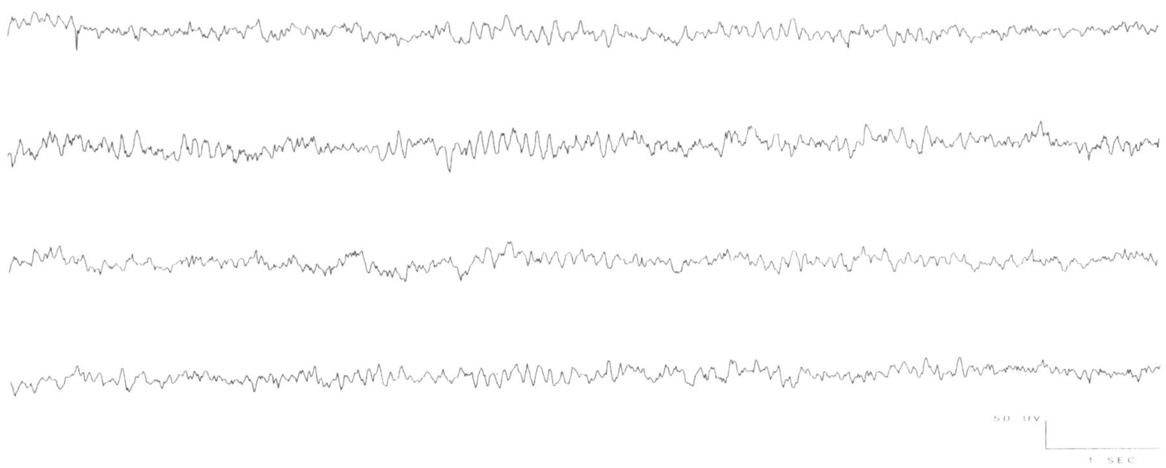

Abb. 4.57. 10 Jahre - offene Augen - 90 %-Perzentile: EEG des oberen Normalbereiches eines gesunden Kindes

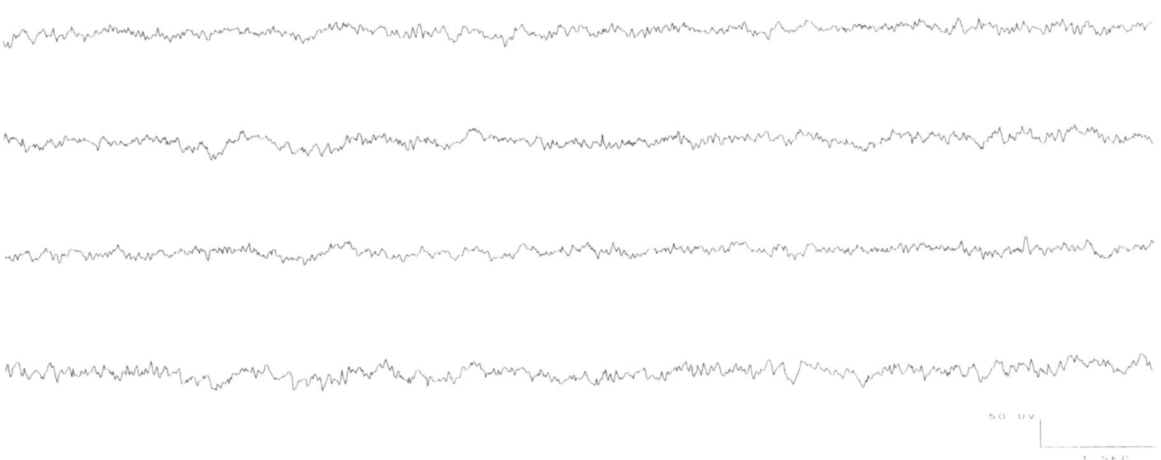

Abb. 4.58. 10 Jahre - offene Augen - 10 %-Perzentile: EEG des unteren Normalbereiches eines gesunden Kindes

4.2.11 Elf bis zwölf Jahre

Das EEG mit 11 - 12 Jahren: Die Gesamtaktivität sinkt in dieser Altersgruppe weiter ab. Die absolute Aktivität langsamer Frequenzbandanteile nimmt ab, die der höheren Frequenzen zu. Ein Anstieg der relativen α-Aktivität und β_1-Aktivität liegt vor. Dies drückt sich in einem weiter sinkenden ϑ/α-Quotienten von 1,3 - 1,7 aus. Innerhalb des α-Frequenzbandes steigt die dominante Frequenz nochmals deutlich frontozentral von 8,8 Hz auf 9,2 Hz und parietookzipital von 9,0 Hz auf 9,8 Hz an. Zur Klassifikation der akzelerierten EEG gewinnt der Einfluß des β_1-Bandes an Bedeutung. Die Synchronie erreicht im ϑ- bis β_1-Band Kohärenzwerte zwischen 0,3 und 0,5. **Die Beurteilung des EEG in dieser Altersstufe erfolgt über die parietookzipitale Analyse der α- und β_1-Grundaktivität, die in dieser Altersstufe zusammen ca. 22 % der Grundaktivität erreichen.**

Tabelle 4.11 Normwerte des EEG im Alter von 11–12 Jahren über den parietookzipitalen und frontozentralen Hirnabschnitten bei offenen Augen

	Dominante Frequenz	Amplitude in µV	Gesamtaktivität in µV²/Hz	ϑ/α Quotient		Relative Aktivität in Prozent					
						$\sigma\delta$	δ	ϑ	α	β_1	β_2
MW					MW ± SD	32,0 ± 6,6	24,7 ± 3,3	18,0 ± 3,6	15,3 ± 5,5	7,4 ± 2,9	2,6 ± 1,7
P3-01	9,8	23,2	47,9	1,3	90%	31,8	20,5	8,4	17,8	16,0	5,5
P4-02		(19–30)			50%	29,1	20,4	24,1	16,4	7,6	2,3
					10%	34,7	28,9	17,0	11,6	5,7	2,2
MW					MW ± SD	31,4 ± 6,3	29,0 ± 5,4	18,3 ± 2,8	13,0 ± 7,2	5,7 ± 2,1	2,5 ± 0,8
F3-C3	9,2	20,8	46,5	1,7	90%	35,1	20,7	12,4	17,5	12,0	2,2
F4-C4		(15–27)			50%	33,7	25,7	19,5	11,5	5,8	3,8
					10%	37,0	30,3	16,2	10,1	4,0	2,5

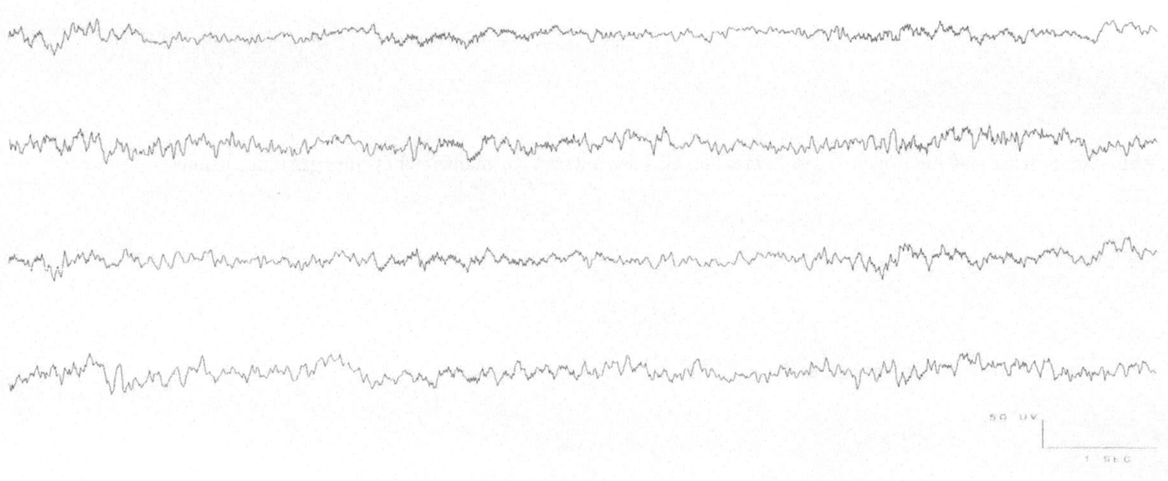

Abb. 4.59. 11 - 12 Jahre - offene Augen - 50 %-Perzentile: Mittelwert-Normal-EEG eines gesunden Kindes

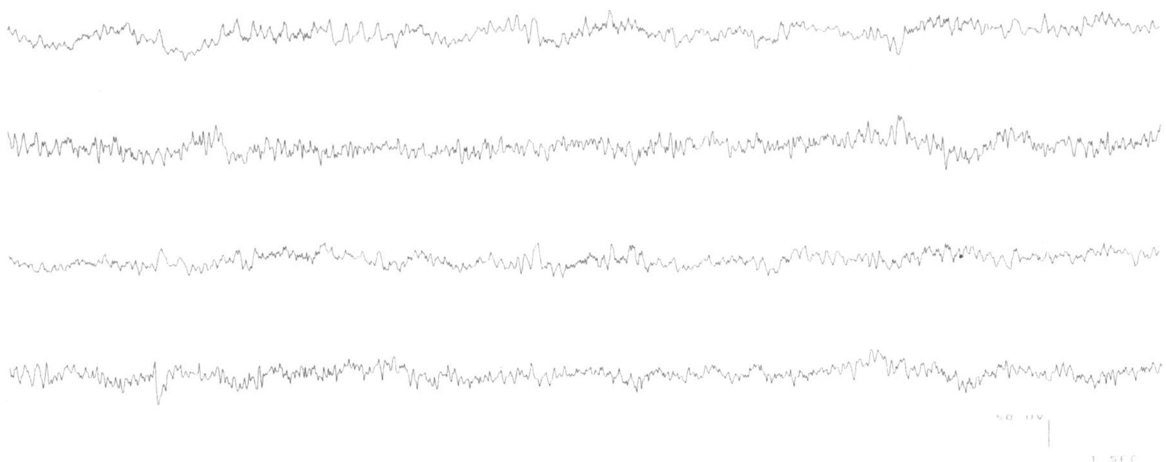

Abb. 4.60. 11 - 12 Jahre - offene Augen - 90 %-Perzentile: EEG des oberen Normalbereiches eines gesunden Kindes

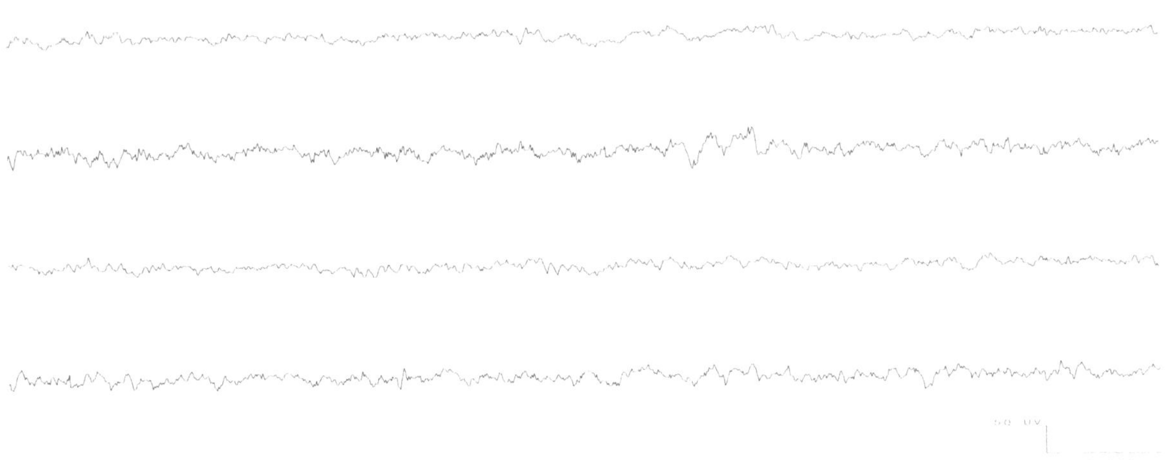

Abb. 4.61. 11 - 12 Jahre - offene Augen - 10 %-Perzentile: EEG des unteren Normalbereiches eines gesunden Kindes

4.2.12 Dreizehn bis sechzehn Jahre

Das EEG mit 13 - 16 Jahren: Die Gesamtaktivität erreicht in dieser Altersgruppe wieder die niedrigen Werte des Neugeborenenalters. Absolute $\sigma\delta$-, δ- und ϑ-Aktivitäten nehmen weiter deutlich ab, α- und β_1-Aktivität insbesondere parietookzipital deutlich zu. Die relative α-Aktivität übersteigt in dieser Altersgruppe erstmals die relative ϑ-Aktivität, was sich in einem ϑ/α-Quotienten parietookzipital von 0,9 ausdrückt. Die dominante Frequenz nimmt nochmals leicht auf parietookzipital 9,9 Hz und frontozentral 9,4 Hz zu. Damit muß bei der Bestimmung der Grundaktivität auch der Frequenzbandbereich über 12,5 Hz Berücksichtigung finden. Die Synchronisation bilateral nimmt bei Werten von 0,2 - 0,5 leicht ab. **Bei der Beurteilung des EEG ist die parietookzipitale α- und β_1-Aktivität zu beachten.**

Tabelle 4.12 Normwerte des EEG im Alter von 13–16 Jahren über den parietookzipitalen und frontozentralen Hirnabschnitten bei offenen Augen

	Dominante Frequenz	Amplitude in µV	Gesamtaktivität in µV²/Hz	ϑ/α Quotient		Relative Aktivität in Prozent					
						$\sigma\delta$	δ	ϑ	α	β_1	β_2
MW P3-01 P4-02	9,9	22,1 (18–36)	37,5	0,9	MW ± SD	$29,8 \pm 6,4$	$23,9 \pm 5,9$	$15,5 \pm 3,9$	$21,4 \pm 9,5$	$7,6 \pm 2,5$	$1,9 \pm 1,1$
					90%	21,8	30,5	13,1	20,4	12,3	1,9
					50%	35,3	22,4	15,9	19,4	5,7	1,2
					10%	32,4	25,2	19,7	11,2	9,7	1,7
MW F3-C3 F4-C4	9,4	18,1 (15–29)	27,3	1,5	MW ± SD	$33,3 \pm 6,4$	$28,0 \pm 4,8$	$17,3 \pm 4,2$	$13,2 \pm 5,9$	$5,7 \pm 1,6$	$2,6 \pm 0,9$
					90%	21,6	28,0	11,2	28,9	8,4	1,9
					50%	33,7	30,8	17,6	10,8	5,2	1,8
					10%	33,3	30,4	14,9	8,3	8,7	4,4

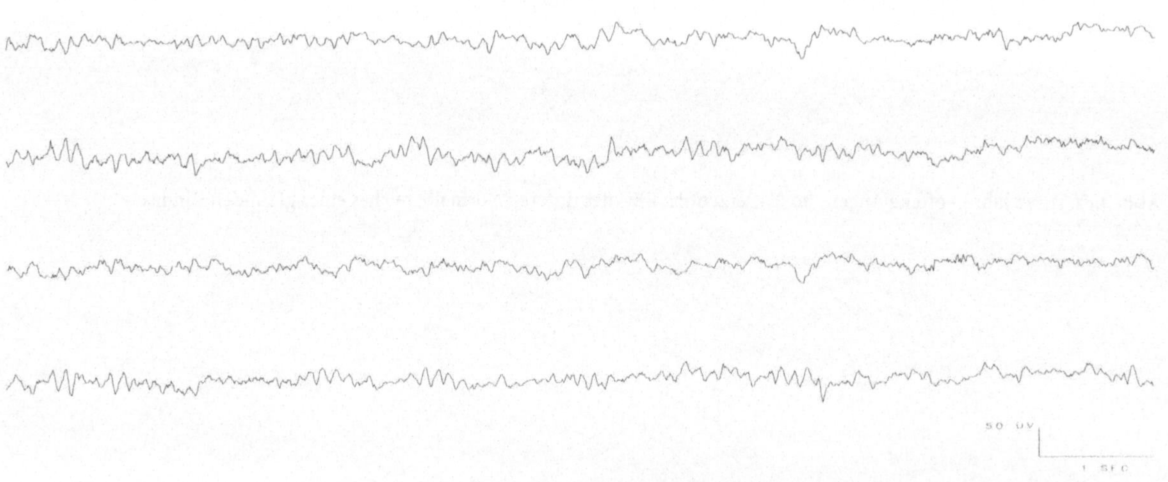

Abb. 4.62. 13 - 16 Jahre - offene Augen - 50 %-Perzentile: Mittelwert-Normal-EEG eines gesunden Kindes

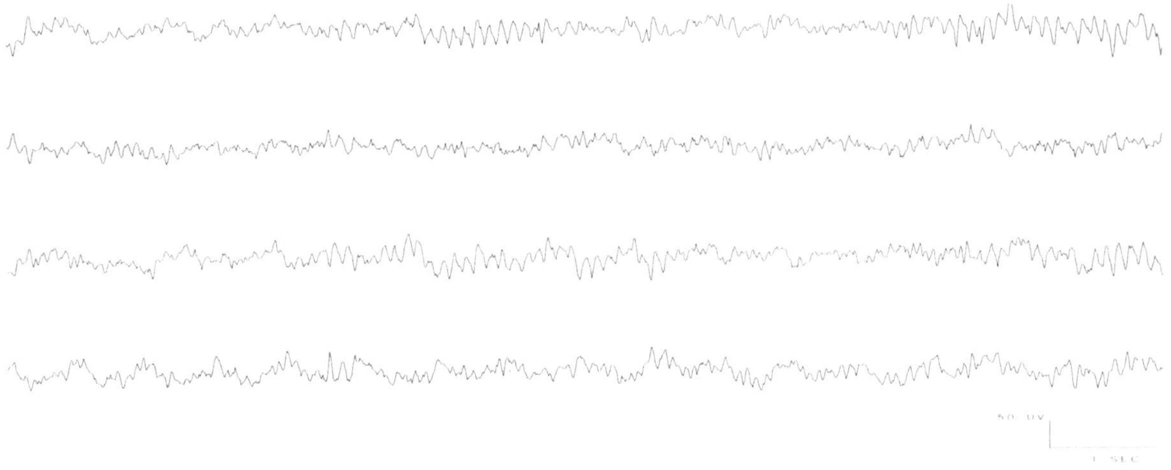

Abb. 4.63. 13 - 16 Jahre - offene Augen - 90 %-Perzentile: EEG des oberen Normalbereichs eines gesunden Kindes

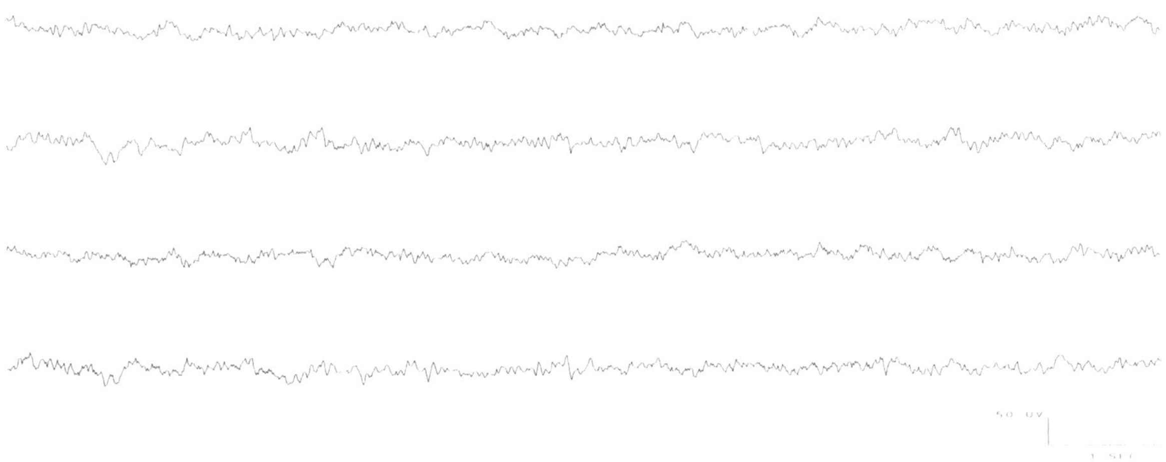

Abb. 4.64. 13 - 16 Jahre - offene Augen - 10 %-Perzentile: EEG des unteren Normalbereiches eines gesunden Kindes

4.2.13 Junge Erwachsene (19–30 Jahre)

Das EEG bei Erwachsenen (16,5 - 30 Jahre): Die Gesamtaktivität liegt in dieser Altersgruppe auf dem Minimalwert sämtlicher untersuchter Altersgruppen mit etwa 30 - 40 % der Aktivität der Neugeborenen. Die absolute Aktivität hat über allen Hirnabschnitten und über allen Frequenzbändern abgenommen. Durch die sehr niedrige Gesamtamplitude ergibt sich ein hoher Wert für die relative α- und β_1-Aktivität insbesondere parietookzipital. Hier erreichen diese beiden Frequenzbänder zusammen ca. 30 % der Gesamtaktivität. Der ϑ/α-Quotient parietookzipital liegt weiterhin bei 1,0, die dominante Frequenz steigt nochmals auf 10,1 Hz leicht an. **Die Beurteilung des EEG erfolgt über die Bestimmung der parietookzipitalen α-Grundaktivität.**

Tabelle 4.13 Normwerte des EEG bei jungen Erwachsenen über den parietookzipitalen und frontozentralen Hirnabschnitten bei geschlossenen Augen

	Dominante Frequenz	Amplitude in µV	Gesamtaktivität in µV²/Hz	ϑ/α Quotient		Relative Aktivität in Prozent					
						$\sigma\delta$	δ	ϑ	α	β_1	β_2
MW P3-01 P4-02	10,1	17,3 (14–24)	13,4	1,0	MW ± SD	34,5 ± 6,8	17,8 ± 3,7	14,6 ± 3,8	17,0 ± 6,6	12,4 ± 5,0	3,8 ± 1,4
					90%	36,5	16,1	12,3	23,7	8,7	2,7
					50%	37,6	16,9	8,5	16,1	17,3	3,6
					10%	34,0	21,3	17,3	11,3	11,8	4,3
MW F3-C3 F4-C4	9,2	15,9 (12–19)	17,6	1,5	MW ± SD	42,2 ± 10,8	21,0 ± 5,2	13,8 ± 4,4	11,0 ± 5,7	7,4 ± 3,2	4,6 ± 3,4
					90%	30,7	18,5	14,3	23,5	9,0	3,9
					50%	57,0	17,6	7,3	8,8	6,2	3,1
					10%	36,5	18,1	14,8	9,8	11,3	9,5

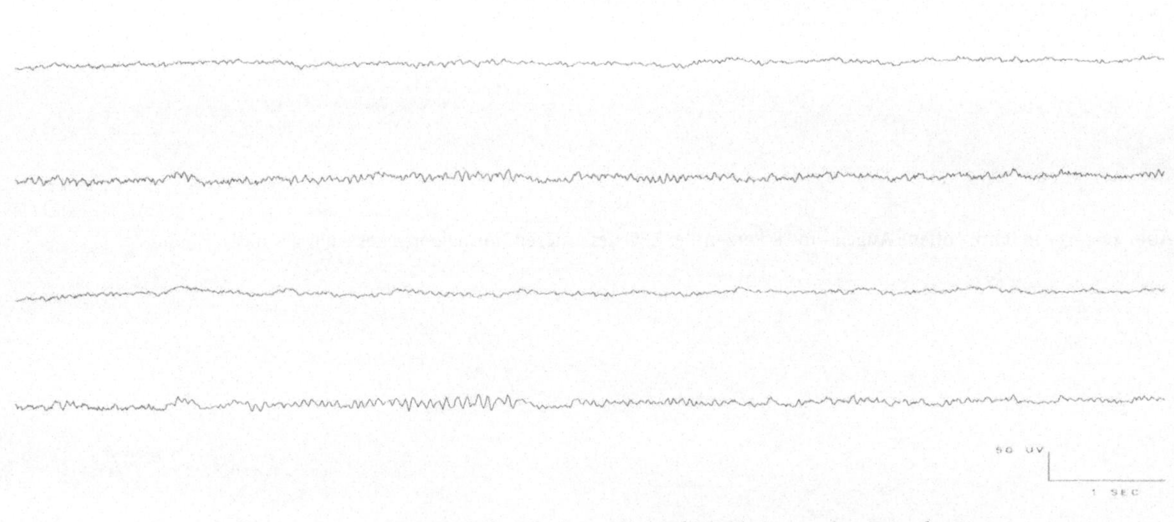

Abb. 4.65. Erwachsene - offene Augen - 50 %-Perzentile: Mittelwert-Normal-EEG bei gesundem Erwachsenen

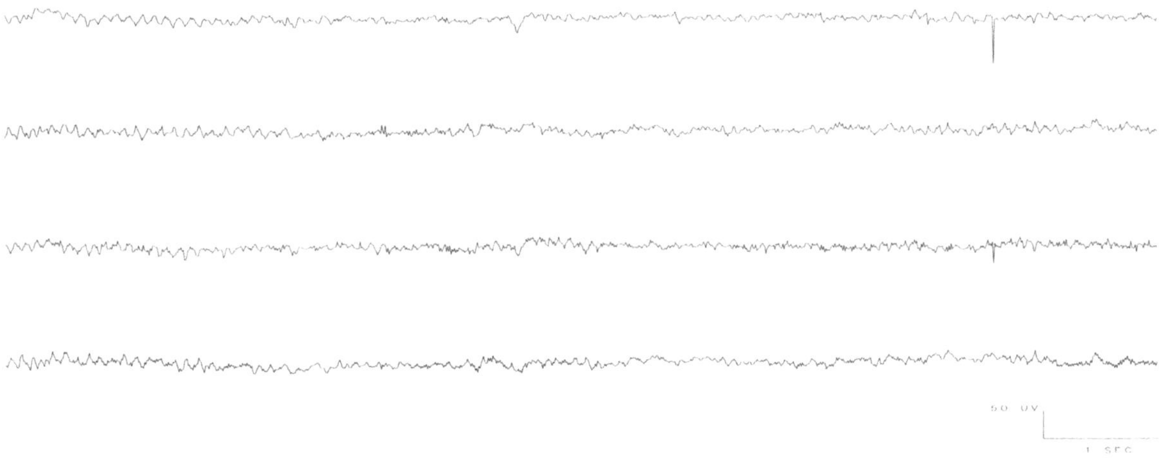

Abb. 4.66. Erwachsene - offene Augen - 90 %-Perzentile: EEG des oberen Normalbereiches bei gesundem Erwachsenen

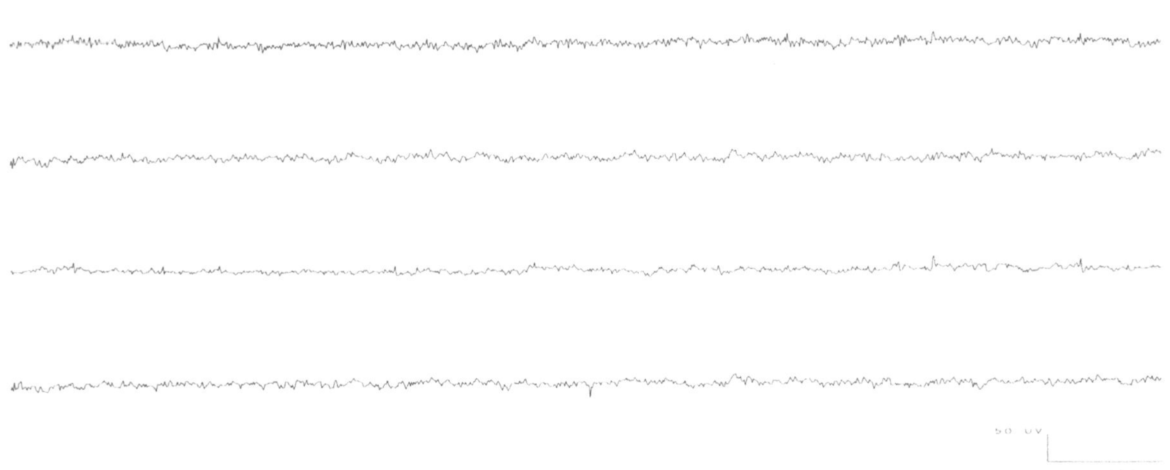

Abb. 4.67. Erwachsene - offene Augen - 10 %-Perzentile: EEG des unteren Normalbereiches bei gesundem Erwachsenen

4.3 Die normale Entwicklung des EEG vom Kleinkind bis zum Erwachsenenalter bei geschlossenen Augen

Die Darstellung der Normalentwicklung des EEG bei geschlossenen Augen erfolgt in gleicher Weise wie beim Kapitel mit offenen Augen. Dementsprechend kann die Anleitung zum Verständnis der folgenden Darstellungen zur Normalentwicklung den Ausführungen zu Beginn von Kap. 4.2 entnommen werden.

Die Ableitung des EEG bei geschlossenen Augen übertrifft in der Aussagefähigkeit die Ableitung des EEG bei geöffneten Augen weit. Dies resultiert im wesentlichen daraus, daß Störfrequenzen durch optische Einflüsse erheblich reduziert sind und die aus den zentralen Kernen steuernde α-Aktivität sich insbesondere im Parietookzipitalbereich ungestörter projiziert. Daraus resultiert parietookzipital eine relative α-Aktivität, die von 18 % im Alter von 3 Jahren bis auf über 50 % beim Erwachsenen ansteigt. Das β_1-Band muß bei dieser Dominanz nicht unbedingt zur Begutachtung der Grundaktivität miteinbezogen werden, wie dies bei den mittleren und oberen Altersgruppen bei geöffneten Augen erforderlich ist.

Aufgrund methodischer Probleme, insbesondere im Säuglings- und Kleinkindalter aber auch bei entwicklungsretardierten Kindern und behinderten Erwachsenen, ist die Ableitung bei geschlossenen Augen nicht immer möglich. In diesen Fällen kann auf die Normaldefinition des EEG bei geöffneten Augen (Kap. 4.2) zurückgegriffen werden.

4.3.1 Drei Jahre

Das EEG mit 3 Jahren: In allen Altersgruppen liegt die absolute Gesamtaktivität bei geschlossenen Augen über dem Frontozentralbereich deutlich unter der absoluten Gesamtaktivität über dem Parietookzipitalbereich. Die absolute ϑ-Aktivität übersteigt die absolute α-Aktivität wesentlich, woraus ein ϑ/α-Quotient von ca. 2,2 resultiert. Die dominante Frequenz liegt frontozentral bei 6,5 Hz, parietookzipital bei 6,8 Hz. Die Synchronisation insbesondere im ϑ-Bandbereich liegt mit einem Kohärenzwert von 0,4 höher als bei geöffneten Augen. **Die Befundung des EEG erfolgt über die Analyse der ϑ- und α-Aktivität parietookzipital.**

Tabelle 4.14 Normwerte des EEG im Alter von 3 Jahren über den parietookzipitalen und frontozentralen Hirnabschnitten bei geschlossenen Augen

	Dominante Frequenz	Amplitude in µV	Gesamtaktivität in µV²/Hz	ϑ/α Quotient		Relative Aktivität in Prozent					
						$\sigma\delta$	δ	ϑ	α	β_1	β_2
MW					MW ± SD	16,6 ± 7,3	23,1 ± 5,4	37,9 ± 8,5	18,6 ± 6,2	2,9 ± 1,4	0,6 ± 0,3
P3-01	6,8	43,2	151,9	2,3	90%	11,3	15,6	38,1	27,6	6,2	0,9
P4-02		(27–56)			50%	16,4	22,8	39,4	18,2	2,6	0,5
					10%	16,2	20,0	39,5	21,4	2,5	0,5
MW					MW ± SD	36,4 ± 10,3	27,9 ± 4,6	21,6 ± 6,2	10,9 ± 4,4	2,3 ± 0,8	0,8 ± 0,2
F3-C3	6,5	28,8	82,0	2,2	90%	25,8	32,6	23,6	12,6	4,3	1,1
F4-C4		(19–36)			50%	51,4	26,3	13,0	7,2	1,6	0,5
					10%	53,3	21,9	14,3	8,2	1,8	0,6

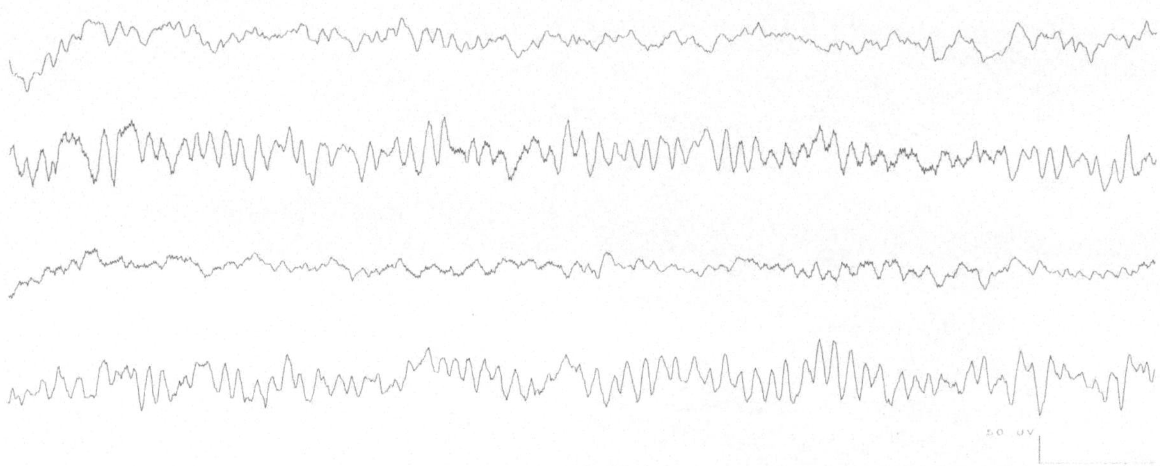

Abb. 4.68. 3 Jahre - geschlossene Augen - 50 %-Perzentile: Mittelwert-Normal-EEG eines gesunden Kindes

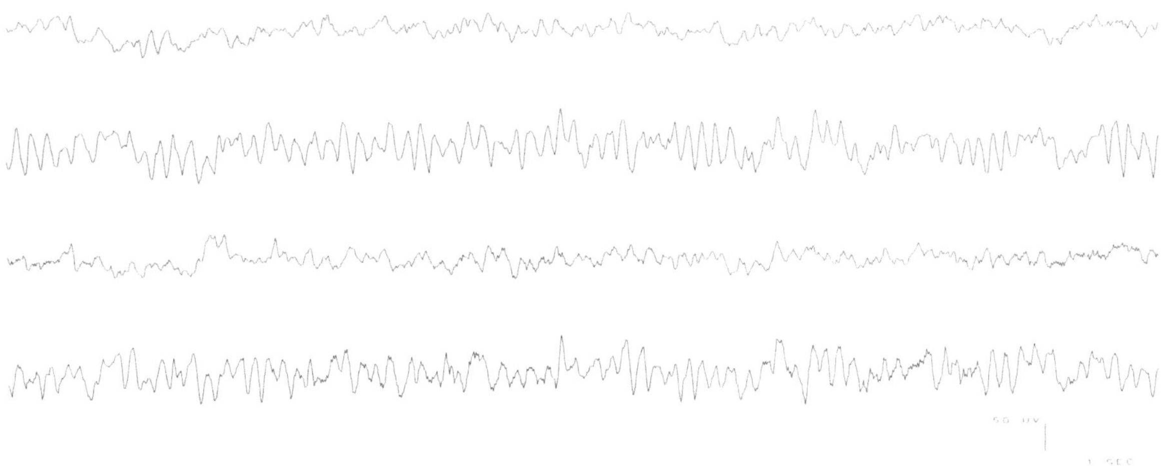

Abb. 4.69. 3 Jahre - geschlossene Augen - 90 %-Perzentile: EEG des oberen Normalbereiches eines gesunden Kindes

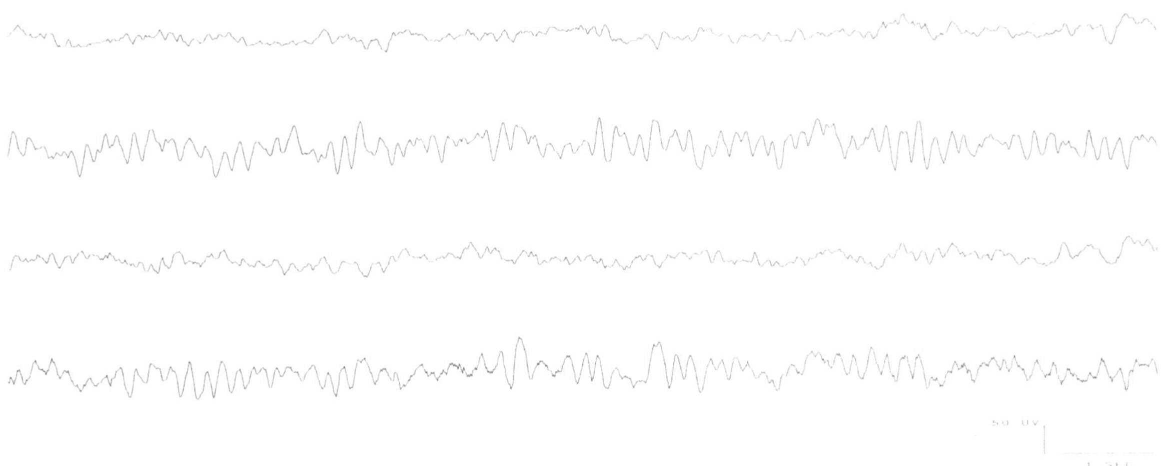

Abb. 4.70. 3 Jahre - geschlossene Augen - 10 %-Perzentile: EEG des unteren Normalbereiches eines gesunden Kindes

4.3.2 Vier Jahre

Das EEG mit 4 Jahren: Die Gesamtaktivität steigt bei weitgehend unveränderten Werten über dem Frontozentralbereich und über dem Parietookzipitalbereich im 4. Lebensjahr leicht an. Der Anstieg resultiert aus einer Zunahme der absoluten ϑ- und absoluten α-Aktivität und verläuft näherungsweise linear, so daß der ϑ/α-Quotient wie mit 3 Jahren bei 2,2 liegt. Bei der relativen Aktivität ist ein leichtes Absinken der ϑ-Aktivität bei leichtem Anstieg der α-Aktivität parietookzipital zu verzeichnen. Dies entspricht einem Anstieg der dominanten Frequenz auf 6,8 Hz frontozentral und 7 Hz parietookzipital. Die Synchronisation bleibt gegenüber dem 3. Lebensjahr weitgehend unverändert. **Die Befundung erfolgt durch Analyse der ϑ-Aktivität parietookzipital, wobei die relative α-Aktivität bei den 4jährigen parietookzipital schon bei über 22 % liegt.** Damit ist die parietookzipitale α-Aktivität bei geschlossenen Augen mit 4 Jahren schon höher als in jeder anderen Altersstufe bei Ableitung mit geöffneten Augen.

Tabelle 4.15 Normwerte des EEG im Alter von 4 Jahren über den parietookzipitalen und frontozentralen Hirnabschnitten bei geschlossenen Augen

	Dominante Frequenz	Amplitude in µV	Gesamtaktivität in µV²/Hz	ϑ/α Quotient		Relative Aktivität in Prozent				
						$\sigma\delta$	δ	ϑ	α	β_1	β_2
MW					MW ± SD	16,7 ± 5,4	21,9 ± 5,4	35,7 ± 9,9	22,2 ± 9,7	2,8 ± 0,9	0,6 ± 0,2
P3-01	7,0	44,8	175,2	2,2	90%	20,0	22,4	24,3	32,5	3,3	0,4
P4-02		(24–85)			50%	15,2	19,4	18,5	39,8	3,4	0,7
					10%	21,0	20,6	21,6	32,2	3,6	0,8
MW					MW ± SD	37,2 ± 8,9	28,9 ± 4,7	20,5 ± 6,2	10,3 ± 4,6	2,3 ± 0,8	0,6 ± 0,3
F3-C3	6,8	28,1	80,7	2,2	90%	45,9	26,2	12,9	12,6	1,4	0,4
F4-C4		(20–43)			50%	36,4	31,0	18,4	10,8	2,7	0,9
					10%	33,8	30,6	19,4	12,3	2,7	1,0

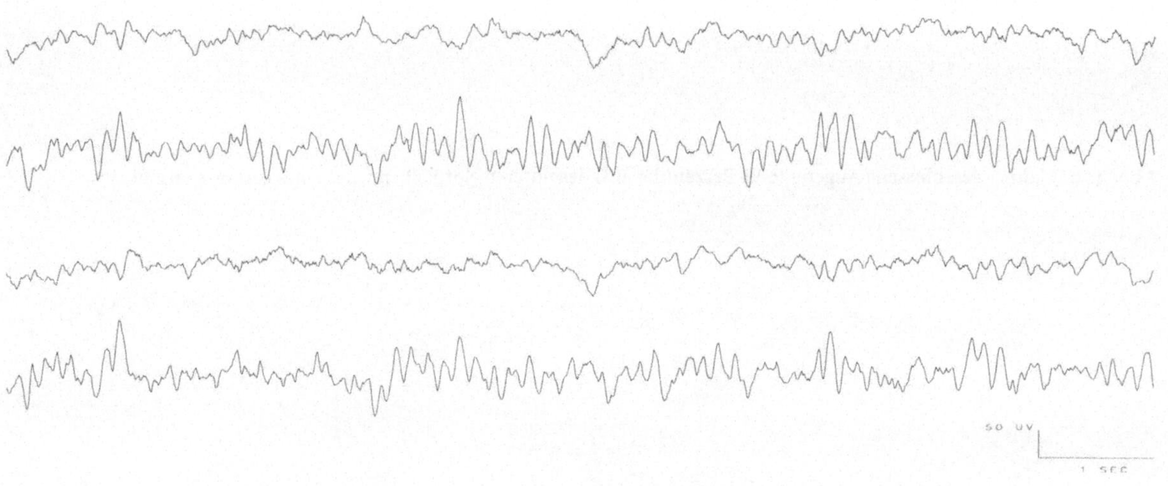

Abb. 4.71. 4 Jahre - geschlossene Augen - 50 %-Perzentile: Mittelwert-Normal-EEG eines gesunden Kindes

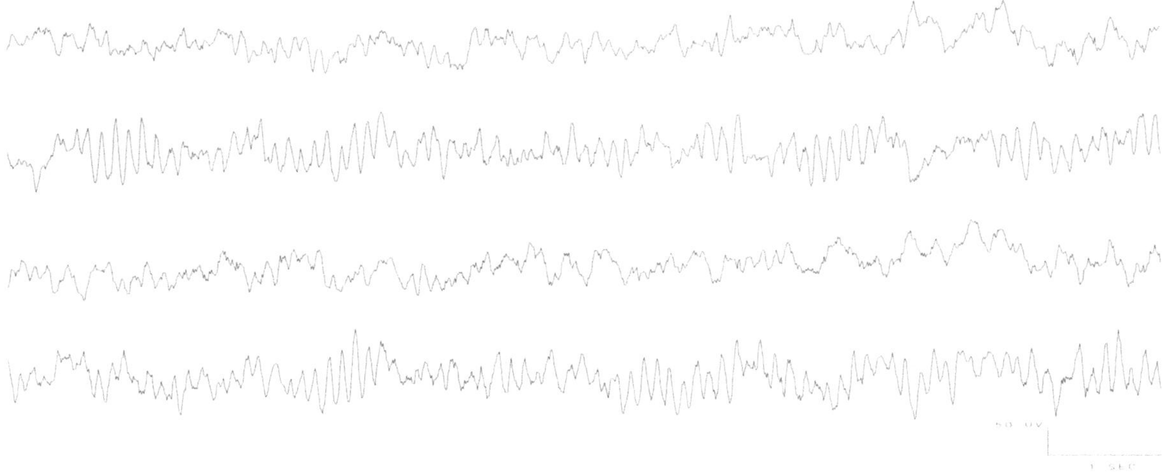

Abb. 4.72. 4 Jahre - geschlossene Augen - 90 %-Perzentile: EEG des oberen Normalbereiches eines gesunden Kindes

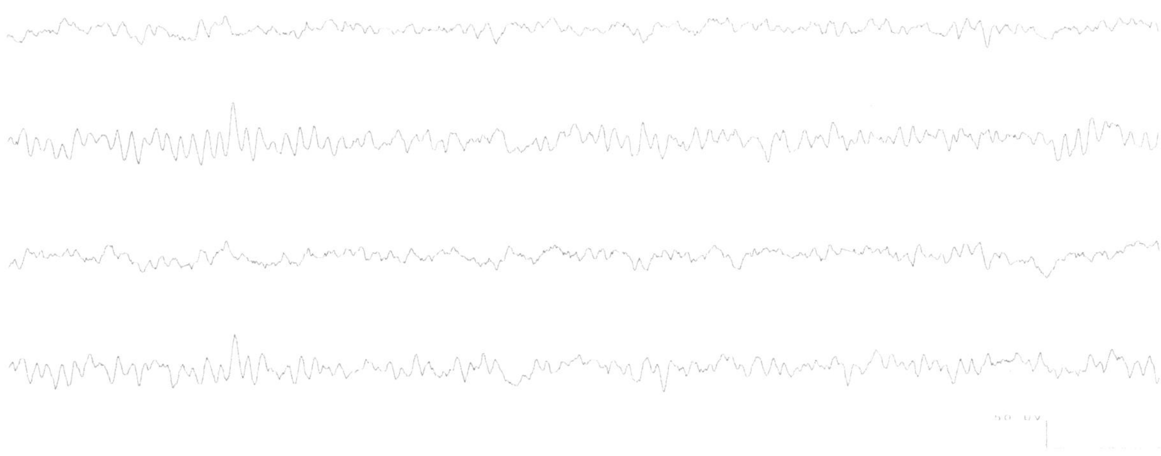

Abb. 4.73. 4 Jahre - geschlossene Augen - 10 %-Perzentile: EEG des unteren Normalbereiches eines gesunden Kindes

4.3.3 Fünf Jahre

Das EEG mit 5 Jahren: Die Amplitude und die absolute Gesamtaktivität liegen über dem Parietookzipitalbereich ungefähr auf dem Niveau der anderen Altersstufen im Vorschulbereich. Insbesondere parietookzipital zeichnet sich eine Abnahme der absoluten ϑ-Aktivität bei starker Zunahme der absoluten α-Aktivität ab. Daraus resultiert ein Abfall des ϑ/α-Quotienten frontozentral von 2,2 auf 1,9 und parietookzipital von 2,2 auf 1,0.

Die dominante Frequenz nimmt frontozentral nur unwesentlich auf 6,9 Hz, parietookzipital jedoch erheblich auf 8,0 Hz zu. Die Synchronisation bleibt mit Kohärenzwerten zwischen 0,2 - 0,4 weitgehend unverändert gegenüber den anderen Vorschulaltersstufen. **Die Beurteilung des EEG erfolgt über die Analyse der parietookzipitalen Grundaktivität, wobei eine beginnende Dominanz der α-Grundaktivität zu beobachten ist.**

Tabelle 4.16 Normwerte des EEG im Alter von 5 Jahren über den parietookzipitalen und frontozentralen Hirnabschnitten bei geschlossenen Augen

	Dominante Frequenz	Amplitude in µV	Gesamtaktivität in µV²/Hz	ϑ/α Quotient		Relative Aktivität in Prozent					
						$\sigma\delta$	δ	ϑ	α	β^1	β^2
MW					MW ± SD	16,6 ± 6,1	19,6 ± 5,9	26,6 ± 8,9	33,3 ± 11,9	3,2 ± 1,3	0,6 ± 0,2
P3-01	8,0	42,6	159,7	1,0	90%	14,4	13,1	40,1	29,6	2,3	0,4
P4-02		(22–78)			50%	15,1	22,6	19,8	37,5	4,3	0,7
					10%	18,0	21,9	21,9	35,8	3,5	0,7
MW					MW ± SD	38,6 ± 9,9	27,7 ± 4,1	19,0 ± 5,6	11,4 ± 5,1	2,5 ± 0,9	0,9 ± 0,5
F3-C3	6,9	25,9	70,6	1,9	90%	34,4	32,7	18,7	10,7	1,9	0,7
F4-C4		(17–43)			50%	31,0	27,8	22,4	14,3	3,2	1,3
					10%	23,7	34,1	23,8	14,2	3,3	1,3

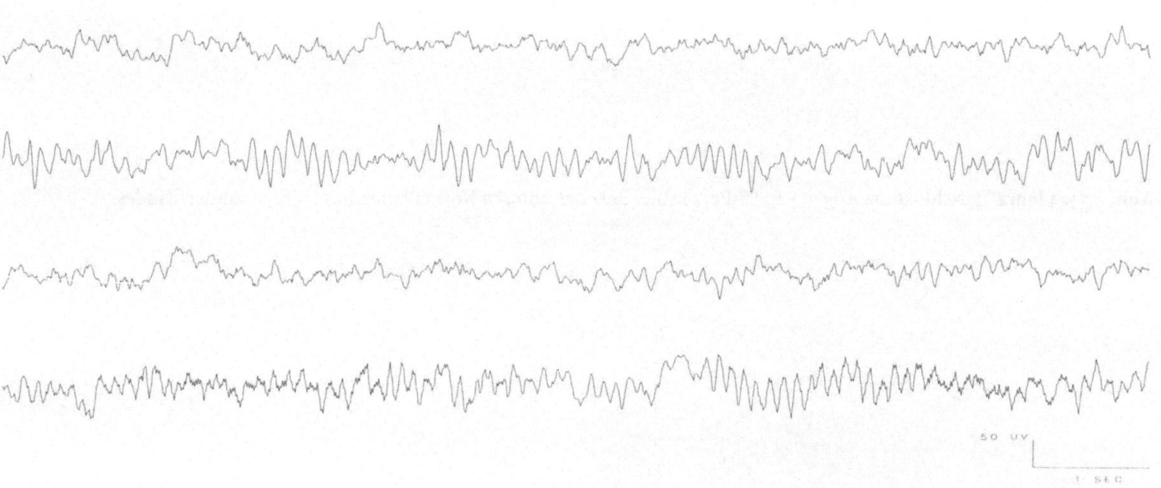

Abb. 4.74. 5 Jahre - geschlossene Augen - 50 %-Perzentile: Mittelwert-Normal-EEG eines gesunden Kindes

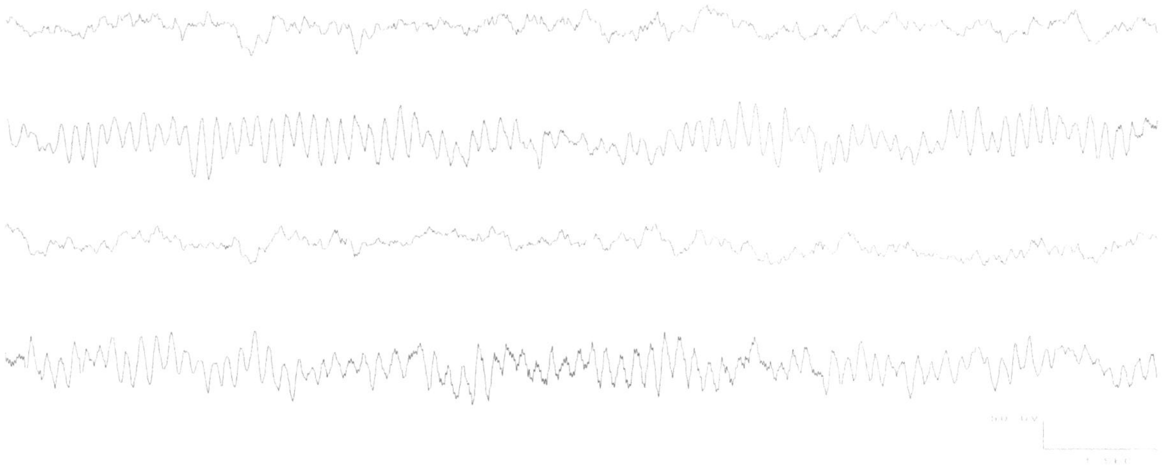

Abb. 4.75. 5 Jahre - geschlossene Augen - 90 %-Perzentile: EEG des oberen Normalbereiches eines gesunden Kindes

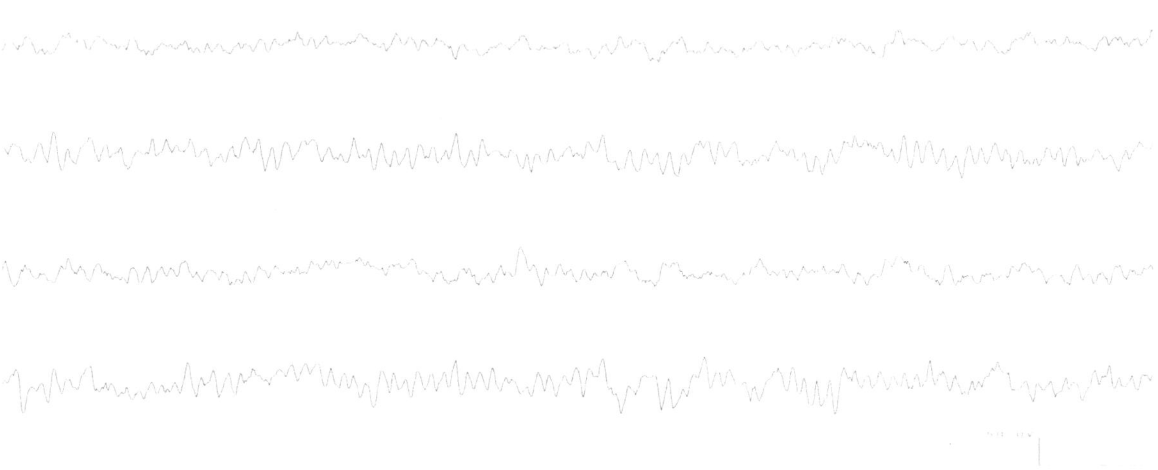

Abb. 4.76. 5 Jahre - geschlossene Augen - 10 %-Perzentile: EEG des unteren Normalbereiches eines gesunden Kindes

4.3.4 Sechs bis sieben Jahre

Das EEG mit 6 - 7 Jahren: Die Gesamtaktivität sinkt wie in den darauffolgenden Altersgruppen frontozentral weiter ab. Parietookzipital ist die höchste Amplitude bzw. höchste absolute Gesamtaktivität aller Altersstufen nachweisbar. Die absolute ϑ- und α-Aktivität nimmt nochmals zu. Dadurch steigt der ϑ/α-Quotient nochmals frontozentral auf 2,1 und parietookziptal auf 1,1 an. Der Anstieg der dominanten Frequenz ist in die-ser Altersstufe erheblich (frontozentral von 6,9 auf 8,4 Hz und parietookzipital von 8,0 auf 8,8 Hz). Damit liegt ab dem 6. Lebensjahr die dominante Frequenz im α-Bandbereich. Die Synchronisation nimmt im α-Band und β_1-Band parietookzipital deutlich zu und erreicht Kohärenzwerte von ca. 0,3. **Die Beurteilung des EEG erfolgt über die Diagnostik der α-Aktivität parietookzipital, die einen Wert von 30 % relativer α-Aktivität erreicht.**

Tabelle 4.17 Normwerte des EEG im Alter von 6–7 Jahren über den parietookzipitalen und frontozentralen Hirnabschnitten bei geschlossenen Augen

	Dominante Frequenz	Amplitude in μV	Gesamtaktivität in μV²/Hz	ϑ/α Quotient		Relative Aktivität in Prozent					
						$\sigma\delta$	δ	ϑ	α	β_1	β_2
MW					MW ± SD	15,2 ± 4,1	21,7 ± 6,2	28,4 ± 8,6	30,2 ± 10,6	3,9 ± 2,0	0,8 ± 0,4
P3-01	8,8	47,8	197,8	1,1	90%	16,0	14,1	20,2	46,6	2,5	0,6
P4-02		(25–79)			50%	6,5	21,4	39,8	28,2	3,6	0,7
					10%	19,5	20,3	24,6	30,0	4,8	0,8
MW					MW ± SD	28,3 ± 8,1	25,5 ± 5,1	26,3 ± 7,0	14,3 ± 6,2	4,0 ± 16,5	1,6 ± 1,0
F3-C3	8,4	25,2	61,4	2,1	90%	21,6	23,9	27,4	20,3	4,4	2,3
F4-C4		(18–40)			50%	19,9	24,3	32,1	16,6	5,1	2,0
					10%	31,3	30,5	22,3	10,7	3,5	1,4

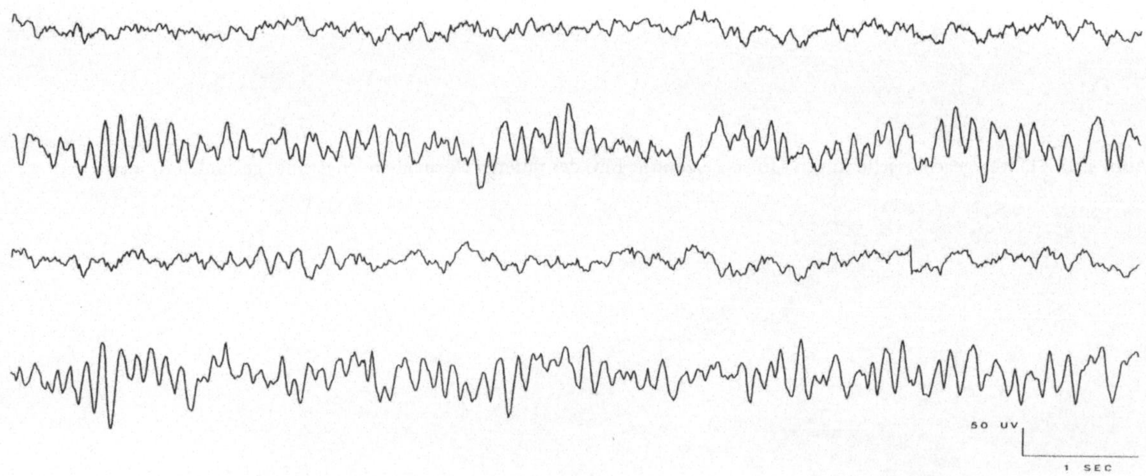

Abb. 4.77. 6 - 7 Jahre - geschlossene Augen - 50 %-Perzentile: Mittelwert-Normal-EEG eines gesunden Kindes

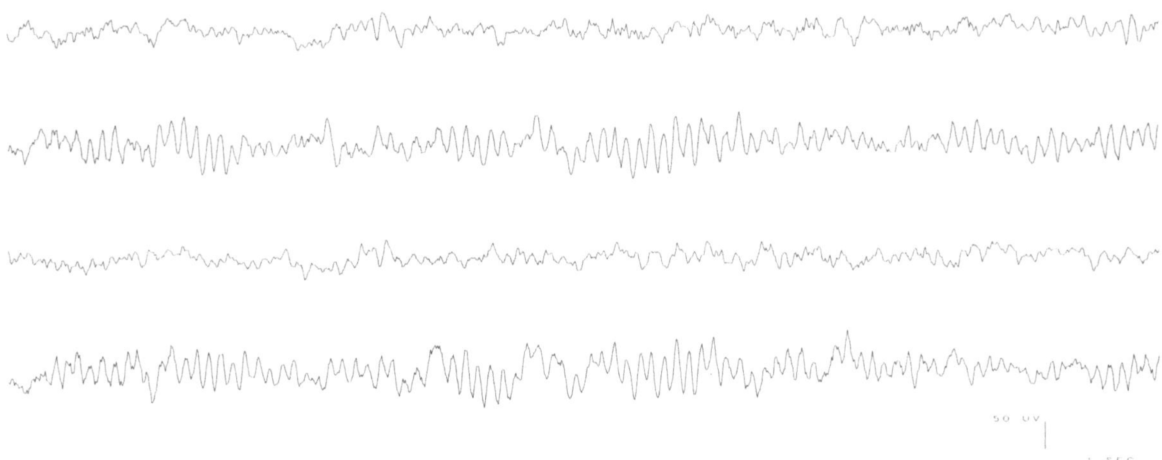

Abb. 4.78. 6 - 7 Jahre - geschlossene Augen - 90 %-Perzentile: EEG des oberen Normalbereiches eines gesunden Kindes

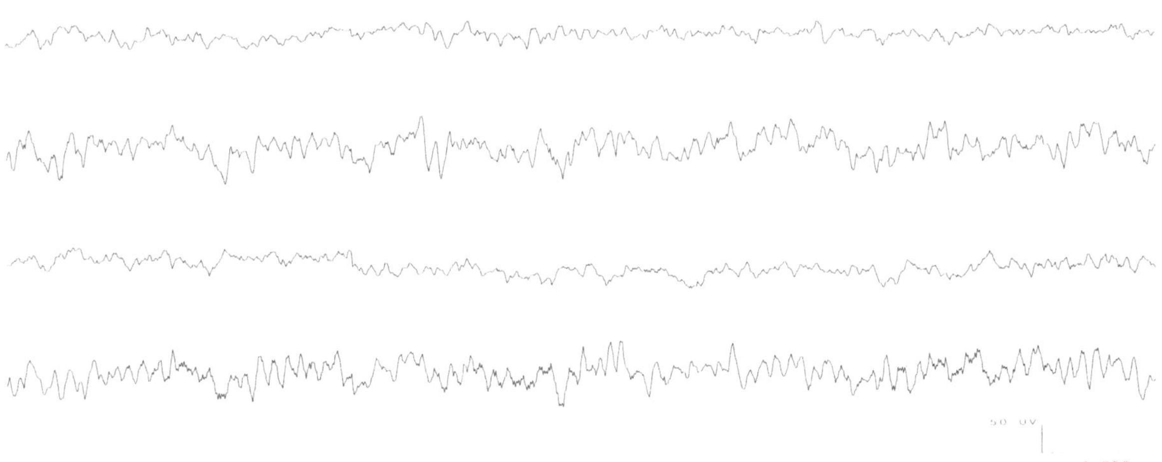

Abb. 4.79. 6 - 7 Jahre - geschlossene Augen - 10 %-Perzentile: EEG des unteren Normalbereiches eines gesunden Kindes

4.3.5 Acht bis neun Jahre

Das EEG mit 8 - 9 Jahren: Die absolute Gesamtaktivität nimmt über allen Hirnabschnitten ab. Parietookzipital geht diese Entwicklung mit einer erheblichen Reduktion der absoluten ϑ-Aktivität bei weiterhin hoher absoluter α-Aktivität einher. Daraus resultiert, daß in dieser Altersstufe erstmalig die absolute α-Aktivität sehr stark überwiegt, was sich in einem ϑ/α-Quotienten von 0,9 parietookzipital ausdrückt. Die dominante Frequenz bleibt frontozentral mit 8,4 Hz etwa auf dem bisherigen Niveau, steigt parietookzipital nochmals deutlich von 8,8 auf 9,2 Hz an. Ein erheblicher Anstieg ist auch bei der Synchronisation sowohl über den vorderen als auch über den hinteren Hirnabschnitten nachweisbar. Es werden Kohärenzwerte von 0,3 - 0,5 erreicht. **Die Beurteilung des EEG erfolgt durch die Betrachtung der α-Aktivität parietookzipital bei deutlicher Zunahme der dominanten Frequenz.**

Tabelle 4.18 Normwerte des EEG im Alter von 8–9 Jahren über den parietookzipitalen und frontozentralen Hirnabschnitten bei geschlossenen Augen

	Dominante Frequenz	Amplitude in µV	Gesamtaktivität in µV²/Hz	ϑ/α Quotient		Relative Aktivität in Prozent					
						$\sigma\delta$	δ	ϑ	α	β_1	β_2
MW	9,2	44,3	167,3	0,9	MW ± SD	15,9 ± 6,0	19,8 ± 5,4	23,6 ± 7,6	34,3 ± 13,1	5,4 ± 3,0	1,0 ± 0,6
P3-01		(26–75)			90%	8,7	17,9	17,7	52,4	2,6	0,7
P4-02					50%	14,2	14,6	16,6	48,7	5,3	1,0
					10%	9,4	23,8	24,6	38,3	3,2	0,7
MW	8,4	23,8	54,6	2,0	MW ± SD	30,8 ± 8,3	26,8 ± 4,5	23,2 ± 6,2	12,9 ± 5,5	4,5 ± 1,8	1,8 ± 1,2
F3-C3		(16–43)			90%	29,4	27,6	25,4	12,2	4,3	1,3
F4-C4					50%	39,8	24,6	19,7	9,8	4,5	1,6
					10%	34,4	23,7	26,5	11,0	3,2	1,3

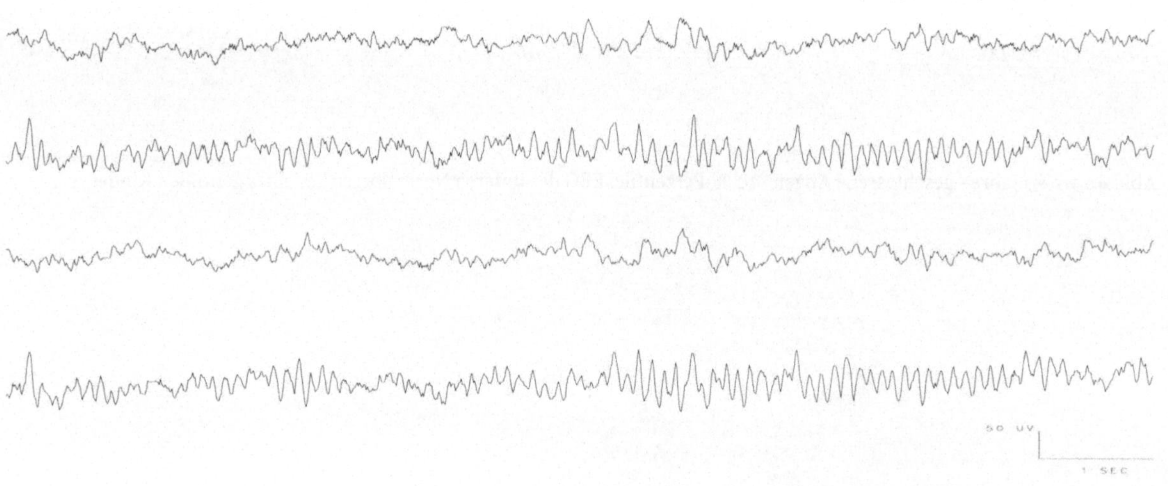

Abb. 4.80. 8 - 9 Jahre - geschlossene Augen - 50 %-Perzentile: Mittelwert-Normal-EEG eines gesunden Kindes

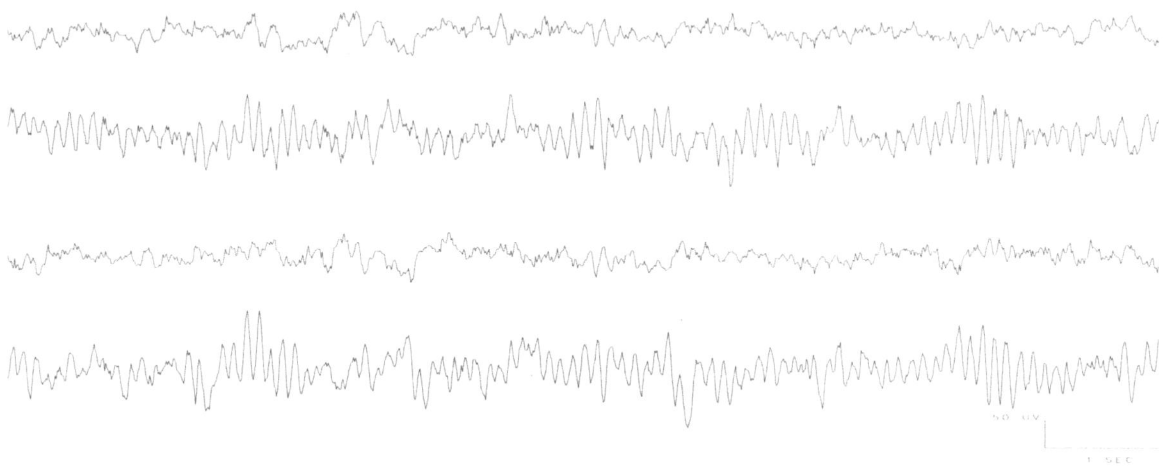

Abb. 4.81. 8 - 9 Jahre - geschlossene Augen - 90 %-Perzentile: EEG im oberen Normalbereiches eines gesunden Kindes

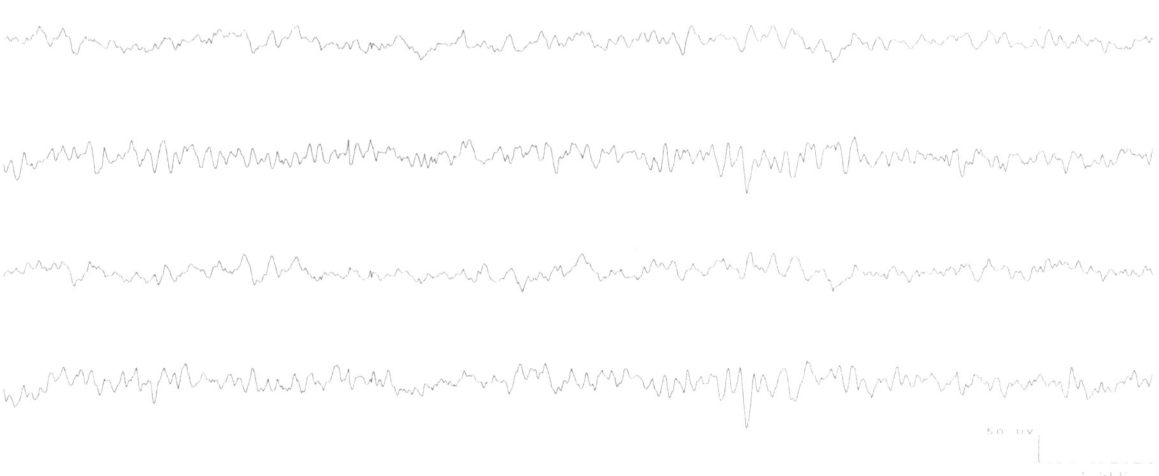

Abb. 4.82. 8 - 9 Jahre - geschlossene Augen - 10 %-Perzentile: EEG im unteren Normalbereiches eines gesunden Kindes

4.3.6 Zehn Jahre

Das EEG mit 10 Jahren: Die absolute Gesamtaktivität und Amplitude nehmen über sämtlichen Hirnabschnitten deutlich ab. Diese Abnahme resultiert vorwiegend aus einer Abnahme der absoluten σδ-ϑ-Aktivität bei weiterhin hoher α- und β₁-Aktivität. Der Anteil der relativen α-Aktivität steigt in dieser Altersgruppe auf über 40 % an, was im ϑ/α-Quotienten von 0,6 zum Ausdruck kommt. Die dominante Frequenz steigt frontozentral nochmals leicht auf 8,7 Hz und bleibt parietookzipital mit 9,2 Hz konstant. **Die Beurteilung des EEG erfolgt über die Höhe der dominanten Aktivität parietookzipital.**

Tabelle 4.19 Normwerte des EEG im Alter von 10 Jahren über den parietookzipitalen und frontozentralen Hirnabschnitten bei geschlossenen Augen

	Dominante Frequenz	Amplitude in µV	Gesamtaktivität in µV²/Hz	ϑ/α Quotient		Relative Aktivität in Prozent					
						σδ	δ	ϑ	α	β₁	β₂
MW	9,2	42,5	131,5	0,6	MW ± SD	16,3 ± 6,5	16,7 ± 5,7	19,4 ± 7,0	40,7 ± 13,2	5,6 ± 3,0	1,4 ± 1,3
P3-01		(20–70)			90%	14,7	9,4	9,1	62,7	2,9	1,2
P4-02					50%	8,6	9,4	12,0	65,3	4,0	0,9
					10%	15,6	17,2	21,1	38,6	6,3	1,3
MW	8,7	23,7	52,2	1,8	MW ± SD	31,4 ± 8,2	24,6 ± 5,0	21,5 ± 7,2	15,7 ± 8,4	4,9 ± 2,6	2,0 ± 1,5
F3-C3		(16–47)			90%	33,1	32,9	15,7	14,2	3,3	0,9
F4-C4					50%	21,7	23,2	21,1	26,6	6,1	1,4
					10%	27,5	27,8	25,7	10,8	4,5	4,0

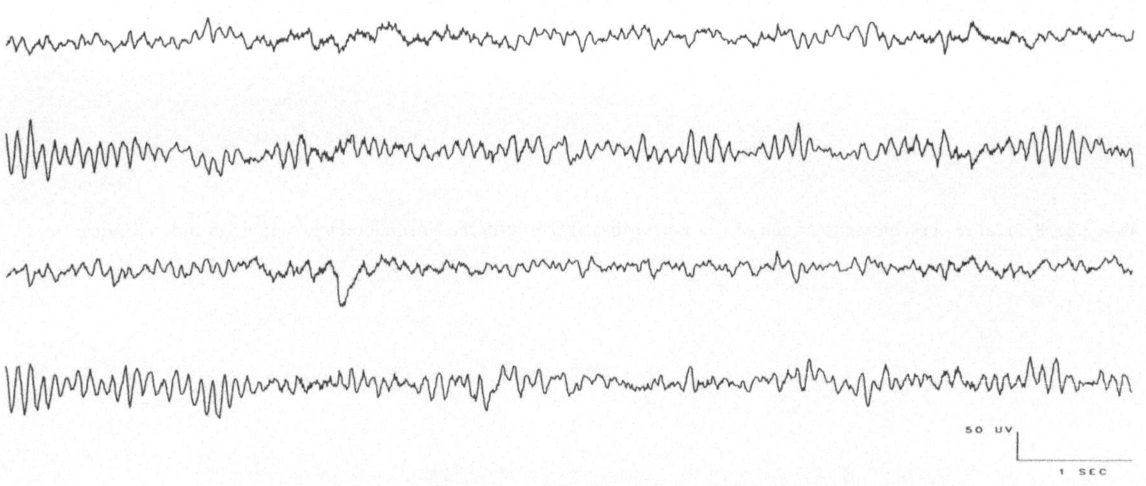

Abb. 4.83. 10 Jahre - geschlossene Augen - 50 %-Perzentile: Mittelwert-Normal-EEG eines gesunden Kindes

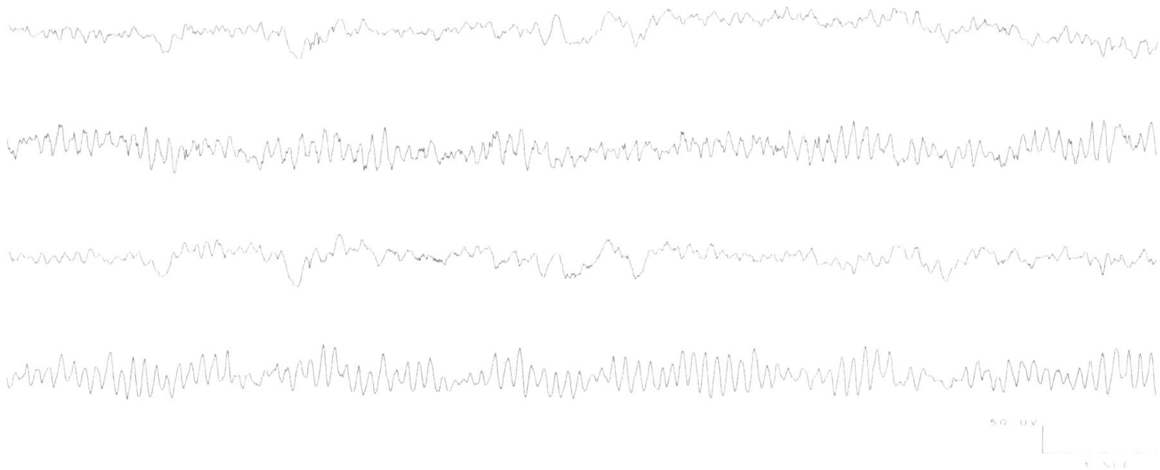

Abb. 4.84. 10 Jahre - geschlossene Augen - 90 %-Perzentile: EEG des oberen Normalbereiches eines gesunden Kindes

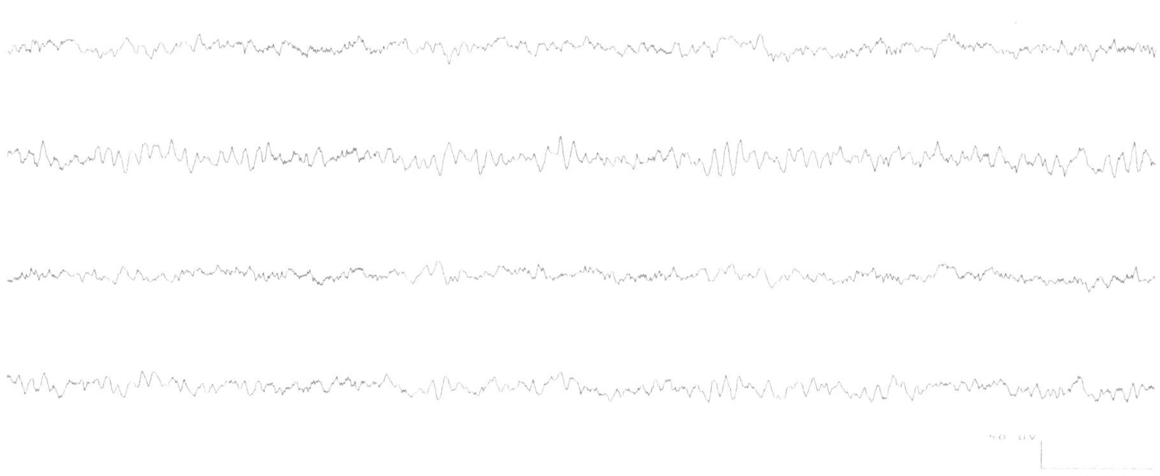

Abb. 4.85. 10 Jahre - geschlossene Augen - 10 %-Perzentile: EEG des unteren Normalbereiches eines gesunden Kindes

4.3.7 Elf bis zwölf Jahre

Das EEG mit 11 - 12 Jahren: Die absolute Gesamtaktivät nimmt mit gleichzeitiger resultierender Abnahme der Amplitude frontozentral und parietookzipital weiter ab. Die Abnahme resultiert vorwiegend aus einer Reduktion der absoluten ϑ-Aktivität bei nahezu konstanter absoluter α-Aktivität parietookzipital. Daraus ergibt sich ein ϑ/α-Quotient von 0,5. Die dominante Frequenz nimmt nochmals deutlich frontal auf 9,1 Hz, parietookzipital auf 9,4 Hz zu. Die Synchronisation bleibt weiterhin auf hohem Niveau mit Kohärenzwerten von 0,3 bis über 0,4 im ϑ-, α- und β_1-Bandbereich bestehen. **Die Beurteilung des EEG erfolgt durch die Betrachtung der dominanten Frequenz und Quantität der relativen α-Aktivität parietookzipital.**

Tabelle 4.20 Normwerte des EEG im Alter von 11–12 Jahren über den parietookzipitalen und frontozentralen Hirnabschnitten bei geschlossenen Augen

	Dominante Frequenz	Amplitude in µV	Gesamtaktivität in µV²/Hz	ϑ/α Quotient		Relative Aktivität in Prozent					
						$\sigma\delta$	δ	ϑ	α	β_1	β_2
MW					MW ± SD	16,1 ± 5,8	16,9 ± 3,7	17,0 ± 6,1	42,8 ± 11,9	6,0 ± 3,1	1,3 ± 0,8
P3-01	9,4	40,4	113,6	0,5	90%	10,0	11,9	13,1	60,9	3,3	0,7
P4-02		(26–72)			50%	14,9	19,1	14,0	43,6	7,4	1,2
					10%	19,9	23,4	13,6	35,4	6,5	1,4
MW					MW ± SD	32,0 ± 8,6	24,0 ± 4,5	20,2 ± 5,0	16,5 ± 9,3	5,2 ± 1,8	2,1 ± 0,9
F3-C3	9,1	23,6	48,2	1,5	90%	16,7	15,6	16,2	44,7	5,1	1,7
F4-C4		(15–44)			50%	34,0	24,5	19,4	15,3	4,8	2,0
					10%	28,4	22,9	22,3	17,4	6,6	2,5

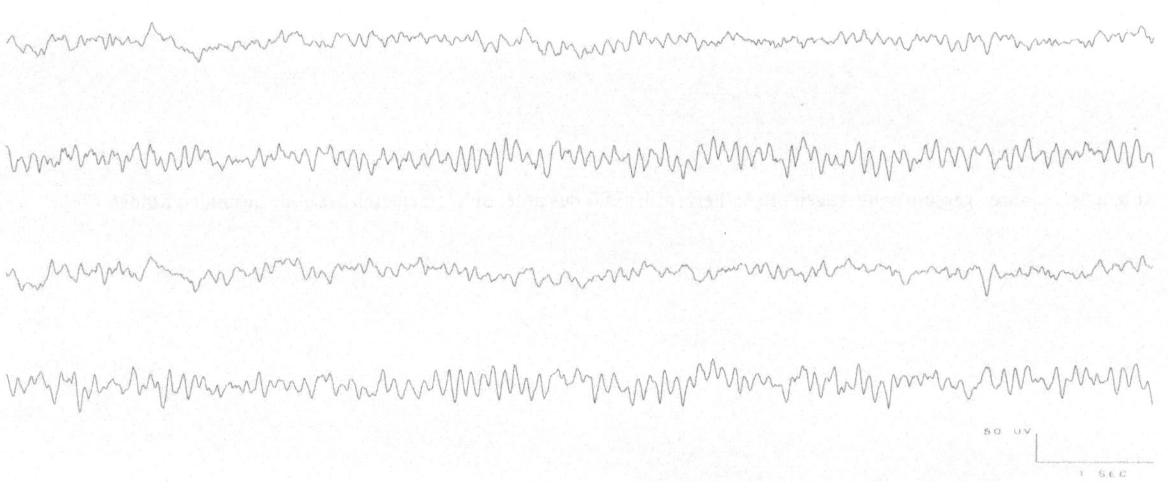

Abb. 4.86. 11 - 12 Jahre - geschlossene Augen - 50 %-Perzentile: Mittelwert-Normal-EEG eines gesunden Kindes

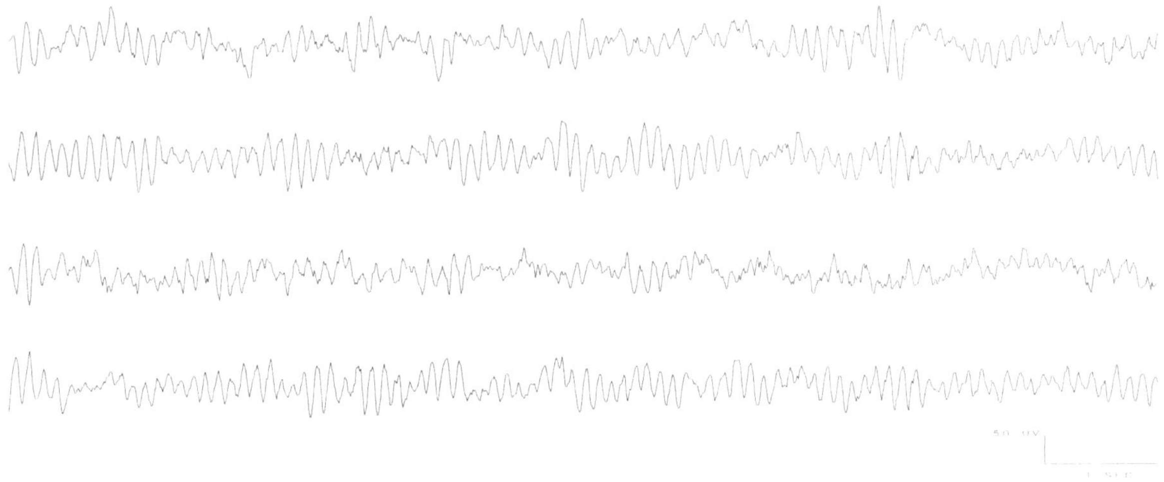

Abb. 4.87. 11 - 12 Jahre - geschlossene Augen - 90 %-Perzentile: EEG des oberen Normalbereiches eines gesunden Kindes

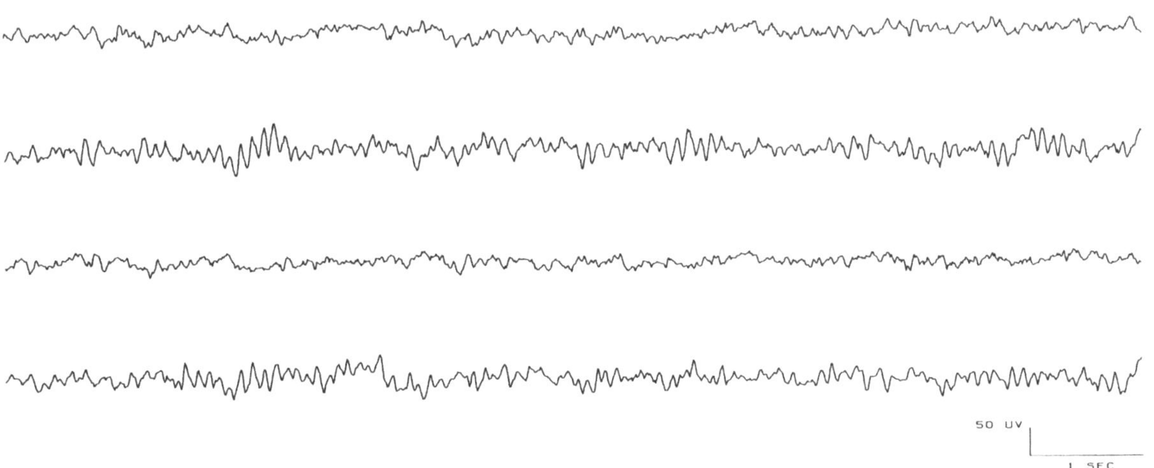

Abb. 4.88. 11 - 12 Jahre - geschlossene Augen - 10 %-Perzentile: EEG des unteren Nomalbereiches eines gesunden Kindes

4.3.8 Dreizehn bis sechzehn Jahre

Das EEG mit 13 - 16 Jahren: Die absolute Gesamtaktivität und Amplitude nehmen in dieser Altersstufe frontozentral und parietookzipital weiter deutlich ab. Die Gesamtaktivität beträgt etwa 50 % der Gesamtaktivität der 4jährigen. Diese Abnahme resultiert aus einer weiteren Abnahme der absoluten Aktivität in den langsamen Frequenzbändern, bei nahezu konstanten Werten im α- und β-Bandbereich. Daraus resultiert eine weitere Zunahme der relativen Aktivität im α- und β-Bandbereich. Der ϑ/α-Quotient liegt parietookzipital nur noch bei 0,3. Die dominante Frequenz steigt frontozentral auf 9,6 Hz, parietookzipital auf 10 Hz an. Die Synchronisation liegt im ϑ- und α-Bereich bei Kohärenzwerten von 0,4 und bleibt konstant im hohen Bereich. **Die Beurteilung des EEG erfolgt über die Analyse der dominanten Frequenz und der Quantität der relativen α-Aktivität parietookzipital.**

Tabelle 4.21 Normwerte des EEG im Alter von 13–16 Jahren über den parietookzipitalen und frontozentralen Hirnabschnitten bei geschlossenen Augen

	Dominante Frequenz	Amplitude in µV	Gesamtaktivität in µV²/Hz	ϑ/α Quotient		Relative Aktivität in Prozent					
						$\sigma\delta$	δ	ϑ	α	β_1	β_2
MW					MW ± SD	16,3 ± 7,0	14,4 ± 5,7	12,3 ± 4,5	47,8 ± 16,3	7,4 ± 3,6	1,7 ± 1,2
P3-01	10,0	35,5	88,7	0,3	90%	7,9	9,4	9,3	61,6	5,7	1,4
P4-02		(20–68)			50%	16,7	17,6	19,3	41,2	4,6	0,6
					10%	25,3	20,9	18,5	27,8	6,6	0,9
MW					MW ± SD	32,5 ± 7,8	24,1 ± 6,1	17,9 ± 4,4	17,8 ± 10,5	5,7 ± 1,7	2,2 ± 0,8
F3-C3	9,6	19,1	27,8	1,3	90%	20,8	17,5	20,6	32,8	5,7	2,7
F4-C4		(14–34)			50%	30,1	21,3	19,6	21,3	6,4	1,4
					10%	44,5	25,5	14,5	10,0	4,2	1,3

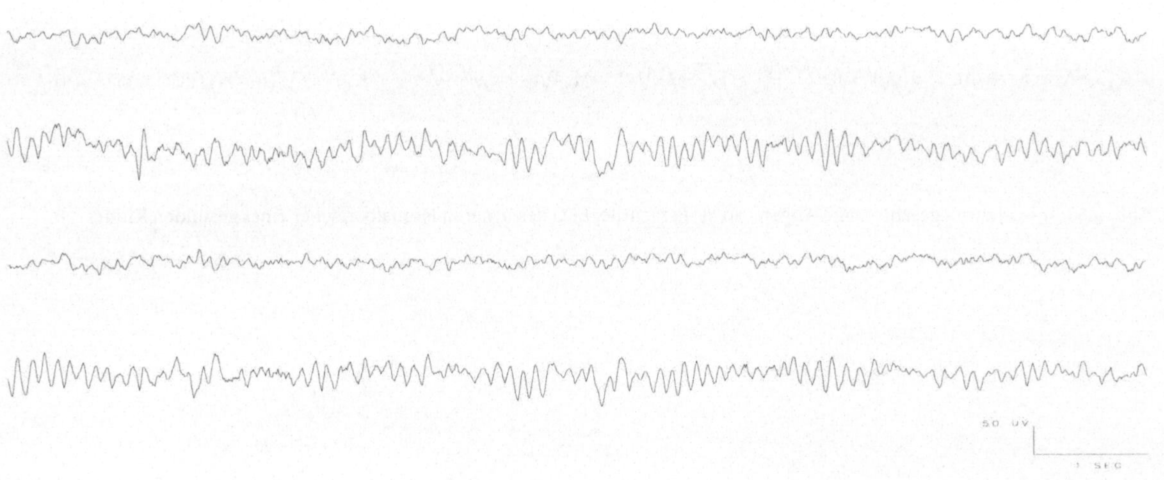

Abb. 4.89. 13 - 16 Jahre - geschlossene Augen - 50 %-Perzentile: Mittelwert-Normal-EEG eines gesunden Kindes

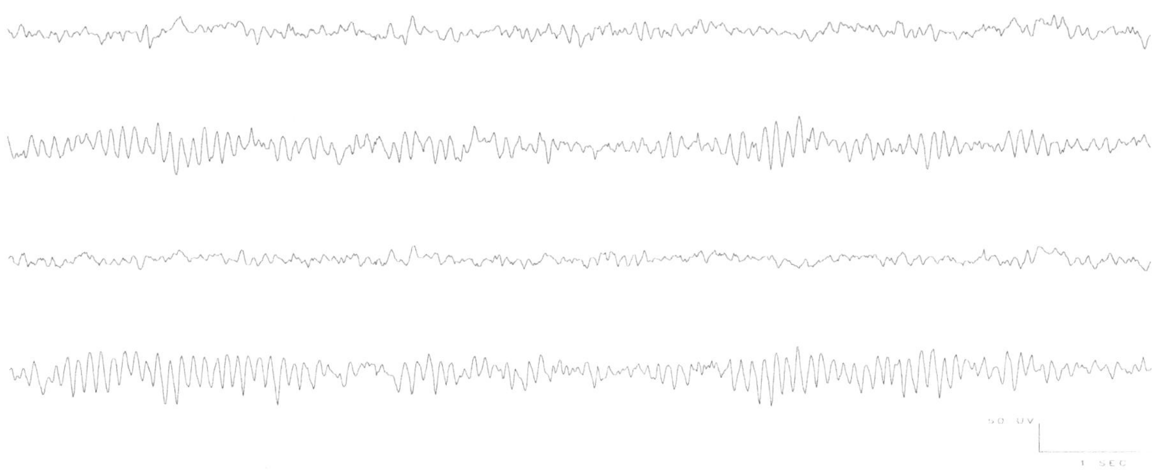

Abb. 4.90. 13 - 16 Jahre - geschlossene Augen - 90 %-Perzentile: EEG des oberen Normalbereiches eines gesunden Kindes

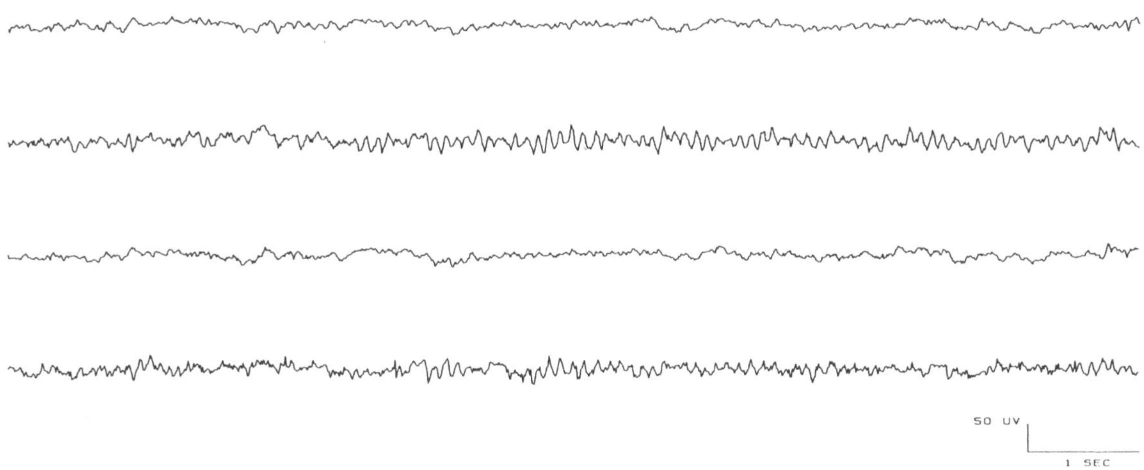

Abb. 4.91. 13 - 16 Jahre - geschlossene Augen - 10 %-Perzentile: EEG des unteren Normalbereiches eines gesunden Kindes

4.3.9 Junge Erwachsene (19–30 Jahre)

Das EEG eines Erwachsenen: Die absolute Gesamtaktivität (in allen Frequenzbändern) und Amplitude sinken nochmals. Die ϑ/α-Quotienten parietookzipital von 0,2 und frontozentral von 0,9 zeigen jedoch, daß der relative Anteil der α- und β-Aktivität noch zugenommen hat. Die dominante Frequenz steigt nochmals auf einen Wert von 10,3 Hz mit einer Standardabweichung von 0,8 an und erreicht somit den für das Erwachsenenalter charakteristischen Schwankungsbereich von 9 - 11 Hz. Die Synchronisation erreicht im ϑ- und α-Bandbereich Maximalwerte mit Kohärenzwerten von ca. 0,6, die β_1-Aktivität von über 0,4. **Die Beurteilung des EEG erfolgt über die charakteristische, altersabhängige Amplitudenabnahme bei gleichzeitiger Zunahme der dominanten Frequenz und Zunahme des relativen α-Bandanteiles auf ca. 55 %.**

Tabelle 4.22 Normwerte des EEG bei jungen Erwachsenen über den parietookzipitalen und frontozentralen Hirnabschnitten bei geschlossenen Augen

	Dominante Frequenz	Amplitude in µV	Gesamtaktivität in µV²/Hz	ϑ/α Quotient		Relative Aktivität in Prozent					
						$\sigma\delta$	δ	ϑ	α	β_1	β_2
MW	10,3	28,5	38,6	0,2	MW ± SD	15,3 ± 8,6	8,0 ± 3,3	9,8 ± 4,9	55,4 ± 16,9	8,8 ± 4,5	2,7 ± 1,8
P3-01		(17–40)			90%	7,6	3,8	6,1	69,3	9,4	3,9
P4-02					50%	11,5	7,4	7,1	59,7	12,0	2,5
					10%	16,5	8,1	8,0	50,0	14,4	3,1
MW	9,3	17	14,6	0,9	MW ± SD	34,7 ± 10,4	19,3 ± 6,6	14,9 ± 6,0	22,3 ± 12,2	6,3 ± 2,2	2,7 ± 1,2
F3-C3		(14–19)			90%	27,6	13,9	9,8	39,3	6,8	2,7
F4-C4					50%	29,4	23,7	13,0	21,9	8,4	3,6
					10%	37,7	28,6	16,5	7,5	6,5	3,4

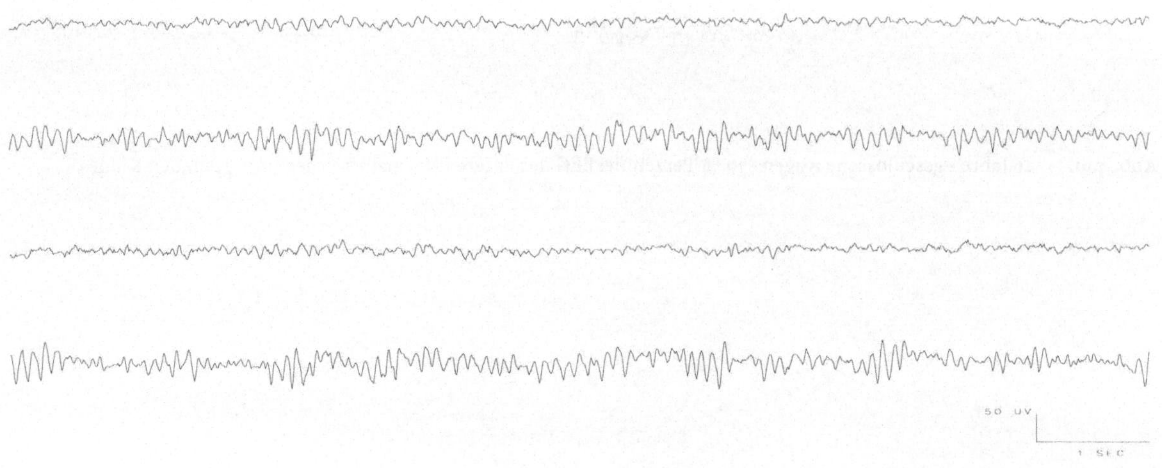

Abb. 4.92. Erwachsene - geschlossenen Augen - 50 %-Perzentile: Mittelwert-Normal-EEG bei gesundem Erwachsenen

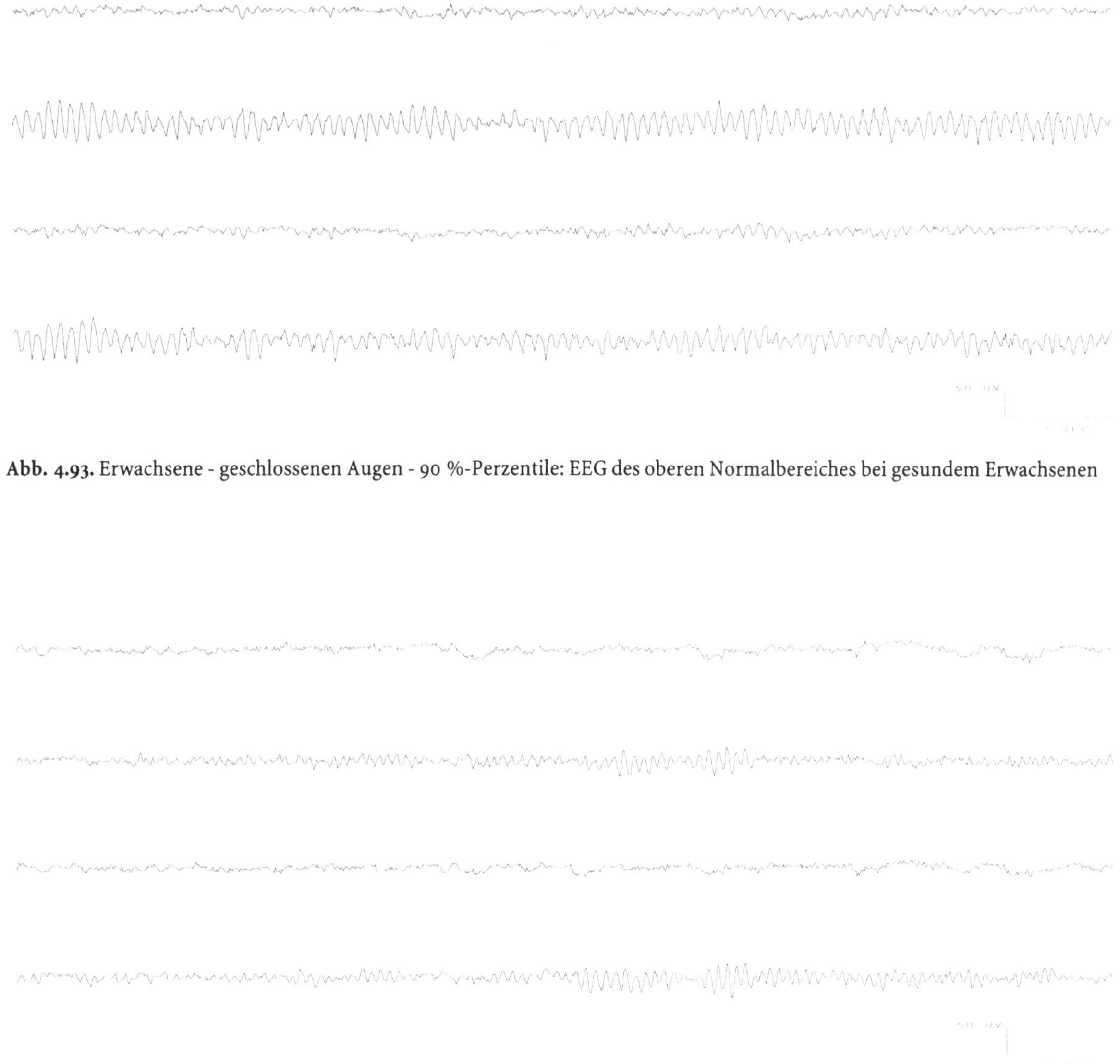

Abb. 4.93. Erwachsene - geschlossenen Augen - 90 %-Perzentile: EEG des oberen Normalbereiches bei gesundem Erwachsenen

Abb. 4.94. Erwachsene - geschlossene Augen - 10 %-Perzentile: EEG des unteren Normalbereiches bei gesundem Erwachsenen

4.4 Normvarianten der EEG-Entwicklung

Jung (1953) hat 4 Typen von Normvarianten definiert. Diese Definition erfaßt aber ausschließlich Normvarianten des Erwachsenen-EEG. Dumermuth (1971) beschrieb Varianten und abnorme EEG-Befunde für das Kindesalter:

„Elektroenzephalogramme, welche unter Berücksichtigung der physiologischen Parameter (Schlaf, Alter etc.) nicht den empirischen Normalitätskriterien entsprechen, werden als abnorm klassifiziert. Darunter fallen aber auch jene Befunde, welche in einer Normalpopulation statistisch wohl selten sind, aber definitionsgemäß nicht auf krankhaften Prozessen des Gehirns beruhen. Man kann sie zur begrifflichen Trennung von den pathologischen EEG-Veränderungen als **Varianten** bezeichnen.

Beispiele für solche Varianten ohne Krankheitswert können relativ vermehrte langsame oder schnelle Frequenzkomponenten im Wach-EEG (manchmal auch als konstitutionelle Dysrhythmie bezeichnet), ein abnorm lokalisierter oder abnorm ausgebreiteter Grundrhythmus, starke Asymmetrien u. a. mehr bilden. Gewissermaßen als Variante können auch die steilen Delta-Transienten des jüngeren und die frontopraezentralen Theta-Züge des älteren Schulkindes aufgefaßt werden. ... Eine im Kindesalter seltene Variante stellt der sogenannte Mμ-Rhythmus dar."

Diese Definition von Dumermuth sollte im Grunde heute noch Bestand haben. Sie bringt jedoch mehrere Probleme mit sich. Zunächst ist bei der visuellen Befundung ein fließender Übergang zwischen vermehrter δ- und ϑ- aber auch β-Aktivität bis zur Vollausprägung eines Variantenmusters zu verzeichnen. Weiterhin kann die typische Ausprägung eines Normvarianten-EEG auch Ausdruck eines krankhaften Prozesses des Gehirns sein. Der erfahrene EEG-Befunder wird in der Regel ein Normvarianten-EEG vom pathologischen EEG differenzieren können. Bis heute problematisch bleibt jedoch die Aussage von Dumermuth, daß das Varianten-EEG nicht auf krankhaften Prozessen des Gehirnes beruhen darf. Somit muß zu einer sicheren Differenzierung zwischen Normvarianten-EEG und pathologischem EEG eine umfassende klinische Anamnese und Diagnostik erfolgen, wenn der EEG-Befunder sich in der Aussage festlegen will.

Ausgehend von der Beschreibung der 4 Normvariantentypen von Jung (1953) für das Erwachsenenalter, unter Einbeziehung der Erkenntnisse aus der Norm-EEG-Entwicklung der Münchener Pädiatrischen Längsschnittstudie und in der Diskussion mit jüngeren Arbeiten zum Varianten-EEG, ist der folgende Überblick über die Normvarianten des EEG im Kindesalter aufgebaut.

Typ 1 EEG nach Jung: Das Typ 1 EEG weist einen ausgeprägten α-Rhythmus mit einer Schwankungsbreite von 1,5/s auf. β-Wellen treten in der Präzentralregion nur kurzfristig auf, δ-Wellen sind kaum erkennbar. Kugler

(1981) beschreibt eine Häufigkeit von 30 - 50 % dieser EEG-Variationen im Erwachsenenalter.

Entsprechend der Entwicklung des EEG im Säuglings-, Kindes- und Jugendalter müßten die Frequenzen der Normvarianten altersbezogen modifiziert angegeben werden. Bei den eigenen Untersuchungen im Kindes- und Jugendalter fanden sich bereits im Schulalter EEG mit einer ausgeprägten α-Aktivität insbesondere auch frontozentral (Abb. 4.95). Es handelte sich bei diesen Kindern, wie in der Längsschnittuntersuchung nachgewiesen werden konnte, um gesunde Kinder, die im klinischen Begleitprojekt keinerlei neurologische, psychische oder entwicklungsbezogene Abweichungen zeigten. Es ist daher anzunehmen, daß die frontale α-Aktivität im mittleren Schulalter (Häufung zwischen dem 10. und 15. Lebensjahr) eine Normvariante des Kindesalters darstellt. Ob diese Variation eine Vorstufe der β-Normvariante darstellt, bleibt noch zu untersuchen. Dieser Befund korreliert mit dem von Gastaut et al. (1952) und Gastaut (1952) erstmals beschriebenen Mμ-Rhythmus. Als Synonym wird auch der Begriff Rolandosche oder zentrale Arkaden verwendet. Analog der an griechischen Buchstaben orientierten EEG-Nomenklatur fand der griechische Buchstabe μ für den Arkadenrhythmus Verwendung. Es handelt sich dabei um eine zentrale α-Aktivität, die bei bis zu 19 % aller jungen Erwachsenen beobachtet wird. Im Kindesalter wird ein Mμ-Rhythmus bei 5 % der unter 4jährigen und bei 7 % im EEG der 8- bis 16jährigen beobachtet. Die Inzidenz hat ein Verhältnis von 2 : 1 häufiger bei weiblichen Probanden auf (Petersen u. Eeg-Olofsson 1971). Es besteht bei einem ausgeprägten Mμ-Rhythmus die Gefahr der Verwechslung mit einem Rolandischen Spitzenfokus, da ein asymmetrisches Auftreten dieser physiologischen Tätigkeit häufig beobachtet wird (Blume 1982; Daly 1990). In Analysen ist er bei viel mehr Versuchspersonen zu finden.

Typ 2 EEG nach Jung: Das Typ 2 EEG wird einem β-EEG mit einem Überwiegen von 14 - 30/s Wellen mit relativ niedriger Amplitude unter 30 μV zugeordnet. Diese β-Aktivität kann kontinuierlich oder in Gruppen und Serien auftreten. Gibbs u. Gibbs (1954) wiesen diese Normvariante bei 3 % der 15jährigen nach. Petersen u. Eeg-Oloffson (1971) fanden das β-Normvarianten-EEG schon bei 11jährigen Kindern. Bei jungen Erwachsenen wird ein Anstieg auf 20 %, im hohen Lebensalter auf 40% beschrieben, wobei der Anteil der Frauen etwa doppelt so groß ist wie der der Männer (Vogel 1963, 1970; Vogel et al. 1981).

Bei eigenen Untersuchungen wurden β-Normvarianten-EEG ab dem 7. Lebensjahr in ausgeprägter Form (Abb. 4.96) gefunden, in den Altersstufen darunter modifiziert in leichterer Form. Alle diese Kinder waren im längsschnittlichen Verlauf bei einer Beobachtung bis

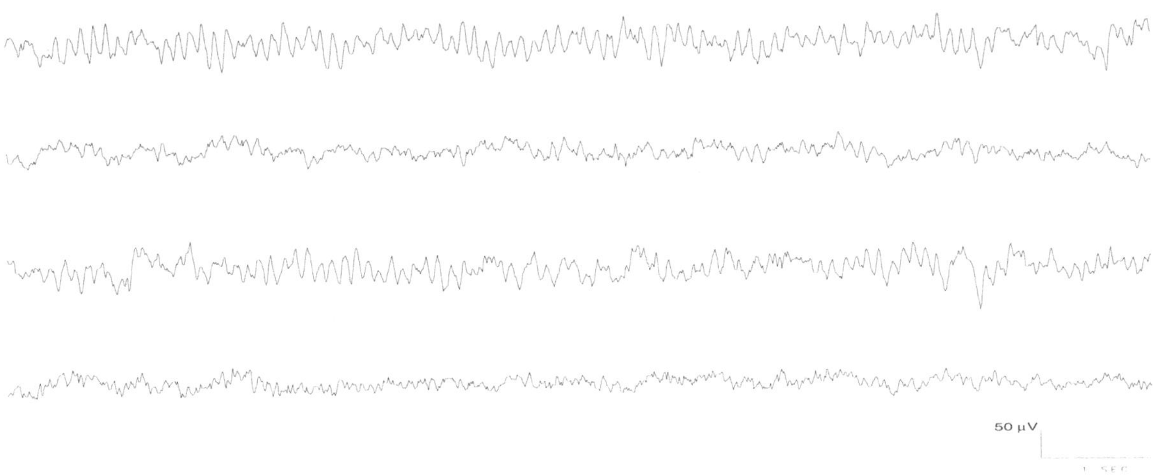

Abb. 4.95. Frontozentrales α-Normvarianten-EEG im Frequenzbandbereich zwischen 9 und 10 Hz bei einem gesunden 10jährigen. Mμ-Rhythmus

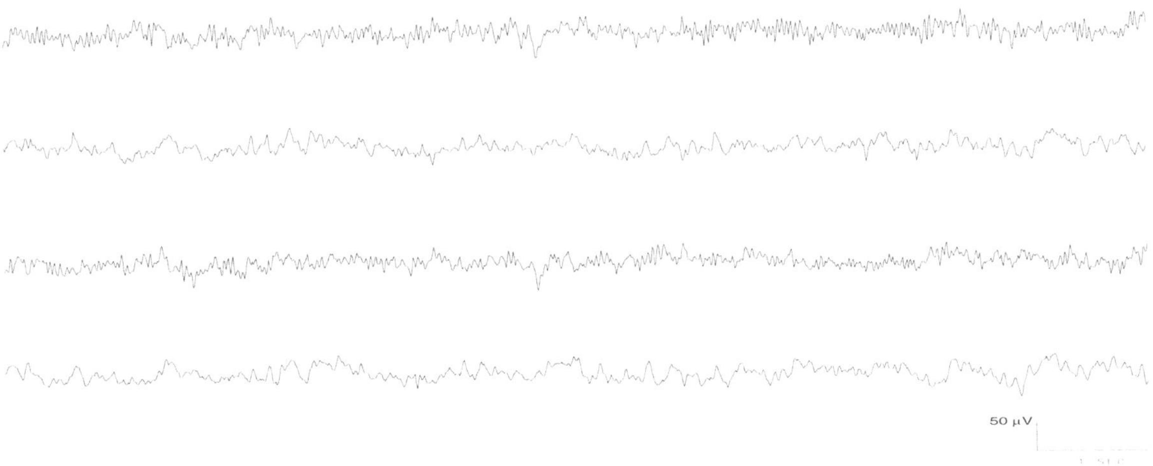

Abb. 4.96. β-Normvarianten-EEG - frontozentral betont - bei einem gesunden 8jährigen

zum 12. Lebensjahr gesund. Eine Medikamentengabe als wichtigste differentialdiagnostische Ursache einer ausgeprägten β-Überlagerung wurde bei der ausführlichen Anamneseerhebung verneint.

Type 3 EEG nach Jung: Das Typ 3 EEG wird als flaches EEG ohne wesentliche Aktivität über 20 µV beschrieben. Nach Kugler (1981) erreicht das flache EEG beim Erwachsenen Anteile von 6 - 7 %. Durch eine Koinzidenz bei mehreren Familienangehörigen konnte ein genetischer Faktor nachgewiesen werden. Ein Zusammenhang des flachen EEG mit einer ungenügenden psychischen Entspannung, die durch den Blockadeeffekt und die Hyperventilation durchbrochen werden kann, wird angegeben. Das flache EEG kommt beim 15jährigen nur vereinzelt vor. Ein extrem abgeflachtes EEG als auffällige Normvariante wurde bei den eigenen Untersuchungen nicht gefunden. Inwieweit grenzwertig niedrige Amplituden eines Normal-EEG als Normvariante einzuordnen sind, bleibt eine Definitionsfrage.

Typ 4 EEG nach Jung: Das Typ 4 EEG entspricht dem unregelmäßigen EEG mit einer Streuung der α-Grundaktivität um über ±1,5/s ohne klares Amplitudenmaximum über der Okzipitalregion. In Anbetracht der variablen Grundaktivität im Kindesalter ist diese Definition nur für das Erwachsenenalter anwendbar und trifft dort auf etwa 30 % der Erwachsenen zu.

Dem Typ 4 EEG könnten im Kindes- und Jugendalter am ehesten die δ- und ϑ-EEG zugeordnet werden, bei denen im Bereich der dem Alter entsprechenden Grundaktivität langsamere Wellen nachweisbar sind (Abb. 4.97).

Als klassische Normvarianten sind entsprechend der vorliegenden Literatur und der eigenen Untersuchungen im Kindes- und Jugendalter somit anzusehen:

1. das frontozentrale α-EEG des Schulkindes, eventuell als Vorläufer des β-EEG beim Erwachsenen,
2. das β-Normvarianten-EEG (frontopräzentrales Beta-EEG des Schulkindes nach Dumermuth),
3. das ϑ-Normvarianten-EEG (z. T. rhythmisierend), altersbezogen variierend über dem Ort der Ausprägung der Grundaktivität.

Die automatische EEG-Analyse wird eine bessere Definition des Normvariantenbegriffes möglich machen. Ein Normvarianten-EEG könnte neben den oben angeführten 3 Sonderformen für das Kindesalter wie folgt definiert werden:

„Ein Normvarianten-EEG liegt vor, wenn das Kind nach ausführlichen Untersuchungen klinisch gesund ist und die absolute Aktivität und/oder die dominante Frequenz bei einer automatischen Analyse außerhalb des Normalbereiches liegen, der durch den Mittelwert ±2 Standardabweichungen definiert ist."

Alle anderen EEG entsprechen dem Normal-EEG einer gewissen Altersstufe.

Daraus resultiert, daß sich alle Probanden, deren EEG außerhalb dieser Norm liegen, vor der Zuordnung zum Normvarianten-EEG einer ausführlichen klinischen Untersuchung unterziehen müßten. Inwieweit dies praktikabel ist, wird die Zukunft zeigen. In der täglichen Praxis wird diese Fragestellung ohnehin nur bei Patienten zu verfolgen sein, die sich aufgrund eines klinischen Befundes beim Arzt vorstellen.

Dumermuth (1971) beschrieb z. B. das Auftreten eines β-EEG bei folgenden Erkrankungen: generalisierter Grand-mal-Anfall, Lowe-Syndrom, Salaamanfälle, Zerebralparese, Cushing, Diabetes insipidus, Meningitis und Phenylketonurie. Die häufigste Ursache der β-Aktivität dürfte eine Medikamenteneinnahme sein. Diese Erkenntnisse wurden im Laufe der letzten Jahre durch

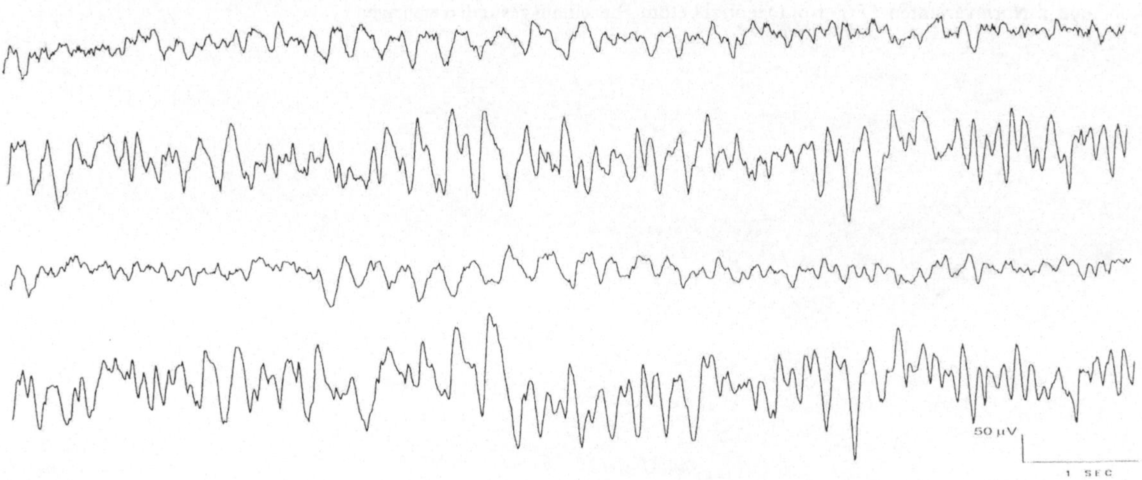

Abb. 4.97. Hohes δ-ϑ-Normvarianten-EEG eines gesunden 9jährigen mit Überlagerung von α-Wellen

die zunehmende Differenzierung von Syndromen und EEG-Untersuchungen bei Syndromen erweitert. Mutoh et al. (1992) fanden eine hohe β-Tätigkeit und eine frontale intermittierende δ-Aktivität bei einem Kind mit einer infantilen neuroaxonalen Dysthrophie und einem Kind mit Menke-Syndrom. Auf die Bedeutung hochfrequenter intrazerebral abgeleiteter β-Aktivität (über 50 Hz) im Zusammenhang mit Krampfanfällen wiesen Allan et al. (1992) hin. Inwieweit zukünftig der Frequenzbandbereich über 50 Hz bei Skalpableitungen Berücksichtigung finden wird, muß noch diskutiert und untersucht werden. Wendland et al. (1992) untersuchten 20 Erwachsene mit einer Grundrhythmusvariante. Sie wiesen nach, daß bei einer Grundrhythmusvariante mit hoher Wahrscheinlichkeit andere bedeutsame hirnphysiologische Besonderheiten nachweisbar sind. Diese kleine Auswahl von Erkenntnissen soll die Notwendigkeit differentialdiagnostischer Untersuchungen vor der Zuordnung eines EEG zu einer Normvariante unterstreichen.

4.5 Die normale Entwicklung des EEG in der Literatur

Berger (1932) beschrieb bereits 3 Jahre nach seiner Erstveröffentlichung „Über das Elektrenkephalogramm" die Entwicklung des kindlichen EEG am Beispiel von 17 Kindern im Alter von 8 Tagen bis 5 Jahren. Zahlreiche Autoren sind unter verschiedenen Aspekten der gleichen Fragestellung nachgegangen und haben Daten dazu publiziert. Erste systematische Arbeiten wurden im Jahr 1936 von Davis u. Davis und Lindsley veröffentlicht. Lindsley fand okzipital bei visueller Auswertung eine Durchschnittsfrequenz von 3,5 - 5,5 Hz im Säuglingsalter (n = 10) und von 8,5 - 14 Hz bei 8- bis 14jährigen (n = 42). Diese Daten ergänzte Lindsley 1939 durch Berichte über die mittlere Amplitude in μV. Er fand eine Spannung von 28 - 60 μV (Mittelwert 41 μV) bei 6 Kindern im Alter von 6 Monaten, von 34 - 84 μV (Mittelwert 48 μV) bei 8 Kindern mit 12 Monaten und von 6 - 22 μV (Mittelwert 14 μV) bei 9 Jugendlichen mit 15 Jahren. 1937 erschien die Arbeit von Smith, 1939 veröffentlichten Bernhard u. Skoglund Ergebnisse zu 200 EEG-Ableitungen okzipital über dem Mastoid rechts im Alter von 4 Monaten bis 30 Jahren bei offenen Augen. Sie berichteten über einen Anstieg von 3,5 - 6,6 Wellen/s im Säuglingsalter auf 9,0 - 11 Wellen/s in der Altersgruppe der 19- bis 30jährigen. Nach ersten Veröffentlichungen von Grass u. Gibbs (1938) publizierten Gibbs u. Gibbs (1950, 1952) den Atlas der Elektroenzephalographie und beschrieben die Entwicklung des Wellenbildes im Bereich verschiedener Hirnregionen im Kindes- und Jugendalter (vgl. Abb. 2.8). Im Säuglingsalter beobachteten sie parietookzipital einen hohen Anteil von Wellen

unter 3 Hz. Mit zunehmendem Alter verlagerte sich nach ihren Ergebnissen die dominante Frequenz in die mittleren Frequenzbänder auf 9 - 11 Hz. Diese Arbeit ist aus heutiger Sicht die erste umfassende Darstellung der Entwicklung des EEG vom Neugeborenenalter bis zum Erwachsenenalter. Garsche (1954) stellte in einem Diagramm die Entwicklung des EEG vom Säuglingsalter bis zum 14. Lebensjahr graphisch dar, wobei er die Entwicklung in 4 Perioden einteilte. Nach seinen Untersuchungen dominierte parietookzipital bei Säuglingen zunächst die δ-Aktivität (auslaufend bis 3 Jahre), im Kleinkindesalter die ϑ-Aktivität im Sinne der 2. Periode (auslaufend bis zum 10. Lebensjahr), beim jungen Schulkind die α-Aktivität gemischt mit einer Rest-Aktivität als 3. Periode (bis zum 10. Lebensjahr) und im Anschluß daran die α-Aktivität. Im französischen Sprachraum beschrieben Dreyfuß-Brisac et al. 1958 das EEG unter 3 Jahren. Im englischen Sprachraum publizierte Blume (1982) den Atlas der pädiatrischen Elektroenzephalographie. Im deutschen Sprachraum veröffentlichte Dumermuth (1965) mit seinem Atlas der Elektroenzephalographie im Kindesalter umfassende Daten zu diesem Thema. Er beschrieb in dem 1972 und 1976 nochmals unverändert aufgelegten Atlas die Normalentwicklung in den verschiedenen Altersstufen und die klinische Elektroenzephalographie in der gesamten damals bekannten Breite. Eine Neuauflage wurde von Dumermuth nicht mehr geplant (persönliche Mitteilung 1983), da er bereits frühzeitig mit der automatischen EEG-Analyse arbeitete (Dumermuth 1971) und den Einsatz dieser Erkenntnisse für eine neue Definition der EEG-Entwicklung für erforderlich hielt.

An Hand der Daten von 743 ausgewählten Kindern vom ersten bis zum 16. Lebensjahr beschrieben Petersen u. Eeg-Oloffson (1971) die EEG-Normalentwicklung. Sie fanden einen linearen Anstieg der α-Aktivität bei okzipitalen Ableitungen sowie einen Anstieg der α-Amplitude bis zum 6. bzw. 9. Lebensjahr und einen Abfall ab diesem Alter. In seiner Einführung in die Elektroenzephalographie stellte Niebeling (1980) an Hand von zahlreichen Kurvenbeispielen die EEG-Entwicklung dar. Rothenberger (1987) bezog in die Beschreibung des EEG im Kindes- und Jugendalter bereits die evozierten Potentiale und eine Darstellung des Mapping mit ein. Teilaspekte wurden von Hughes et al. (1949), Mai u. Shaper (1953), Melin (1953), Schütz u. Müller (1951), Blanc et al. (1956), Samson-Dollfuß (1955) und Lerique-Koechlin (1958) dargestellt.

Automatische EEG-Analyse: Gibbs u. Knott veröffentlichten bereits 1949 Ergebnisse von 930 mit Hilfe eines Grass-Analysators (automatische Frequenz-Amplituden-Analyse) ausgewerteten EEG vom Säuglingsalter bis zum Alter von 29 Jahren. Sie fanden mit zunehmendem Alter bei Ableitungen rechts okzipital eine kontinuierliche Zunahme des Bandbereiches von 10 - 12 Hz und von 18 - 22 Hz und eine Abnahme der in der Neonatalperiode dominierenden 1 - 3/s Aktivität. Penuel et al. (1955) analysierten mit einem Walter-Frequenzanalysator (Frequenzamplitudenanalyse mit Fourier-Transformation) die EEG über den parietookzipitalen Hirnabschnitten von 64 Kindern zwischen 1 und 10 Jahren. In den unteren Altersstufen zeigte sich eine höhere Spannung (Einheit: integrierte Spannung in µV) bei den langsamen Frequenzen bis 7 Hz. Über eine Zunahme der mittleren Frequenzbandanteile (mit 3 Jahren Gipfel bei 3 - 10 Hz) trat eine allmähliche Zunahme der α-Aktivität mit einem Gipfel von 6 - 12 Hz bei den 10jährigen ein.

Hagne et al. (1973) leiteten im Längsschnitt mit zweimonatigen Intervallen bei 29 gesunden Neugeborenen bis zum ersten Lebensjahr EEG ab (temporal, parietookzipital, zentral) und werteten diese unter Verwendung der Spektralanalyse (FFT) aus. Es fand sich ein Anstieg der Peakamplitude und der Peakfrequenz mit zunehmendem Alter.

Matousek und Petersen (1973) analysierten mit einem Breitbandfrequenzanalysator EEG von 561 Kindern und Adoleszenten im Alter von 1 - 22 Jahren. Sie stellten eine Abnahme der Gesamtamplitude mit zunehmendem Alter fest und wiesen auf die dadurch bedingten starken Unterschiede der absoluten und relativen Aktivität in den Frequenzbändern hin.

John et al. (1980) verglichen die EEG-Entwicklung bei 342 gesunden schwedischen und 306 gesunden amerikanischen Kindern zwischen 5 und 15 Jahren unter Verwendung der Fast-Fourier-Transformation. Über den parietookzipitalen, zentralen, temporalen und frontozentralen Bereichen nahmen bei beiden Untersuchungsgruppen mit zunehmendem Alter die Werte der relativen δ- und ϑ-Aktivität ab, die der α- und β-Aktivität zu. Die Entwicklung erfolgte parietookzipital am ausgeprägtesten.

Ohtahara (1981) leitete bei 585 Säuglingen und Kindern EEG ab und führte sie einer Spektralanalyse zu. Er fand über dem rechten Parietookzipitalbereich einen Abfall der δ-Energie (1,5 - 3,5 Hz) von ungefähr 65 % bei Neugeborenen auf etwa 45 % bei 6 Monate alten Säuglingen und auf rund 12 % bei den 14jährigen Kindern. Die α-Energie (8 - 12 Hz) stieg im gleichen Zeitraum von ca. 3 - 4 % bei den Neugeborenen auf 5 % bei den 6 Monate alten Kindern und auf 50 - 60 % bei den 14jährigen. Aufgrund seiner Befunde stellte Ohtahara einen abrupten Anstieg der α-Aktivität jeweils im 2./3. Lebensjahr und im 8./9. Lebensjahr fest. Die Ableitungen erfolgten im Wachzustand bei geschlossenen Augen.

Gasser et al. (1988 a) beschrieben differenziert die Entwicklung des EEG auf der Basis der Frequenzbandanalyse bei 158 gesunden Kindern und Adoleszenten vom 6. bis zum 17. Lebensjahr. Sie stellten mit Ausnahme der höheren α-Bandanteile (9,5 - 12,5 Hz) eine Abnahme der absoluten Aktivität fest. Bei Berechnung der relativen Aktivität stiegen die schnellen Frequenzbandanteile an, die langsamen Frequenzbandanteile nahmen ab. In einer zweiten Publikation betrachteten Gasser et al. (1988 b) die Topographie der EEG-Entwicklung. Sie fanden für das ϑ- und α-Band einen Beginn der Reifung bei den posterioren, ein Ende der Entwicklung über den anterioren Ableitungen. Gleichzeitig wurden in dieser Publikation Kohärenzberechnungen durchgeführt und ein Anstieg mit zunehmendem Alter beschrieben.

Kohärenzuntersuchungen zur Beziehung zwischen Kohärenz und Hirnreife publizierte Kraus-Oversohl (1977) bei gesunden Kindern im ersten Lebensjahr. Er fand eine Abnahme der intrahemisphärischen und eine Zunahme der interhemisphärischen Kohärenz. Daraus wurde auf eine Beziehung zwischen Hirnentwicklung und Kohärenzentwicklung geschlossen, in dem Sinne, daß eine erhöhte intrahemisphärische und eine geringere interhemisphärische Kohärenz ein Reifungsdefizit anzeigen.

Andere Untersuchungen zu Kohärenzwerten im Kindesalter waren im wesentlichen an klinischen Fragestellungen orientiert und berücksichtigten jeweils nur umschriebene Kontrollgruppen (Shaw et al. 1979; Montagu 1975; Weller u. Montagu 1980; Leisman u. Ashkenazi 1980). Alvares Amador et al. (1989) stellten zur Untersuchung der EEG-Entwicklung fest, daß die Beschreibung des automatisch analysierten EEG nicht eine rein akademische Fragestellung sei. Vielmehr könnten exaktere Untersuchungen zu einer exakteren Auswertung des funktionellen Zustands verschiedener Regionen des zentralen Nervensystems führen. Dies wiederum sollte Gegenstand zukünftiger Forschungen sein.

Die Entwicklung des kindlichen EEG wurde an Hand der Daten der Münchener Pädiatrischen Längsschnittstudie unter Teilaspekten 1978 durch Mann et al., 1983 durch Sadowsky et al., 1984 durch Schmid und 1986 durch Pöppl et al. publiziert. Die Bedeutung einer Berechnung der Normalentwicklung des EEG im Kindesalter wurde insbesondere durch vergleichende Untersuchungen mit Down-Syndrom-Probanden ersichtlich. Dies konnte durch die vergleichende Betrachtung absoluter und relativer Aktivität (Schmid et al. 1985) und durch Kohärenzanalysen (Schmid et al. 1992) gezeigt werden.

Auf einen Vergleich der hier angeführten Literatur mit der dargestellten EEG-Entwicklung im Kindesalter soll verzichtet werden. Tendenziell ist festzustellen, daß durch die Erkenntnisse der automatischen EEG-Analyse die Aussagen zur Grundaktivität und zur dominanten Frequenz variiert werden müssen. Zur exakten Beschreibung der Normalentwicklung ist nicht nur die Betrachtung einzelner Aspekte wie absolute Aktivität, relative Aktivität, Kohärenz, ϑ/α-Quotient und Gesamtaktivität maßgebend, sondern eine gemeinsame Analyse aller dieser Faktoren. Je nach Fragestellung wird der

Schwerpunkt der herangezogenen Vergleichsdaten etwas unterschiedlich sein.

4.6 Die Aktivations- und Provokationsmethoden

Zu den Aktivations- und Provokationsmethoden zählen

1. Blockierungseffekt (On/Off Effekt - Berger Effekt),
2. Photostimulation und andere Sinnesreize,
3. Hyperventilation,
4. Schlaf.

Ziel des Einsatzes der Aktivations- und Provokationsmethoden ist die Erweiterung der Diagnostik zur Erfassung von Herdbefunden und Krampfaktivität. Dadurch können manche Formen von zerebralen Störungen und Epilepsien mit wesentlich höherer Wahrscheinlichkeit diagnostiziert werden.

4.6.1 Blockierungseffekt

Der Blockadeeffekt beim Öffnen der Augen wurde bereits von Berger in seinen ersten Arbeiten über das EEG (1929, 1930) beschrieben. 1932 wurden diese Beobachtungen durch Berger selbst ergänzt, indem er über den Blockadeeffekt bei geschlossenen Augen und konzentrierter geistiger Tätigkeit berichtete. Die visuelle Blockadereaktion (VBR) muß bei jeder EEG-Ableitung geprüft werden.

Der Blockierungseffekt besteht darin, daß nach dem Öffnen der Augen die Grundaktivität niedrig und rasch wird. Die ϑ-Aktivität im Kleinkindalter bzw. die α-Aktivität im Kindesalter wird unterbrochen und durch eine unregelmäßige, niedrige EEG-Aktivität abgelöst. Dieser Wechsel der EEG-Aktivität entspricht einer Desynchronisation, wie sie bei gesteigerter kortikaler Aktivität nachweisbar ist (Abb. 4.98, 4.99). Zum Nachweis der Blockadereaktion läßt man den Probanden die Augen für 3 - 10 s öffnen. Tritt dann eine Blockade der α-Aktivität ein, so spricht man von einem positiven Blockadeeffekt; liegt eine unvollständige oder fehlende Blockierung der Grundaktivität vor, so spricht man von einem negativen Blockadeeffekt. Für die korrekte Durchführung ist von Bedeutung, daß die Augen weit geöffnet und nicht nur die Lider leicht angehoben werden.

Auffällig ist der Befund, wenn die α-Aktivität über einer bestimmten Hirnregion (fokal) nicht blockiert wird. Simonova et al. (1969) beschrieben derartige Anomalien bei intrazerebralen Tumoren. Tieber (1972) be-

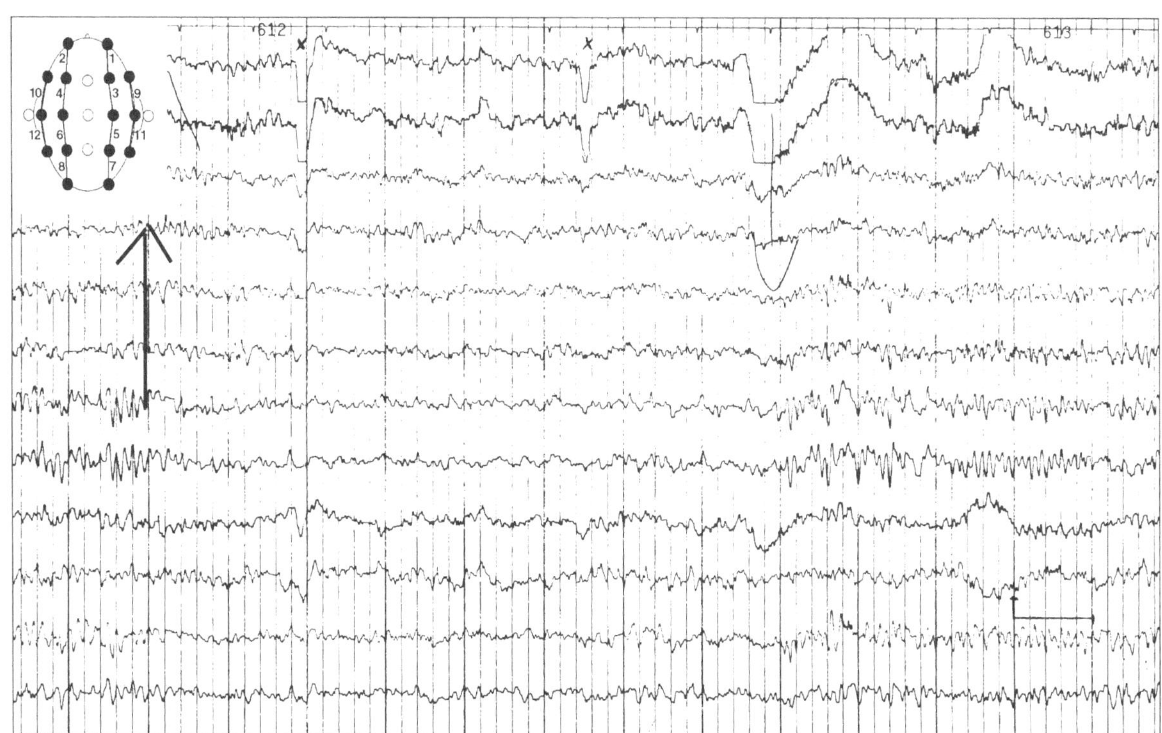

Abb. 4.98 Ausgeprägter positiver Blockadeeffekt bei einem 8jährigen Schulkind. Augenöffnen ↑ und Augenschluß ↓ sind jeweils durch einen Pfeil markiert. Die bei geschlossenen Augen vorliegende regelmäßige α-Grundaktivität wird durch das Öffnen der Augen unterbrochen und durch eine gemischte ϑ-α-Aktivität mit überlagernden β-Wellen abgelöst. Mit Augenschluß tritt nach einigen Bewegungsartefakten (Bulbusmuskulatur) erneut die zuvor beobachtete regelmäßige α-Grundaktivität mit unterlagerten 2/s-Wellen (die in diesem Alter physiologisch sind) auf. Bei geöffneten Augen sind Lidbewegungen aufgezeichnet (x)

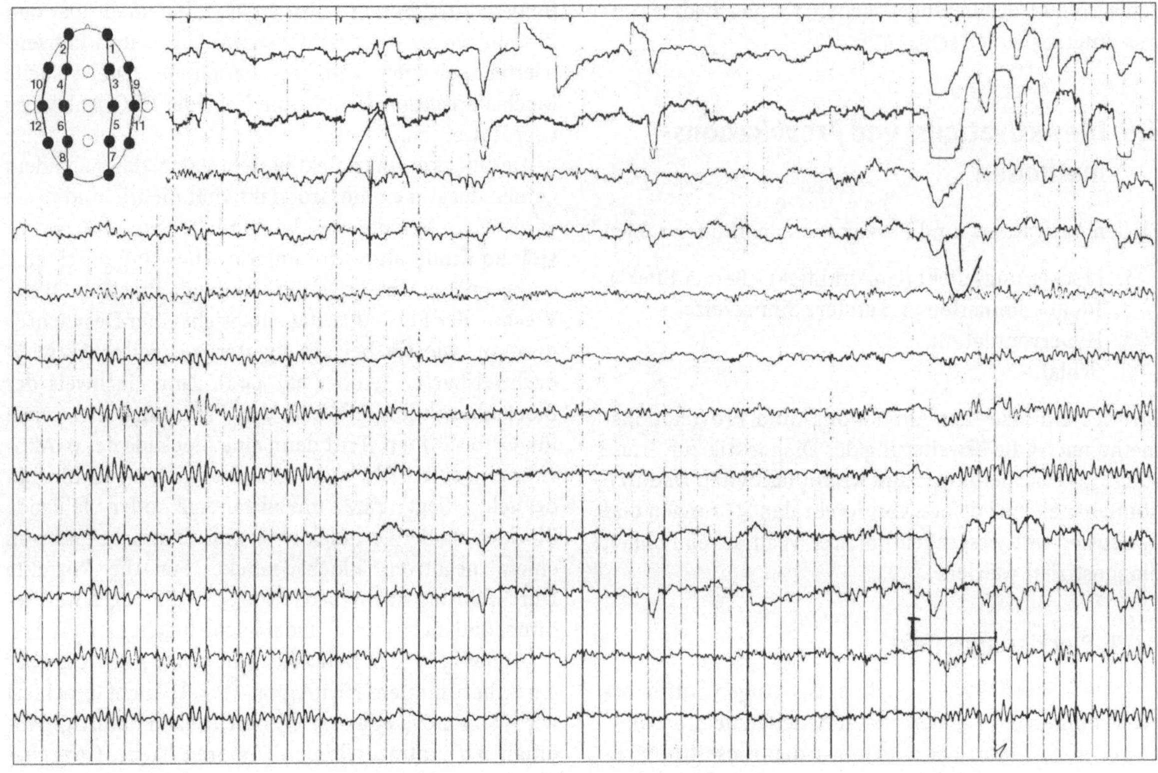

Abb. 4.99 Blockadeeffekt bei einem 13jährigen Mädchen. Nach Augenöffnen (↑) deutliche Abnahme der Amplitude und Beschleunigung der Grundaktivität mit β-Überlagerungen

obachtete nach Augenschluß das Auftreten von Spitzen. Dieser Befund wurde einem abnormen oder pathologischen Lidschlußeffekt zugeordnet.

4.6.2 Die Photostimulation

Die Belichtung eines oder beider Augen durch rhythmische Blitze (photische Stimulation, Flackerlichtaktivation, Photic stimulation) wurde erstmals von Walter et al. 1946 angewendet. Einheitliche Richtlinien zur Durchführung der Photostimulation existieren nicht. Bei Kindern werden in der Regel Lichtblitze mit einer Blitzenergie von 0,5 - 0,7 Joule pro Blitz bei einer mittleren Blitzdauer von ca. 100 μs eingesetzt. Die Lichtquelle sollte dabei ca. 20 cm senkrecht vor den Augen in einem leicht abgedunkelten Raum montiert sein. Das Ableiteschema sollte die frontopolaren und okzipitalen Ableitepunkte einschließen.

Im Frequenzbereich von 0,5 - 25 Hz werden um jeweils 2 - 5 Hz ansteigend und nach Erreichen des maximalen Frequenzwertes wieder abfallend für jeweils 8 - 10 s Blitzserien ausgelöst. In jedem Frequenzbereich sollte kurzfristig ein kurzes Augenöffnen und -schließen aufgezeichnet sein. Doppelblitzreizungen sollen verbesserte Effekte erbringen, die aber im Kindesalter nicht sicher nachgewiesen sind.

Synchronisierungseffekt: Eine Synchronisierung der EEG-Tätigkeit okzipital, mit verschieden starker Ausbreitung nach parietal und temporal ist bei der Photostimulationsfrequenz zu erwarten, die der spontanen Grundaktivität, einem harmonischen Vielfachen oder einem harmonischen Bruchteil der spontanen Grundaktivität entspricht. In eigenen Untersuchungen konnte gezeigt werden (Sadowsky et al. 1986), daß 19 % der 1jährigen, 48 % der 2jährigen und 60 - 65 % der 3jährigen Kinder einen Synchronisierungseffekt zeigen.

Eine Sonderform des Synchronisierungseffekts ist die Synchronisierung über einen breiten Frequenzbandbereich, also weit über den Frequenzbereich der Grundaktivität hinaus (Abb. 4.100). Dieses Phänomen wird als blitzabhängige Steuerung oder **Photic driving** bezeichnet. Das Fehlen des Synchronisierungseffekts wird, wie sich aus den Prozentsätzen der beschriebenen Inzidenz ergibt, nicht als abnorm gewertet. Ein asymmetrischer Synchronisierungseffekt bedarf einer umfassenden differentialdiagnostischen Abklärung. Ausgeschlossen werden müssen unilaterale Sehstörungen, Störungen der Sehbahn und intrazerebrale Herde.

Eine Sonderform ist die **photomyogene Reaktion** (Synonym: Photomyoklonus, myogene Spitzen). Diese Reaktion besteht in Myokloni im Gesichtsbereich, die sich - insbesondere bei Erwachsenen - auch auf den

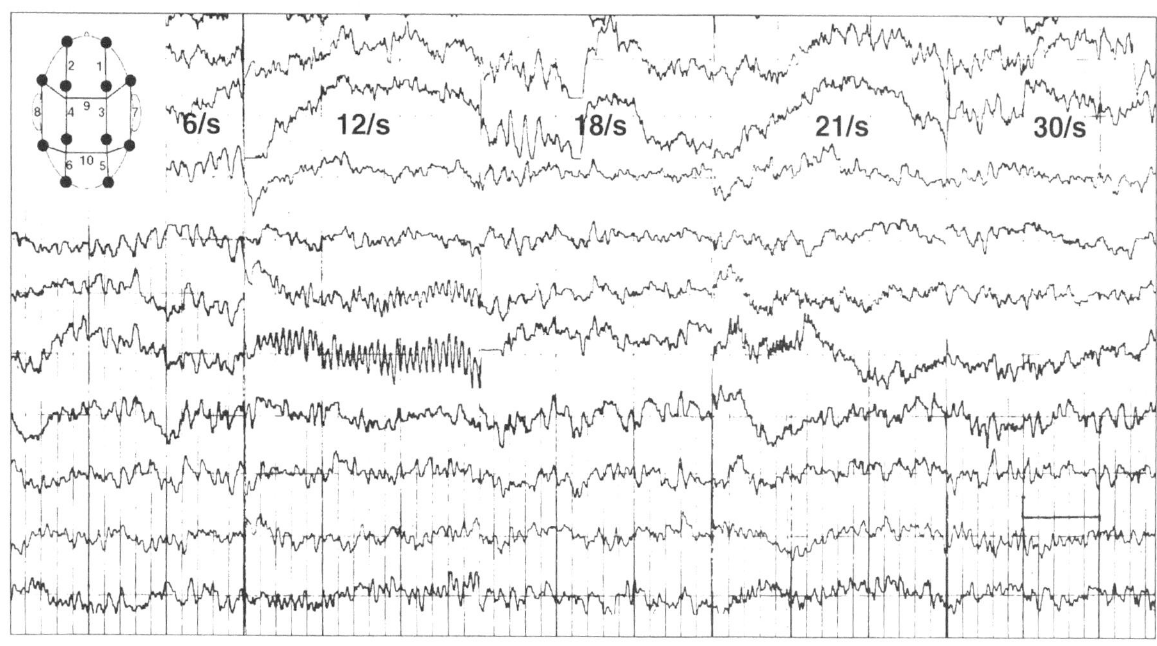

Abb. 4.100 Photic driving bei einer 4jährigen in mehreren Photostimulationsfrequenzen (6, 12, 18, 21, 30 Hz), unabhängig von der Grundaktivität vorwiegend parietookzipital (Kanal 7/8). Die Photomontage stellt jeweils nur 3 s jeder Frequenz dar. Der markanteste Effekt tritt bei 12 Hz auf

übrigen Körper ausdehnen können. Die muskulären Artefakte dürfen nicht mit paroxysmalen EEG-Tätigkeiten verwechselt werden. Im Kindesalter kann diese Reaktion jedoch nur sehr selten beobachtet werden.

Photosensibilität: Unter Photosensibilität wird das durch die Photostimulation ausgelöste Auftreten von bilateraler generalisierter oder lokalisierter paroxysmaler EEG-Aktivität bezeichnet. Die Paroxsysmen bestehen in der Regel aus irregulären, okzipital betonten SW-Komplexen. Die Paroxysmen können mit Einsetzen der Photostimulation, während der Photostimulation und sofort nach Ende der Photostimulation, in den ersten 12 Lebensmonaten auch erst Sekunden nach Ende der Stimulation auftreten. Die EEG-Anomalien können ohne klinische Symptome vorkommen, aber auch mit Myokloni korrelieren (vgl. Abb. 6.36, 6.37, 6.44, 6.45). Bei vegetativen Phänomenen, Bewußtseinsstörungen, Augenbewegungen, Schmatzbewegungen müssen Reizsymptome von epileptischen Anfällen differenziert werden (Rabending u. Klepel 1970, 1978). Schmidt (1993) gab einen umfassenden Überblick über die Epilepsien mit Photosensibilität. Es wurde der Zusammenhang mit Fernsehen, flimmerndem Sonnenlicht oder flackerndem Licht oder flimmernden Mustern hervorgehoben. Hervorgerufen wurden dadurch tonisch-klonische Krämpfe bei 84 %, Absenzen bei 6 %,

fokale Anfälle bei 2,5 % und myoklonische Anfälle bei 1,5 % der Patienten. Das Ausgangs-EEG wurde bei fast der Hälfte der Patienten als normal bezeichnet. Abnorme EEG-Tätigkeiten zeigten sich erst bei der Photostimulation. Hervorzuheben ist für das Kindes- und Jungendalter die diagnostische Wertigkeit der Photostimulation bei der Diagnostik von Epilepsien mit Absenzen und auch Impulsiv-Petit-mal. Waltz et al. (1992) unterteilten die Photosensibilität in 4 Typen:

Typ I: eingelagerte Spitzen im okzipitalen α-Rhythmus,

Typ II: parietookzipitale Spitzen mit biphasischen langsamen Wellen,

Typ III: parietookzipitale Spitzen mit biphasischen langsamen Wellen und Ausbreitung in die Frontalregion,

Typ IV: generalisierte Spitzen und Wellen und Polyspike waves (= photokonvulsive Reaktion, Bickford et al. 1952).

Waltz et al. bewiesen, daß der phänotypische Ausdruck der photoparoxysmalen Antwort altersbezogen ist. Er wird durch andere Faktoren, die zu einer generalisierten Epilepsie prädisponieren, modifiziert. Sie vermuteten, daß die unterschiedlichen Typen der photoparoxysmalen Reaktionen nur unterschiedliche Ausdrucksebenen eines gemeinsam genetisch bestimmten Faktors sind. Doose u. Waltz (1993) fanden durchschnittlich bei 7,6 % gesunder Kinder im Alter von 1 - 16 Jahren photoparoxysmale Reaktionen der oben beschriebenen Typen, wobei Mädchen häufiger als Jungen betroffen waren. Sie konnten zeigen, daß unter Berücksichtigung aller 4 Typen der photoparoxysmalen Reaktion nur eine leichte Assoziation mit der Epilepsie, aber eine stärkere mit Symptomen einer psychovegetativen Instabilität vorlag. Nur 3 % aller Kinder mit einer photoparoxysmalen Reaktion (der 4 Typen) hatten bis zum 20. Lebensjahr eine manifeste Epilepsie.

Kugler (1981) gab an, daß durch eine Photostimulation bei 10 % der Epileptiker Paroxysmen und bei 1 % ein Anfall ausgelöst werden könne. Auch über die Erstauslösung eines Anfalles durch die Photostimulation wurde berichtet (Rabending u. Parnitzke 1962). Ein solches Ereignis muß jedoch einem Gelegenheitsanfall zugeordnet werden, bis die Diagnose einer Epilepsie durch weitere Befunde gesichert werden kann. Die Zahl der durch die Photostimulation entdeckten Epilepsien ist relativ gering, andererseits jedoch werden dadurch auf andere Weise nicht oder nur schwer zu differenzierende Epilepsien aufgedeckt. Damit ist die Photostimulation als Routineprovokation bei der Ableitung eines EEG im Kindesalter anzusehen.

Andere Sinnesreize, wie das Bestreichen der Fußsohle, Musik, Filme u. a. dienen speziellen diagnostischen Zwecken.

4.6.3 Die Hyperventilation

Die Hyperventilation stellt eine Aktivationsmethode dar und besteht in einem tiefen und regelmäßigen Atmen über einen Zeitraum von 3 min. Bei Erwachsenen fordern viele Autoren 4 min. Gibbs verwendete das Verfahren seit 1934. 1936 gaben Lennox et al. als Ursache des Hyperventialtionseffektes im EEG die Verminderung des CO_2-Partialdruckes im Gehirn an. Davis u. Wallace (1942) vermuteten eine hypokapnische Vasokonstriktion, die zu einer ischämischen Hypoxie führt und die typischen EEG-Veränderungen bei Hyperventilation hervorruft. Das vermehrte Auftreten von δ-Wellen läßt sich seit den Experimenten von Meyer u. Gotoh (1960) so erklären, daß die Hypoxie im Bereich des Hirnstamms früher wirksam wird als im Bereich des Kortex. Besonderen Einfluß auf die Senkung des arteriellen CO_2-Partialdrucks (Hypokapnie) hat das Fehlen körperlicher Betätigung während der Hyperventilation. Es kann aber auch ein direkter Einfluß der Hypokapnie und Alkalose auf die neuronale Erregbarkeit nicht ausgeschlossen werden.

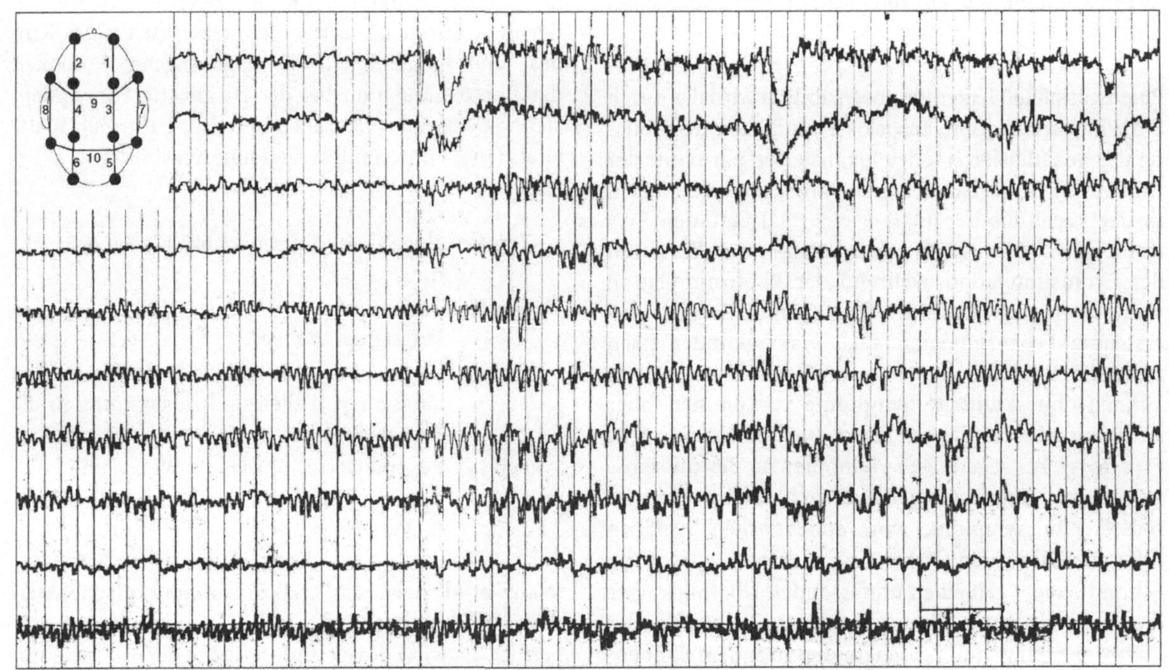

Abb. 4.101 Leichter Hyperventilationseffekt bei regulärer Durchführung in der 3. Minute bei einem Schulkind im Alter von 15 Jahren. Die ersten 5 s zeigen die normale Grundaktivität vor der Hyperventilation

Die Beschreibung der während Hyperventilation entstandenen EEG-Kurve erfolgt gemäß der Beschreibung der Grundaktivität. Zeitpunkt und Art der durch die Hyperventilation bedingten Veränderungen müssen angegeben werden. Die Hyperventilationsveränderungen sind bei älteren Kindern, Jugendlichen und Erwachsenen eher wenig ausgeprägt (Abb. 4.101). Es liegen geringe Verlangsamungen und Unregelmäßigkeiten des Kurvenablaufes und eine geringe Amplitudenzunahme vor. Bei starken Veränderungen, wie sie vorwiegend im Kleinkind- und frühen Schulalter zu beobachten sind, ist eine erhebliche Verlangsamung und Amplitudenerhöhung bis hin zur amplitudenhohen (200 μV) generalisierten δ-Wellenaktivität festzustellen (Abb. 4.102). Die Hyperventilationsveränderung wird in der Regel um so stärker, je jünger das Kind ist. Dabei ist die Hyperventilation als Aktivationsmethode auf die Kooperation des Patienten angewiesen und kann somit meist erst bei Kindern ab dem 3. - 5. Lebensjahr eingesetzt werden kann.

Die Veränderungen durch die Hyperventilation bilden sich nach Hyperventilationsende in der Regel im Kindesalter innerhalb von 60 - 90 s, beim älteren Schulkind und Erwachsenen im Zeitraum von 30 - 60 s zurück. Nach dieser Zeit kann es erneut zu einzelnen generalisierten, hohen Komplexen langsamer Wellen

kommen. Dieses Phänomen ist bei Fehlen von Asymmetrien oder besonderen Anomalien als physiologische Variation einzuordnen. Die EEG-Ableitung sollte aber mindestens 2 min über das Hyperventilationsende hinaus fortgeführt werden. Damit dauert eine Hyperventilationsuntersuchung etwa 5-6 min. Während des gesamten Vorganges sollte kein Wechsel des Ableiteschemas erfolgen. Die Wahl des Ableiteschemas ist bei den eher generalisierten Veränderungen nicht fest vorgeschrieben. Da bei jüngeren Kindern das Amplitudenmaximum eher über der parietookzipitalen Region, bei älteren eher über der frontalen Region während Hyperventilation auftritt, ist die Verwendung einer Längsreihenableitung sinnvoll.

Pathologisch sind altersunabhängig Herdtätigkeiten und Spitzen, atypische (irreguläre) SW-Komplexe, reguläre SW-Komplexe (3/s SW-Komplexe) sowie mehrfach wiederholte fokale steile Wellen. Das klassischerweise unter Hyperventilation auftretende 3/s SW-Muster der Absenzen des Kindes- und Jugendalters ist eine diagnostische Domäne dieser Methode (vgl. Abb. 6.33 - 6.34, 6.27 - 6.32). Die Hyperventilation ist als Standardprovokation bei allen Kindern und Jugendlichen einzusetzen, bei denen sie nicht wegen Unreife undurchführbar oder wegen bestimmter Risiken kontraindiziert ist.

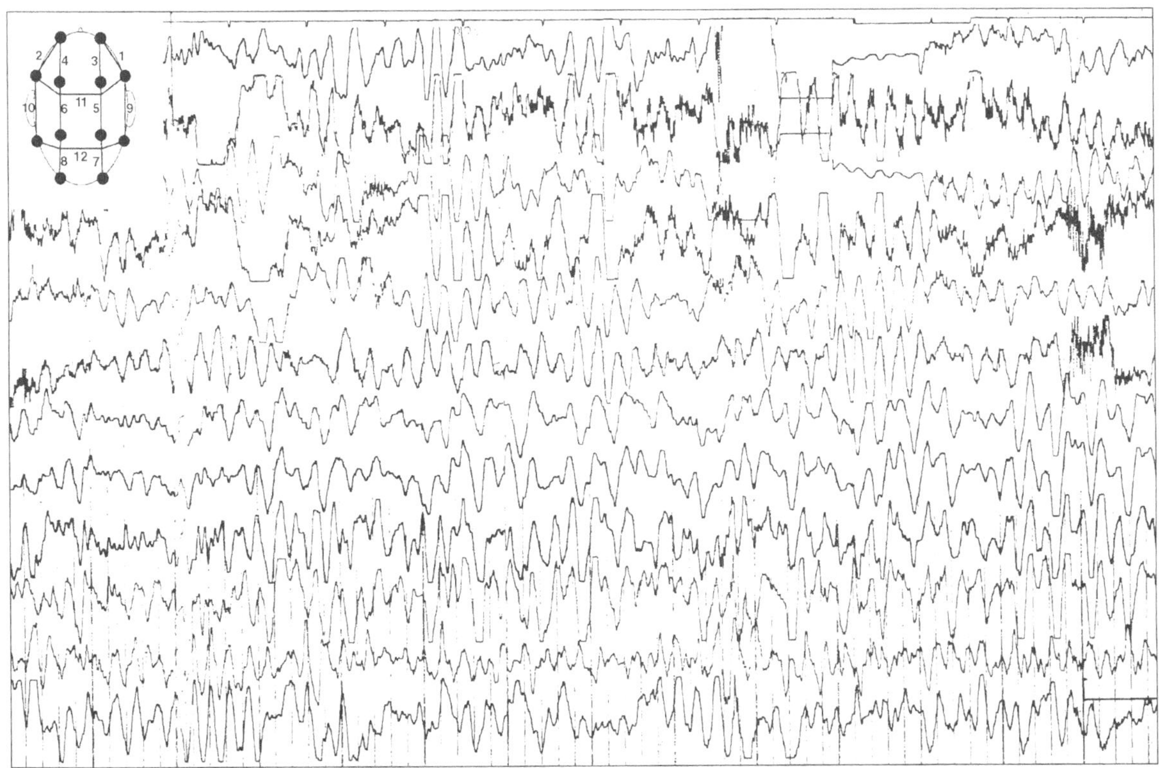

Abb. 4.102 Ausgeprägter Hyperventilationseffekt mit generalisierter δ-Aktivität bei einem 5jährigen Jungen. Über den vorderen Hirnabschnitten Artefakteinlagerungen durch Bewegung und Muskelzittern. In den Kanälen 1 und 2 Polung regelwidrig von hinten nach vorn. Dadurch technisch bedingte Phasenumkehr.

4.6.4 Das Schlaf-EEG

Sechs Jahre nach der Erstbeschreibung des EEG durch Berger (1929) veröffentlichten Loomis et al. (1935) ihre Untersuchungen zur Aktivität des zerebralen Kortex während des Schlafes. Blake et al. (1939) berichteten über den Wechsel der Schlafstadien. Differenzierte Untersuchungen unter Berücksichtigung von Altersphänomenen veröffentlichten Gibbs u. Gibbs (1950) auf der Basis von 350 untersuchten Personen. Diese Untersuchungen wurden durch Kellaway u. Fox (1952) durch die Befunde von 1000 Schlaf-EEG bei Kindern ergänzt.

Smith (1938) beschrieb als erster die Wach- und Schlafaktivität beim Neugeborenen. Aus der großen Zahl von späteren Publikationen seien erwähnt: Dreyfuß-Brisac (1962, 1970, 1975, 1979), Ellingson (1978, 1980 a,b), Parmelee et al. (1968, 1969), Parmelee (1975), Schulte u. Bell (1973) und Samson-Dollfus (1955).

Im deutschen Sprachraum wurde die Beurteilung des Schlaf-EEG im Säuglings- und Kindesalter stark durch die Publikation von Dumermuth (1976) geprägt, der eine Tabelle der EEG-Charakteristika einzelner Schlafstadien erstellte, die Niebeling (1980) modifizierte. Die Einteilung von Loomis et al. (1935) in die Schlafstadien A - E wurde durch die Veröffentlichung des Manuals der standardisierten Terminologie von Rechtschaffen u. Kales (1986) variiert. Sie teilten den Schlaf in 6 Stadien (Wach, 1, 2, 3, 4, REM) ein. Kubicki et al. (1982) kritisierten einige Regeln von Rechtschaffen u. Kales, die 1986 modifiziert wurden. Beschreibungen der Graphoelemente sind nachzulesen bei Kugler (1981), Niedermeyer u. Lopez da Silva (1993), Weinmann et al. (1986) und Kubicki u.Höller (1992). In der Pädiatrie folgt die Beschreibung des Schlaf-EEG der Tradition von Loomis et al. (1935). Die von Dumermuth (1976) und Niebeling (1980) modifizierte Einteilung weist folgenden Aufbau auf:

Stadium A: Schläfrigkeit, Dösen,
Stadium B: Einschlafen,
Stadium C: Leichter Schlaf,
Stadium D: Mitteltiefer Schlaf,
Stadium E: Tiefer Schlaf.

Rechtschaffen u. Kales (1968, 1986) haben Schlafstadium A und B ihrem Stadium 1 zugeordnet. Stadium 2 entspricht Schlafstadium C, Stadium 3 Schlafstadium D und Stadium 4 Schlafstadium E.

Ein Schlaf-EEG kann unter verschiedenen Bedingungen abgeleitet werden. In den meisten Epilepsielaboratorien wird Schlaf nach Schlafentzug erreicht. Gelingt dies nicht, so kann durch Gabe von Medikamenten Schlaf induziert werden. Die Ergebnisse eines durch Medikamente induzierten Schlaf-EEG können verfälscht sein. Eine zunehmende Bedeutung durch den Einsatz der neuen EEG-Technologien wird die Ableitung von 24 h-EEG und damit die Erfassung von Ganz-

nacht-Schlaf-Ableitungen in den nächsten Jahren bekommen. Limitierendes Kriterium zur Durchführung dieser Untersuchung sind aber die erheblichen Belastungen des Untersuchers bei der Auswertung. EDV-gestützte Auswertungsprogramme werden hier Erleichterungen bringen. Die Auswertung eines Ganznachtschlaf-EEG wird allerdings weiterhin den auswertenden Arzt erheblich belasten.

Der Wert des Schlaf-EEG besteht in der Erweiterung der EEG-Diagnostik, insbesondere bei der Fragestellung nach einer Epilepsie. Einen umfassenden Literaturüberblick geben dazu Klingler (1982), Meier-Ewert (1978), Weinmann et al. (1986) und Niedermeyer u. Lopez da Silva (1994). Klingler fand einen Zuwachs von lokalisierten EEG-Anomalien um 82 % nach einem 24stündigen Schlafentzug. Meier-Ewert (1978) beschrieb Unterschiede der Aktivation von Anfällen in den verschiedenen Schlafstadien: „Während bis vor kurzem NREM-Schlaf als 'Konvulsivum' und REM-Schlaf als 'Antikonvulsivum' galten, weiß man heute, daß NREM-Schlaf zwar Grands maux bahnt, aber Petit mal Status und temporale Herde unter Umständen hemmt. REM-Schlaf hemmt dagegen BNS-Krämpfe und Petit mal Absencen und bahnt häufig psychomotorische Anfälle, Petit mal-Attacken bestimmter Patienten, den 'elektrischen Status epilepticus' hirngeschädigter Kinder sowie Herde in der motorischen Supplementär-Region. ... Während NREM- und REM-Schlaf bahnend und hemmend wirken können, haben die Übergangs-Schlafstadien immer einen bahnenden Effekt. Erwachen aus NREM-Schlaf wirkt stärker anfallsprovozierend und löst häufiger myoklonische Episoden aus als Erwachen aus REM-Schlaf. Totaler und partieller Schlafentzug haben bei Gesunden und Kranken eine anfallsfördernde Wirkung und gelten als dritthäufigste Ursache des Status epilepticus".

Diese prinzipiellen Ausführungen können in der gesamten, die Epilepsie unter diagnostischen Aspekten beschreibenden Literatur nachvollzogen werden. Wir beschränken uns darauf, die normale Entwicklung des Schlafs im Säuglings- und Kindesalter darzustellen. Auf die Pathologie wird nicht eingegangen. Die im Zusammenhang mit Schlaf aufgetretene Pathologie ist fallbezogen zu Abb. 6.1, 6.3, 6.5, 6.16, 6.43, 6.57, 6.58, 6.71, 6.88, 6.119, 6.130 dargestellt und kann exemplarisch nachgelesen werden.

Die altersbezogenen EEG-Tätigkeiten in den Schlafstadien A - E sind modifiziert nach Dumermuth (1976) und Niebeling (1980) und im Vergleich zu Rechtschaffen u. Kales (Re/Ka) in Tabelle 4.23 aufgelistet.

Stadium A: Schläfrigkeit, Dösen. Beim Neugeborenen ist das Stadium A nicht sicher bestimmbar und kann erst mit dem Auftreten erster Anzeichen des Stadiums B abgegrenzt werden. Im Säuglingsalter äußert sich Stadium A in einer Frequenzverlangsamung und Amplitu-

Tabelle 4.23. Altersbezogene EEG Aktivität in den Schlafstadien.

<table>
<tr><td>Stadium</td><td colspan="6">Altersstufe</td></tr>
<tr><td>Loomis et al.</td><td>Re/Ka</td><td>Neugeborene</td><td>Säugling</td><td>Kleinkind</td><td>Schulkind</td><td>Erwachsene</td></tr>
<tr>
<td>A
Schläfrigkeit</td>
<td rowspan="2">1</td>
<td>Zuordnung zu den Schlafstadien unsicher</td>
<td>Frequenzverlangsamung und Amplitudenzunahme</td>
<td>Abnahme von Amplitude und Rhythmizität</td>
<td colspan="2">Auflösung der α-Aktivität</td>
</tr>
<tr>
<td></td>
<td rowspan="2">Verlangsamung der Frequenz und Zunahme der Amplitude</td>
<td colspan="4">Einschlafrhythmen</td>
</tr>
<tr>
<td></td>
<td>Kontinuierlich 2–4/s</td>
<td>paroxysmal 4–6/s</td>
<td>Frontale ϑ-Gruppen</td>
<td></td>
</tr>
<tr>
<td>B
Einschlafen</td>
<td></td>
<td></td>
<td colspan="2">Diffuse ϑ-δ-Aktivität
β-Aktivität (bei cal. 30%)</td>
<td colspan="2">Niedrige Amplitude oder niedrige ϑ-Aktivität</td>
</tr>
<tr>
<td></td><td></td><td></td>
<td colspan="4">Steile bis scharfe Vertexpotentiale</td>
</tr>
<tr>
<td colspan="7">- -</td>
</tr>
<tr>
<td>C
Leichter Schlaf</td>
<td>2</td>
<td rowspan="3">Polymorphe δ-Aktivität. Überlagerung angedeuteter 13–15/sek Spindeln</td>
<td colspan="4">Zentrale 14/s-Spindeln
K-Komplexe</td>
</tr>
<tr>
<td></td><td></td>
<td colspan="2">Intermittierende δ-Gruppen</td>
<td colspan="2">frontale 12/s-Spindeln</td>
</tr>
<tr>
<td>D
Mitteltiefer Schlaf</td>
<td>3</td>
<td colspan="4">Spindeln vermindert
Polymorphe diffuse δ-Aktivität</td>
</tr>
<tr>
<td></td><td></td>
<td rowspan="2">Hohe polymorphe δ-Aktivität</td>
<td colspan="2">mit ϑ-Superposititon</td>
<td colspan="2">mit ϑ-α-Superposition</td>
</tr>
<tr>
<td>E
Tiefer Schlaf</td>
<td>4</td>
<td colspan="4">Hohe bilaterale-synchrone δ-Aktivität</td>
</tr>
</table>

denzunahme, im Kleinkindalter dagegen in einer Abnahme der Amplitude und einer Desorganisation der Grundaktivität. Charakteristische Veränderungen sind die Einschlafrhythmen, die in der Frequenz zunehmen. Sie liegen beim Säugling zwischen 2 - 4/s (Abb. 4.103) und steigen beim Kleinkind auf eine Frequenz von 4 - 6/s an (Abb. 4.104) (Einschlafrhythmen, hypnagoge Synchronie, hypnagoge Aktivität; Kellaway u. Fox 1952). Beim Schulkind und Erwachsenem ist Schlafstadium A durch eine Auflösung der α-Aktivität charakterisiert (Abb. 4.105). Im Schulkindalter sind teilweise auch frontale ϑ-Gruppen zu beobachten.

Charakteristisch für das Schlafstadium A ist bei allen Altersgruppen die Frequenzverlangsamung der Grundaktivität.

Stadium B: Einschlafen. Beim Neugeborenen äußert sich das Einschlafen in einer weiteren Verlangsamung der Frequenz und Zunahme der Amplituden (Abb. 4.106). Beim Säugling und Kleinkind tritt im Einschlafstadium eine diffuse ϑ-Aktivität auf, die bei einem Teil der Kinder vorübergehend von β-Aktivität überlagert wird. Das EEG des Schulkindes und Erwachsenen ist durch eine niedrige (Low voltage) gemischte Aktivität von

α- und ϑ-Wellen geprägt. Gegen Ende des Stadiums B vor dem Übergang zum Stadium C treten die charakteristischen steilen Vertexwellen auf. Diese Schlafveränderungen können bereits ab dem 3. Lebensmonat z. T. asymmetrisch, später fast ausschließlich symmetrisch beobachtet werden. Die Vertexwelle ist oft monophasisch negativ, kann aber auch biphasisch negativ/positiv erscheinen (Abb. 4.107). Das Amplitudenmaximum liegt bei Bezugsableitungen über dem mittleren Zentralgebiet, bei bipolaren Ableitungen ist über der Vertexelektrode sowohl in Längs- wie in Querreihen Phasenumkehr nachweisbar. Gibbs u. Gibbs (1950) nannten die Vertexpotentiale „biparietal humps", Kellaway u. Fox (1952) „central wave transients" Gegen Ende des Stadiums B können Vertexwellen auch mit kurzen Schlafspindeln in Gruppen auftreten (Abb. 4.108). Die Vertexpotentiale sind als physiologische Schlafveränderungen vom EEG-Befunder oft schwer von pathologischen Graphoelementen zu unterscheiden.

Charakteristisch für das Einschlafstadium vom Säuglingsalter bis zum Erwachsenenalter sind bei sich verändernder Grundaktivität der EEG-Kurve die steilen Vertexwellen.

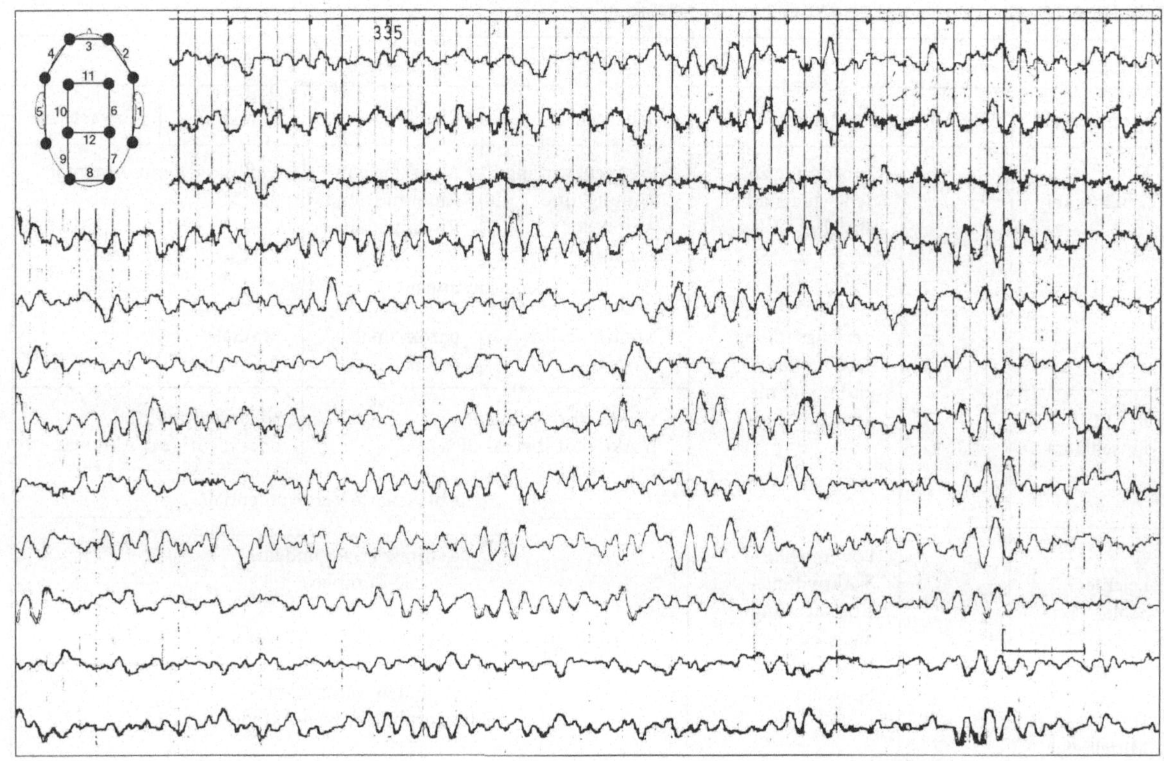

Abb. 4.103. 7 Monate altes Kind, Schlafstadium A. Überwiegen von 4/s Einschlafaktivität in regelmäßigen Serien

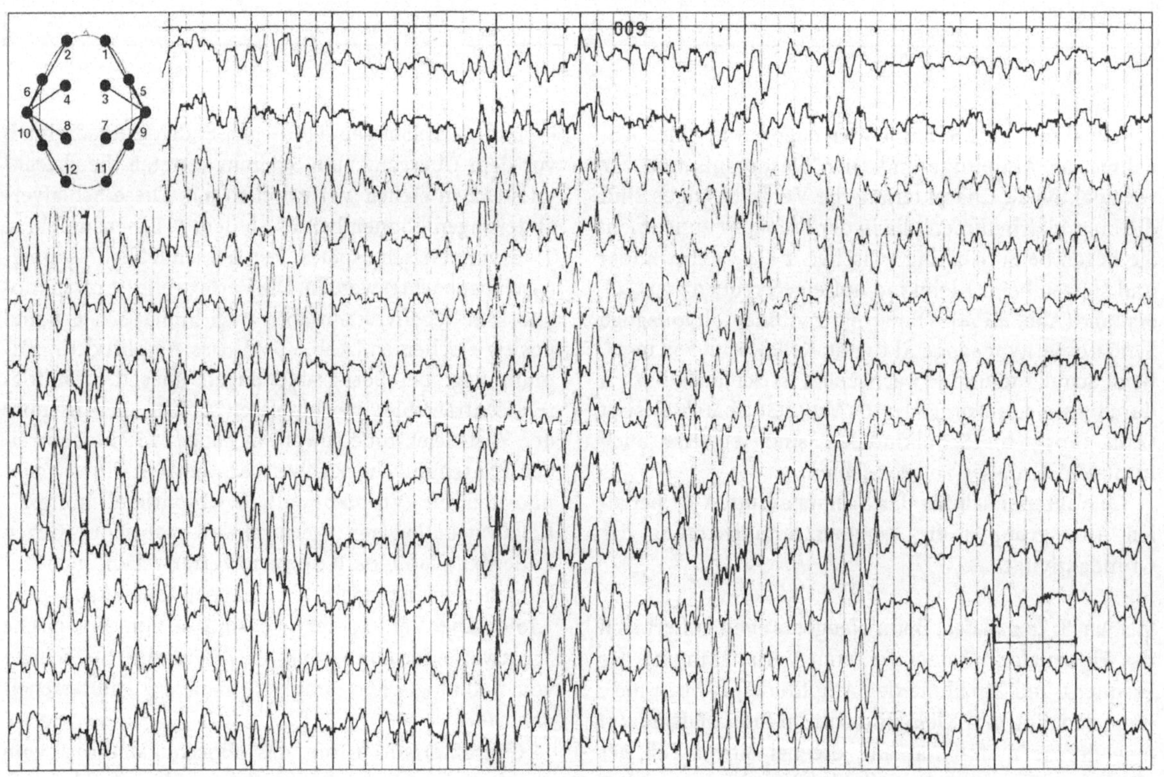

Abb. 4.104. 3 1/4 Jahre, Schlafstadium A. 5/s Einschlafrhythmen. Im Intervall für das Alter relativ niedrige Grundaktivität von 50 μV und geringe Gliederung. Bezugsableitung zum gleichseitigen Ohr

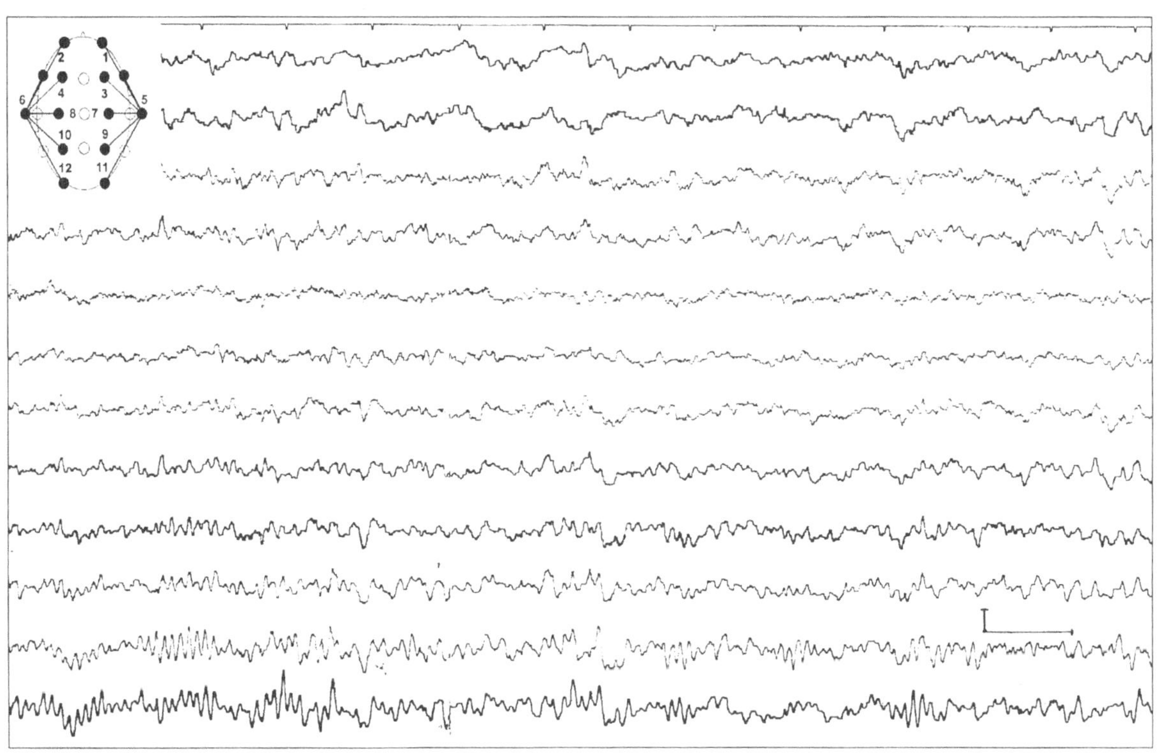

Abb. 4.105. 9 Jahre alt, Schlafstadium A. Am linken Rand der Ableitung parietookzipital noch nachweisbar die altersgerechte Grundaktivität von 9/s, z. T. rhythmisch. Im Ablauf des 14 s-Abschnittes zunehmende Auflösung der α-Rhythmen

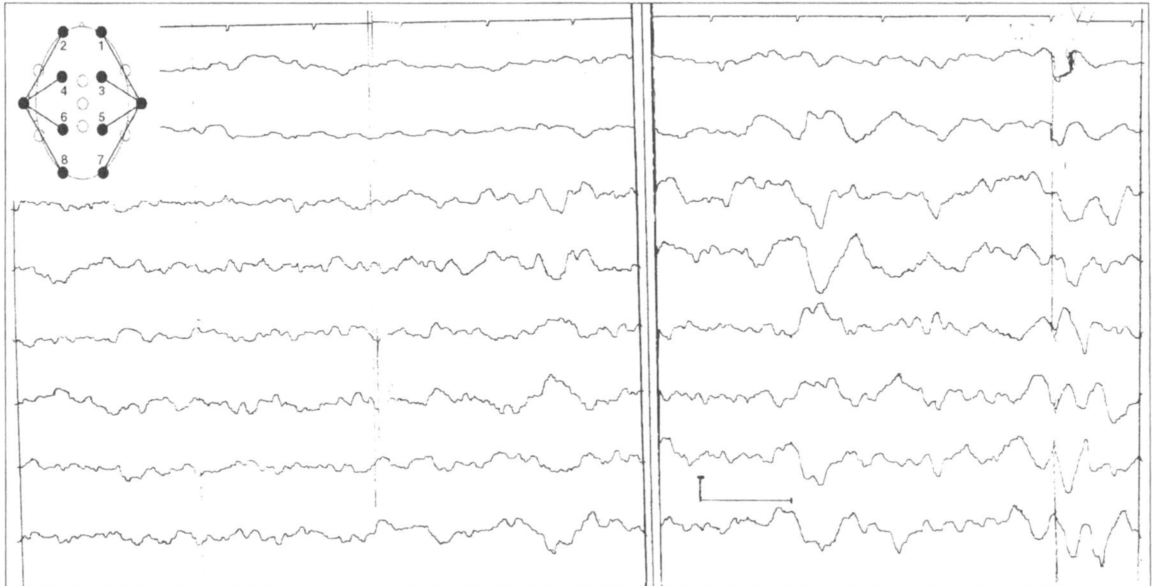

Abb. 4.106. 20 Tage altes Neugeborenes, Schlafstadium B: Wachzustand, Einschlafstadium. Im linken Abbildungsabschnitt Wachableitung. Nach dem Bildschnitt Darstellung des Kurvenablaufes 30 s später. Es zeigt sich eine Verlangsamung der Frequenz bei Zunahme der Amplitude als Ausdruck des Schlafstadiums B im Neugeborenenalter

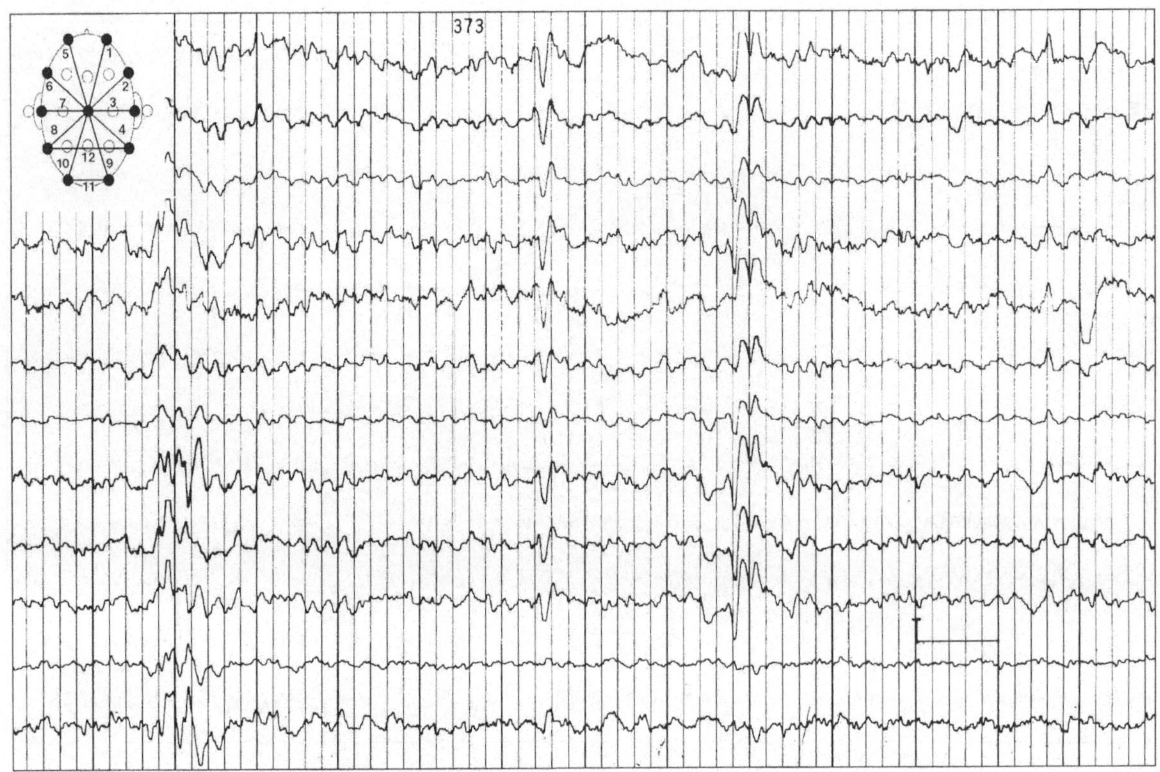

Abb. 4.107. 10 Jahre, Schlafstadium B. Niedergespannte ϑ-Aktivität, darin eingelagert typische Vertexwellen (Bildmitte) und in modifizierten Gruppen (rechts und links). Bezugsableitung Vertex

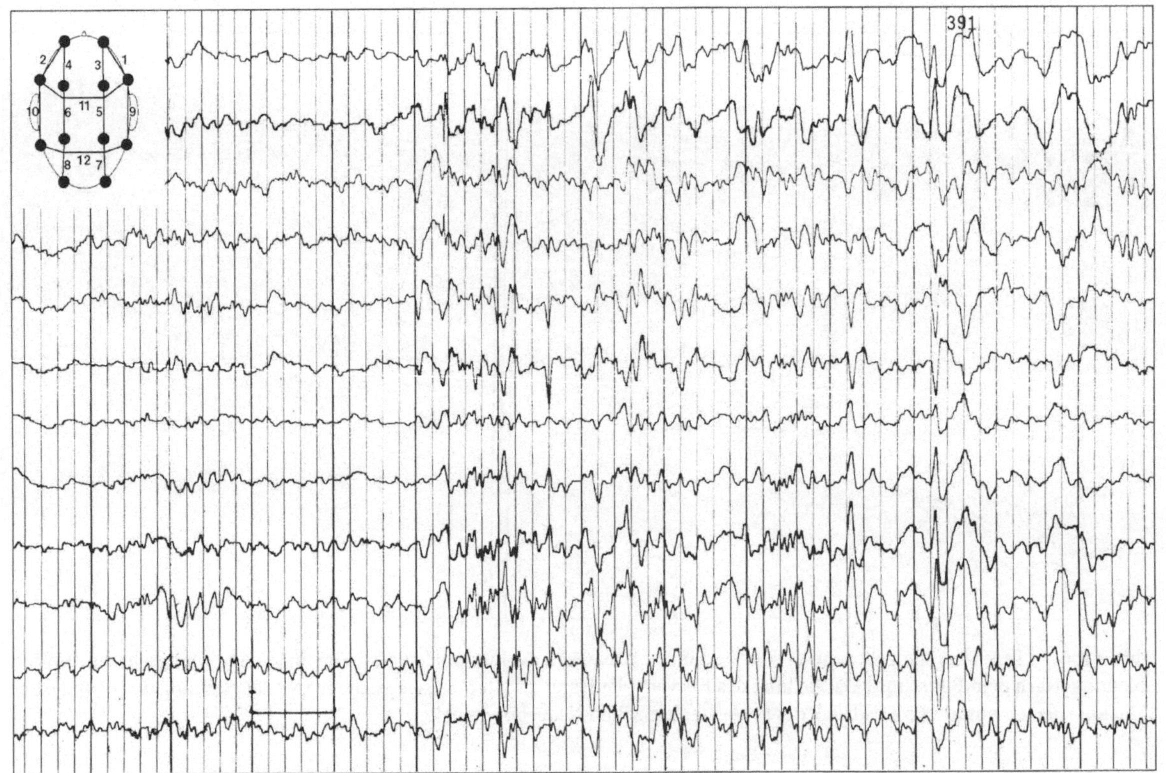

Abb. 4.108. 10 Jahre, Schlafstadium B. Niedergespannte ϑ-Aktivität während des Schlafes. Einlagerung von bilateral synchronen Vertexwellen und langsamen Wellen. Angedeutete Schlafspindeln. Es besteht Gegenphase über dem Postzentral-Parietal-Gebiet

Stadium C: leichter Schlaf. Beim Neugeborenen tritt eine polymorphe δ-Aktivität, manchmal überlagert von 13 - 15/s Spindeln (Abb. 4.109, links), auf. Detaillierte Beschreibungen unter anderem des Tracé alternant sind unter Kapitel 4.8.2 und 4.8.3 nachzulesen.

Das charakteristische EEG des leichten Schlafes zeigt vom Säugling bis zum Erwachsenen die klassischen Schlafspindeln mit einer Frequenz von 14/s bei einer relativ geringen Abweichung von diesem Wert (±0,5 Hz bei 85 % der Probanden; Kellaway u. Fox 1952). Gleichwohl gibt es auch 12/s und 18 - 24/s Spindeln unterschiedlicher Lokalisation. In der zweiten Nachthälfte ist eine Frequenzabnahme der Schlafspindeln zu beobachten. Die 14/s-Schlafspindeln treten im Bereich der Zentralregion bis präzentral, beim Säugling gelegentlich auch parietal, seltener generalisiert auf. Sie sind, insbesondere bei jüngeren Kindern, manchmal wechselnd seitenbetont (Abb. 4.110), meist aber am ausgeprägtesten über dem Zentralbereich mit einer gewissen Streuung über den vorderen und hinteren Hirnabschnitten (Abb. 4.111). Zu Beginn des Stadiums C sind weiterhin steile Vertexwellen in zunehmender Kombination mit Schlafspindeln erkennbar.

Ein weiteres Charakteristikum des Stadiums C ist der K-Komplex (Abb. 4.112). Der K-Komplex ist als hohe, negative, steile, langsame Welle gefolgt von einer positiven Komponente mit einer Gesamtdauer von mindestens 0,5 - 1 s definiert. Das Maximum der Amplitude besteht präzentral. Der absteigende Schenkel des K-Komplexes wird oft von einer Spindel überlagert. Durch die längere Dauer und die anschließende Positivierung wird der K-Komplex vom SW-Komplex differenzierbar (Kubicki u. Höller 1992). Der K-Komplex kann spontan auftreten, ist aber auch die charakteristische Antwort auf Reizinduktion im Stadium C (z. B. akustischer Reiz, aber auch endogene Reize während der Ableitung).

Beim Säugling und Kleinkind tritt gegen Ende des Stadiums C diffuse ϑ-Aktivität auf, beim Schulkind und Erwachsenen überwiegt diffuse δ-Aktivität mit fakultativ frontalen 12/s Spindeln. Zur Differenzierung zwischen Schlafstadium B und Schlafstadium C wird verlangt, daß im Schlafstadium C die EEG-Epochen ohne K-Komplex oder Spindeln maximal 3 min dauern.

Charakteristisch für das Schlafstadium C ist das Auftreten von Schlafspindeln und K-Komplexen.

Stadium D: mitteltiefer Schlaf. Beim Neugeborenen wird die unregelmäßige δ-Aktivität durch eine Zunahme der Amplitude und damit durch eine hohe polymorphe δ-Aktivität abgelöst. Der Übergang zwischen Stadium C und D ist im Neugeborenenalter fließend und nicht immer exakt festlegbar.

Der mitteltiefe Schlaf ist vom Säugling bis zum Erwachsenen durch eine Abnahme der ϑ-Aktivität, Verminderung der Spindelaktivität und Zunahme der δ-Aktivität geprägt (Abb. 4.113). Überlagert wird diese δ-Aktivität durch eine 4 - 8/s ϑ-Aktivität (Abb. 4.114). Auch breite K-Komplexe kommen noch vor.

Charakteristisch für das Schlafstadium D ist nach dem ersten Lebensmonat die Zunahme der δ-Aktivität bei Überlagerung durch ϑ-Wellen.

Stadium E: tiefer Schlaf. Der Tiefschlaf ist in allen Altersstufen durch eine hohe δ-Aktivität geprägt. Die mittlere Frequenz beträgt ca. 1/s und übersteigt selten 2/s. Die Amplitude liegt immer über 75 μV. Die hohe δ-Aktivität synchronisiert zunehmend bilateral während des ersten Lebensjahres. Ab dem zweiten Lebensjahr besteht eine

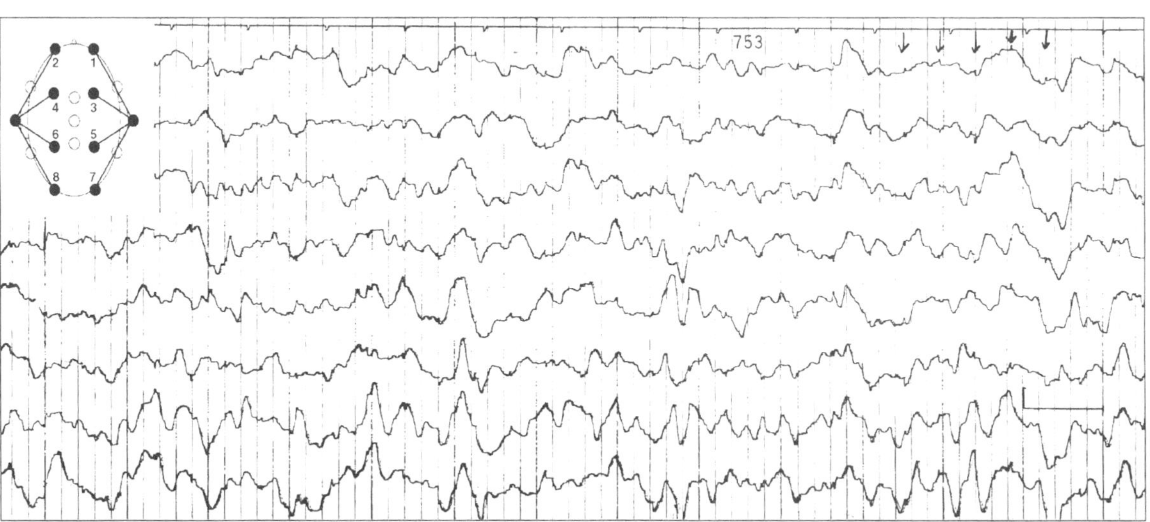

Abb. 4.109. 20 Tage, Schlafstadium C/D. Polymorphe δ-Aktivität mit einer diskreten α-Wellenüberlagerung, insbesondere im linken Bildabschnitt beim Übergang zwischen C- und D-Schlaf. Für das Neugeborenenalter typische EKG-Artefakteinlagerung, die mit Pfeilen im rechten Bildabschnitt markiert ist

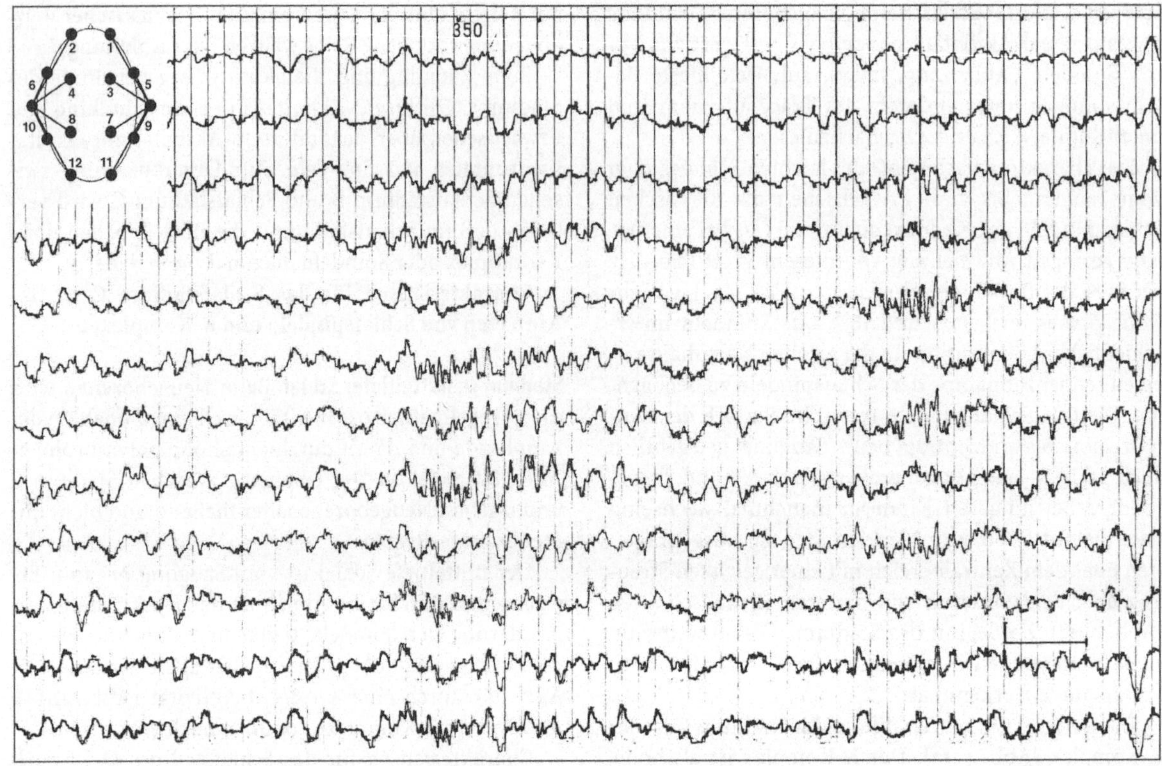

Abb. 4.110. 7 Monate, Schlafstadium B/C. Die Schlafspindeln sind asynchron. Zunächst sind sie stärker über den linken Zentralabschnitten, im weiteren Verlauf über den rechten Zentralabschnitten, auch nach frontal und parietookzipital streuend, nachweisbar. Es besteht eine diffuse ϑ-Mischaktivität sowie eine β-Aktivität

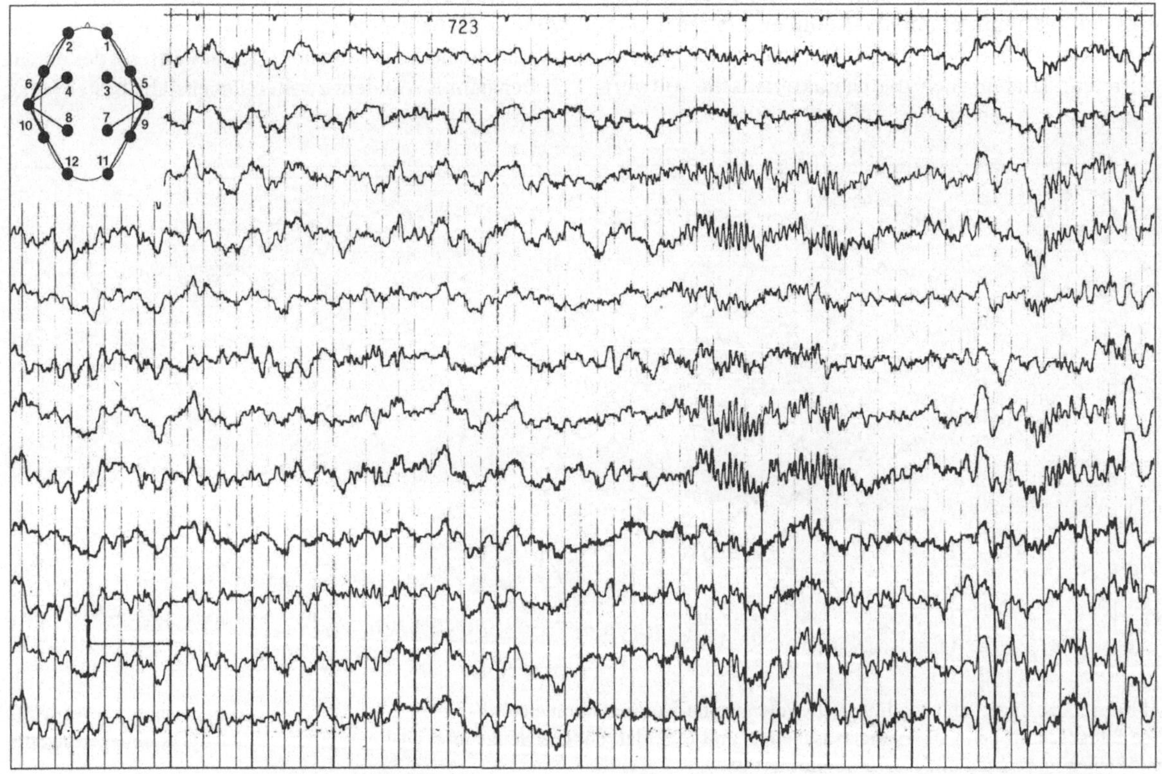

Abb. 4.111. 1 1/2 Jahre, Schlafstadium C. Diffuse ϑ-Mischaktivität. Schlafspindeln mit einer Frequenz von 13/s mit maximaler Ausprägung über den zentralen Hirnabschnitten

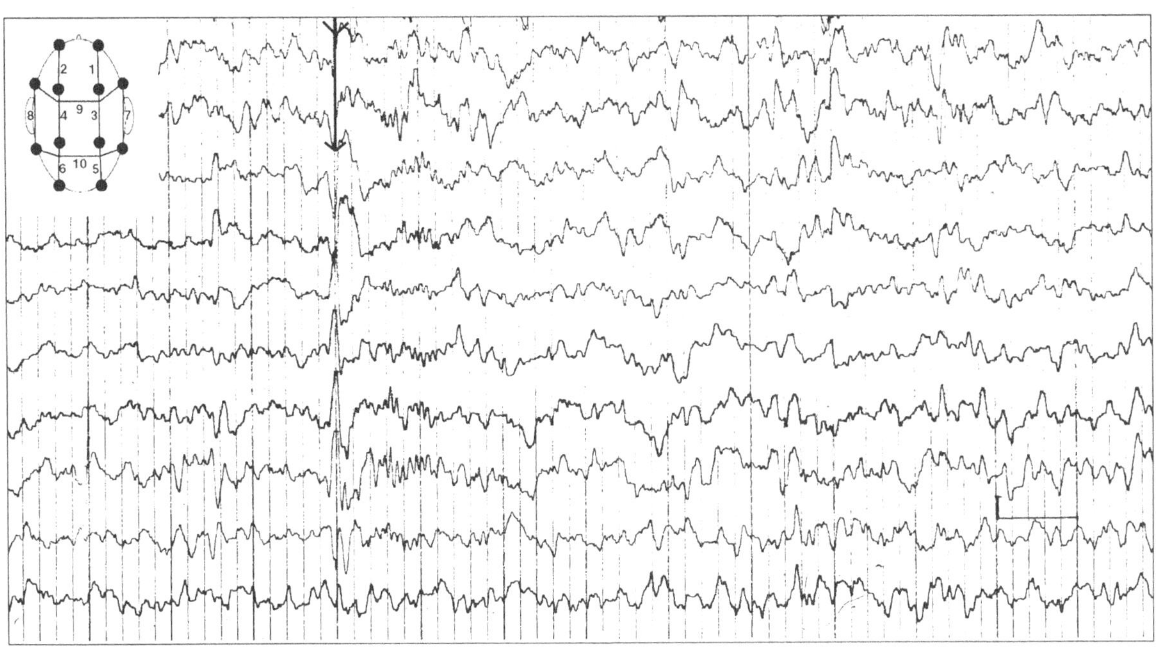

Abb. 4.112. 9 Jahre, Schlafstadium C. Diffuse ϑ-δ-Mischaktivität. Auftreten eines K-Komplexes mit anschließender Schlafspindel nach Zuschlagen einer Tür (Pfeil)

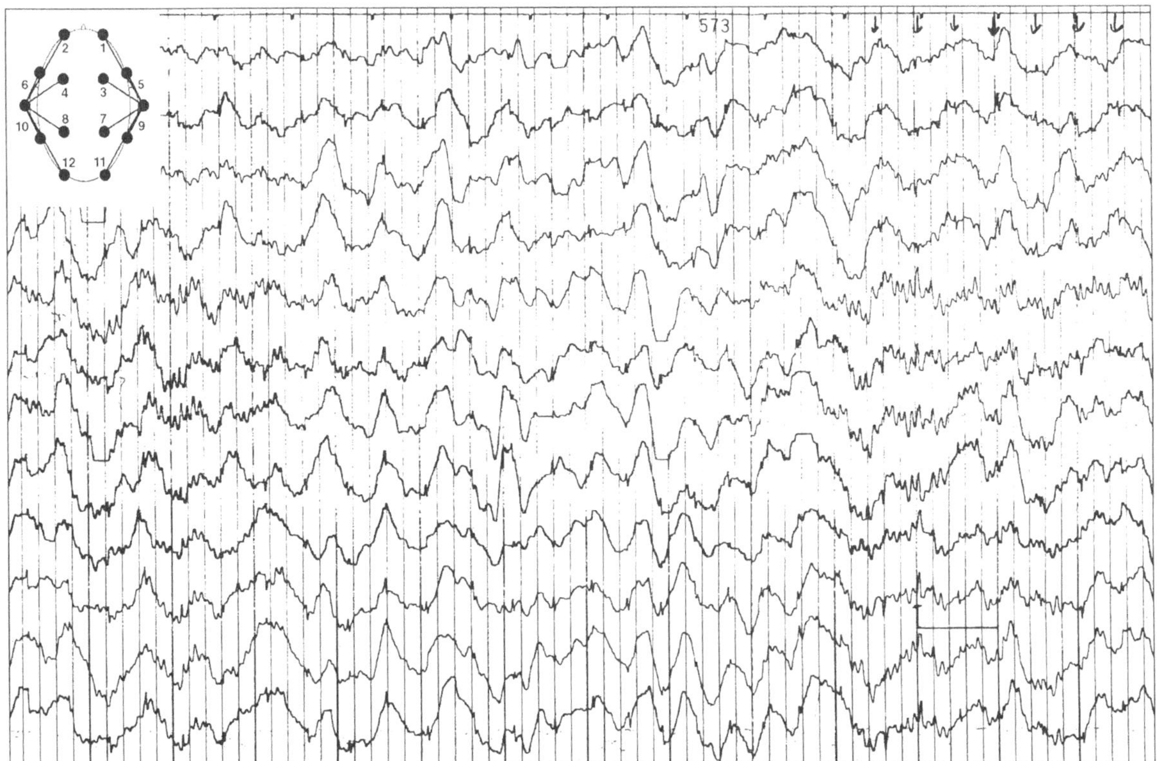

Abb. 4.113. 3 Monate, Schlafstadium D. Polymorphe diffuse δ-Aktivität noch mit intermittierender ϑ-Welleneinlagerung. Schlafspindeln mit maximaler Ausprägung über dem Zentralbereich. EKG-Einstreuung bei der vorliegenden Ableitung zu einer Referenzelektrode, die im rechten Bildabschnitt durch Pfeile markiert ist

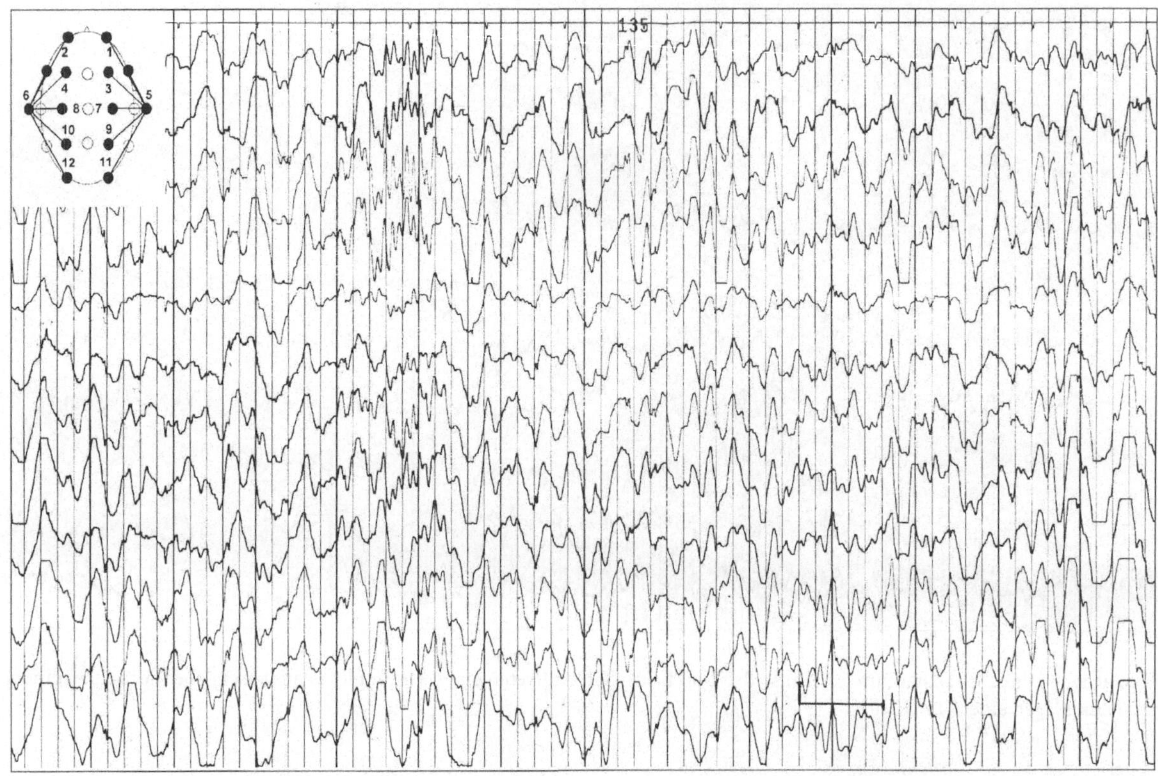

Abb. 4.114. 8 Jahre, Schlafstadium D. Diffuse δ-Aktivität mit noch deutlicher Einlagerung von ϑ-Wellen als Ausdruck eines beginnenden Schlafstadiums D. Einlagerung von Schlafspindeln nach 4 s für die Dauer von 1 s

hohe bilaterale synchrone δ-Aktivität. Diese Aktivität kann zeitweise durch eine angedeutete Spindelaktivität überlagert werden, ebenso durch niedrige ϑ- und α-Wellen (Abb. 4.115).

Charakteristisch für das Stadium E ist die hohe bilateral synchrone δ-Aktivität.

Besonderheiten des Schlaf-EEG

Paroxysmale Gruppen von 3 - 5/s Wellen: Es handelt sich dabei um für 1 - 4 s auftretende Gruppen von teils monomorphen, teils polymorphen 3 - 5/s Wellen, die insbesondere im Schlafstadium B, manchmal auch im Schlafstadium C auftreten. Die langsamen Wellen zeigen steile wellen- und spitzenähnliche Einlagerungen im ansteigenden Schenkel, in seltenen Fällen auch im absteigenden Schenkel (Abb. 4.116). Die Differenzierung von regulären und irregulären SW-Komplexen ist häufig sehr schwierig und im Einzelfall nicht sicher vorzunehmen. Umfangreiche ergänzende Untersuchungen und mehrfache Ableitungen können erforderlich werden.

Positive okzipitale steile „Transienten" des Schlafes (Synonym: POSTS): Bei älteren Kindern treten im Stadium A und B Serien von okzipitalen steilen Wellen auf, die den

λ-Wellen des Wachzustandes ähnlich sind. Einige Autoren vermuten Zusammenhänge mit traumhaften Vorgängen (Kugler 1981). POSTS sind jedenfalls physiologisch und dürfen nicht abnorm gewertet werden.

Sägezahnwellen: Loomis et al. beschrieben bereits 1935 den Begriff der Sägezahnwellen (Saw tooth waves), der heute noch in Gebrauch ist. Es treten dabei sägezahnartige Wellen großen Formenreichtums auf. Sie weisen ein zentrales oder präzentrales Maximum auf und haben regative, steile Formen.

REM-Schlaf (Synonym: REM-Periode, paradoxe Schlafphase): Der REM-Schlaf (Rapid eye movements = rasche Augenbewegungen) kann nur durch eine polygraphische Untersuchung eindeutig nachgewiesen werden. Charakterisiert ist der REM-Schlaf durch die schnellen Bulbusbewegungen. Kurze tonische Bewegungen im Bereich der mimischen Muskulatur können dabei vorkommen. Der REM-Schlaf ist mit Träumen korreliert. Im EEG ist während des REM-Schlafes eine Grundaktivität entsprechend dem Schlafstadium B nachweisbar, wobei einzelne niedrige Vertexwellen vorkommen können.

Aufwachreaktionen: Auf den Weckreiz erfolgt zunächst eine differenzierte Reizantwort, die in Abhängigkeit

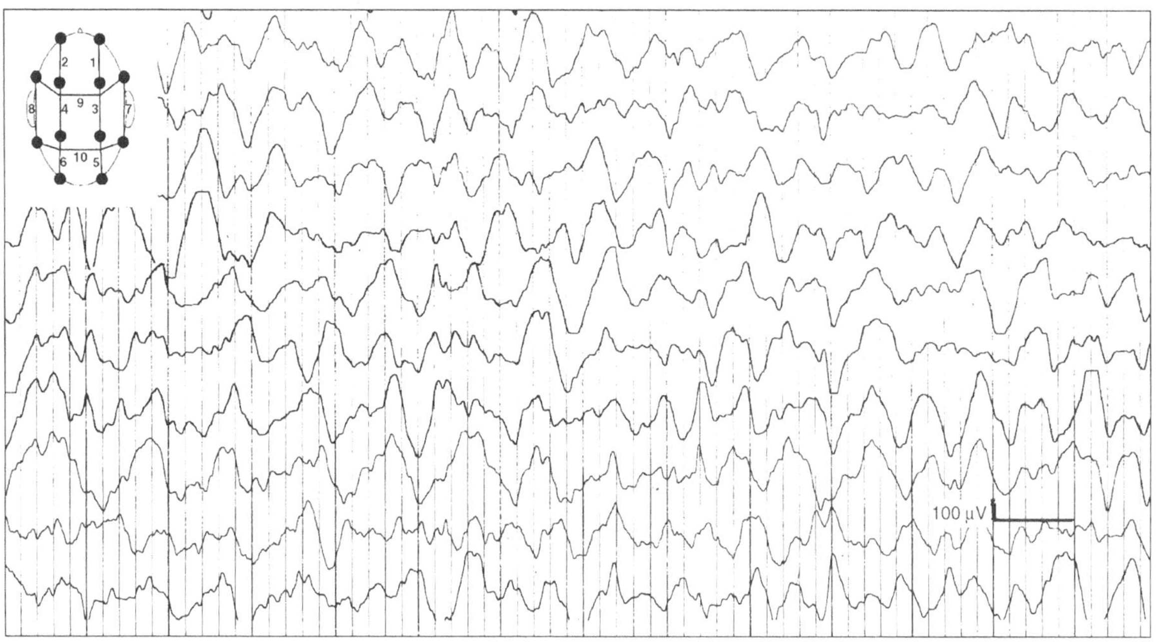

Abb. 4.115. 7 Jahre, Schlafstadium E. Hohe bilateral synchronisierte δ-Aktivität im tiefen Schlaf. Geringe Überlagerung durch Wellen aus dem ϑ- und α-Bereich

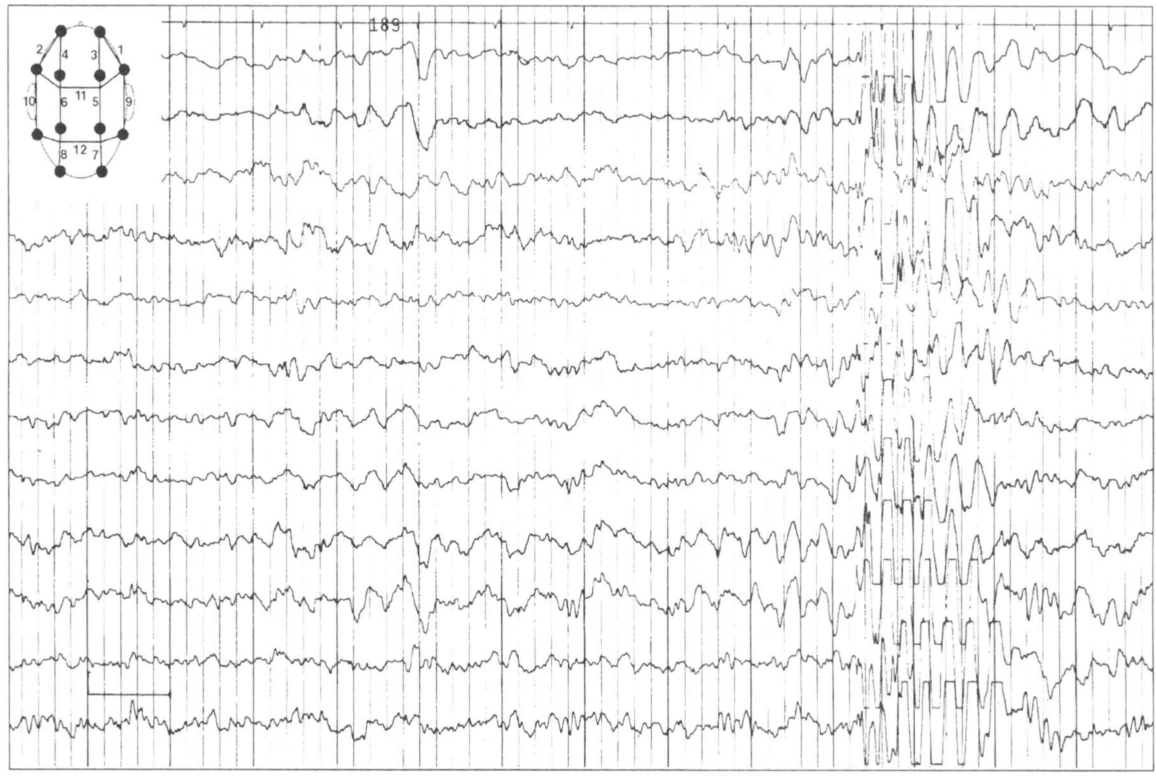

Abb. 4.116. 8 Jahre, Schlafstadium B. Niedrige ϑ-Mischaktivität ohne klare Gliederung. Eingelagerte paroxysmale 3 - 4/s Wellen mit kleinen hochfrequenten Spitzen. Die Differenzierung von einem atypischen SW-Komplex ist an Hand dieses einzigen Ausschnittes nicht möglich. In den Kanälen 1 und 2 regelwidrige Polung von hinten nach vorne. Dadurch technisch bedingte Phasenumkehr.

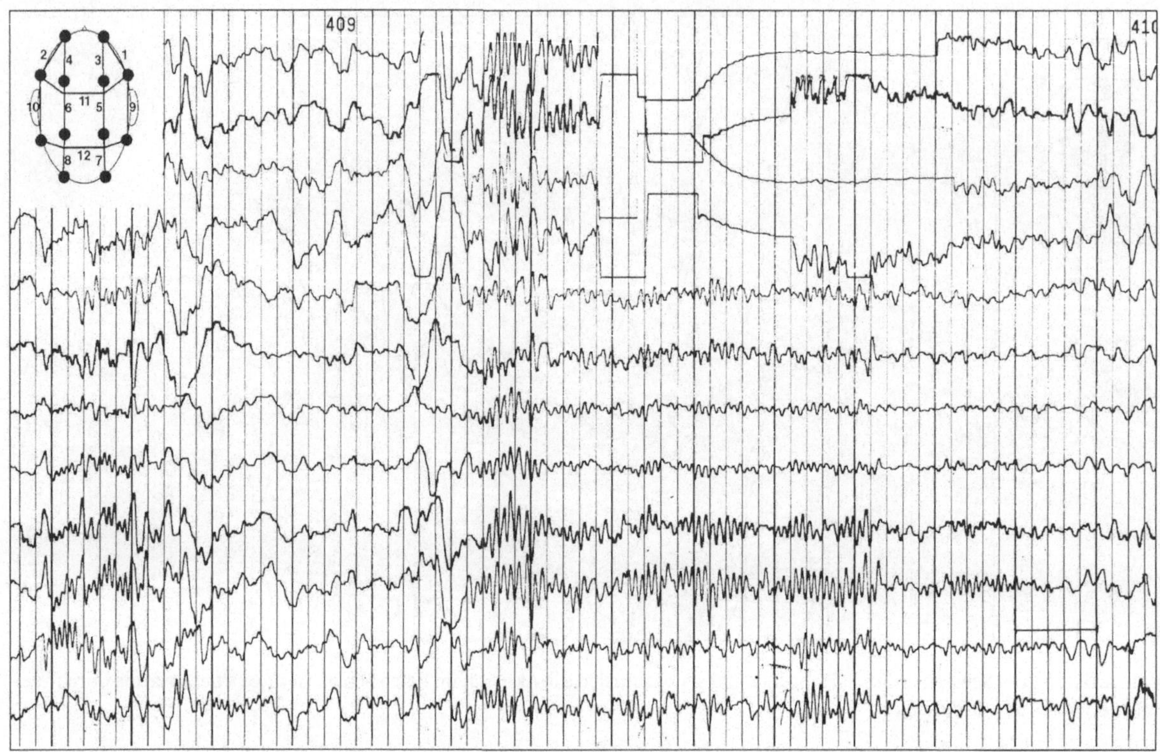

Abb. 4.117. 11 Jahre, Weckreaktion. Am linken Bildrand Aufzeichnungen von Schlafspindeln, im Anschluß daran ein schmaler K-Komplex. Nach 5 s im Rahmen des Aufwachens ein breiter K-Komplex mit der anschließenden Weckreaktion im Sinne einer α-Rhythmisierung für die Dauer von ca. 7 s. Am rechten Bildrand wieder Auflösung der α-Grundaktivität im Sinne des Wiedereinschlafens (Schlafstadium A). Über dem Frontalbereich Artefaktaufzeichnung. Technisch bedingte Phasenumkehr über Kanal 1 und 2

zum Schlafstadium durch Vertexwellen im Schlafstadium B und durch K-Komplexe im Schlafstadium C charakterisiert sind. Dann setzt die eigentliche Weckreaktion (Arousal-Reaktion) ein. Diese besteht im tiefen Schlaf aus Gruppen oder Serien generalisierter hoher, oft rhythmischer Wellen, im leichten Schlaf des Kleinkindalters aus Wellen des ϑ-Bereiches, im Schulkindalter aus Wellen des α-Bereiches (Abb.4. 117). Diese Weckreaktion kann 5 - 30 s (im Säuglingsalter unter Umständen minutenlang) anhalten. Wenn das Kind nach der Reaktion wieder einschläft, treten die Stadien A - C im weiteren Verlauf auf.

4.7 Artefakte

Artefakte sind Potentiale im EEG, die einen extrazerebralen Ursprung haben. Bei der Interpretation von Artefakten sind technisch-apparative Artefakte (exogene Artefakte) und körpereigene Artefakte (biologische Artefakte) zu differenzieren. Das Erkennen von Artefakten kann sehr schwierig sein. In Einzelfällen muß eine Wiederholung der EEG-Ableitung vorgenommen werden.

Exogene Artefakte sind meistens durch einen schlechten Elektrodensitz bedingt, können aber auch durch Fremdkörper wie Ohrringe bedingt sein. Insbesondere die Wechselstromfrequenz von etwa 50 Hz bei Störungen im EEG-Gerät, schlechter Erdung oder bei Vorliegen elektrischer Felder kann erhebliche Artefakte verursachen.

Körpereigene Artefakte werden häufig durch Muskelzittern (vgl. Abb. 4.102, 6.17, 6.32, 6.37, 6.74, 6.103), Lidbewegungen der Augen (vgl. Abb. 4.98), Bulbusbewegungen (vgl. Abb. 4.98, 6.38, 6.56, 6.94, 6.95), Schluckbewegungen (Abb. 6.28), medikamentöse β-Überlagerung (vgl. Abb. 6.14, 6.24, 6.68, 6.86, 6.131), EKG (vgl. Abb. 4.109, 4.113, 6.48) oder Pulswellen (vgl. Abb. 6.133) verursacht. Bei Säuglingen entstehen häufig Schnuller-/Nuckel- oder Trinkartefakte (Abb. 4.118). Artefakte durch Atembewegungen und Körperbewegungen sollten von den EEG-Assistenten markiert sein und führen meist zu hochamplitudiger, langsamer Aktivität, eventuell kombiniert mit Muskelzittern. Schwitzartefakte können an heißen Sommertagen die EEG-Kurve uninterpretierbar machen. Das EEG besteht bei einem stark schwitzenden Patienten aus einer amplitudenhohen langsamen Aktivität mit extremer Aussteuerung der Kanäle bei Überlagerung durch Muskelartefakte.

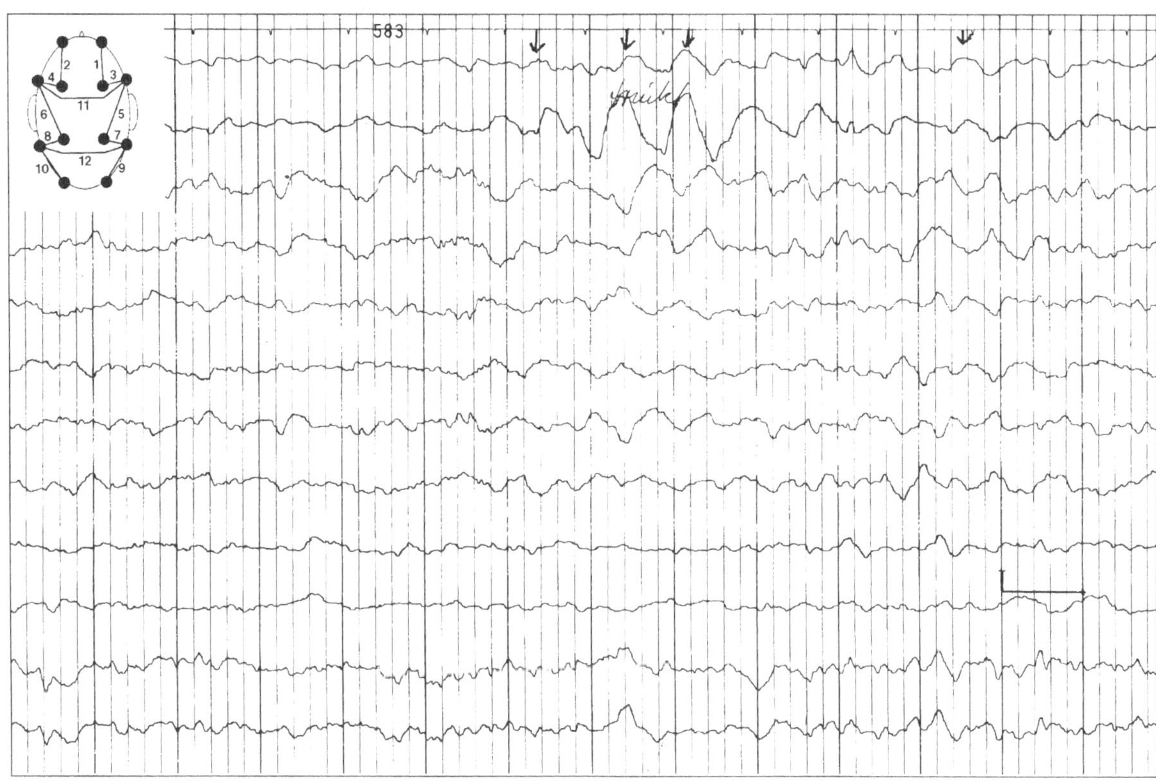

Abb. 4.118. Artefakt bei trinkendem Säugling. Durch das Trinken ensteht eine relativ symmetrische hochgespannte σδ-δ-Wellenunterlagerung. Die eigentliche Grundaktivität mit 5 - 6/s ist eingelagert bzw. überlagernd. Nicht empfehlenswerte „Zick-Zack"-Ableitung.

4.8 Das EEG beim Frühgeborenen

4.8.1 Vorbemerkungen

Die Aufzeichnung und die Interpretation des EEG eines Früh- und Neugeborenen zeigt viele Probleme und ist eine schwierige Aufgabe für die Assistenten und klinischen Auswerter.

In diesem Abschnitt wird nur die normale Entwicklung des Hirnstrombildes und die Beziehung zum Schlaf-Wach-Zyklus dargestellt.

Ausführliche Angaben zur Ableitetechnik des EEG bei Früh- und Neugeborenen finden sich in der entsprechenden Literatur (Anders et al. 1971; Blume 1982; Ellingson 1984; Stockard-Pope 1992).

Bei allen Ableitungen wird das internationale 10/20-System empfohlen. Wegen des kleinen Kopfes der Frühgeborenen ist eine Reduktion der Elektrodenzahl notwendig.

Folgende bipolare Ableitungen werden von uns genutzt:

$$FP1 - C3, \quad C3 - O1, \quad FP1 - T3, \quad T3 - O1,$$
$$FP2 - C4, \quad C4 - O2, \quad FP2 - T4, \quad T4 - O2$$
sowie $T3 - CZ$ und $CZ - T4$.

Insbesondere zur State-Differenzierung (Prechtl u. Beintema 1964; Stefanski et al. 1984), aber auch zur Erfassung neurovegetativer Parameter und funktioneller Veränderungen (Eiselt et al. 1988) ist die polygraphische Aufzeichnung (EKG, EOG, Respirogramm, EMG von der Unterkiefermuskulatur und Verhaltensbeobachtung) erforderlich. Die Dauer der Registrierung sollte etwa eine Stunde, gelegentlich auch länger sein und je eine Phase sowohl des aktiven als auch des ruhigen Schlafes erfassen.

4.8.2 Die Entwicklung des EEG beim Frühgeborenen

Von Anbeginn der klinischen Elektroenzephalographie wurde auch das Neugeborene untersucht (Berger 1932 b; Smith 1938), doch erst vor etwa 30 Jahren gelang der Durchbruch der EEG-Registrierung und es konnten EEG-Aktivitäten nach dem 6. Monat (Konzeptionsalter) aufgezeichnet werden (Dreyfus-Brisac 1962, 1968; Ellingson 1964; Monod u. Pajot 1965).

Mit der Verbesserung der Ableitetechnik und der diagnostischen Präzisierung des EEG bei Früh- und Neugeborenen wurde auch ihr klinischer Aussagewert bedeutend gesteigert (Monod et al. 1972). Die Auswertung muß dabei grundsätzlich auf das Konzeptionsalter und den aktuellen Verhaltenszustand (State) bezogen

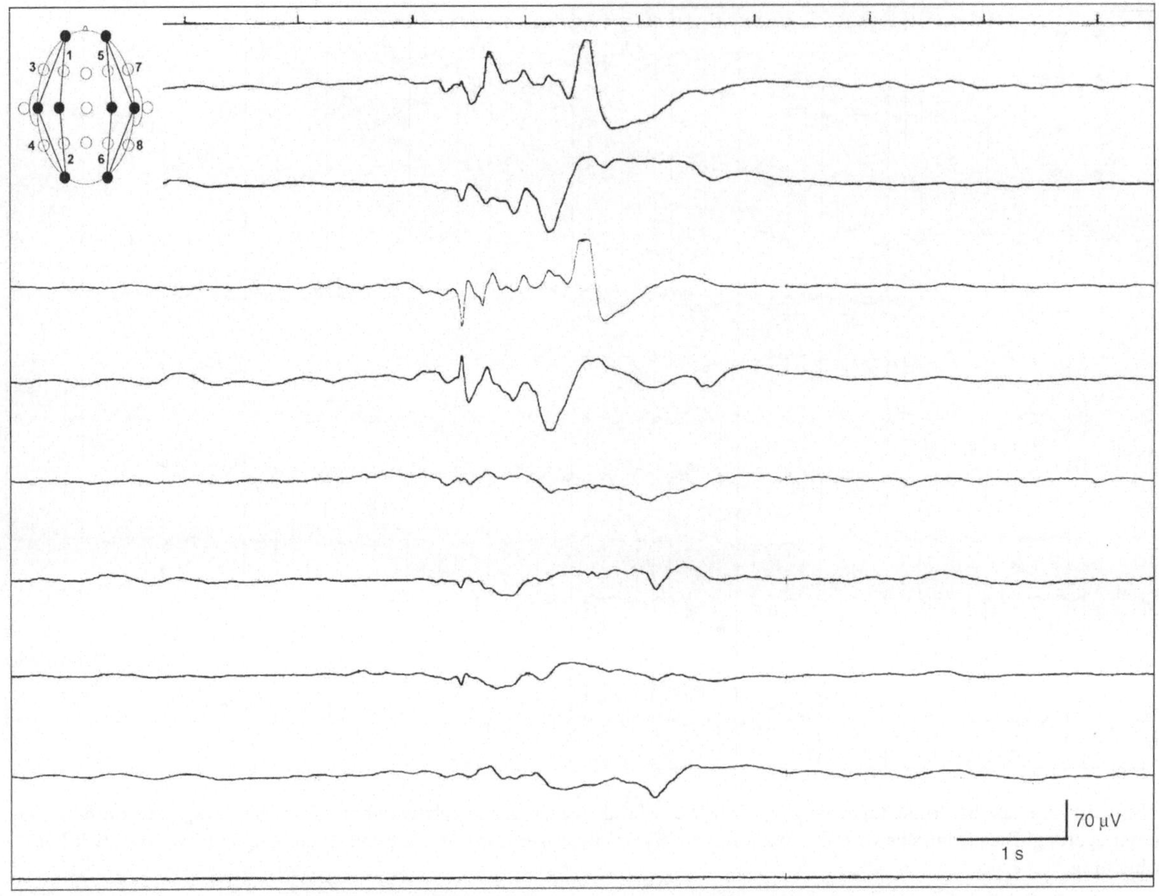

Abb. 4.119. Stadium I; 27. Woche post conceptionem; Burst mit verschiedenen Wellen, okziptale Dominanz von δ-Wellen, areale Synchronie erkennbar; keine interhemispärische Synchronie; Interburstphase: Dazwischen flaches EEG über mehrere Sekunden

werden. Zur Interpretation des EEG werden im Zusammenhang mit dem Konzeptionsalter und dem Verhaltenszustand folgende Charakteristika beurteilt: zeitliche Organisation, topographische Organisation, Synchronie, Hintergrundaktivität, spezielle Muster, Reaktivität und die Beziehung zwischen EEG-Aktivität und Verhaltenszustand (Stadiendifferenzierung) (Stockard-Pope 1992).

Diese Charakteristika geben entwicklungsbedingte Veränderungen stufenförmig im EEG wieder. Die Merkmale werden über einen Zeitraum von einer bis mehreren Wochen beobachtet. Übergänge können oft sehr abrupt innerhalb einer Woche erfolgen (Ellingson 1984). Verschiedene Einteilungen in unterschiedliche Wochenintervalle lassen eine detaillierte Beschreibung des EEG bei Früh- und Neugeborenen zu (Parmelee et al. 1968; Anders et al. 1971; Ellingson 1984; Lombroso 1985; Tharp 1986; Niedermeyer 1987).

Die Organisation der EEG-Aktivität kann man übersichtlich nach der Dreiwochen-Intervalleinteilung nach Lombroso (1985), Tharp (1986) und Ellingson (1984) darstellen. Anders et al. haben 1971 ein einfaches Viermustersystem für die Charakterisierung des Schlaf-Wach-Rhythmus beim termingerecht geborenen Neugeborenen zusammengestellt.

Die folgenden Ausführungen basieren vorwiegend auf diesen Einteilungsschemata.

Stadium I (27. - 29. Woche nach Konzeption)

Diesem Stadium werden alle EEG-Aufzeichnungen, die von lebensfähigen sehr kleinen Frühgeborenen abgeleitet werden können, zugeordnet. Das betrifft auch die möglichen EEG-Registrierungen vor der 27. Woche post conceptionem. Das EEG zeigt eine diskontinuierliche Hintergrundaktivität in Form von Ausbrüchen (Bursts) verschiedener Wellen (0,3 - 15/s). Dabei überwiegen i. allg. spannungshohe δ-Wellen (50 - 300 μV), die zeitweise von Spitzen und scharfen Wellen begleitet werden. Zwischen den einzelnen Ausbrüchen finden sich

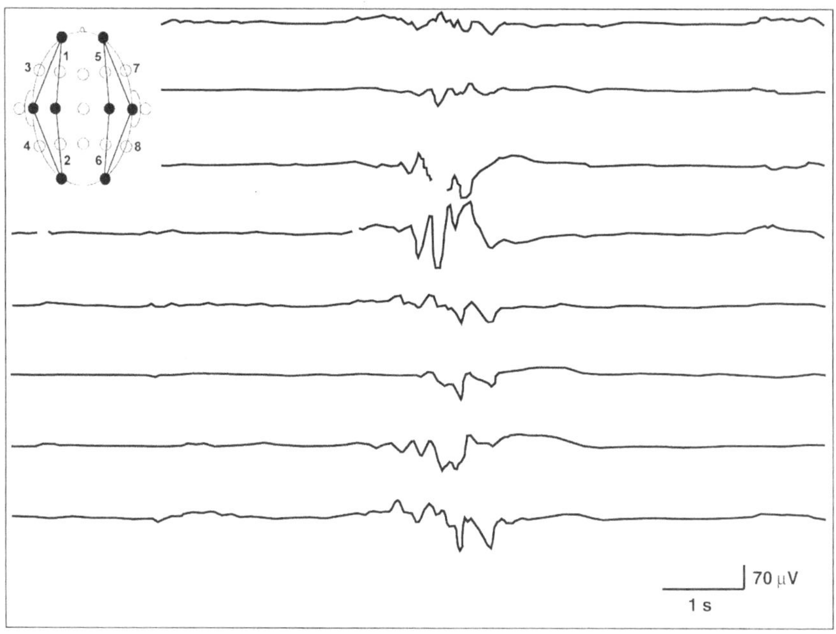

Abb. 4.120. Stadium I; 28. Woche post conceptionem; Burst mit verschiedenen Wellen, interhemisphärische und intrahemisphärische Synchronie; Interburstphase: Flaches EEG über mehrere Sekunden

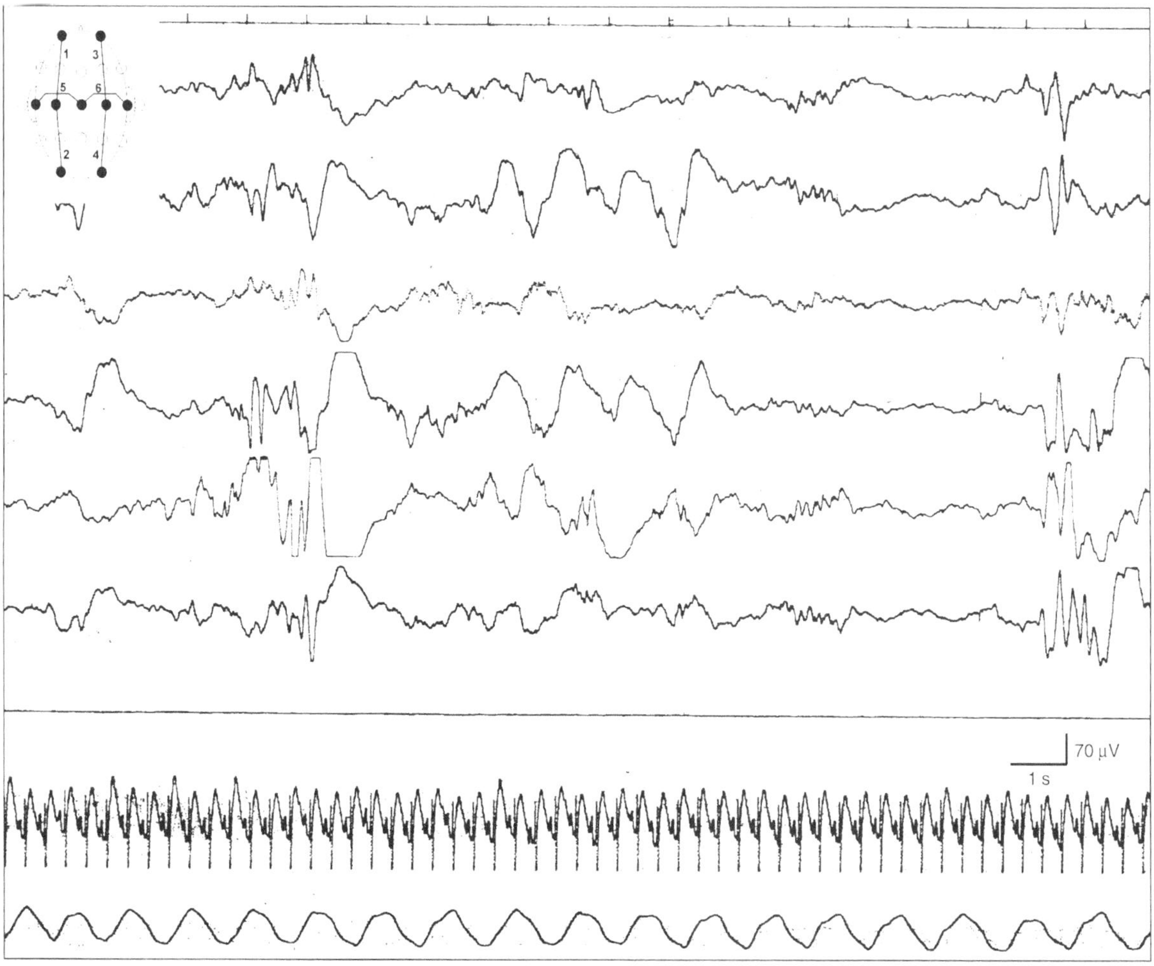

Abb. 4.121. Stadium II; 32. Woche post conceptionem; Bursttendenz mit okzipitaler δ-Dominanz und δ-ϑ-α-Wellen vorwiegend zentrotemporal; angedeutete δ-brush; „aktiver" Schlaf ähnlich

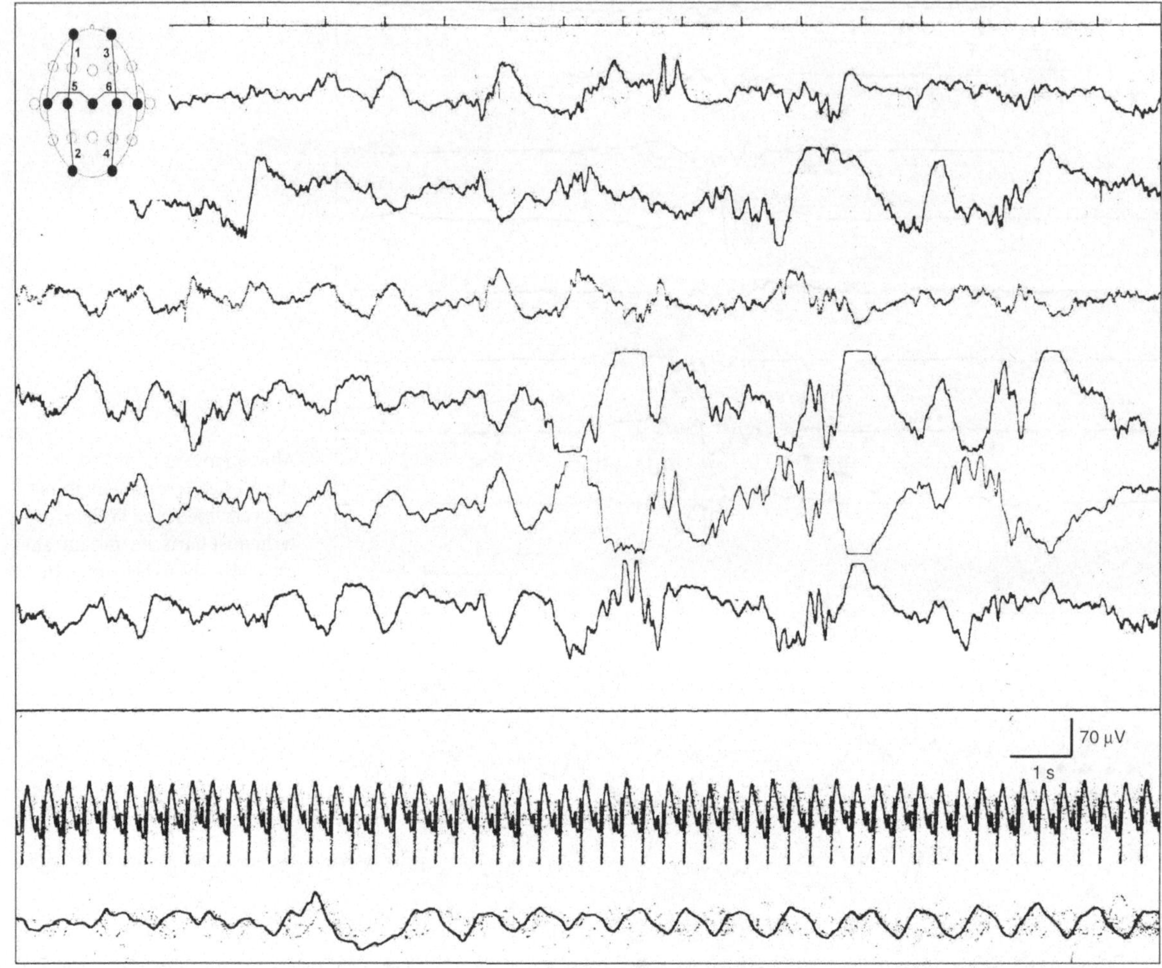

Abb. 4.122. Stadium II; 32. Woche post conceptionem; kontinuierliche gemischt-frequente Aktivität mit δ-brush-patterns

Perioden abgeschwächter Aktivität von wenigen bis mehreren Sekunden Dauer (Abb. 4.119). Die Intervalle mit flachem EEG sind um so länger, je unreifer das Frühgeborene ist (Ellingson 1984). So können sie bei extremer Unreife (24. Woche post conceptionem) zwischen 10 s und 3 min dauern, eine obere Grenze der Interburstphasen für unauffällige Frühgeborene ist nicht bekannt (Dreyfus-Brisac 1968).

Die inter- und intrahemisphärische Synchronie der Bursts erscheint bei diskontinuierlicher EEG-Aktivität am deutlichsten (Joseph et al. 1976; Lombroso 1985; Anderson et al. 1985) (Abb. 4.120).

Die δ-Aktivität zeigt gelegentlich eine okzipitale Dominanz (Dreyfus-Brisac u. Monod 1975).

Weiterhin findet sich eine rhythmische oder fastrhythmische ϑ-Aktivität (vorwiegend 4 - 5/s Wellen) mit einer Spannung zwischen 50 - 100 μV, die intrahemisphärisch synchron sein kann. Das sog. „temporale Sägezahnmuster" (temporal sawtooth) erscheint um die 29. Woche Konzeptionsalter in Form von rhythmischen Ausbrüchen scharf umrissener 4 - 7/s Wellen und einer Amplitude von 100 - 250 μV in der Temporalregion (Anderson et al. 1985; Torres u. Anderson 1985).

Vereinzelt treten schon in diesem Stadium sog. „δ-Bürstenmuster" (δ-brush), vor allem in der Rolando-Region und okzipital, auf. Anderson et al. (1985) beschreiben einen deutlichen Anstieg dieser Graphoelemente in der Temporalregion zwischen der 29. und 31. Woche post conceptionem.

Stadium II (30. - 32. Woche nach Konzeption)

Der Übergang in das nächste Muster ist oft sehr abrupt. Der Zeitpunkt kann sich aber bei manchen Frühgeborenen aufgrund der verzögerten Reifung um etwa 1 - 2 Wochen verschieben.

In diesem Konzeptionsalter sind 2 Arten der Grundaktivität typisch. Einerseits besteht noch immer die Tendenz zur diskontinuierlichen Aktivität (etwa 45 % - nach Anderson et al. 1985) in Form von Bursts mit okzi-

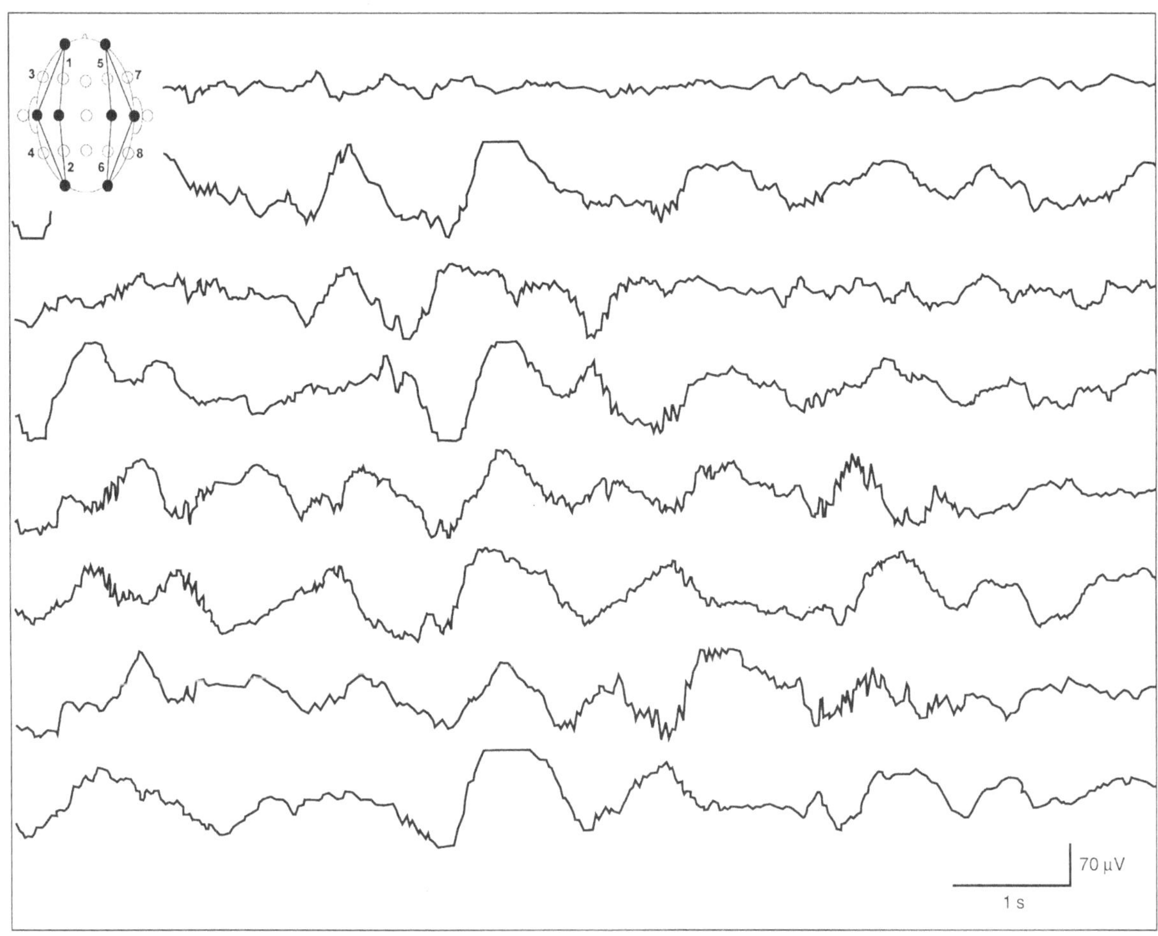

Abb. 4.123. Stadium III; 35. Woche post conceptionem; relativ kontinuierliche Aktivität langsamer Wellen, δ-brush

pital betonten δ-Wellen (1 - 2/s; 25 - 100 μV) und einem Wellengemisch im δ-, ϑ- und α-Band besonders über der zentrotemporalen Region. Die Dauer der Bursts nimmt zu, die der zwischengelagerten Phasen mit abgeschwächter Aktivität ab (Abb. 4.121) (Parmelee et al. 1969).

Andererseits ist die gemischte Aktivität insgesamt etwas kontinuierlicher geworden und läßt durch die polygraphische Aufzeichnung der Atmung und das Registrieren der Körper- und Augenbewegungen ab der 32. Woche post conceptionem einen Verhaltenszustand erkennen, der dem aktiven Schlaf ähnlich ist (Abb. 4.122) (Dreyfus-Brisac 1970; Parmelee u. Stern 1972).

Die ausgeprägte δ-Dominanz über dem Okzipitalgebiet herrscht besonders im Wachzustand vor.

Das δ-Bürstenmuster ist in allen Stadien der Frühgeburten vorhanden, erscheint jedoch am ausgeprägtesten zwischen 31 und 32 Wochen Konzeptionsalter (Anderson et al. 1985). Die δ-brush treten hauptsächlich während der kontinuierlichen Aktivität auf. Sie sind langsame δ-Wellen (0,3 - 1,5/s; 25 - 250 μV) mit aufge-

setzten rhythmischen schnellen (8 - 22/s; 10 - 25 μV) sinusoidalen Wellen („bürstenartig" oder „kammartig"). Das δ-Bürstenmuster tritt am häufigsten in der Temporal-, Okzipital- und Rolando-Region auf.

Das bereits zu Stadium I erwähnte temporale Sägezahnmuster nimmt bis zur 32. Woche rasch an Häufigkeit ab (Torres u. Anderson 1985).

Spitzen und steile Wellen innerhalb der Bursts treten seltener auf, sind aber zunehmend multifokal verteilt (Ellingson 1984). Auf diese sog. „multifokalen steilen Transienten" wird im nächsten Stadium näher eingegangen.

Stadium III (33. - 35. Woche nach Konzeption)

Die EEG-Differenzierung zwischen Wachsein, aktivem und ruhigem Schlaf beginnt sich zu entwickeln. Die diskontinuierliche EEG-Aktivität nimmt weiter ab, ist aber während des ruhigen Schlafes noch vorhanden. Die Hintergrundaktivität wird immer kontinuierlicher, dabei Überwiegen während des Wachseins

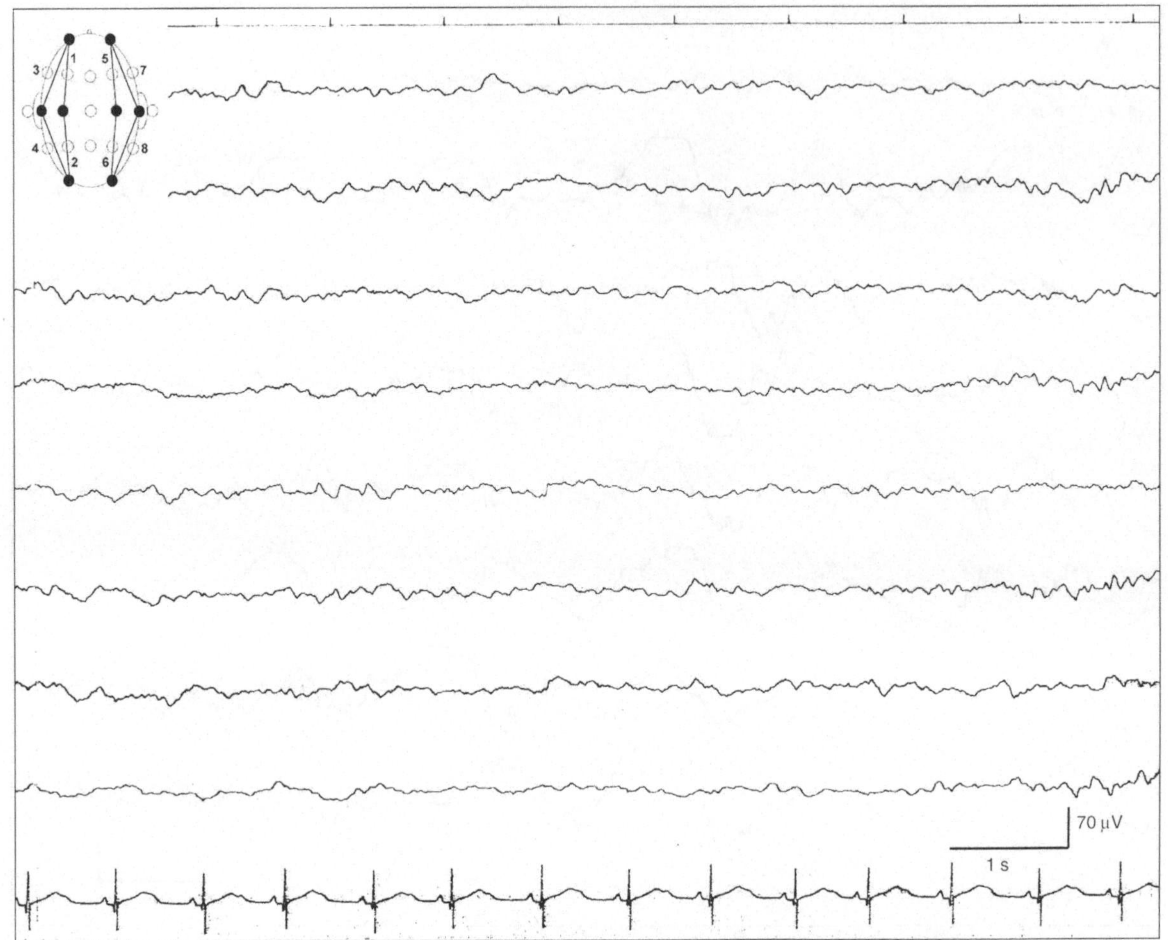

Abb. 4.124. Stadium Wachsein; 40. Woche post conceptionem, termingerecht geboren; unauffälliges Neugeborenes, wach, ruhig; irregulär diffuse niedrige und kontinuierliche Aktivität verschiedener Frequenzen (INA). Abb. 4.124–4.127 Nebenbefund Bradykardel

und einem dem aktiven Schlaf ähnlichen Zustand vor allem langsame Wellen (Abb. 4.123) (1 - 2/s; 25 - 100 µV).

Schnellere Frequenzen finden sich besonders in den δ-Bürstenmustern, die vorwiegend in der Rolando-Region und okzipital während der diskontinuierlichen Aktivität dieser Entwicklungsphase auftreten.

Vereinzelte multifokale steile Transienten (Spitzen, steile Wellen) werden im EEG des Früh- und Reifgeborenen relativ häufig beobachtet und sind als normal oder Normvarianten anzusehen, insbesondere wenn sie während des Schlafes auftreten. Sie kommen v. a. in der Temporalregion, aber auch im Vertex-, Zentral- und Okzipitalgebiet vor (Monod u. Pajot 1965; Rose u. Lombroso 1970; Hagne 1972). Ein deutlicher Anstieg in der Frequenz des Auftretens sporadischer steiler Transienten ist in allen Verhaltensstadien zwischen 32 und 34 Wochen Konzeptionsalter berichtet worden (Lombroso 1985).

Gegen Ende dieses Stadiums erscheinen die „frontalen steilen Transienten" (Ellingson u. Peters 1980 a),

auch in der Literatur als „encoches frontales" (Monod et al. 1960; Monod u. Dreyfus-Brisac 1972) bezeichnet, die nicht mit pathologischen Veränderungen zu verwechseln sind. Dieses Muster besteht aus einer biphasischen, bifrontalen steilen Welle und kommt meistens interhemisphärisch synchron vor (Ellingson 1984). Asynchronie der frontalen steilen Transienten bei unauffälligen Frühgeborenen ist jedoch nicht ungewöhnlich (Statz et al. 1982). Die frontalen steilen Transienten werden oft von einer nachfolgenden langsamen Welle begleitet und treten während des Schlafes, besonders während des Übergangs vom aktiven zum ruhigen Schlaf auf (Tharp 1986).

Ein anderes ebenfalls frontal vorkommendes Muster, die sog. „vordere langsame Unregelmäßigkeit" (Anterior slow dysrhythmia) besteht aus mono- oder polymorphen langsamen Wellen (2 - 4/s; um 150 µV). Dieses Muster hat ebenfalls keine pathologische Bedeutung (Monod et al. 1972) und findet sich auch noch bis in die Perinatalzeit.

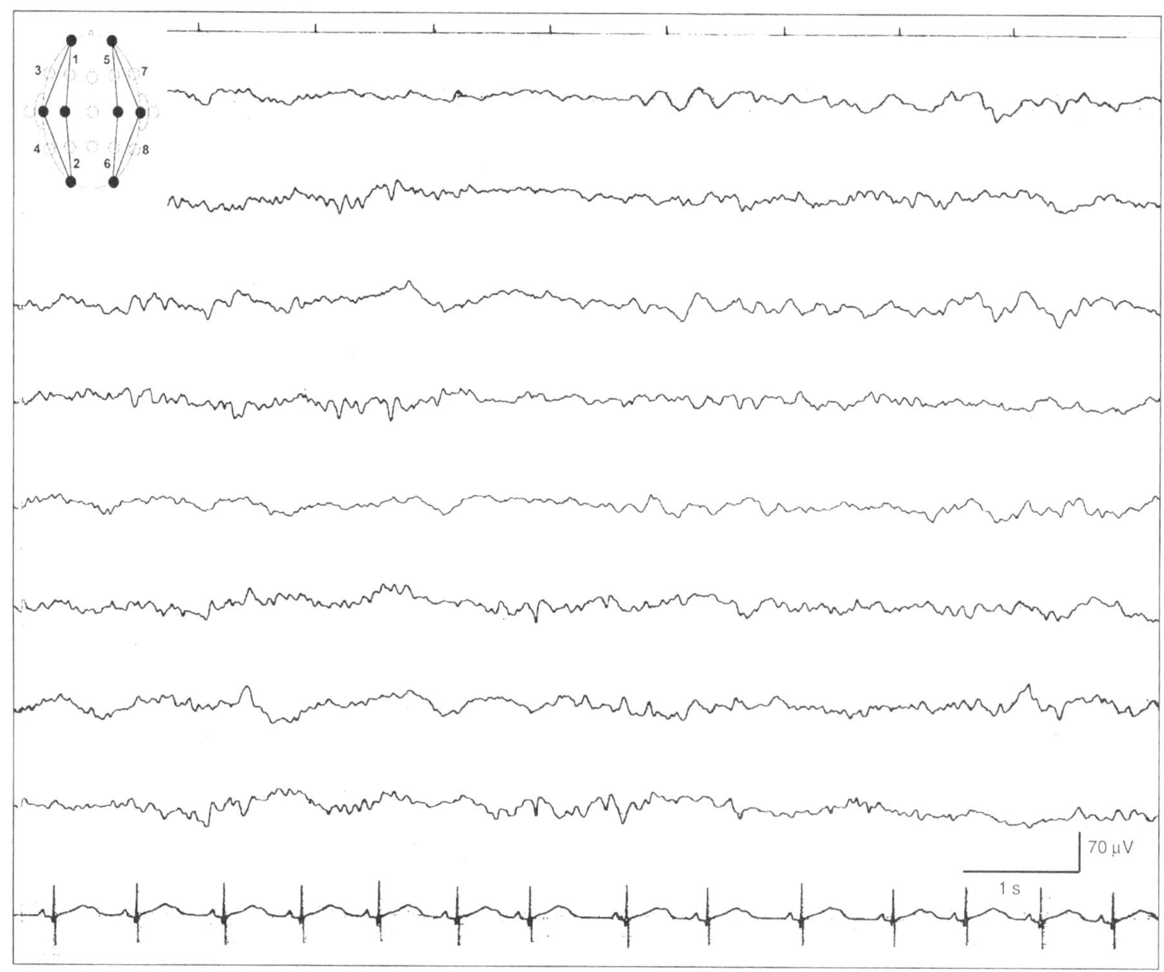

Abb. 4.125. Stadium aktiver Schlaf; Fortsetzung der EEG-Aufzeichnung von Abb. 4.124: irregulär diffuse vermischtamplitudige und kontinuierliche Aktivität verschiedener Frequenzen (VM)

4.8.3 EEG-Aktivitäten in der Perinatalphase

Um die 36. Woche post conceptionem verändert sich die EEG-Aktivität in charakteristischer Weise und geht in die sog. „perinatalen Muster" über (Ellingson 1984). Es entwickeln sich 4 verschiedene Muster, die in Beziehung zum Schlaf-Wach-Zyklus des Kindes stehen (Anders et al. 1971). Die Einteilung der Muster erfolgt in irregulär niedrigamplitudig (INA), vermischt (VM), hochamplitudig langsam (HAL) und Tracé alternant (TA). Außer dem Tracé-alternant-Muster stellen die übrigen Muster vorwiegend eine irreguläre, arrhythmische, diffuse und kontinuierliche Aktivität verschiedenster Frequenzen (0,5 - 8/s) mit vorwiegend δ-Wellen dar (Ellingson 1984). Die Amplituden der δ- und ϑ-Wellen betragen dabei für die niedrigamplitudigen Muster um 20 - 30 μV und für die hochamplitudigen Muster um 50 - 150 μV. Für das vermischte Muster liegen die Amplituden bei 30 - 100 μV (Abb. 4.124 - 4.126).

Die Tracé-alternant-Aktivität besteht aus Bursts mit Wellen von 1 - 6/s und einer Amplitude von 50 - 100 μV mit zwischengelagerten steilen Transienten. Die Dauer der Bursts beträgt etwa 3 - 6 s (Ellingson 1984; Lombroso 1985). Es besteht eine gute interhemisphärische und interareale Synchronie (Ellingson 1984). Die dazwischenliegenden Interburstperioden sind niedrigamplitudige ϑ-Wellen und dauern meist weniger als 10 s. Das Tracé alternant ist ein Charakteristikum des ruhigen Schlafes in der Perinatalphase (Abb. 4.127, 4.128).

Zusätzlich treten noch vereinzelt δ-Bürstenmuster und verstreut einzelne steile Transienten in der Rolando- und Temporalregion auf (Lombroso 1980; Ellingson u. Peters 1980 a).

Frontale steile Transienten stellen sich besonders während des Übergangs zwischen dem aktiven und dem ruhigen Schlaf dar (Tharp 1986). Sie sind ebenso wie die noch vorhandene vordere langsame Unregelmäßigkeit in diesem Lebensalter prognostisch günstig einzuordnen (Monod et al. 1972).

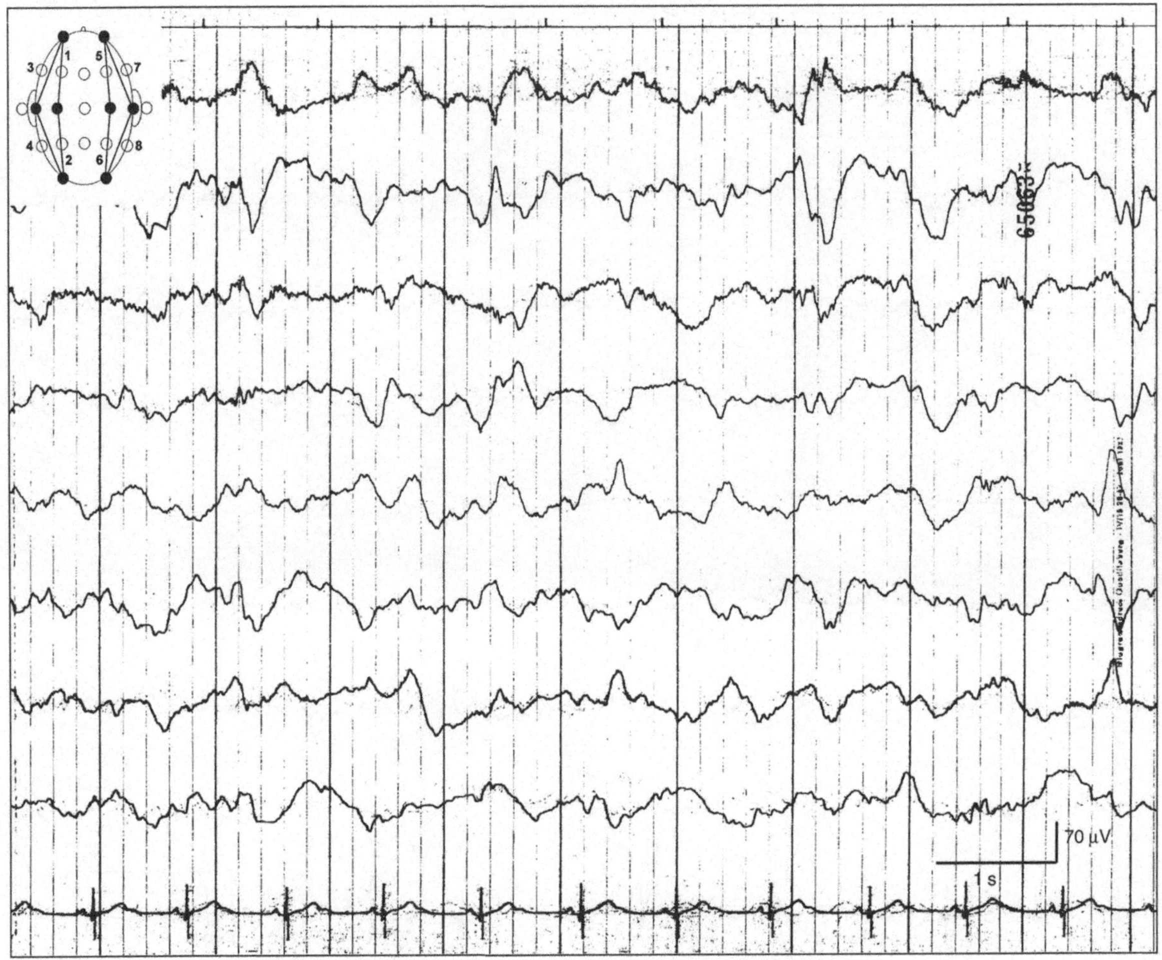

Abb. 4.126. Stadium ruhiger Schlaf; Fortsetzung der EEG-Aufzeichnung von Abb. 4.124: kontinuierliche, diffuse hochamplitudige Aktivität vorwiegend langsamer Wellen (HAL)

4.8.4 Die Entwicklung des Schlaf-Wach-Zyklus

Allgemeine Bemerkungen

Die Einteilung der Schlaf-Wach-Stadien wird durch die Beziehung zwischen bestimmten Verhaltenszuständen wie Körperbewegungen, geöffneten oder geschlossenen Augen sowie Lautgebung und physiologischen Kriterien wie EEG-Aktivitäten, Atmung, Herzfrequenz, tonischen oder phasischen Aktivitäten im Kinnmyogramm und Augenbewegungen charakterisiert (Monod u. Pajot 1965; Dreyfus-Brisac 1970; Curzi-Dascalova et al. 1988 a,b).

Prechtl u. Beintema haben 1964 das Verhalten bei normalen termingeborenen Neugeborenen in 5 Stadien eingeteilt.

Für die EEG-Auswertung sind folgende 4 Stadien relevant: ruhiges Wachsein (W), Schläfrigkeit (S), aktiver Schlaf (A) und ruhiger Schlaf (R) (vgl. Tabelle 4.1).

Diese Stadien sind bei Frühgeborenen nicht klar definiert. „Kleine Frühgeborene (24. bis 27. Woche) ver-

harren in einem atypischen Schlafstadium, das Charakteristika sowohl des aktiven wie auch des ruhigen Schlafes aufweist. Es treten weniger Augenbewegungen auf, die Herzfrequenz ist fixiert. Mit 30 Schwangerschaftswochen entstehen die typischen Schlafstadien und ab 37 Schwangerschaftswochen ist die Organisation der Verhaltensstadien etwa bereits gleich der des Reifgeborenen" (Stockard-Pope 1992, folgende Arbeiten zusammenfassend: Parmelee et al. 1967; Dreyfus-Brisac 1970; Ellingson 1972; Parmelee u. Stern 1972; Watanabe et al. 1973).

Die Verhaltensstadien zeigen eine unterschiedliche zeitliche Entwicklung. Der aktive Schlaf kann bereits mit etwa 32 Wochen post conceptionem erstmals registriert werden (Parmelee et al. 1967; Dreyfus-Brisac 1970), während die Charakteristika des ruhigen Schlafes erst in der Perinatalperiode auftreten (Nolte et al. 1969; Dreyfus-Brisac 1970; Prechtl et al. 1973). Die Verläßlichkeit der verschiedenen Verhaltensparameter nimmt mit zunehmender Reife des Kindes zu und wird von Parme-

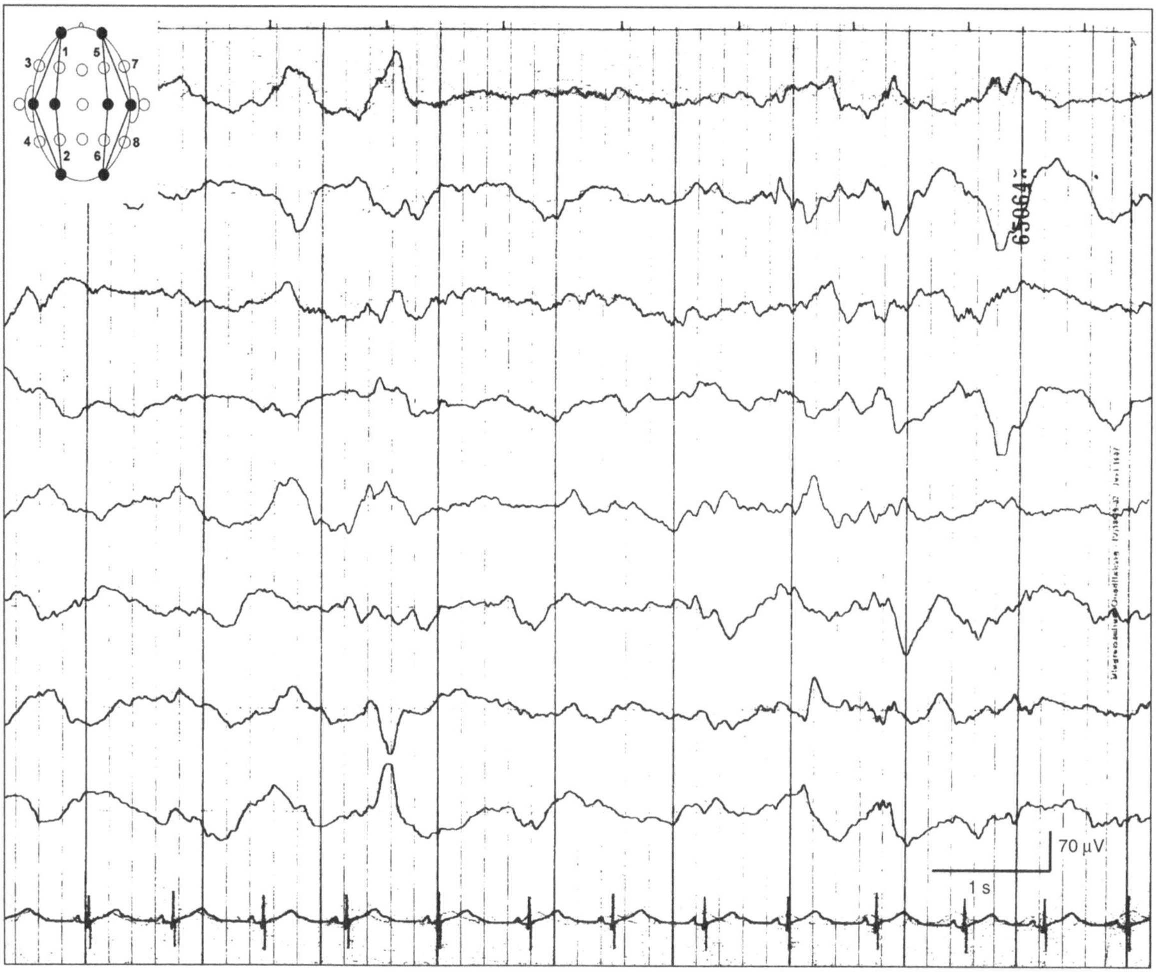

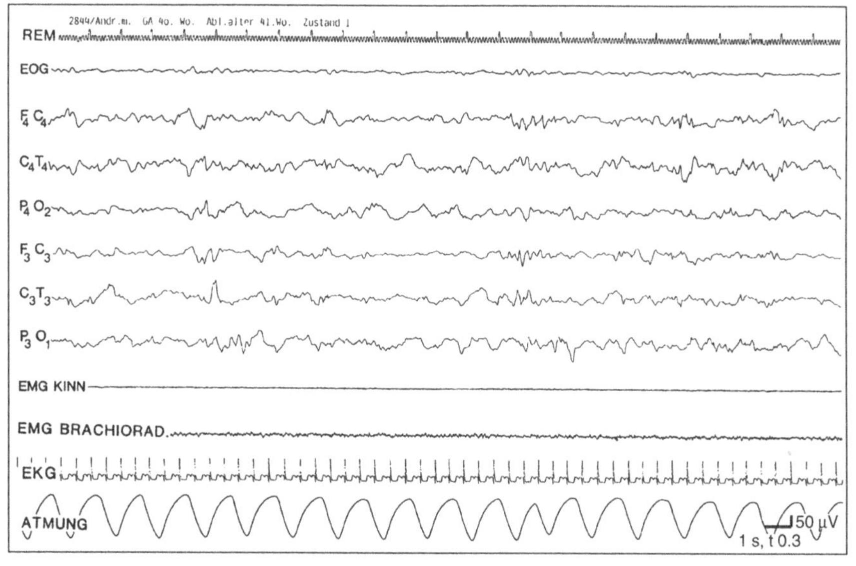

Abb. 4.127. Stadium ruhiger Schlaf; Fortsetzung der EEG-Aufzeichnung von Abb. 4.124: alternierende Aktivität mit Bursts (1 - 6/s-Wellen) und eingelagerten Strecken niedrigamplitudiger Aktivitäten (TA) (Die Abbildungen 4.119 - 4.127 wurden an der Universitäts-Kinderklinik Dresden abgeleitet)

Abb. 4.128. Reifes Neugeborenes, 41 Wochen; Schlaf, TA; keine REM, EOG negativ; alternierende Aktivität im EEG mit „Schlafgruppen" und eingelagerten Strecken mit Aktivitäten niedriger Amplituden im Wechsel; im EMG keine phasische Aktivität; Atmung regelmäßig, Lider geschlossen, keine Körperbewegungen. [Aus Weinmann HM (1986) Ableitung und Beschreibung des kindlichen EEG (2. Aufl). Zuckschwerdt, München]

Tabelle 4.24. Physiologische Kriterien und Verhaltensvariablen für die Stadieneinteilung des Schlaf-Wach-Zyklus. (nach Anders et al. 1971)

	Stadium			
	Wachsein	Schläfrigkeit	Aktiver Schlaf	Ruhiger Schlaf
EEG	INA, VM	INA, VM	INA, VM	HAL, TA
Atmung	irregulär	irregulär	irregulär	regulär
EOG	Augenbewegungen vorhanden	wenige Augenbewegungen vorhanden	REM vorhanden	keine REM vorhanden
EMG	phasisch	phasisch	phasisch (unterdrückt)	tonisch
Körper- und Gesichts- bewegungen	häufig zu beobachten: langsame Bewegungen, schnelle Bewegungen, (Zuckungen), Erschrecken, Stirnrun- zeln, Lächeln, Schreien, Grimmassieren, Saugen, entspannte Gesichts- muskulatur	zeitweise zu beobachten: langsame Bewegungen, Erschrecken, Stirnrunzeln, Lächeln, Grimmassieren, Saugen, entspannte Gesichts- muskulatur	zeitweise zu beobachten: langsame Bewegungen, Erschrecken, Stirnrunzeln, Lächeln, Grimmassieren, Saugen, entspannte Gesichts- muskulatur	selten bis nicht zu beobachten: Erschrecken, entspannte Gesichts- muskulatur, Kieferzuckungen
Augen geöffnet oder geschlossen	Augen offen Augenaufschlag „klar" verfolgen suchend	Augen offen oder geschlossen Augenaufschlag „glasiger Blick"	Augen geschlossen	Augen geschlossen

lee u. Stern (1972) für Körperbewegung ab 28. SSW, Augenbewegung ab 32. SSW, EEG ab 36. SSW und Kinnmyogramm ab 40. SSW angegeben. Curzi-Dascalova (1982; Curzi-Dascalova et al. 1983) zeigte in verschiedenen Studien, daß respiratorische Kriterien ebenfalls bereits ab 31 Wochen post conceptionem zur Differenzierung zwischen den Schlafstadien herangezogen werden können.

Verhaltensstadien und Schlafrhythmus

Bei sehr kleinen Frühgeborenen liegt eine Differenzierung in ein klares Verhaltensstadium nicht vor, es finden sich überwiegend sog. unbestimmte oder Übergangszustände. Die Unterscheidung in die 3 Verhaltenszustände Wachsein, aktiver Schlaf und ruhiger Schlaf erfolgt vorwiegend aufgrund der in Tabelle 4.24 nach Anders et al. (1972) aufgeführten Kriterien. Die bereits erwähnten EEG-Muster können als zuverlässige Charakteristika erst ab der 36. Woche post conceptionem herangezogen werden (Parmelee u. Stern 1972).

Der Schlaf-Wach-Zyklus ist in seiner Gesamtdauer beim gesunden Neugeborenen mit etwa 50 - 60 min recht stabil ausgebildet (Monod u. Pajot 1965; Stern et al. 1969; Dreyfus-Brisac 1970). Daher sollte die Dauer der polygraphischen Aufzeichnung auch etwa eine Stunde betragen, um Störungen dieses Rhythmus deutlicher zu erkennen.

Bei Frühgeborenen entwickelt sich zunächst das Stadium des aktiven Schlafes und mit zunehmendem Konzeptionsalter erhöht sich die anteilige Dauer des ruhigen Schlafes am Gesamtzyklus. Nach Untersuchungen von Stern et al. (1969) dauert die Phase des ruhigen Schlafes im Alter von 8 Monaten doppelt so lange wie die des aktiven Schlafes.

Literatur

Allen PJ, Fish DR, Smith SJM (1992) Very high-frequency rhythmic activity during EEG suppression in frontal lobe epilepsy. Electroencephalogr Clin Neurophysiol 82: 155-159

Alvarez Amador A, Valdés Sosa PA, Pascual Marqui RD, Galan Garcia L, Briscay Lirio R, Bosch Bayard J (1989) On the structure of EEG development. Electroencephalogr Clin Neurophysiol 73: 10-19

Anders T, Emde R, Parmelee A (1971) A manual of standardized terminology, techniques and criteria for scoring of states of sleep and wakefulness in newborn infants. UCLA Brain Information Service, NINDS Neurological Information Network, Los Angeles

Anderson CM, Torres F, Faoro A (1985) The EEG of the early premature infant. Electroencephalogr Clin Neurophysiol 58: 95-105

Berger H (1929) Über das Elektrenkephalogramm des Menschen I. Arch Psychiatr 87: 527-570

Berger H (1930) Über das Elektrenkephalogrammm des Menschen II: Psychol 40: 160-179

Berger H (1932 a) Über das Elektrenkephalogrammm des Menschen IV. Arch Psychiatr 97: 6-26

Berger H (1932 b) Über das Elektrenkephalogramm des Menschen V. Arch Psychiatr 98: 231-254

Bernhard CG, Skoglund CR (1939) On the alpha frequency of human brain potentials as a function of age. Scand Arch Physiol 82: 178-184

Bickford RC, Jacobsen GW, White PT, Daly D (1952) Some observations on the mechanism of photic and photo-metrazol activation. Electroencephalogr Clin Neurophysiol 4: 275

Blake H, Gerard RW, Kleitmann N (1939) Factors influencing brain potentials during sleep. J Neurophysiol (Springfield) 2: 48-60

Blanc C, Dreyfus-Brisac C, Fischgold H (1956) L'analyse topografique de la réactivité E.E.G. chez le jeune enfant. Rev Neurol (Paris) 94: 810-811

Blume WT (1982) Atlas of pediatric electroencephalography. Raven, New York

Curzi-Daskalova L (1982) Phase relationships between thoracic and abdominal repiratory movements during sleep in 31-38 weeks CA normal infants. Comparison with full-term (39-41 weeks) newborns. Neuropediatrics 13: 15-20

Curzi-Daskalova L, Christova-Gueorguieva E (1983) Repiratory pauses in normal preamturely born infants. Biol Neonate 44: 325-332

Curzi-Daskalova L, Lebrun F, Korn G (1983) Respiratory frequency according to sleep states and age in normal premature infants: a comparson with full-term infants. Pediatr Res 17: 152-156

Curzi-Daskalova L, Relier J, Peirano P, Castex M, Vasseur O (1988 a) Degree of dependence on the ventilator according to sleep states in artificially ventilated premature infants. Am J Perinatol 3: 169-181

Curzi-Dascalova L, Peirano P, Morel-Kahn F (1988 b) Development of sleep states in normal premature and full-term neonates. Dev Psychobiol 21: 431-444

Daly DD, Pedley TA (1990) Current practice of clinical electroencephalography. Raven, New York

Davis H, Davis PA (1936) Action potentials of the brain. Arch Neurol Psychiatry 36: 1214-1224

Davis H, Wallace WM (1942) Factors affecting changes produced in the EEG by standardized hyperventilation. Arch Neurol Psychiatry 47: 606-625

Doose H, Waltz St (1993) Photosensitivity - Genetics and clinical significance. Neuropediatrics 24: 249-255

Dreyfus-Brisac C (1962) The electroencephalogram of the premature infant. World Neurol 3: 5-15

Dreyfuß-Brisac C (1968) Sleep ontogenesis in early human prematurity from 24 to 27 weeks of conceptional age. Dev Psychobiol 1: 162-169

Dreyfuß-Brisac C (1970) Ontogenesis of sleep in human prematures after 32 weeks of conceptial age. Dev Psychobiol 3: 91-121

Dreyfuß-Brisac C (1975) Neurophysiological studies in human premature and full-term newborns. Biol Psychiatry 10: 485-496

Dreyfuß-Brisac C (1979) Ontogenesis of brain bioelectrical activity and sleep organization in neonates and infants. In: Falkner F, Tanner JM (eds) Human Growth, vol 3. Plenum, New York, pp 157-182

Dreyfuß-Brisac C, Monod N (1975) The electroencephalogram of full-term newborns and premature infants. In: Reymond A (ed) The evolution of the EEG from birth to adulthood. Handbook of EEG and clinical Neurophysiology, vol 6B. Elsevier, Amsterdam, pp 6-23

Dreyfus-Brisac C, Samson D, Blanc C, Monod N (1958) L'électroencéphalogramme de l'enfant normal de moins de 3 ans. Etud Néonatal 7: 143-175

Dumermuth G (1965) Elektroenzephalographie im Kindesalter. Einführung und Atlas. Thieme, Stuttgart

Dumermuth G (1971) Electronic data processing in pediatric EEG research. Neuropädiatrie 2: 349-374

Dumermuth G (1976) Elektroenzephalographie im Kindesalter. Einführung und Atlas (3. unv. Aufl). Thieme, Stuttgart

Eiselt M, Zwiener U, Rother M, Frenzel J (1988) Zur Notwendigkeit der Erfassung neonataler Krampfaktivität mit der polygrafisch erweiterten Elektroenzephalografie. Padiatr Grenzgeb 27/4: 245-258

Ellingson RJ (1964) Studies of the electrical activitiy of the developing human brain. In: Himwich WA, Himwich HE (eds) Developing brain, vol 9: Progress in brain research. Elsevier, Amsterdam, pp 26-53

Ellingson RJ (1972) Development of wakefullness-sleep cyxles and associated EEG patterns in mammals. In: Sleep and the maturing nervous system. Academic Press, New York, pp 165-174

Ellingson RJ (1978) Transitional sleep in normal full-term newborns. Electroencephalogr Clin Neurophysiol 45: 35

Ellingson RJ (1984) Das EEG von Frühgeborenen und Neugeborenen. In: Klass DW, Daly DD (Hrsg) Klinische Elektroenzephalographie. Gustav Fischer, Stuttgart New York, S 133-158

Ellingson RJ, Peters JF (1980 a) Development of EEG and daytime sleep patterns in normal full-term infants during the first 3 months of life: longitudinal observations. Electroencephalogr Clin Neurophysiol 49: 112-124

Ellingson RJ, Peters JF (1980 b) Development of EEG and daytime sleep patterns in low risk premature infants during the first year of life: Longitudinal observations. Electroencephalogr Clin Neurophysiol 50: 165-171

Ellingson RJ, Rose GH (1970) Ontogenesis of the elctroencephalogram. In: Himwich WA (ed) Developmental neurobiolgy. Carles C. Thomas, Springfield IL, pp 441-474

Garsche R (1954) Elektroencephalographie. In: Brock J (Hrsg) Biologische Daten für den Kinderarzt. Springer, Berlin Göttingen Heidelberg, S 856-918

Gasser T, Verleger R, Bächer P, Sroka L (1988 a) Development of the EEG of school-age children and adolescents. I Analysis of band power. Eletroencephalogr Clin Neurophysiol 69: 91-99

Gasser T, Jennen-Steinmetz Ch, Sroka L, Verleger R, Möcks J (1988 a) Development of the EEG of school-age children and adolescents. II Topography. Electroencephalogr Clin Neurophysiol 69: 100-109

Gastaut H (1952) Étude électrocorticographique de la réactivité des rhythmes rolandiques. Rev Neurol (Paris) 87: 176-182

Gastaut H, Terzian H, Gastaut Y (1952) Étude d'une activité électroencéphalographique méconnue: Le rhythme rolandique en arceau. Marseille Med 89: 296-310

Gibbs FA, Gibbs EL (1950) Atlas of electroencephalography. I Methodology and controls. Addison-Wesley, Cambridge MA

Gibbs FA, Gibbs EL (1952) Atlas of electroencephalography. II Methodology and controls. Addison-Wesley, Cambridge MA

Gibbs FA, Gibbs EL (1954) Changes in epileptic foci with age. Electroencephalogr Clin Neurophysiol 4: 233-234

Gibbs FA, Knott JR (1949) Growth of the electrical activity of the cortex. Electroencephalogr Clin Neurophysiol 1: 223-229

Grass AM, Gibbs FA (1938) A Fourier transform of the electroencephalogram. J Neurophysiol 1: 521-526

Hagne I (1972) Development of the EEG in normal infants during the first year of life. Acta Pediatr Scand 232: 1-53

Hagne I, Persson J, Magnusson R, Petersen I (1973) Spectral analysis via Fast Fourier transform of waking EEG in normal infants. In: Kellaway P, Petersen I (eds) Automation of clinical electroencephalography. Raven, New York, pp 103-143

Hughes JG, Ehemann B, Hill FS (1949) Electroencephalography of the newborn. II: Studies in normal, full term infants while awake and while drowsy. Am J Dis Child 77: 310-314

John ER, Ahn H, Princhep L, Trepetin M, Brown D, Kaye H (1980) Developmental equations for the electroencephalogram. Science 210: 1255-1258

Joseph JP, Lesevre N, Dreyfuß-Brisac C (1976) Spatio-temoral organization of EEG in premature infants and full-term newborns. Electroencephalogr Clin Neurophysiol 40: 153-168

Jung R (1953) Neurophysiologische Untersuchungsmethoden. In: Schwiegk H (Hrsg) Handbuch der inneren Medizin, V/1. Springer, Berlin Göttingen Heidelberg, S 1206-1420

Kellaway P, Fox BJ (1952) Electroencephalographic diagnosis of cerebral pathology in infants during sleep. I. Rationale, technique, and the charakteristics of normal sleep in infants. J Pediatr 41: 262-287

Klingler D (1982) Wertigkeit des EEG nach Schlafentzug für die Diagnostik epileptischer Anfälle, von Epilepsien und anderen zerebralen Störungen. Wien Klin Wochenschr 94/21: 569-583

Kraus-Oversohl B (1977) Frequenzanalytische Verlaufsuntersuchung des Elektroencephalogrammes bei Säuglingen im ersten Lebenshalbjahr. Med. Dissertation, Universität München

Kubicki S, Höller L (1992) Physiologische paroxysmale Ereignisse im Schlaf und ihre epileptische Entartung. EEG Labor 14: 65-80

Kubicki S, Hermann WM, Höller L, Scheuler W (1982) Kritische Bemerkungen zu den Regeln von Rechtschaffen und Kales über die visuelle Auswertung von EEG-Schlafableitungen. EEG EMG 13: 51-60

Kugler J (1981) Elektroenzephalographie in Klinik und Praxis (3. Aufl). Thieme, Stuttgart New York

Leisman G, Ashkenazi M (1980) Aetiological factors in dyslexia. IV Cerebral hemispheres are functionally equivalent. Neuroscience 11: 157-164

Lennox WG, Gibbs FA, Gibbs EL (1936) Effects on the electroencephalogram of drugs and conditions which influence seizures. Arch Neurol Psychiatr 36: 1236-1245

Lerique-Koechlin A (1958) L'E.E.G. dans les convulsions de l'enfance avant 3 ans. Rev Neurol (Paris) 99: 1-10

Lindsley DB (1936) Brain potentials in children and adults. Science 84: 354

Lindsley DB (1939) A longitudinal study of the occipital alpha rhythm in normal children: frequency and amplitude standards. J Genet Psychol (Worcester) 55: 197-213

Lombroso CT (1980) Normal and abnormal EEGs in full-term neonates. In: Henry CE (ed) Current clinical neurophysiology: Update on EEG and evoked potentials. Elsevier/North-Holland, New York, pp 83-150

Lombroso CT (1985) Neonatal polygraphy in full-term and premature infants: A review of normal and abnormal findings. J Clin Neurophysiol 2: 105-155

Loomis AL, Harvey EN, Hobart GA (1935) Potential rhythms of the cerebral cortex during sleep. Science 81: 597-598

Mai H, Schaper G (1953) Elektroencephalographische Untersuchung an Frühgeborenen. Ann Pediatr 180: 345-365

Mann H, Pöppl SJ, Michels P, Lechle M, Tirsch WS, Lange HJ (1978) Münchener Pädiatrische Längsschnittstudie: Früherkennung entwicklungsgefährdender Störungen mittels Vorsorgeuntersuchungen. Beschreibung und erste Ergebnisse des Teilvorhabens EEG-Untersuchungen, BPT-Bericht 9. Gesellschaft für Strahlen- und Umweltforschung, Bereich Projektträgerschaften, München

Matousek M, Petersen I (1973) Frequency analysis of the EEG in normal children and adolescents. In: Kellaway P, Petersen I (eds) Automation of clinical electroencephalography. Raven, New York, pp 75-102

Meier-Ewert K (1978) Schlaf und Epilepsie. Nervenarzt 49: 324-331

Melin KA (1953) The E.E.G. in infancy and childhood. Electroencephalogr Clin Neurophysiol [Suppl] 4: 205-211

Meyer JS, Gotoh SF (1960) Metabolic and electroencephalographic effects of hyperventilation. Arch Neurol 3: 539-552

Monod N, Dreyfus-Brisac C (1972) Prognostic value of the neonatal EEG in full-term newborns. Handbook Electroencephalogr Clin Neurohpysiol 15B: 89-112

Monod N, Pajot N (1965) Le sommeil du nouveau-né et du prémature. I Analysis des études polygraphiques (mouvements oculaires, respiration et EEG) chez le nouveau-né à term. Biol Neonate 8: 281-307

Monod N, Dreyfus-Brisac C, Ducas P, Mayer M (1960) L'EEG du nouveau-né à terme: Étude comparative chez le nouveau-né en présentation céphalique et en présentation de siege. Rev Neurol (Paris) 102: 375-379

Monod N, Pajot N, Guidasci S (1972) The neonatal EEG: Statistical studies and prognostic value in full-term and preterm babies. Electroencephalogr Clin Neurophysiol 32: 529-544

Montagu JD (1975) The hyperkinetic child: a behavioural, electrodermal and EEG investigation. Dev Med Child Neurol 17: 299-305

Mutoh K, Okuno T, Ito M, Fuji T, Mikawa H (1992) Continuous, generalized, high-voltage fast activity and FIRDA in two children. Clin Electroencephalogr 23/2: 68-71

Niebeling HG (1980) Einführung in die Elektroenzephalographie (2. Aufl; ¹1968). Springer, Berlin Heidelberg New York

Niedermeyer E (1987) Maturation of the EEG: Development of waking and sleep patterns In: Niedermeyer E, Lopes da Silva F (eds) Elektroencephalography. Urban & Schwarzenberg, Baltimore München, pp 133-137

Niedermeyer E, Lopes da Silva F (1993) Electroencephalography. Basic principles, clinical applications, and related fields. Williams & Wilkins, Baltimore Philadelphia Hong Kong London Munich Sydney Tokyo

Nolte R, Schulte FJ, Michaelis R, Weisse U, Gruson R (1969) Bioelectric brain maturation in small-for-dates infants. Dev Med Child Neurol 11: 83-93

Ohtahara S (1981) Neurophysiological development during infancy and childhood. In: Yamaguchi N, Fujisawa K (eds) Recent advances in EEG and EMG data processing. Elsevier/North Holland Biomedical, pp 369-375

Parmelee AH (1975) Neurophysiological and behavioral organization of premature infants in the first months of life. Biol Psychiatry 10: 501-512

Parmelee AH, Stern E (1972) Development of states in infants. In: Clemente CD, Purpura DP, Mayer F (eds) Sleep and the Maturing Nervous System. Academic Press, New York, pp 199-228

Parmelee AH, Wenner WH, Akiyama Y, Schultz M, Stern E (1967) Sleep states in premature infants. Dev Med Child Neurol 9: 70-77

Parmelee AH, Schulte FJ, Akiyama Y, Wenner WH, Schultz M, Stern E (1968) Maturation of EEG acticity during sleep in premature infants. Electroencephalogr Clin Neurophysiol 24: 319-329

Parmelee AH, Akiyama Y, Stern E, Harris MA (1969) A periodic cerebral rhythm in newborn infants. Exp Neurol 25: 575-584

Penuel H, Corbin F, Blickford RC (1955) Studies of the electroencephalogram of normal children: Comparison of visual and automatic frequency analyses. Electorencephalogr Clin Neurophysiol 7: 15-28

Petersen I, Eeg-Olofsson O (1971) The development of the electroencephalogram in normal children from the age of 1 through 15 years. Non-paroxysmal activity. Neuropädiatrie 2: 247-340

Pezzani C, Radvanyi-Bouvet MF, Relier JP, Monod N (1986) Neonatal electroencephalography during the first twenty-four hours of life in full-term newborn infants. Neuropädiatrie 17: 11-18

Pöppl SJ, Weinmann HM, Tirsch W, Schmid RG (1986) Entwicklung des kindlichen EEG (bis fünf Jahre) - Ergebnisse einer quantitativ ausgerichteten Längsschnittstudie. EEG EMG 17: 98

Prechtl HFR, Beintema D (1964) The neurological examination of the fulterm newborn infant. Clinics in Developmental Medicine, No 12. Spastics Society & Heinemann, London

Prechtl HFR, Weinmann H, Akiyama Y (1969) Organization of physiological parameters in normal and neurologically abnormal infants. Neuropädiatrie 1: 101-129

Prechtl HFR, Theorell K, Blair AW (1973) Behavioral state cycles in abnormal infants. Dev Med Child Neurol 15: 606-615

Rabending G, Klepel H (1970) Fotokonvulsivreaktion und Fotomyoklonus: Altersabhängige, genetisch determinierte Varianten der gesteigerten Fotosensibilität. Neuropädiatrie 2: 164

Rabending G, Klepel H (1978) Die Fotostimulation als Aktivitierungsmethode in der Elektroenzephalographie. VEB Gustav Fischer, Jena

Rabending G, Parnitzke KH (1962) Dämmerzustand nach intermittierender Lichtreizung. Dtsch Z Nervenheilk 184: 44-52

Rechtschaffen A, Kales A (eds) (1968) A manual of standardized terminology, techniques and scoring system for sleep stages of human subjects. National Institute of Health Publ. No 204, US Government Printing Office, Washington DC

Rechtschaffen A, Kales A (1986) A manual of standardized terminology, techniques, and scoring system for sleep stages of human subjects. Brain Information Service. University of California, Los Angeles

Rose AL, Lombroso CT (1970) Neonatal seizure states. A study of clinical, pathological and EEG features in 137 fullterm babies with long-term follow up. Pediatrics 45: 404-425

Rothenberger A (1987) EEG und evozierte Potentiale im Kindes- und Jugendalter. Springer, Berlin Heidelberg New York Tokyo

Sadowsky K, Weinmann HM, Tirsch W, Pöppl SJ, Schmid RG (1983) Die Entwicklung des kindlichen Elektroenzephalogramms-Vergleich visueller und maschineller Auswertung. EEG EMG 14: 134-142

Sadowsky K, Tirsch WS, Schmid RG, Pöppl SJ, Weinmann HM (1986) Development of photic driving in infancy and childhood. Elektroenzephalogr Clin Neurophysiol 64: 93

Samson-Dollfus D (1955) L'électroencéphalogramme du prémature jusqu'á l'age de trois mois et du nouveau-né a terme. Thése Foulon, Paris

Schmid RG (1984) Zur Differenzierung zerebraler Störungen mittels automatischer EEG-Analyse am Beispiel des Down-Syndroms. Habilitationsschrift, Universität München

Schmid RG, Sadowsky K, Weinmann HM. Tirsch WS, Pöppl SJ (1985) Z-transformed EEG power spectra of children with Down Syndrome vs a control group. Neuropediatrics 16: 218-224

Schmid RG, Tirsch WS, Rappelsberger P, Weinmann HM, Pöppl SJ (1992) Comparative coherence studies in healthy volunteers and Down's syndrome patients from childhood to adulte age. Electroencephalogr Clin Neurophysiol 83: 112-123

Schmidt D (1993) Epilepsien und epileptische Anfälle. Thieme, Stuttgart

Schulte FJ, Bell EF (1973) Bioelectric brain development. An atlas of EEG power spectra in infants and young children. Neuropädiatrie 4: 30-45

Schulte FJ, Hermann B (1965) Elektroencephalographie beim Neugeborenen. Monatsschr Kinderheilkd 113: 457-465

Schütz E, Müller HW (1951) Das kindliche Elektroenzephalogramm. Klin Wochenschr 29: 20-21

Shaw JC, Brooks S, Colter N, O'Connor KP (1979) A comparison of schizophrenic and neurotic patients using EEG power and coherence spectra. In: Gruzelier J, Flor-Henry P (eds) Hemisphere asymmetries of function in psychopathology. Elsevier/North Holland Biomedical, Amsterdam, pp 257-284

Simonova O, Lücking CH, Krebs-Roubicek E (1969) Differentialdiagnostischer Wert der EEG-Ableitung mit offenen Augen bei intrakraniellen Prozessen. Arch Psychiatry 212: 271

Smith JR (1937) The origin and genesis of rhythm in the electroencephalogram. Psychol Bull 34: 534-535

Smith JR (1938) The electroencephalogram during normal infancy and childhood. In: Rhythmic activities present in the neonate and their subsequent development. J Gen Psychol 53: 431-453

Spehr W (1975) Spectral analysis and Hjorth's EEG descriptors; data selection and data concentration in comparative studies. In: Matejcek M, Schnek GH (eds) Quantitative analysis of the EEG. Methods and applications. Proceedings of the 2nd symposium of the study group for EEG-methodology, Jongny sur Vevey, pp 45-56

Statz A, Dumermuth G, Mieth D, Duc G (1982) Transient EEG patterns during sleep in healthy newborns. Neuropädiatrie 13: 115-122

Stefanski M, Schulze K, Bateman D, Kairam R, Pedley TA, Masterson J, James LS (1984) A scoring system for states of sleep and wakefulness in term and preterm infants. Pediatr Res 18/1: 58-62

Stern E, Parmelee AH, Akiyama Y, Schultz MA, Wenner WH (1969) Sleep cycle characteristics in infants. Pediatrics 43: 65-70

Stern E, Parmelee AH, Harris M (1973)   Sleep state periodicity in prematures and young infants. Dev Psychobiol 6: 357-365

Stockard-Pope JE (1992) Atlas of neonatal electroencephalography (2nd ed). Raven, New York

Tharp, BR (1986) Neonatal and pediatric electroencephalography. In: Aminoff MJ (ed) Electrodiagnosis in clinical neurology. Churchill Livingstine, New York, pp 67-117

Tieber E (1972) Anfallmuster bei Augenschluß. Neuropädiatrie 3: 305

Torres F, Anderson C (1985) The normal EEG of the human newborn. J Clin Neurophysiol 2: 89-103

Vogel F (1963) Genetische Aspekte des Elektroenzephalogramm. Dtsch Med Wochenschr 88: 1748-1759

Vogel F (1970) The genetic basis of the normal human electroencephalogram. Hum Genet 10: 91-114

Vogel F, Krüger J, Schalt E (1981) Charakterisierung erblicher EEG-Varianten mit Hilfe der Amplituden-Intervall-Analyse. EEG EMG 12: 33-44

Walter WG, Dovey VJ, Shipton HW (1946) Analysis of the electrical response of the human cortex to photic stimulation. Nature 158: 540-541

Waltz S, Christen HJ, Doose H (1992) The different patterns of the photoparoxysmal response - a genetic study. Electroencephalogr Clin Neurophysiol 83: 138-145)

Watanabe K, Iwase K, Hara K (1973) Heart rate variability during sleep and wakefulness in low birthweight infants. Biol Neonate 22: 87-89

Weinmann HM (1986) Ableitung und Beschreibung des kindlichen EEG. W. Zuckschwerdt, München Bern Wien San Francisco

Weller M, Montagu JD (1980) EEG coherence in schizophrenia: a preliminary study. Electroencephalogr Clin Neurophysiol 49: 100p-101p

Wendland KL, Kammel N, Gundel A (1992) Rechnergestützte Analysen bei Elektroenzephalogrammen mit einer Theta-Grundrhythmusvariante. EEG EMG 23: 221-226

5 Diagnose funktioneller Variationen bzw. Störungen durch die automatische EEG-Analyse im Kindesalter

In Ergänzung zu der bisher ausschließlich dargestellten Normalentwicklung des EEG, werden in der Folge physiologische Variationen bzw. Störungen des EEG dargestellt. Variationen werden am Beispiel der **Geschlechtsunterschiede** des EEG im Kindesalter (s. 5.1) und am Beispiel der **Zwillingsforschung** dargestellt (s. 5.2). Die **Diagnostik von Störungen durch die automatische EEG-Analyse** beschränkt sich auf die Beschreibung einiger Krankheitsbilder (s. 5.3). Abweichungen von der Grundaktivität sind aber keineswegs nur bei den dargestellten Fallbeispielen nachweisbar. Es besteht ein fließender Übergang zu Veränderungen, die bei der Pathologie abgehandelt werden (Verlangsamungen des EEG z. B. bei Enzephalitis, Hirndruck, Schlafveränderungen), aber je nach Schweregrad der EEG-Störung auch ein fließender Übergang zum unteren Bereich der Normalentwicklung bei wenig ausgeprägten Störungen.

Untersuchungen zum EEG bei **Teilleistungsdefiziten** (s. 5.3.1) werden als Beispiel für leichtere, Untersuchungen zum **EEG beim Down-Syndrom** (s. 5.3.2) als Beispiel für schwerere Entwicklungsstörungen herangezogen. Die Ergebnisse werden mit den z. T. sehr widersprüchlichen Resultaten in der Literatur diskutiert. Mögliche **Ursachen und Zusammenhänge der EEG-Veränderungen bei Entwicklungsstörungen** werden mit Erkenntnissen aus der Neurophysiologie und Neuroanatomie am Beispiel ausgewählter Krankheitsbilder diskutiert (s. 5.3.3).

5.1 Geschlechtsunterschiede im EEG des Kindesalters

Aus den Daten der Münchener Pädiatrischen Längsschnittstudie wurde von Tirsch et al. (1981) das Vorhandensein von geschlechtsspezifischen Unterschieden im EEG von Kindern unter Einsatz der automatischen EEG-Analyse berechnet. 958 EEG, abgeleitet bei geöffneten Augen im Alter von 6 Monaten, 1, 2, 3, 4 und 5 Jahren von klinisch gesunden Kindern, und 393 EEG abgeleitet bei geschlossenen Augen in den Altersgruppen ab 3 Jahren wurden der Analyse zugeführt. Für die Merkmalsextraktion wurden die Spektralanalyse, Intervall-Amplituden-Analyse (IA-Analyse) und das autoregressive Modell eingesetzt. Dabei zeigten sich bei den 6monatigen und 4jährigen Kindern bei Einsatz der Spektralanalyse und IA-Analyse signifikante Geschlechtsunterschiede, die sich in bis zu 4 Frequenzvariablen auf dem Signifikanzniveau von 5 % ausdrückten. In den anderen 4 Altersgruppen ergaben sich keine signifikanten Geschlechtsunterschiede im EEG.

Die Berechnung der Geschlechtsunterschiede bei den Daten der Norm-EEG-Gruppen ergab ein ähnliches Ergebnis. Bei den Ableitungen mit offenen Augen wiesen die 6 Monate alten Buben ein signifikantes Defizit in der absoluten α-Aktivität parietookzipital rechts und der absoluten β_1 Band Aktivität parietookzipital beidseits auf. Die 4jährigen Buben zeigten frontozentral rechts ein signifikantes Defizit an absoluter und relativer ϑ-Aktivität und eine signifikant vermehrte $\sigma\delta$-Aktivität. Bei den EEG-Ableitungen mit geschlossenen Augen war lediglich im β_1-Band parietookzipital links ein signifikantes Defizit der absoluten Aktivität bei den Buben nachweisbar.

Petersen u. Eeg-Oloffsen (1971) fanden bei der visuellen EEG-Analyse eine höhere α-Frequenz und eine größere Zahl von Mμ-Rhythmen bei den Mädchen, aber keinen Unterschied bei der Amplitude. Ebenfalls bei der visuellen EEG-Analyse konnte Kellaway (1979) bei Mädchen eine höhere α-Aktivität nachweisen. Die Autoren berechneten in ihren Publikationen keine geschlechtsspezifischen Mittelwerte zur Definition der EEG-Entwicklung. Mit Hilfe der automatischen EEG-Analyse ergab sich bei Matousek u. Petersen (1973) eine höhere β-Aktivität bei den Mädchen. Sie verwendeten aber ebenso wie die meisten anderen Autoren Normwerte ohne Trennung der Gruppen nach Geschlecht. Auch andere Autoren wie Gibbs u. Knott (1949), Penuel et al. (1955), Ohtahara (1981) und John et al. (1980) verzichteten auf eine Berechnung der geschlechtsspezifischen EEG-Entwicklung.

Harmony et al. (1990) berechneten bei 118 gesunden Kindern von 6,4 - 12,9 Jahren Geschlechtsunterschiede mit Hilfe der Spektralanalyse und Fast-Fourier-Transformation. Sie fanden keine Geschlechtunterschiede bei der Analyse der absoluten Aktivität. Signifikante Differenzen fanden sie bei der relativen Theta- und α-Aktivität über dem Zentroparietookzipitalbereich. Dabei lagen die Werte der relativen α-Aktivität bei den Jungen höher, die der δ-Aktivität niedriger.

Zusammenfassend bestehen Geschlechtsunterschiede bei Mädchen und Jungen, die in der Regel als nicht sehr wesentlich angesehen werden müssen. Im Routinebetrieb wurde deshalb eine geschlechtsunspezifische Beschreibung der EEG-Entwicklung vorgenommen.

5.2 Genetik und EEG am Beispiel der Zwillingsforschung

Zwillingsstudien kommen zu dem Ergebnis, daß im EEG eine hohe Korrelation zwischen monozygoten Paaren und bei den dizygoten Zwillingen eine über der Geschwisterähnlichkeit liegende, aber deutlich unter der monozygoten Korrelation rangierende Ähnlichkeit zu beobachten ist. Die ausführliche Studie von Vogel (1958) an 110 eineiigen und 98 zweieiigen Zwillingen ergab eine exakt übereinstimmende mittlere Grundaktivität bei den identischen Paaren, während sich in 59 % der Fälle die nichtidentischen Paare unterschieden.

In den Untersuchungen von Dumermuth (1967) konnten die hohe Übereinstimmung der monozygoten Paare auch bei EEG-Auswertungen mit automatischen Verfahren bestätigt werden. Allerdings wurden keine - wie bei Vogel - höheren Korrelationen zwischen homo-logen Hirnabschnitten der Zwillingspaare gefunden, im Vergleich zur Ähnlichkeit zwischen den entsprechenden Abschnitten der beiden Hemisphären eines Individiums.

In der vorliegenden Untersuchung wurden EEG und klinische Untersuchungsbefunde von 3 monozygoten und 2 dizygoten Zwillingspaaren aus der Münchener Pädiatrischen Längsschnittstudie herangezogen; die Darstellung der Ergebnisse bezieht sich im wesentlichen auf das 4. und 5. Lebensjahr.

In den genannten Altersstufen wurden Ruheableitungen mit geschlossenen Augen vorgenommen und entsprechend des für die Münchener Pädiatrische Längsschnittstudie geschilderten Vorgehens ausgewertet (s. 3.2).

Auf den ersten beiden Abbildungen (Abb. 5.1, 5.2) sind Ausschnitte aus den EEG im Alter von 4 Jahren von einem monozygoten Zwillingspaar abgebildet. Die große Ähnlichkeit der EEG-Kurven kommt auch in den relativen Intensitäten der Autospektren zum Ausdruck (Abb. 5.3). Außerdem läßt sich die Altersentwicklung der Grundaktivität erkennen, die im Alter von 5 Jahren ca. 1,6 Hz höher liegt als mit 4 Jahren (Abb. 5.4).

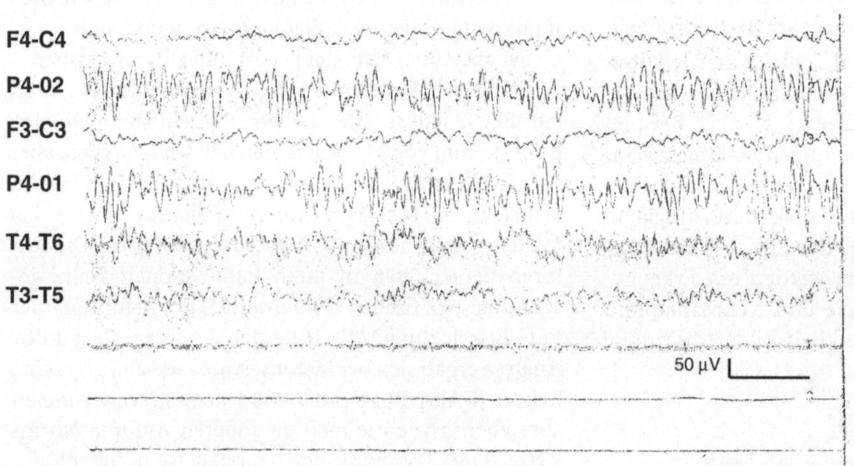

Abb. 5.1. Analogausschrieb des EEG des ersten Kindes eines 4jährigen monozygoten Zwillingspaares. Kanal 1 und 3: frontozentrale Ableitung; Kanal 2 und 4: parietookzipitale Ableitung; Kanal 5 und 6: temporale Ableitung; Kanal 7: EKG

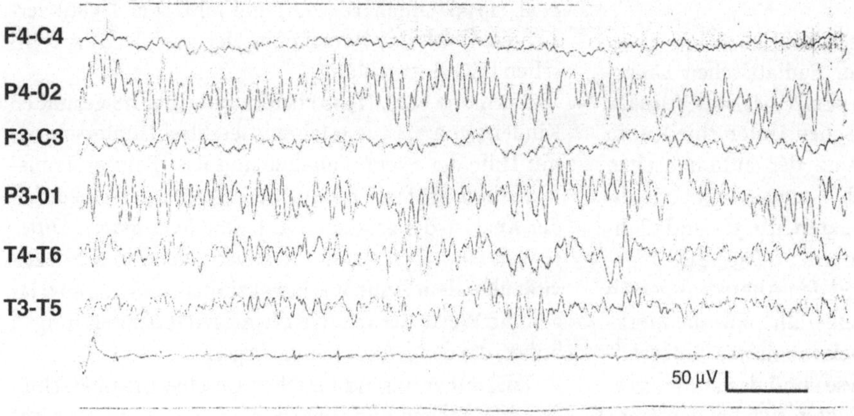

Abb. 5.2. Analogausschrieb des EEG des zweiten Kindes eines 4jährigen monozygoten Zwillingspaares. Kanal 1 und 3: frontozentrale Ableitung; Kanal 2 und 4: parietookzipitale Ableitung; Kanal 5 und 6: temporale Ableitung; Kanal 7: EKG

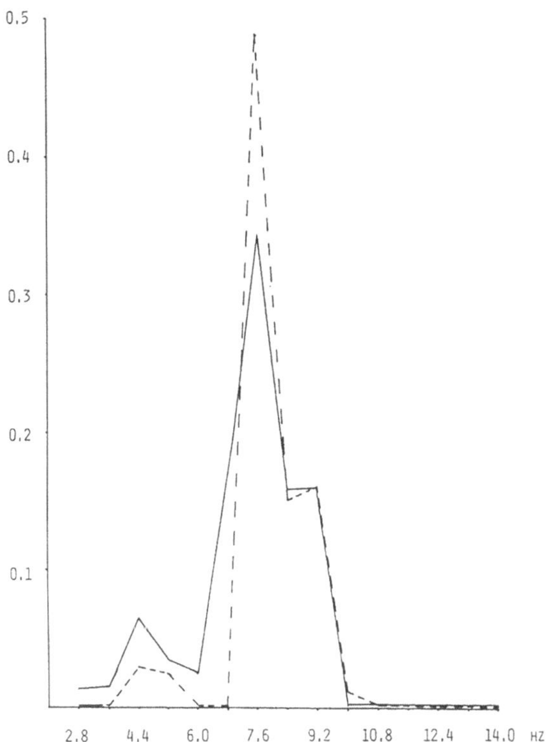

Abb. 5.3. Relative Intensitäten der Autospektren eines monozygoten Zwillingspaares im Alter von 4 Jahren, Ableitung P4-O2. 1. Zwilling ————, 2. Zwilling - - - - -

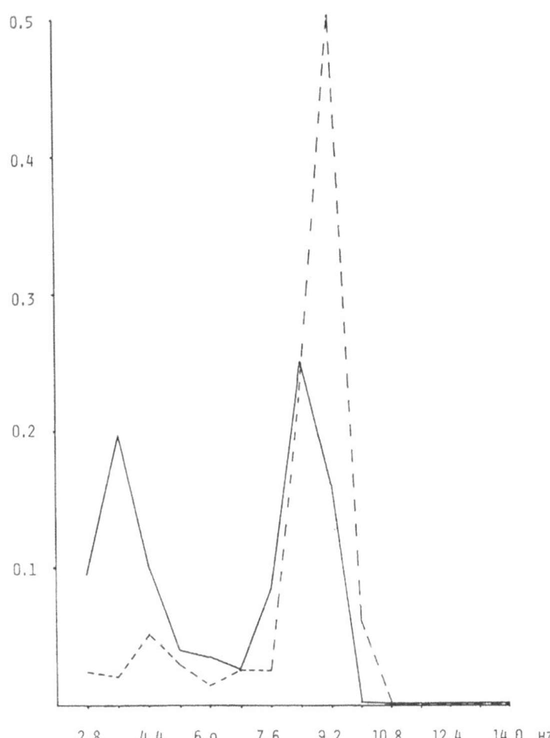

Abb. 5.4. Relative Intensitäten der Autospektren eines monozygoten Zwillingspaares im Alter von 5 Jahren, Ableitung P4-O2. 1. Zwilling ————, 2. Zwilling - - - - -

Beim Vergleich der relativen Intensitäten in den Altersstufen 4 und 5 Jahre betrug bei 2 monozygoten Paaren die Übereinstimmung für die parietookzipitalen Abschnitte zwischen 60 und 87 % und lag im Mittel bei 75 %. Über den frontozentralen Abschnitten lag die Übereinstimmung bei 72 %. Dieser EEG-Übereinstimmung entsprach eine Konkordanz innerhalb der Zwillingspaare hinsichtlich der neuromotorischen, visuomotorisch-perzeptiven und kognitiven Entwicklung.

Das dritte monozygote Paar zeigte im 4. Lebensjahr eine vergleichbar hohe Korrelation im EEG (Abb. 5.5), im 5. Lebensjahr lag der Gipfel der relativen Intensität beim zweiten Zwilling um ca. 0,8 Hz höher als beim ersten (Abb. 5.6).

In den klinischen Untersuchungen zeigte dieses Paar im 4. Lebensjahr eine Übereinstimmung in der neuromotorischen visuomotorischen Perzeption und kognitiven Entwicklung, während im 5. Lebensjahr der zweite Zwilling in der Visuomotorik und der Perzeption um etwa 1 Standardabweichungen besser abschnitt als der erste Zwilling.

Bei einem zweieiigen Zwillingspaar, bei dem das Mädchen eine zerebrale Bewegungsstörung mit Män

geln in grob- und feinmotorischen Koordinationsleistungen aufwies, nahm die Übereinstimmung im EEG von 57 % im Alter von 4 Jahren (Abb. 5.7) auf 42 % im Alter von 5 Jahren ab (Abb. 5.8).

Bemerkenswert ist bei diesem Paar, daß eine langsamere Grundaktivität des Mädchens zu beobachten war, wo doch i. allg. Mädchen in diesem Altersbereich eine höhere Grundaktivität aufweisen. Möglicherweise war das in diesem Fall durch die mangelnde Entwicklung der grob- und feinmotorischen Koordination bedingt. Der Unterschied nahm zwischen 4 und 5 Jahren noch zu.

Die Unterschiede in den EEG des eineiigen Zwillingspaares und die im Zusammenhang damit erhobenen kli·nischen Untersuchungsbefunde legen den Schluß nahe, daß eine unterschiedliche neuromotorische, visuomotorische und perzeptive Entwicklung ein entsprechendes Korrelat in der EEG-Hintergrundtätigkeit findet.

Hier ergeben sich Anknüpfungspunkte für den Einsatz der EEG-Entwicklung in der klinischen Diagnostik. Dabei ist dem individuellen Verlauf der EEG-Entwicklung im Längsschnitt eine höhere Aussagekraft zuzumessen als dem Vergleich der sog. Altersnormen.

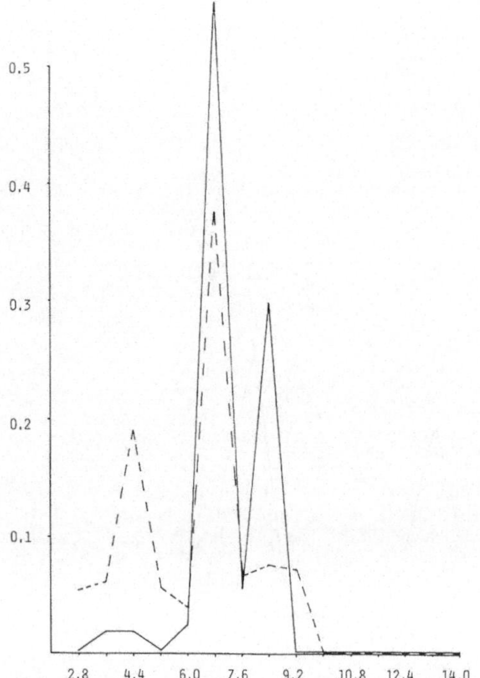

Abb. 5.5. Relative Intensitäten der Autospektren eines monozygoten Zwillingspaares im Alter von 4 Jahren, Ableitung P4-O2. 1. Zwilling ———, 2. Zwilling - - - - -

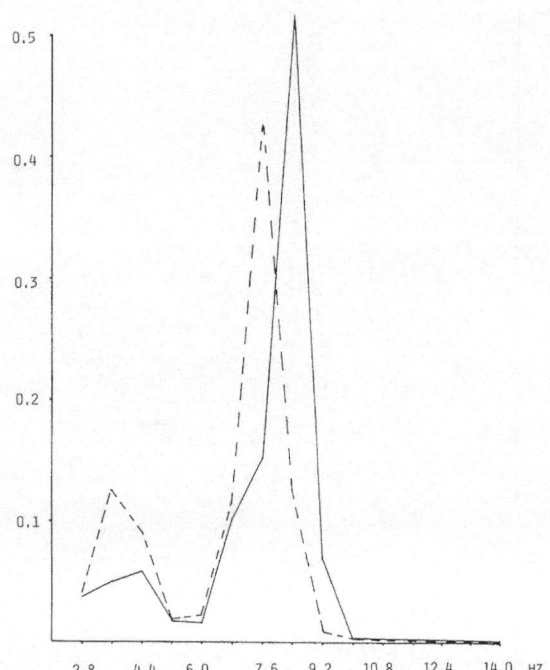

Abb. 5.7. Relative Intensitäten der Autospektren eines dizygoten Zwillingspaares im Alter von 4 Jahren, Ableitung P4-O2. 1. Zwilling, männlich ———, 2. Zwilling, weiblich - - - - -

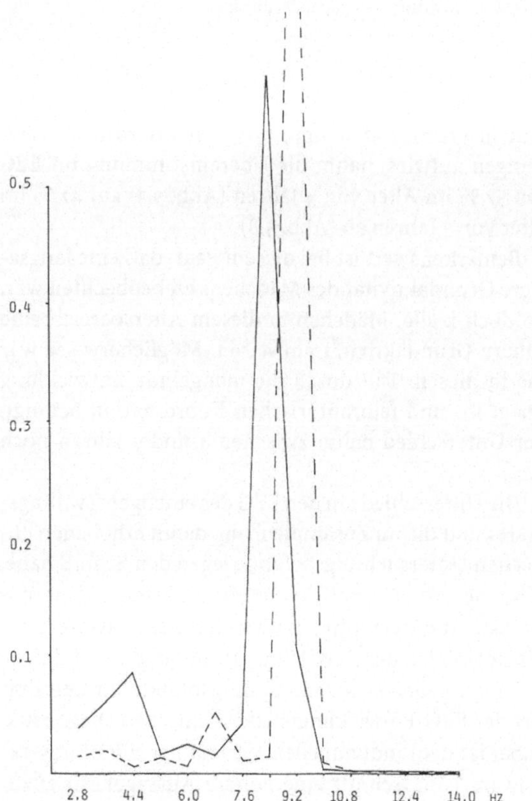

Abb. 5.6. Relative Intensitäten der Autospektren eines monozygoten Zwillingspaares im Alter von 5 Jahren, Ableitung P4-O2. 1. Zwilling ———, 2. Zwilling - - - - -

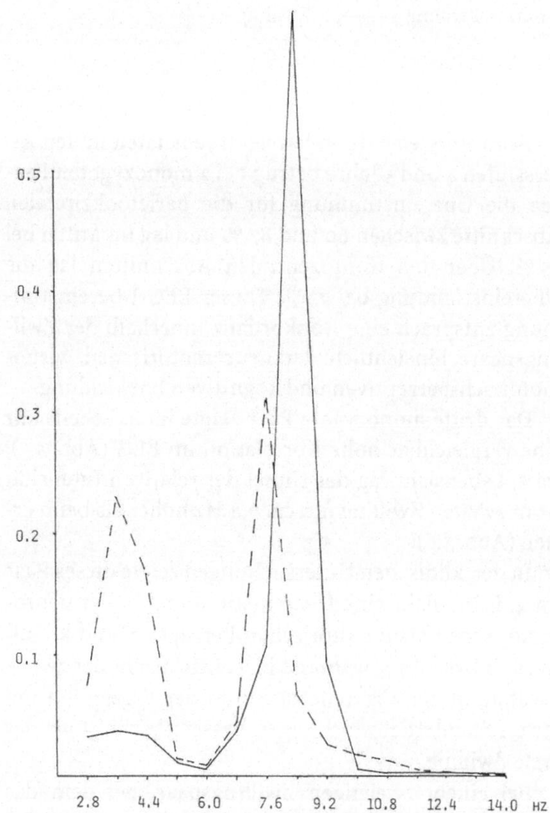

Abb. 5.8. Relative Intensitäten der Autospektren eines dizygoten Zwillingspaares im Alter von 5 Jahren, Ableitung P4-O2. 1. Zwilling, männlich ———, 2. Zwilling, weiblich - - - - -

5.3   Entwicklungsstörung und EEG

5.3.1   Teilleistungsstörungen und EEG

Der Begriff der Teilleistungsstörung bzw. des daraus resultierenden Teilleistungsdefizites ist in den Jahren nach 1980 geprägt und im deutschen Sprachraum von Esser und Schmidt (Esser et al. 1981; Esser u. Schmidt 1987; Esser 1991) etabliert worden. Der vorher gebräuchliche Begriff der minimalen zerebralen Dysfunktion (Rie u. Rie 1980) wurde dadurch inzwischen weitgehend abgelöst. Er wird aber teilweise noch heute, wenn auch zu Unrecht, synonym verwendet (Neuhäuser 1981).

Automatische EEG-Analyse bei Kindern mit Verhaltensstörungen und umschriebenen Entwicklungsstörungen

Die Ableitung der EEG in der Münchener Pädiatrischen Längsschnittstudie erfolgte unselektiert. Die Zuordnung zur Normalentwicklung erfolgte retrospektiv durch die Verwendung der Kriterien von Petersen u. Oloffsen (1971) (vgl. Abb. 3.8; Normdefinition 1).

In Einzelfallanalysen wurden die Kinder, die die Normalkriterien nicht erfüllten, diagnostisch zugeordnet. Dabei ergaben sich im Alter von 5 Jahren 2 Diagnosegruppen, die retrospektiv bis zum ersten Lebensjahr rückverfolgt wurden. Die verschiedenen Altersgruppen enthielten zwischen 13 und 26 Kinder, die im Alter von 5 Jahren die Diagnose „umschriebene Entwicklungsstörungen (geistig, psychisch, motorisch)" zuerkannt bekamen. 20 - 37 Kinder in den Gruppen der 1- bis 4jährigen Kinder hatten im Alter von 5 Jahren die Diagnose Verhaltensauffälligkeit oder Hyperaktivitätssyndrom (Schmid et al. 1983 a).

Die EEG der Kinder mit umschriebenen Entwicklungsstörungen wiesen beim Vergleich mit der Normalentwicklung mittels z-Transformation (s. 3.2.3) eine Reduktion der relativen α-Aktivität auf. Am ausgeprägtesten geschah dies parietookzipital mit einem signifikanten Defizit von 0,5 Standardabweichungen im Alter von 5 Jahren (Abb. 5.9). Diese Entwicklung zeichnete sich retrospektiv bereits ab dem 12. Lebensmonat mit zunehmender Tendenz ab, wobei in dieser Altersstufe das Defizit im ϑ-Band nachgewiesen werden konnte. Das Defizit von 0,18 Standardabweichungen relativer ϑ-Aktivität parietookzipital und von 0,37 Standardabweichungen frontozentral spricht dafür, daß ein Defizit bei Entwicklungsstörungen sich in dem Frequenzbereich und über der Lokalisation der dominanten Frequenz (6 Hz frontozentral und 5,8 Hz parietookzipital mit einem Jahr) widerspiegelt.

Bei den Patienten mit Hyperaktivitätssyndrom und Verhaltensstörungen streuten die Werte sowohl frontozentral als auch parietookzipital zwischen +0,3 und -0,3

Standardabweichungen. Eine Beziehung zwischen EEG und Diagnose bestand bei dieser Gruppe nicht.

Daraus läßt sich ableiten, daß grundsätzlich eine Differenzierung zwischen Hyperaktivität/Verhaltensstörung und umschriebener Entwicklungsstörung über das EEG möglich ist. Aufgrund der relativ geringen Differenz läßt sich das EEG aber nur unter Anwendung der automatischen Analyse und als ein Kriterium unter vielen zur Beantwortung dieser Fragestellung verwenden.

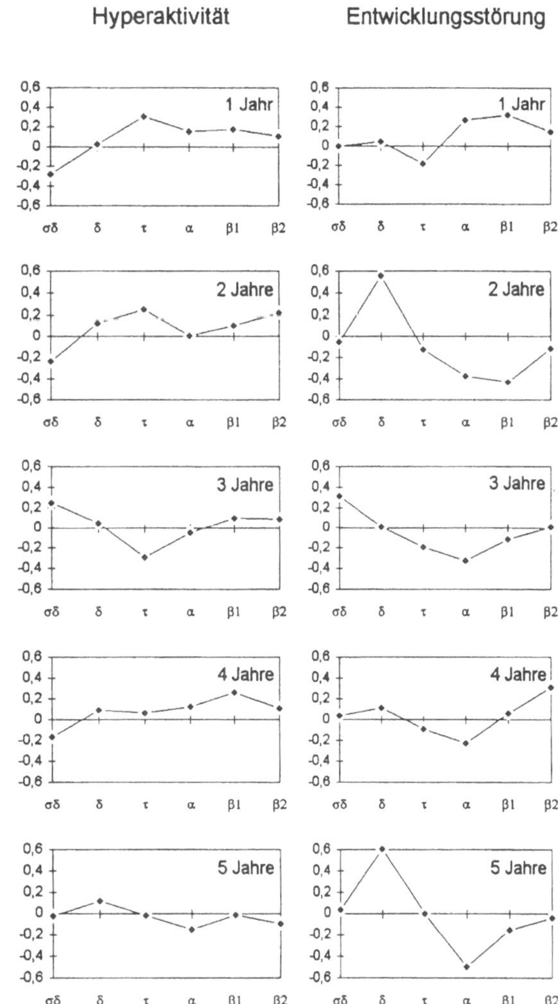

Abb. 5.9. z-transformierte Darstellung der relativen Aktivität pro Frequenzband parietookzipital von Kindern mit Hyperaktivitätssyndrom und Verhaltensstörungen (*links*) und mit umschriebenen Entwicklungsstörungen (*rechts*). Die Abweichung der Untersuchungsgruppe von der Kontrollgruppe wird für jedes Frequenzband in Standardabweichung berechnet (Ordinate: = ±Standardabweichung). Bei Kindern mit umschriebenen Entwicklungsstörungen liegt ein Defizit an relativer α-Aktivität von 0,5 Standardabweichung im Alter von 5 Jahren und eine Erhöhung der δ-Aktivität von 0,6 Standardabweichung gegenüber der Kontrollgruppe vor. Um eine bessere Vergleichbarkeit zu haben, sind die Werte der Kontrollgruppe auf 0 transformiert

Tabelle 5.1. Tabellarische Darstellung des Funktionsbereiches 3 „Fortbewegung spontan" mit Unterscheidungskriterien zur Merkmalskategorisierung und Besetzung der Untersuchungsgruppen. Die Ergebnisse sind in Abb. 5.10 dargestellt

Alter	Merkmal	Unauffälliger Befund	n =	Auffälliger Befund (Auswahl)	n=
2 Jahre	Gang	frei, harmonisch	96	breitbeinig, nicht frei	20
3 Jahre	Gang	frei, harmonisch	74	breitbeinig, nicht frei	16
	Fußstellung	unauffällig	74	Spitzfußstellung, Extremrotation	11
	Armbewegung	harmonisch	74	keine	12
4 Jahre	Gang	frei, Schrittkonstanz	84	nicht frei, unsicher, breit	27
	Fußstellung	unauffällig	84	Spitzfußstellung, Extremrotation	19
	Armbewegung	harmonisch	84	keine, adduziert, abduziert	23
5 Jahre	Gang	frei	87	nicht frei, unsicher, breit	27
	Fußstellung	unauffällig	87	Spitzfußstellung, Extremrotation	22
	Armbewegung	harmonisch	87	keine, adduziert, abduziert	23

Entwicklungsneurologie und EEG

Die Verwendung von Diagnosen wie Hyperaktivität, Verhaltensstörung und umschriebene Entwicklungsstörung als Außenkriterium ist problematisch, da diese in hohem Maße untersucherabhängig und damit subjektiven Kriterien unterworfen sind. Aus diesem Grund wurden im klinischen Projekt der Längsschnittstudie alle 50 - 100 untersuchten entwicklungsneurologischen Merkmale in den verschiedenen Altersstufen in unauffällige, zweifelhafte, auffällige und pathologische Ausprägungen der Merkmale eingeteilt (Schirm et al. 1986).

Dabei wurde jeweils ein Basismerkmal (z. B. Gang) kategorisiert. Läuft ein 3jähriges Kind frei und harmonisch, ist der Gang unauffällig, läuft es breitbeinig und nicht frei ist der Befund auffällig. Mehrere dieser kategorisierten Merkmale ergaben einen Funktionsbereich. Der Gang wurde dem Funktionsbereich „spontane Fortbewegung" zugeordnet (Tabelle 5.1). Weitere Merkmale dieses Funktionsbereiches waren die Fußstellung und die Armbewegungen beim Gang, die ebenfalls kategorisiert wurden. Die EEG wurden bezogen auf das Ergebnis der Kategorisierung ausgewertet. Als Kontrollgruppen wurden Kinder der Normalentwicklung herangezogen (vgl. Abb. 3.8; Normdefinition 1). In allen Altersgruppen lag bei den Kindern mit einem auffälligen Gang, aber auch bei auffälliger Fußstellung und Armbewegung ein Defizit an relativer α-Aktivität vor. Diese Entwicklung war am ausgeprägtesten über dem Parietookzipitalbereich mit 5 Jahren nachweisbar. Entsprechend waren analog dazu die langsamen Frequenzbandanteile tendentiell erhöht (Abb. 5.10). Bei den unteren Altersgruppen ab 3 Jahre war das Defizit frontozentral im ϑ-Band teilweise stärker ausgeprägt. Das Ergebnis der Merkmale Gang, Armbewegung und Fußstellung spiegelte sich auch bei der Berechnung des Gesamtfunktionsbereiches „spontane Fortbewegung" im EEG wider.

Aus Tabelle 5.2 ist ersichtlich, daß in den Funktionsbereichen der statischen Haltung und der Augen- und

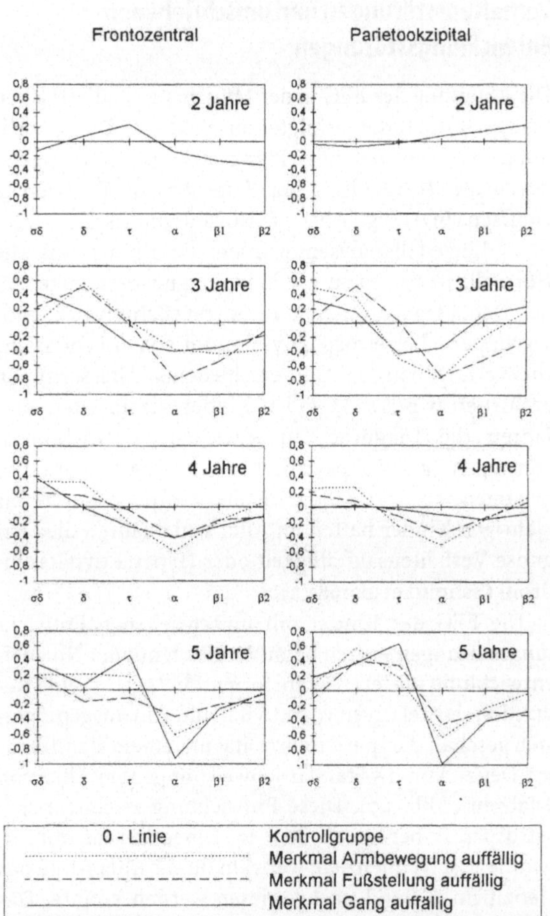

Abb. 5.10. z-transformierte Darstellung der relativen Aktivität pro Frequenzband von Kindern mit neurologischen Auffälligkeiten bei Gang, Fußstellung und Armbewegung zwischen 2 und 5 Jahren. (Ordinate ± SD)

Mundmotorik keine Zusammenhänge zwischen EEG und klinischem Befund vorliegen. Grobmotorik und Feinmotorik, spontan und induziert, weisen einen schwachen Zusammenhang zwischen EEG und neuro-

Tabelle 5.2. Zusammenhänge zwischen relativer α-Aktivität und neurologischen Befunden. In der linken Spalte ist jeweils der Funktionsbereich aufgeführt, aus dem das untersuchte Merkmal in der zweiten Spalte stammt. Ein fehlender Eintrag entspricht fehlenden Untersuchungsergebnissen in den Altersgruppen. Die Einträge + = 1 %, ++ = 2 %, +++ = 3 % entsprechen dem Defizit an relativer α-Aktivität bei der Gruppe der auffälligen Kinder (offene Augen). Signifikante Differenzen bestehen bei etwa 2 - 4 % α-Defizit in diesen Altersgruppen bei den vorliegenden Gruppenbesetzungen. Das Vorliegen signifikanter Defizite wird durch die Markierung ++++ gekennzeichnet

Funktionsbereich	Merkmale z. B.	2 J.	3 J.	4 J.	5 J.	Zusammenhänge EEG-Befund
1. Haltung statisch	Stand	+	o	o	o	keine
2. Haltung dynamisch	Einbeinstand		+	++++	++++	hoch
3. Fortbewegung spontan	Gang	+	++	++	++++	hoch
4. Fortbewegung induziert	Zehengang	+	++	++	++++	hoch
5. Grob/Feinmotorik spontan	Grobe und feine Spontanmotorik		+	+		schwach
6. Grob/Feinmotorik induziert	Intensionstremor Seitklopfen	++	+	+	+	schwach
7. Dyskinesien/Tremor	Athetotiforme und choreiforme Bewegung			++++	+++	hoch
11. Augen-/Mundmotorik	Strabismus Nystagmus			o	o	keine

logischem Befund auf. Der Funktionsbereich dynamische Haltung (Merkmal u. a. Einbeinstand), induzierte Fortbewegung (Merkmal u. a. Zehengang) und die spontane Fortbewegung (u. a. Gang) zeigen einen starken, z. T. signifikanten Zusammenhang zwischen EEG und Befund. Die Signifikanz ist in den Altersbereichen am ehesten zu erwarten, in denen die Entwicklung der entsprechenden neurologischen Fähigkeiten am stärksten ausgeprägt ist.

Ein Zusammenhang zwischen entwicklungsneurologischen Untersuchungsergebnissen und EEG ist bei umschriebenen, altersbezogenen Fragestellungen bei der Quantität der Veränderungen nur durch Einsatz der automatischen EEG-Analyse nachweisbar. Entwicklungsdefizite lassen sich im EEG durch Defizite an relativer α-Aktivität (auch β-Aktivität) bei Erhöhung der langsamen Frequenzbandanteile nachweisen (Schmid et al. 1983 b, 1985 a).

Intelligenztestverfahren und EEG

In der Münchener Pädiatrischen Längsschnittstudie wurden altersadaptierte Testverfahren zur Messung des Entwicklungsstandes eingesetzt. Korrelationsuntersuchungen zwischen den Ergebnissen dieser Testverfahren und EEG liegen zum Hannover-Wechsler-Intelligenztest für das Vorschulalter (HAWIVA), zum Frostig Test und zum Mann-Zeichen-Test vor.

Der HAWIVA wurde bei 372 Patienten im Alter von 5 Jahren durchgeführt, bei denen gleichzeitig ein nach den Kriterien der Längsschnittstudie standardisiertes EEG abgleitet wurde. Die Gesamtzahl der Kinder wurde in eine Kontrollgruppe nach den Kriterien von Petersen u. Eeg-Oloffsen (1971) und in eine Untersuchungsgruppe, die diese Kriterien nicht erfüllte, aufgeteilt. Sowohl beim Handlungsteil als auch beim Verbalteil ergaben sich bei den Kindern, die die Kriterien nicht erfüllten, über den frontozentralen und parietookzipitalen Ableitungen signifikante negative Korrelationen im Frequenzbereich von 6,8 - 8,4 Hz (Abb. 5.11 - 5.14).

Damit lagen die signifikanten negativen Korrelationen der EEG der auffälligen Kinder altersbezogen im Bereich der dominanten Frequenz der 5jährigen. Diese lag frontozentral bei offenen Augen bei 7,3 Hz, bei geschlossenen Augen bei 6,9 Hz und parietookzipital bei offenen Augen bei 7,4 Hz, bei geschlossenen Augen bei 8,0 Hz. Zur statistischen Auswertung wurden in diesem Teilprojekt die Spektralwerte der „Powerspektren" mit einer Frequenzauflösung von 0,8 Hz herangezogen. Schmid et al. (1983 c) konnten zeigen, daß unter Einsatz der Spektralanalyse und der z-Transformation in einem sehr engen Frequenzband auch vermeintlich nichtsignifikante Korrelationen signifikant herausgearbeitet werden können. Negative Korrelationen der Aktivität im schmalen Frequenzbandbereich der dominanten Frequenz werden durch den Mischwert der klassischen EEG-Bänder stark verwischt.

Das gleiche Verfahren wurde mit dem Frostig Test praktiziert. Bei 374 5jährigen Kindern wurde gleichzeitig zur EEG-Ableitung der Test durchgeführt. Die stärksten negativen Korrelationen ergaben sich beim Subtest 1 als Ausdruck einer visuomotorischen Schwäche mit einer signifikanten negativen Korrelation im Frequenzbandbereich von 6,0 - 8,4 Hz frontozentral und 6,0 - 6,8 Hz parietookzipital.

Bei 116 4jährigen Kindern lag ein Mann-Zeichen-Test und ein EEG vor. Bei der Auswertung ergab sich keine signifikante negative Korrelation frontozentral, aber ei-

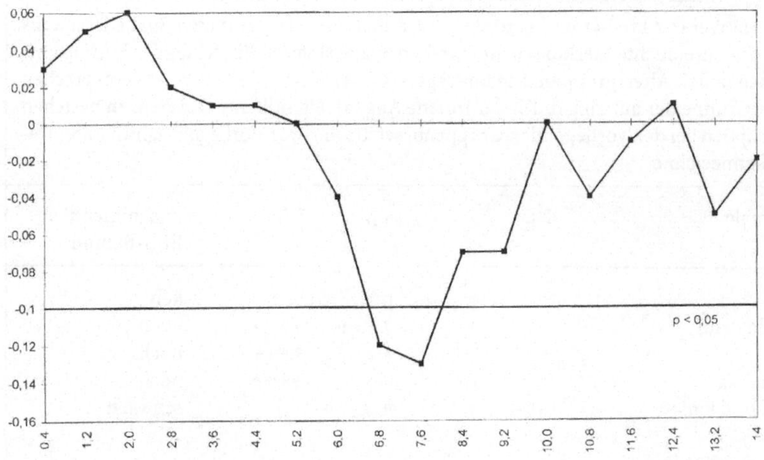

Abb. 5.11. HAWIVA-Verbalteil und seine Korrelation mit dem EEG bei klinisch auffälligen Kindern bei offenen Augen. Abszisse: Frequenzschritte der Spektralwerte in 0,8 Hz frontozentral. Ordinate: Korrelationskoeffizient. Eine signifikante negative Korrelation liegt im Bereich der altersbezogenen dominanten Frequenz zwischen 6,8 und 7,6 Hz vor

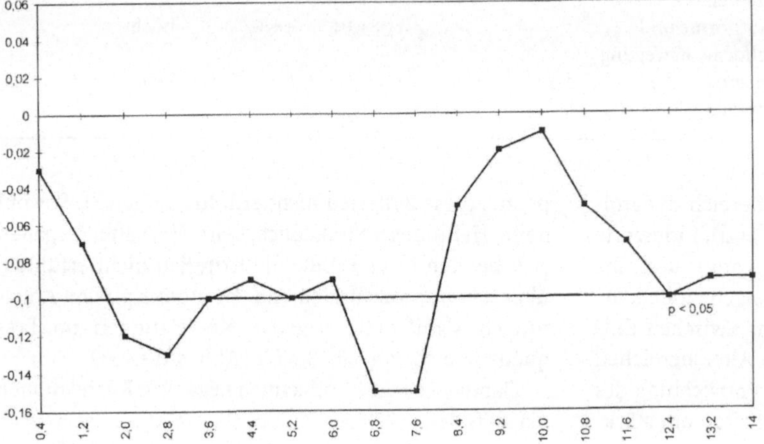

Abb. 5.12. HAWIVA-Verbalteil und seine Korrelation mit dem EEG bei klinisch auffälligen Kindern bei offenen Augen. Abszisse: Frequenzschritte der Spektralwerte in 0,8 Hz parietookzipital. Ordinate: Korrelationskoeffizient. Eine signifikante negative Korrelation liegt im Bereich der altersbezogenen dominanten Frequenz zwischen 6,8 und 7,6 Hz vor

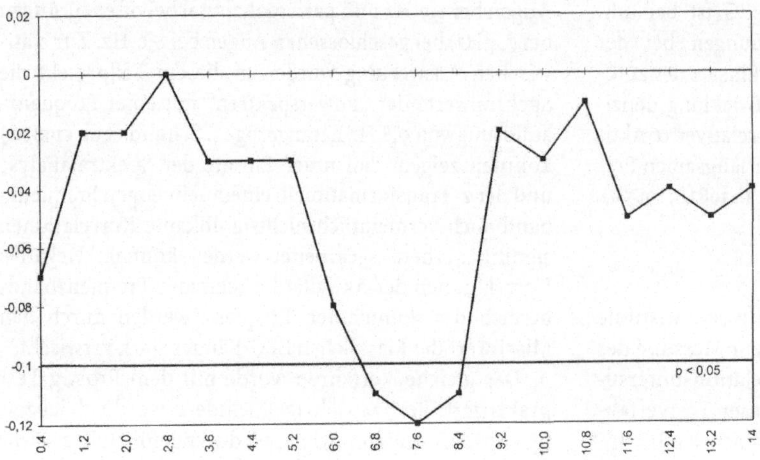

Abb. 5.13. HAWIVA-Handlungsteil und seine Korrelation mit dem EEG bei klinisch auffälligen Kindern bei offenen Augen. Abszisse: Frequenzschritte der Spektralwerte in 0,8 Hz frontozentral. Ordinate: Korrelationskoeffizient. Eine signifikante negative Korrelation liegt im Bereich der altersbezogenen dominanten Frequenz zwischen 6,8 und 8,4 Hz vor

ne negative Korrelation in allen Frequenzbandanteilen über 5,2 Hz. Die relative Aktivität unterhalb dieses Frequenzbereiches lag im wesentlichen über den Werten der Kontrollgruppe.

Parietookzipital zeigte sich eine signifikante negative Korrelation bei 7,6 - 8,4 Hz.

Körperkoordination und EEG

In Fortführung der Münchener Pädiatrischen Längsschnittstudie wurden 120 Kinder im Alter von 9,5 - 10,5 Jahren zufällig ausgewählt, um neben einer umfassenden klinischen Untersuchung und der Ableitung eines

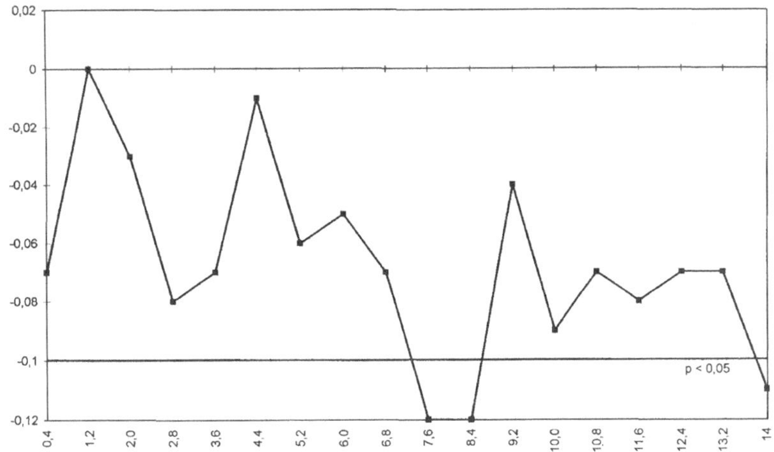

Abb. 5.14. HAWIVA-Handlungsteil und seine Korrelation mit dem EEG bei klinisch auffälligen Kindern bei offenen Augen. Abszisse: Frequenzschritte der Spektralwerte in 0,8 Hz parietookzipital. Ordinate: Korrelationskoeffizient. Eine signifikante negative Korrelation liegt im Bereich der altersbezogenen dominanten Frequenz zwischen 7,6 und 8,4 Hz vor

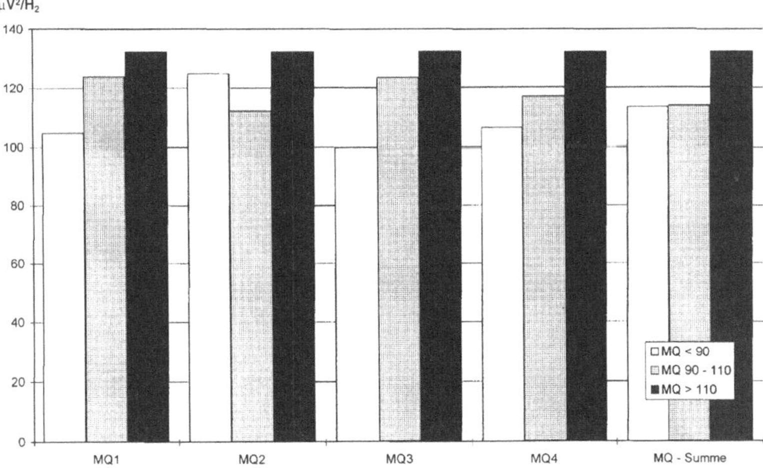

Abb. 5.15. Absolute Gesamtaktivität der Kinder über dem Parietookzipitalbereich. Die höchste absolute Gesamtaktivität lag bei den Kindern mit einem Gesamt-MQ über 110 vor. Mit Ausnahme des MQ 2 besteht eine Linearität zwischen MQ und absoluter Gesamtaktivität

EEG bei geschlossenen Augen einen Körperkoordinationstest (KTK) für Kinder durchzuführen.

Der Körper-Koordinationstest (KTK) (Schilling u. Kiphard 1974) umfaßt 4 Aufgaben:

1. Balancieren rückwärts (MQ 1),
2. Monopedales Überhüpfen (MQ 2),
3. Seitliches Hin- und Herspringen (MQ 3),
4. Seitliches Umsetzen (MQ 4).

Die Ergebnisse der Übungen wurden altersbezogen standardisiert ausgewertet und ergaben jeweils einen motorischen Quotienten (MQ 1 - MQ 4 mit einem Mittelwert von 100). Daneben wurde ein Summenquotient ermittelt, der alle 4 Übungen umfaßte (Schmid et al. 1984; Baumann (in Vorbereitung)).

Entsprechend der Ergebnisse beim KTK wurden die Kinder in 3 Gruppen eingeteilt: MQ über 110, MQ 90 - 110, MQ unter 90. Im Frontozentral- und Parietookzipitalbereich wiesen die Kinder mit den höchsten MQ-Werten auch die höchste absolute Gesamtaktivität auf. Mit Ausnahme des MQ 2 bestand sogar eine Linearität zwischen der Höhe des MQ und der Summe der absolu-

ten Gesamtaktivität (Abb. 5.15). Die Abweichung des MQ 2 läßt sich damit erklären, daß es bei dieser Übung weniger um die Messung neuromotorischer Koordinationsfähigkeit als um die Messung der Kraft handelt. Auch bei einer Paralleluntersuchung im klinischen Projekt wies der MQ 2 den geringsten Zusammenhang mit der Neuromotorik auf.

Die absolute Aktivität pro Frequenzband wurde mit Hilfe der z-Transformation weiter ausgewertet. Die Kinder mit einem motorischen Quotienten über 110 wurden als Kontrollgruppe herangezogen, so daß das Ergebnis der Durchschnittsgruppe (MQ 90 - 110) und der motorisch ungeschickten Kinder (MQ unter 90) in Standardabweichungen zu der Gruppe der überdurchschnittlich motorisch geschickten Kinder abzulesen war.

Die beste Differenzierung der Kinder mit einer durchschnittlichen oder schlechten Koordinationsfähigkeit ergab sich durch ein Defizit der absoluten Aktivität im β_1-Band (über 12,5 Hz). Beim Gesamt-MQ war das Defizit im β_1-Bandbereich signifikant (Abb. 5.16). In einem nächsten Schritt wurde eine z-Transformation

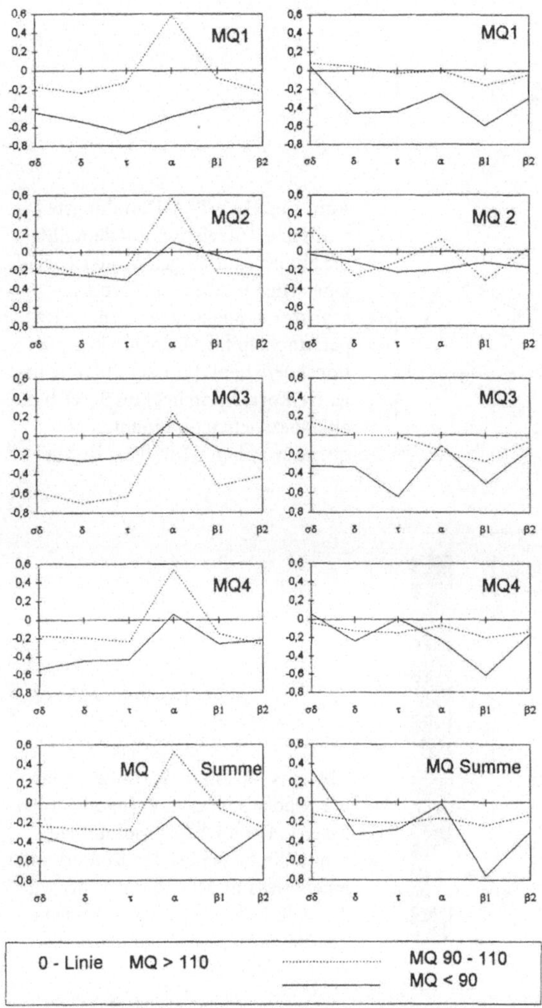

Abb. 5.16. z-Transformation der EEG-Bandwerte (absolute Aktivität) bezogen auf die Ergebnisse der KTK-Untersuchungen über den frontozentralen (*links*) und parietookzipitalen (*rechts*) Hirnabschnitten bei geschlossenen Augen. Als Basislinie (Nullinie) wurden die EEG-Werte der absoluten Aktivität in den Frequenzbändern der Kinder mit einem MQ über 110 verwendet (Ordinate: ± SD)

der relativen Aktivität pro Frequenzband durchgeführt. Dabei ergab sich eine noch deutlichere Differenzierung beim Vergleich der Gruppen mit einem MQ über 90 und unter 90.

Entwicklungsstörungen und EEG - Literaturübersicht

Unter der vorliegenden Fragestellung sind alle Erkrankungen, die zu Krampfanfällen und spezifischen EEG-Veränderungen, wie z. B. Spitzen, Wellen oder Herden führen, auszuschließen.

Capute et al. (1968) fanden bei 106 Kindern von 2 - 6 Jahren mit minimaler zerebraler Dysfunktion 53 normale und 53 abnormale EEG bei Durchführung einer vi-

suellen Analyse. 45 Kinder zeigten leichte, 8 Kinder schwere Veränderungen. Es wurden Verlangsamungen und spezifische paroxysmale Aktivität gefunden.

Esser et al. (1981) berechneten bei 400 8jährigen Kindern eine Faktorenanalyse von neurophysiologischen und neuropsychologischen Merkmalen. Auf der neurophysiologischen Ebene fanden sie als eine die zerebrale Dysfunktion konstituierende Variable - nach dem Hakengang rückwärts und dem Vorhandensein von choreoathetotischen Bewegungen - an dritter Stelle eine Verlangsamung des EEG im ϑ- und δ-Band.

Gibbs et al. (1960) leiteten bei 1 118 geistig retardierten Patienten ohne Zerebralparese und ohne Epilepsie EEG ab. Sie fanden bei allen Altersgruppen eine leicht erniedrigte Hintergrundaktivität und extrem viele langsame und schnelle Wellen; Herde und Asymmetrien lagen nur bei einem geringen Prozentsatz der Patienten vor.

Mit den voranstehend aufgeführten eigenen Daten ist ein Vergleich nur bei Anwendung spektralanalytisch ausgewerteter EEG-Untersuchungen möglich. Folgende Untersuchungen verwendeten für die Fragestellung eine automatische EEG-Analyse:

John et al. (1977) konnten mit neurometrischen Indizes einer 2 min langen EEG-Ableitung mindestens ebenso gut zwischen normalen und lernbehinderten Kindern differenzieren wie mit psychometrischen Messungen.

Harris (1977) stellte fest, daß abnormale EEG-Aufzeichnungen bei Kindern mit psychiatrischen Problemen stärker vom neurologischen Defekt abhängen als vom psychischen Zustand. Bei der Suche nach einer organischen Krankheit des Kindes können persisitierende oder sich verschlechternde EEG-Abnormitäten offensichtlich von erheblichem Wert sein.

Ahn et al. (1980) leiteten bei 1 177 gesunden, neurologisch gestörten sowie lernbehinderten Kindern und Jugendlichen von 5 - 16 Jahren EEG ab und werteten diese mit Hilfe der Spektralanalyse aus. Anschließend berechneten sie die relative Aktivität. Sie fanden bei den neurologisch gestörten und lernbehinderten Kindern eine signifikante Vermehrung der δ- und ϑ-Aktivität und eine signifikante Reduktion der α-Aktivität über den frontalen, temporalen, zentralen und insbesondere parietookzipitalen Hirnabschnitten. Sie schlossen aus den Ergebnissen, daß mit dem EEG eine ökonomische Methode zur Diagnostik von Kindern mit zerebralen Dysfunktionen oder zerebralen Störungen vorliege.

Satterfield et al. (1973) fanden bei 30 von 57 Kindern mit der Diagnose „minimale zerebrale Dysfunktion (MCD)" ein abnormales EEG. Bei den Kindern mit einem abnormalen EEG beobachteten sie ein besseres Ansprechen auf eine Therapie mit Methylphenidat als bei den Kindern mit normalem EEG. Sie diskutierten auf der Basis der Ergebnisse die Möglichkeit einer neurophysiologischen Ursache der MCD.

Die Beurteilung der in diesem Kapitel zitierten Arbeiten wurde dadurch erschwert, daß teilweise keine oder nur sehr schwer nachvollziehbare Angaben darüber vorlagen, wie die Definition des Außenkriteriums (Diagnose, neurologische Störungen u. a.) erfolgte. Dies wurde in besonderer Weise bei der Diagnose MCD deutlich. Die umfangreiche Literatur hierzu haben Rie u. Rie (1980) im „Handbook of minimal brain dysfunctions. A critical view" zusammengestellt. Die Kritik richtet sich v. a. gegen den diagnostischen Begriff.

Byring et al. (1991) untersuchten 13jährige Jungen mit Sprachstörungen gegenüber einer Kontrollgruppe. Bereits bei der visuellen Analyse zeigte sich bei der Gruppe der sprachgestörten Kinder eine vermehrte langsame Aktivität ebenso wie eine temporale langsame Wellenaktivität. Die quantitative Analyse mit der Fast-Fourier-Transformation zeigte eine niedrige α- und β-Aktivität bei den sprachgestörten Kindern.

Harmony et al. (1990) untersuchten neben den schon zitierten Geschlechtsunterschieden im EEG auch den Einfluß psychosozialer Benachteiligung und biologischer Risikofaktoren auf das EEG. Sie fanden, daß Kinder von niedriger sozioökonomischer Herkunft eine höhere absolute Gesamtaktivität, einen höheren Prozentsatz von δ-Aktivitäten und einen niedrigeren Anteil von relativer α-Aktivität hatten als Kinder guter sozioökonomischer Herkunft. Sie diskutieren ein Reifungsdefizit. Bei Kindern mit einem Risikofaktor bezüglich Hirnschädigung in der Voranamnese wurde ein höherer Wert der absoluten Gesamtaktivität gefunden als in der Vergleichsgruppe. Bei dieser Gruppe wurden allerdings keine Verschiebungen im Bereich der relativen Aktivität beobachtet.

In einer weiteren Arbeit untersuchten Marosi et al. (1992) die Reifung der Kohärenz im EEG bei lernbehinderten Kindern im Vergleich mit einer Kontrollgruppe. Bei beiden Gruppen fand sich ein signifikanter Anstieg der Kohärenz im Laufe des Alters, allerdings in einem unterschiedlichen Reifungsmuster. Bei der Kontrollgruppe wurde ein signifikanter Anstieg der Kohärenz zwischen den hinteren Regionen der Vertex gefunden. Eine signifikante Abnahme mit zunehmendem Alter wurde zwischen den frontalen Hirnabschnitten insbesondere im ϑ-Band entdeckt. Die lernbehinderten Kinder zeigten ein davon abweichendes Muster: Es wurde in den Kohärenzberechnungen keine signifikante Beziehung mit dem Alter nachgewiesen. Die Ergebnisse wurden als Ausdruck der Störung in der Hirnorganisation, in der Myelinierung und Synapsenbildung interpretiert.

Leismann u. Ashkenazi (1980) fanden eine höhere intrahemisphärische Kohärenz bei Dyslexie und eine höhere interhemisphärische Kohärenz bei gesunden Kindern.

Montagu (1975) berichtete über eine höhere intrahemisphärische Kohärenz rechts bei hyperkinetischen Kindern im Frequenzbereich von 2 - 8 Hz.

Shah (1979) wies bei Schizophrenen eine höhere intrahemisphärische und eine niedrigere interhemisphärische Kohärenz im Vergleich zu den Kontrollgruppen nach.

Weller u. Montagu (1980) konnten eine höhere intrahemisphärische Kohärenz über der rechten Hemisphäre bei Schizophrenen nachweisen.

Teilleistungsstörungen und EEG - Zusammenfassung

Der Begriff der umschriebenen Entwicklungsstörung, Teilleistungsstörung oder des Teilleistungsdefizites ist jüngeren Ursprunges. Bei einer Einbeziehung der vorliegenden Literatur mußte auf Begriffe wie „minimale zerebrale Dysfunktion" als Sammelbegriff o. ä. diagnostische Zuordnungen ausgewichen werden. Darüber hinaus war in zahlreichen Publikationen eine klare Frequenzbandzuordnung bei Begriffen wie „langsame Aktivität" oder „schnelle Aktivität" nicht gegeben. Diese Faktoren erschwerten eine direkte Vergleichbarkeit der vorliegenden eigenen Ergebnisse mit der Literatur.

EEG von Kindern mit Entwicklungsstörungen zeigten eine Zunahme der langsamen Frequenzbandanteile und eine Abnahme der höheren Frequenzbandanteile. Bei Kindern im Säuglings- und Kleinkindalter äußerten sich diese Differenzen am ehesten im ϑ-Bereich, mit beginnendem Schulalter im α-Bereich, im höheren Schulalter im hohen α-Bereich bis beginnenden β_1-Bereich. Darüber hinaus konnte eine gewisse Beziehung zwischen Schweregrad der Störung bzw. Spezifität der Störung und Höhe der Reduktion der hohen Frequenzbandanteile nachgewiesen werden. Bei Kindern aus der Münchener Pädiatrischen Längsschnittstudie mit einem unklaren diagnostischen Begriff wie Entwicklungsstörungen, wurde ein Defizit der relativen α-Power von 0,5 Standardabweichungen nachgewiesen. Bei einer definierten Störung der körperlichen Koordinationsfähigkeit stieg das nachweisbare Defizit auf 0,7 Standardabweichungen, bei einer definierten Störung des Ganges sogar auf 1,0 Standardabweichungen an.

Während die Defizite im Alter von 5 Jahren am stärksten im Frequenzbandbereich von 6,8 - 8,4 Hz imponierten, lagen die höchsten Defizite bei 10jährigen Kindern im Frequenzbandbereich über 12,5 Hz. Betrachtet man die quantitativen Unterschiede des Defizits an relativer α-Aktivität bzw. der höheren β_1-Aktivität bei Kindern mit Entwicklungsstörungen, so sind sie zwar durch automatische EEG-Analysen ermittelbar. Diese genügten jedoch nicht, um eine Aussage durch eine visuelle Analyse zu ersetzen. Kinder mit psychomotorischen Defiziten, aber auch mit Lernstörungen, können durch die Ableitung eines EEG unter Einsatz einer automatischen EEG-Analyse von Gesunden differenziert werden. Dies zeigten zahlreiche Publikationen, die dieser Fragestellung nachgingen.

Es bleibt festzustellen, daß die beobachteten Abweichungen des EEG lediglich dazu dienen können, eine Hilfestellung bei der Differenzierung von psychogenen, sozialen und neurologisch-motorischen Störungen zu bieten. Auch diese Aussage muß relativiert werden, wenn man die Ergebnisse der entsprechenden Fragestellungen vergleicht (Schmid 1983 a; Harmony et al. 1990). Auf der Basis des heutigen Kenntnisstandes ist anzunehmen, daß psychosoziale und neuromotorische Faktoren sich gegenseitig beeinflussen. Gleichwohl lassen sich durch den Einsatz der automatischen EEG-Analyse EEG von gesunden Kindern, verhaltensauffälligen Kindern und neuromotorisch gestörten Kindern über die Quantität der Abweichung statistisch differenzieren. Das EEG ist somit im Bereich der Diagnostik von morphologischen und funktionellen Störungen nicht krankheitsdefinierend einzusetzen, kann aber gleichwohl als ein Faktor zur Diagnosefindung herangezogen werden. Es bleibt zu diskutieren, ob Untersuchungen auf der Ebene altersbezogener Spektralwerte und damit das Verlassen der klassischen Frequenzbandanalyse nicht klarere Antworten erbringen könnten. Darüber hinaus sind neue Erkenntnisse durch die Analyse der dominanten Frequenz und Kohärenzwerte zu erwarten.

5.3.2 Behinderung und EEG am Beispiel des Down-Syndroms

Die Erstbeschreibung des Down-Syndroms erfolgte wahrscheinlich durch Seguin (1846), als er am Beispiel von 3 Fällen eine Sonderform des Kretinismus, den Kretinismus furfuraceus (Kleiiger Kretinismus) schilderte. Es bleibt jedoch das Verdienst des Londoner Arztes John Langdon Haydon Down, im Jahre 1866 das Down-Syndrom definiert und von anderen Formen geistiger Entwicklungsstörung abgegrenzt zu haben. Er stellte die typischen klinischen Veränderungen des Down-Syndroms dar, wie sie bei Oster (1953), Schmid (1987) und Wunderlich (1977) nachzulesen sind. Lejeune et al. wiesen 1959 eine Chromosomenanomalie in Form einer Trisomie 21 als Ursache des Down-Syndroms nach. Dadurch war eine klare Definition des Krankheitsbildes gegeben. Dies und die hohe Inzidenz von etwa einem Down-Syndrom auf 600 Geburten sprachen dafür, die Beschreibung des EEG bei einer Behinderung am Beispiel des Morbus Down zu erarbeiten. Die ursprüngliche Fragestellung der Untersuchung zielte darauf ab, spezifische Differenzierungsmerkmale durch eine automatische Analyse des EEG von Down-Syndrom-Patienten zu erkennen (Schmid et al. 1983 a, 1983 c, 1983 d, 1984, 1985 b, 1986). Es konnten erhebliche Unterschiede zwischen dem Down-Syndrom-EEG und der Normalentwicklung gefunden werden. Eine bessere Differenzierung ist jedoch, wie weitere Untersuchungen zeigten,

durch den Einsatz der Kohärenzanalyse gegeben (Schmid et al. 1988 a, 1988 b, 1990; Schmid 1989). Durch die umfangreichen Untersuchungen des EEG beim Down-Syndrom und im Vergleich mit ausreichend großen Kontrollgruppen, konnten Zusammenhänge mit neurophysiologischen und neuroanatomischen bzw. neuropathologischen Erkenntnissen diskutiert werden (Schmid 1989; Schmid et al. 1990). Neuere Erkenntnisse zur Neurophysiologie des EEG führten im Zusammenhang mit den Kohärenzstudien beim Down-Syndrom zu Rückschlüssen auf mögliche Ursachen dieser Störung (Schmid et al. 1992). Die Erkenntnisse aus diesen Arbeiten sowie der weiteren Literatur (s. 5.3.3) ergaben, daß Entwicklungsstörungen bzw. Retardierung der Entwicklung bei vielen Diagnosen ein gemeinsames EEG-Korrelat haben, das sich in erster Linie in einer Reduktion der relativen α-Aktivität äußert. Diese Reduktion stand in einer gewissen Linearität zur Störung, wobei allerdings der exakte mathematisch nachvollziehbare Zusammenhang noch nicht nachgewiesen ist (etwa im Sinne einer Korrelation zwischen Quantität der Entwicklungsretardierung und Quantität der Verminderung der relativen α-Aktivität). Inwieweit die Abweichung der absoluten Gesamtaktivität und der Kohärenzen ein Spezifikum des Down-Syndroms im EEG darstellen oder allgemeiner Ausdruck der Entwicklungsretardierung im EEG sind, konnte nicht mit letzter Sicherheit beantwortet werden. Zahlreiche Daten sprechen jedoch dafür, daß diese Veränderungen allgemeiner Ausdruck der Entwicklungsretardierung sind.

Die EEG-Daten entstammten 309 EEG, die bei Down-Syndrom-Patienten abgeleitet wurden. Davon wurden 249 bei offenen und 82 bei geschlossenen Augen ausgewertet (vgl. Abb. 3.8). Mit geschlossenen Augen kamen nur 82 EEG zur Auswertung, da die Ableitung und Auswertung des EEG beim Down-Syndrom mit geschlossenen Augen in der Regel erst ab dem 7. - 8. Lebensjahr möglich ist.

Die absolute Gesamtaktivität

Die absolute Gesamtaktivität der Down-Syndrome übertrifft die der Kontrollgruppen erheblich (Abb. 5.17). Dies resultiert vorwiegend aus einer hohen absoluten Aktivität im $\sigma\delta$-Band teilweise auch im ϑ-Band. α-, β_1- und β_2-Aktivität beim Down-Syndrom liegen über den frontozentralen Ableitungen deutlich unter den Vergleichswerten. Dies gilt für die Ableitung bei geschlossenen und bei offenen Augen. Etwas abweichend ist die Entwicklung parietookzipital. Hier schwanken altersbezogen die Werte des α-, β_1- und β_2-Bandes im Bereich der Kontrollgruppen. Unter den Kontrollgruppen liegen die Ergebnisse bei offenen Augen zwischen dem 4. und 9. Lebensjahr. In diesen Altersgruppen liegt auch die absolute α-Aktivität parietookzipital unter den Werten der Kontrollgruppen (Abb. 5.18). Die Original-

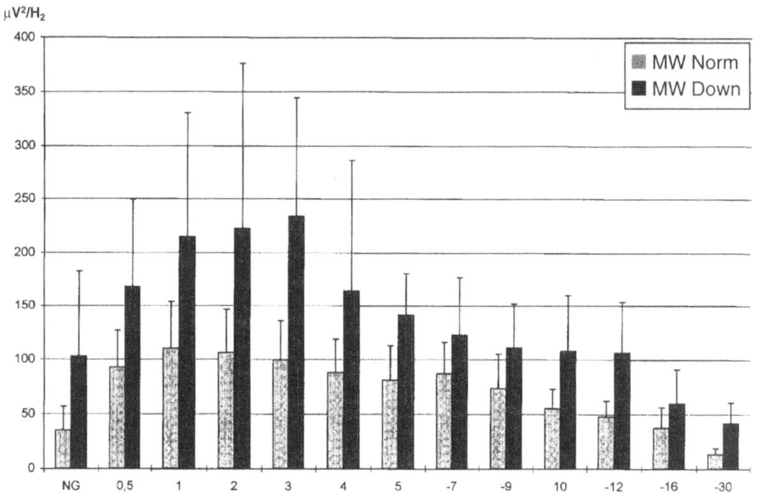

Abb. 5.17. Mittelwerte und Standardabweichungen der absoluten Gesamtaktivität parietookzipital bei offenen Augen. Vergleich der Normal- und Down-Syndrom-Gruppen vom Neugeborenenalter bis 30 Jahre. Die absolute Gesamtaktivität beim Down-Syndrom übertrifft die der Kontrollgruppen erheblich

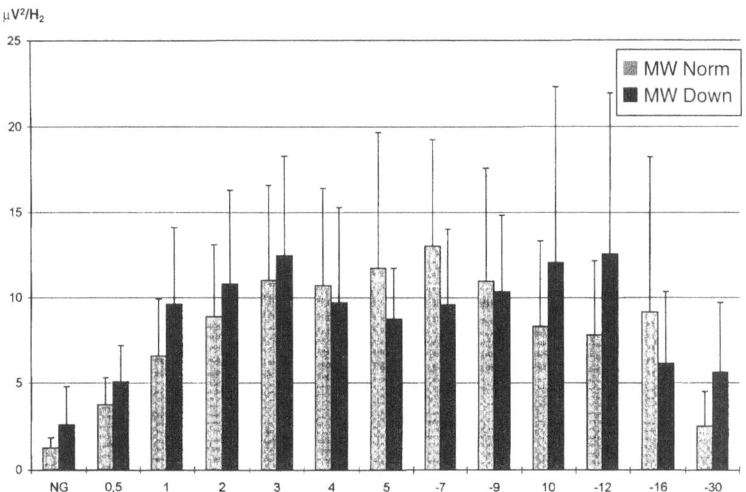

Abb. 5.18. Mittelwerte und Standardabweichungen der absoluten α-Aktivität patietookzipital bei offenen Augen. Vergleich der Normal- und Down-Syndrom-Gruppen vom Neugeborenenalter bis 30 Jahre. Die absolute Aktivität bei den Down-Syndrom-Gruppen ist teilweise niedriger als bei den Kontrollgruppen, obwohl die absolute Gesamtaktivität wesentlich höher ist

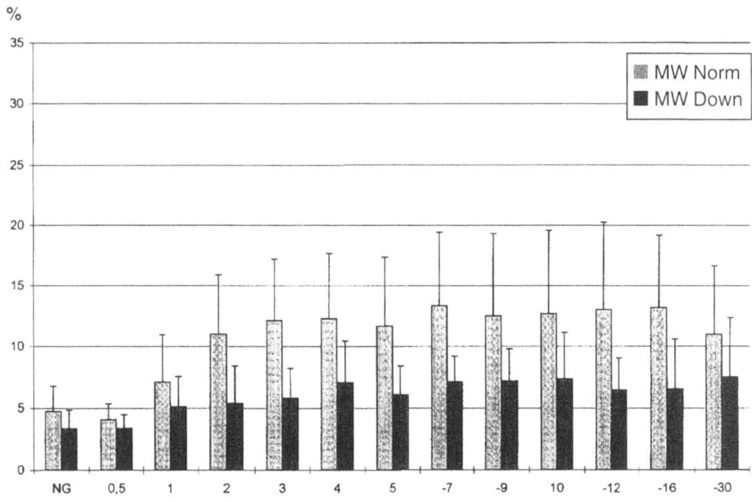

Abb. 5.19. Mittelwert und Standardabweichungen der relativen α-Aktivität frontozentral bei offenen Augen. Vergleich der Normal- und Down-Syndrom-Gruppen vom Neugeborenenalter bis 30 Jahre

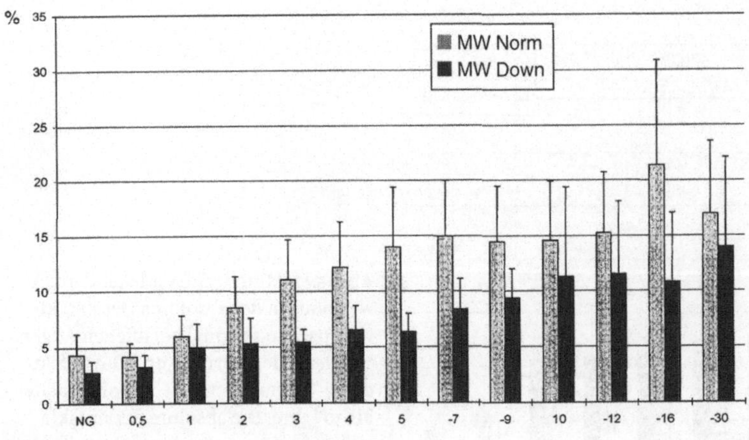

Abb. 5.20. Mittelwert und Standardabweichungen der relativen α-Aktivität parietookzipital bei offenen Augen. Vergleich der Normal- und Down-Syndrom-Gruppen vom Neugeborenenalter bis 30 Jahre

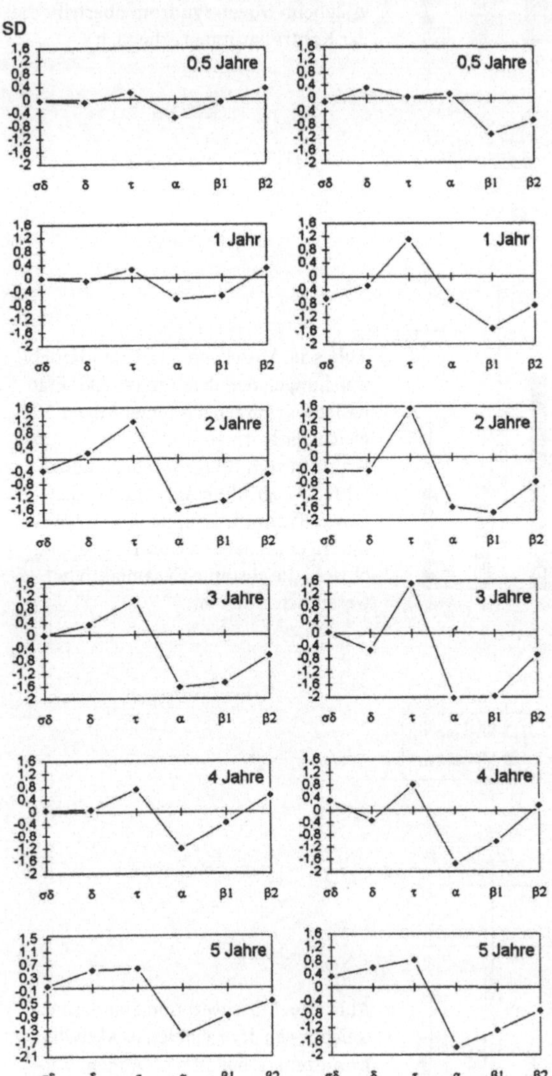

daten der absoluten Gesamtaktivität und bandbezogenen absoluten Aktivität beim Down-Syndrom sind in Tabelle 7.1 - 7.4 und 7.7 - 7.8 dargestellt.

Die relative Aktivität

Die hohe absolute Gesamtaktivität mit Schwerpunkt im $\sigma\delta$-, δ- und ϑ-Bereich beim Down-Syndrom und relativ niedrige absolute Werte in den hohen Frequenzbandanteilen führen bei der Berechnung der relativen Aktivität zu einem erheblichen Defizit der relativen α-Aktivität unabhängig von der Vigilanz (Abb. 5.19 - 5.21). Die Signifikanz dieser Differenz ist bei der Ableitung mit offenen Augen stärker ausgeprägt als bei der Ableitung mit geschlossenen Augen, parietookzipital deutlicher als frontozentral (vgl. Tabelle 7.5, 7.6, 7.9, 7.10). Die β_1-Aktivität ist bei Ableitung mit offenen Augen ebenfalls erheblich, zum größten Teil signifikant erniedrigt. Die β_2-Aktivität zeigt ab dem 6. Lebensjahr ein zumeist signifikantes Defizit. Bei Ableitung mit geschlossenen Augen besteht über den frontozentralen Abschnitten ebenfalls ein Defizit in beiden β-Bändern, parietookzipital aber keine wesentliche Differenz. Bemerkenswert ist, daß bei Neugeborenen mit Down-Syndrom eine relativ geringe Abweichung der Werte besteht. Die Differenz entwickelt sich erst im Laufe des Säuglingsalters, stärker aber noch nach dem ersten Lebensjahr.

Der ϑ/α-Quotient

Die höheren absoluten und relativen ϑ-Werte und die zum größten Teil signifikanten niedrigeren absoluten bzw. relativen α-Werte beim Down-Syndrom lassen eine gute Differenzierung der Abweichungen beim Down-Syndrom durch den ϑ/α-Quotienten erwarten. Der ϑ/α-Quotient wurde bei der Normalentwicklung bereits als Maß der Entwicklung des EEG angegeben. Er zeigte dort deutlich die Entwicklung der Grundaktivität von der ϑ-Aktivität zur α-Aktivität mit steigendem Alter an. Der ϑ/α-Quotient der Down-Syndrome übertrifft die Werte der Kontrollgruppen bei Ableitung mit

Abb. 5.21. z-Transformation der relativen Aktivität pro Frequenzband beim Down-Syndrom in den verschiedenen Altersgruppen. Zum Vergleich werden (auf die Nullinie transformiert) die Kinder der Normdefinition 1 herangezogen (vgl. Abb. 3.8). Die Ergebnisse der frontozentralen Ableitung sind *links*, die der parietookzipitalen Ableitungen *rechts* dargestellt (Ordinate: ± SD)

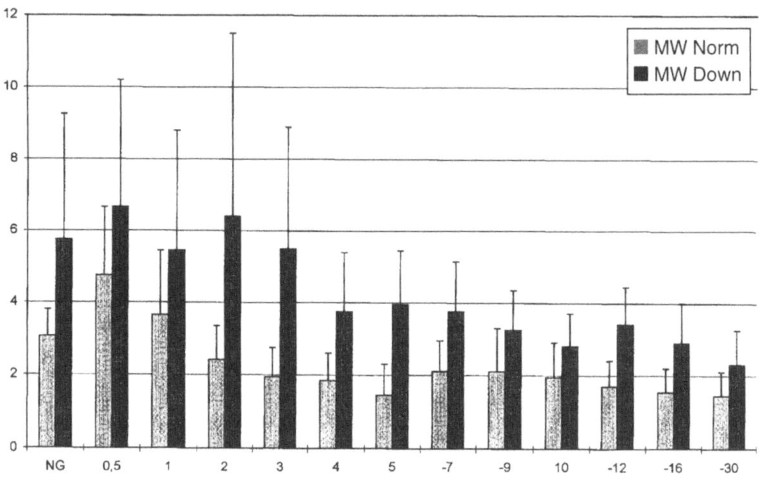

Abb. 5.22. Mittelwert und Standardabweichungen des ϑ/α-Quotienten frontozentral bei offenen Augen. Vergleich der Normal- und Down-Syndrom-Gruppen vom Neugeborenenalter bis 30 Jahre

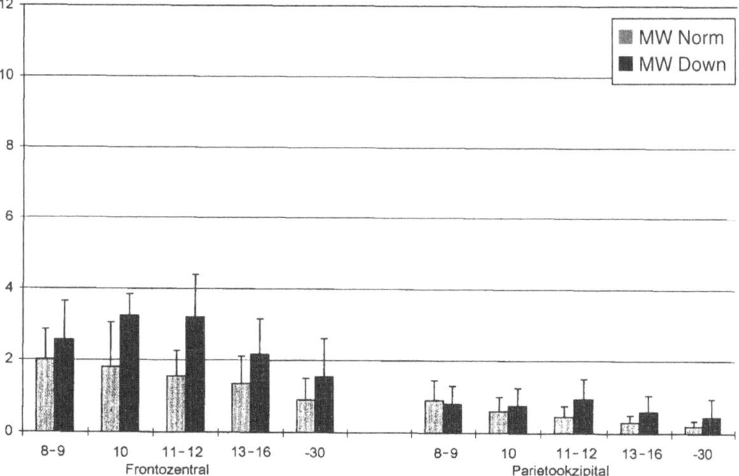

Abb. 5.23. Mittelwerte und Standardabweichungen des ϑ/α-Quotienten frontozentral (*links*) und parietookzipital (*rechts*) bei geschlossenen Augen. Vergleich der Normal- und Down-Syndrom-Gruppen von 8 - 30 Jahre

geöffneten Augen über sämtlichen Hirnabschnitten und in allen Altersgruppen (vgl. Tabelle 7.19, 7.20). Signifikante Defizite sind frontozentral vom 6. Lebensmonat, parietookzipital vom 12. Lebensmonat an bis jeweils zum 16. Lebensjahr nachweisbar (Abb. 5.22). Bei geschlossenen Augen ist die Erhöhung des ϑ/α-Quotienten frontozentral deutlicher ausgeprägt als parietookzipital (Abb. 5.23).

Die dominante Frequenz

Die Zunahme der dominanten Frequenz wurde als Entwicklungsphänomen und wesentliches Kriterium beschrieben. Auch beim Down-Syndrom besteht eine kontinuierliche Zunahme der dominanten Frequenz, wobei diese Zunahme parietookzipital, unabhängig von der Vigilanz, deutlicher ist. Bei offenen Augen steigt sie kontinuierlich ab dem 6. Lebensmonat von 4,6 auf 9,0 Hz an. Ein erheblicher Frequenzsprung findet zwischen dem 5. und 7. Lebensjahr von 4,8 auf 7,7 Hz statt. Die Diffe-

renz zu Ungunsten des Down-Syndroms ist zwischen dem 1. und 5. Lebensjahr signifikant. Die dominante Frequenz frontozentral bleibt bis zum 5. Lebensjahr konstant im Bereich von 5 Hz und steigt dann sprunghaft auf 7,9 Hz bis in das 7. Lebensjahr und im weiteren Verlauf auf 9,0 Hz an. Die Differenz zu Ungunsten der Down-Syndrom-Gruppen ist frontozentral zwischen dem 6. Lebensmonat und dem 5. Lebensjahr z. T. hochsignifikant (Tab. 7.11, Abb. 5.24). Bei geschlossenen Augen ergeben sich keine signifikanten Differenzen, wobei tendentiell parietookzipital beim Down-Syndrom ein leichtes Defizit bei der Höhe der dominanten Frequenz besteht.

Kohärenzberechnung

Die Berechnung der Kohärenzwerte erfolgte interhemisphärisch frontozentral und parietookzipital sowie intrahemisphärisch rechts und links (vgl. Tabelle 7.13 - 7.18). Bei geöffneten Augen ist intrahemisphärisch eine z. T. signifikant höhere Kohärenz im $\sigma\delta$-, δ-Band, teil-

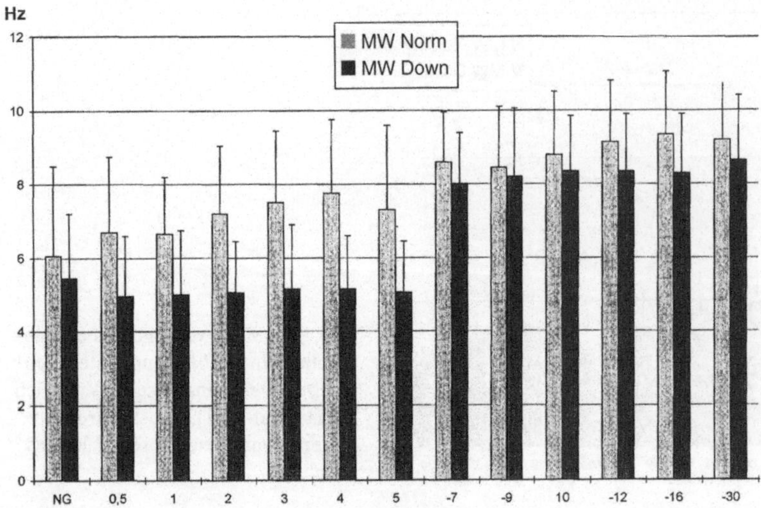

Abb. 5.24. Mittelwert und Standardabweichung der dominanten Frequenz frontozentral bei offenen Augen. Vergleich der Normal- und Down-Syndrom-Gruppen vom Neugeborenenalter bis 30 Jahre

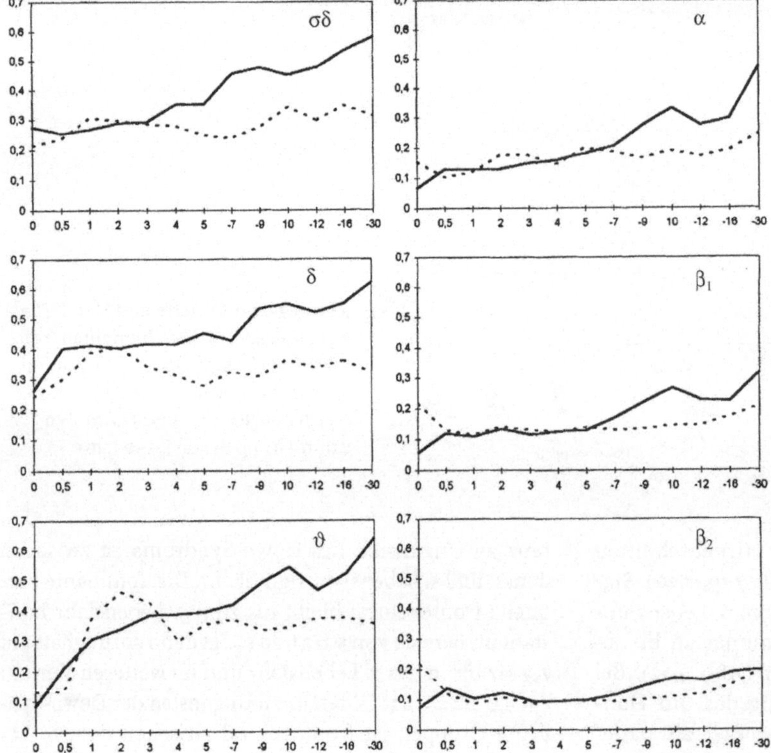

Abb. 5.25. Mittelwerte der interhemisphärischen Kohärenz frontozentral bei offenen Augen (Kontrollgruppe: *durchgezogene Linie*, Down-Syndrom-Gruppen: *gepunktete Linie*). Zunächst vergleichbare Kohärenzwerte weisen mit zunehmendem Alter bei geringerem Anstieg bei den Down-Syndrom-Gruppen in allen Frequenzbändern Defizite auf (Abszisse: Lebensalter; Ordinate: Kohärenzkoeffizient)

weise auch im β-Band nachweisbar. Die Kohärenzwerte liegen zwischen 0,1 und 0,2 und somit in einem sehr niedrigen Bereich.

Die Kohärenzwerte interhemisphärisch frontozentral differieren erst ab dem 5. Lebensjahr tendentiell und ab dem 8. Lebensjahr deutlich im Sinne eines in allen Frequenzbandbereichen zunehmenden Defizites (Abb. 5.25). Die interhemisphärischen Kohärenzwerte parietookzipital zeigen - ausgehend von 0,1 und bis 0,6 zunehmend - ein hohes Niveau aber keine wesentliche Differenz zwischen Down-Syndrom-Gruppen und Kontrollgruppen.

Bei Ableitung mit geschlossenen Augen waren intrahemisphärisch bis zum 12. Lebensjahr bei niedrigen Kohärenzwerten um 0,1 keine wesentlichen Differenzen nachweisbar. Mit zunehmendem Alter übertrifft die Kohärenz der Down-Syndrom-Gruppen im δ- bis β-Band zum größten Teil signifikant die Werte der Kontrollgruppen. Extrem niedrige Kohärenzwerte zeigen sich bei der interhemisphärischen frontozentralen Kohärenzberechnung mit geschlossenen Augen. Sämtliche Werte liegen deutlich unter den Kontrollgruppenwerten. Hochsignifikante Defizite ergeben sich bei Down-

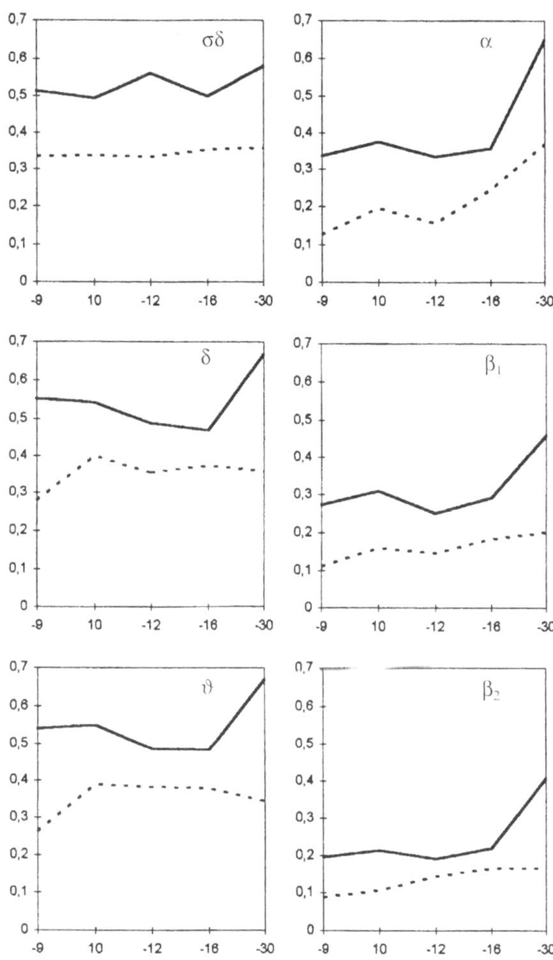

Abb. 5.26. Mittelwerte der interhemisphärischen Kohärenz frontozentral bei geschlossenen Augen. Es besteht in allen Altersgruppen und allen Frequenzbändern ein erhebliches, im α-Bandbereich in allen Altersgruppen signifikantes, Kohärenzdefizit beim Down-Syndrom

Syndromen im α- und β₁-Band (Abb. 5.26). Die Kohärenzwerte parietookzipital interhemisphärisch sind bei den Kontrollgruppen in etwa vergleichbar mit den interhemisphärischen parietookzipitalen Normwerten der Down-Syndrom-Gruppen. Das bemerkenswerte Ergebnis dieser Untersuchung ist somit das erhebliche Kohärenzdefizit beim Down-Syndrom interhemisphärisch frontozentral ab dem Schulkindesalter.

Die visuelle EEG-Analyse beim Down-Syndrom

Das EEG beim Down-Syndrom läßt sich durch die visuelle Analyse nicht mit der gleichen Sicherheit vom EEG eines normalen Kindes differenzieren, da das menschliche Auge nicht in der Lage ist, die Komplexität der Abweichungen zu erfassen. Die Abbildung des jeweiligen 10, 50 und 90 %-Perzentilen-EEG beim Down-Syndrom

soll nicht erfolgen. Einige EEG jedoch werden selektiv zur Darstellung der wesentlichen differenzierenden Kriterien abgebildet. Zum Vergleich sind die Abbildungsnummern der jeweils entsprechenden Normal-EEG beschrieben.

Die Differenzierung des Down-Syndrom-EEG erfolgt in erster Linie über die deutlich erhöhte Amplitude über sämtlichen Ableitepunkten in allen Altersstufen und unabhängig von der Vigilanz. Am besten ersichtlich ist dies im Kleinkindalter. Abbildung 5.27 zeigt das 50 %-Perzentilen-EEG eines 4jährigen Down-Syndrom-Kindes *bei offenen Augen* (Normal-EEG 4 Jahre vgl. Abb. 4.44). Das EEG des oberen Normalbereiches bei einem Down-Syndrom-Patienten im Alter von 4 Jahren ist in Abb. 5.28 zu sehen (90 %-Perzentilen-EEG der Normalentwicklung mit 4 Jahren vgl. Abb. 4.45). Das EEG des unteren Normalbereiches eines Down-Syndrom-Kindes entsprechend der 10 %-Perzentile ist in Abb. 5.29 dargestellt (10 %-Perzentilen-EEG der Normalentwicklung bei einem 4jährigen vgl. Abb. 4.46). Alle 3 EEG des Down-Syndroms weisen eine deutlich erhöhte Amplitude auf. Charakteristisch für die Altersstufe ist darüber hinaus der relativ hohe Anteil langsamer Wellen insbesondere der ϑ-Aktivität. Diese äußert sich in einem deutlich erhöhten ϑ/α-Quotienten von ca. 3,8 gegenüber einem Quotienten von ca. 1,8 bei den gesunden Kindern. Ebenso charakteristisch ist das Vorliegen einer nur leicht verminderten absoluten α-Aktivität. Der relative Anteil der α-Aktivität wird jedoch durch die hohe Amplitude und den hohen Anteil der σδ-, δ- und ϑ-Aktivität hochsignifikant reduziert. Die dominante Frequenz liegt beim Down-Syndrom in dieser Altersstufe bei 5 Hz, bei gesunden Kindern im Bereich von 7 Hz. Die Synchronisation (entsprechend der Kohärenzwerte) ist durch eine visuelle EEG-Analyse sehr schwer zu erfassen und nicht sicher zu differenzieren.

Vergleicht man die relative α-Aktivität der Down-Syndrome in den verschiedenen Altersstufen mit den entsprechenden Werten der Kontrollgruppen, so fällt eine retardierte Entwicklung auf (vgl. Tabelle 7.5, 7.6). Die parietookzipitale relative α-Aktivität eines einjährigen Down-Syndrom-Kindes entspricht durch die Elimination des Amplitudeneffektes etwa der eines neugeborenen gesunden Kindes. Das EEG eines 3 - 4 Jahre alten Down-Syndrom-Kindes entspricht etwa dem eines einjährigen Gesunden, eines 6 - 7 Jahre alten Down-Syndrom-Kindes etwa dem eines 2jährigen gesunden Kindes. Über dem Frontozentralbereich ist die Entwicklung beim Down-Syndrom noch stärker retardiert. Die relative α-Aktivität eines einjährigen gesunden Kindes wird mit 4 Jahren erreicht. Ab dem 4. Lebensjahr stagniert die Entwicklung der relativen α-Aktivität in beiden Untersuchungsgruppen, so daß ein konstantes Defizit verbleibt. Dies äußert sich einerseits in dem frontozentral wesentlich höheren ϑ/α-Quotienten.

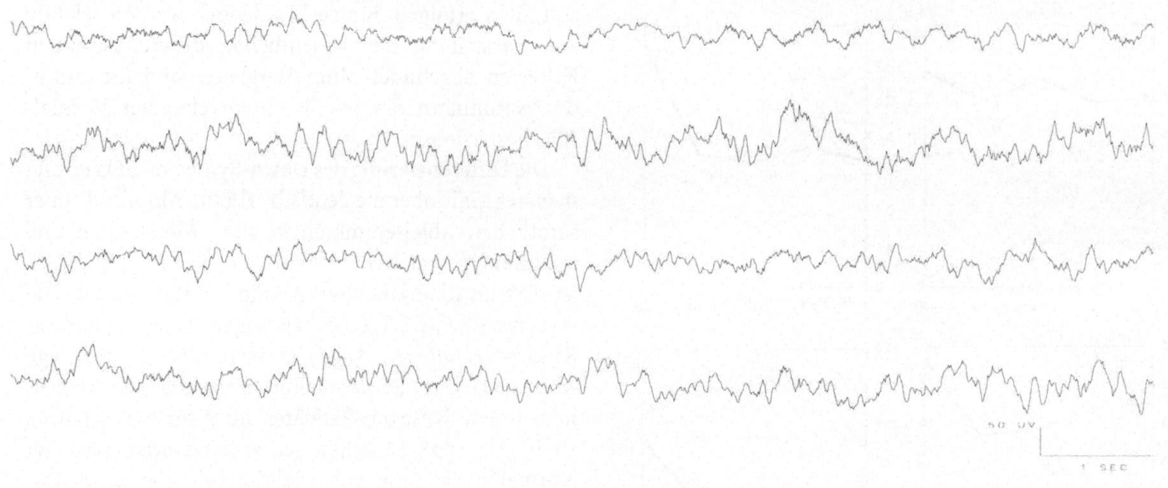

Abb. 5.27. 4 Jahre - offene Augen - 50 %-Perzentile: Mittelwert-EEG eines Down-Syndrom-Kindes

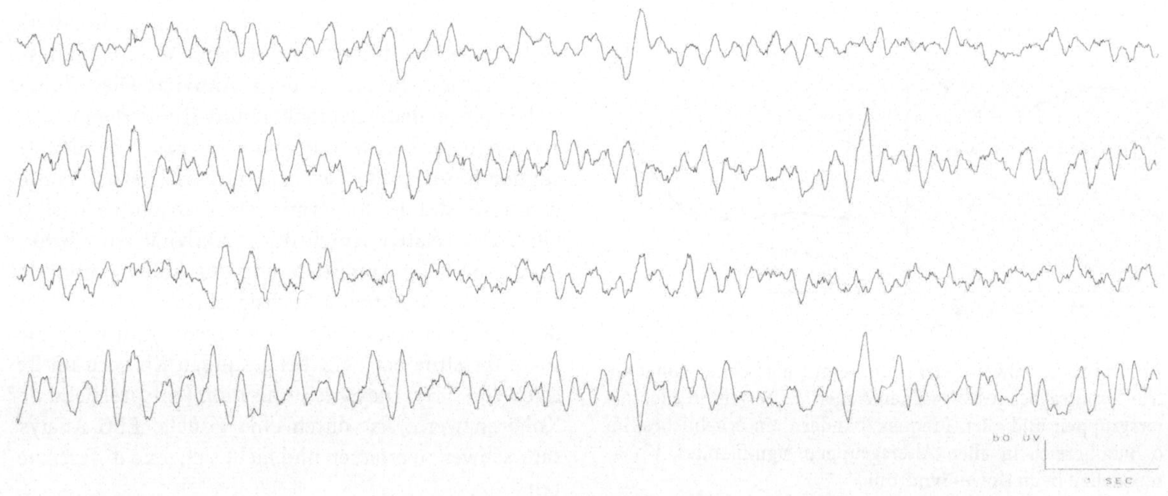

Abb. 5.28. 4 Jahre - offene Augen - 90 %-Perzentile: Relativ gut gegliedertes EEG eines Down-Syndrom-Kindes

Andererseits dürfte dies auch ursächlich mit der erheblichen Reduktion der interhemisphärischen frontozentralen Kohärenzwerte ab dem 5. Lebensjahr im Zusammenhang stehen.

Das 50 %-Perzentilen-EEG der 13- bis 16jährigen Kinder mit Down-Syndrom ist in Abb. 5.30 dargestellt. Die relative α-Aktivität dieser Altersgruppe beim Down-Syndrom entspricht etwa der relativen α-Aktivität beim 3jährigen parietookzipital (vgl. Abb. 4.41). Die relative α-Aktivität über dem Frontozentralbereich entspricht dem EEG am Ende des ersten Lebensjahres (vgl. Abb. 4.32 für 6 Monate und Abb. 4.35 für 12 Monate).

Vergleicht man die Ergebnisse der EEG-Spektralanalyse und der visuellen EEG-Analyse, so ähnelt das Ergebnis der maschinell berechneten relativen Aktivität am meisten dem visuellen Befund. Unter der Verwendung der entsprechenden Normtabellen kann aus den Abbildungen des Normal-EEG ungefähr ein Rückschluß auf das Aussehen des EEG beim Down-Syndrom gezogen werden. Zu berücksichtigen ist jedoch die wesentlich höhere Amplitude beim Down-Syndrom.

Bei der visuellen Befundung von Down-Syndrom-EEG mit *geschlossenen Augen* ist ebenfalls in erster Linie der Amplitudeneffekt, gleichzeitig aber auch das erhebliche Defizit an relativer α-Aktivität frontozentral stärker als parietookzipital zu beachten. Das 50%-Perzentilen-EEG der 11- bis 12jährigen Down-Syndrom-Kinder in Abb. 5.31 zeigt dies in eindrucksvoller Weise

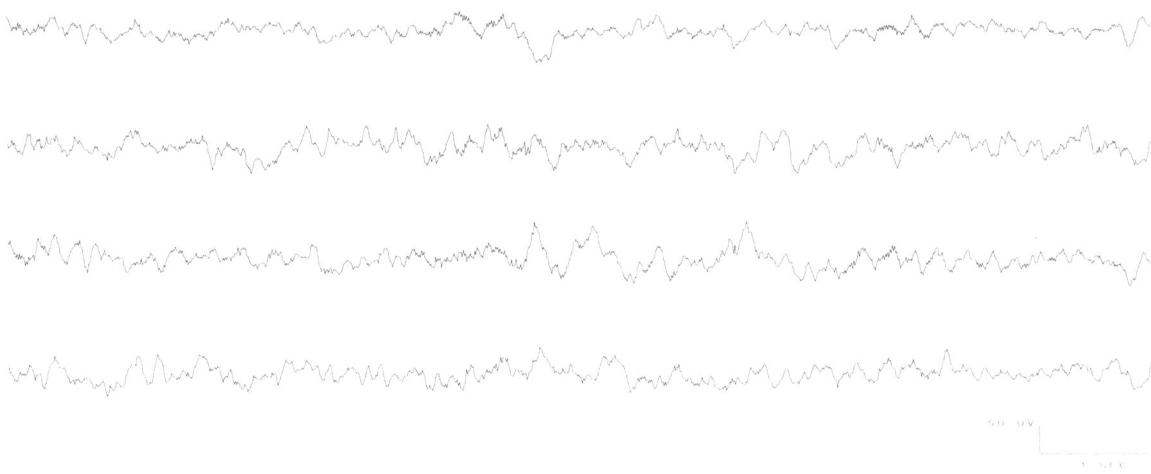

Abb. 5.29. 4 Jahre - offene Augen - 10 %-Perzentile: Innerhalb der Down-Syndrom-Gruppe von 4 Jahren relativ langsames EEG

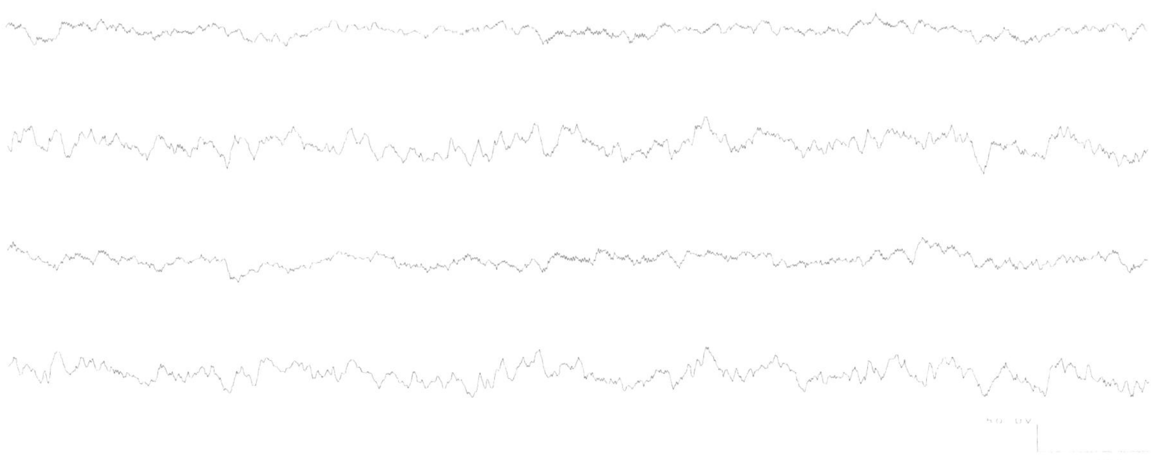

Abb. 5.30. 13 - 16 Jahre - offene Augen - 50 %-Perzentile: Mittelwert-EEG eines Down-Syndrom-Kindes

(EEG der gesunden Kinder mit 11 - 12 Jahren vgl. Abb. 4.86). Beim Vergleich mit den 50 %-Perzentilen-EEG gesunder Kinder bei geschlossenen Augen wird man die größte Ähnlichkeit zu dem EEG in Abb. 5.31 bei der Altersgruppe der 4- (vgl. Abb. 4.71) bis 5jährigen (vgl. Abb. 4.74) finden.

Das EEG beim Down-Syndrom - Literaturübersicht

Die älteste Mitteilung über das EEG beim Down-Syndrom stammt wahrscheinlich aus dem Jahr 1936 von Kreezer. Er erweiterte und detaillierte seine Aussagen durch eine weitere Arbeit im Jahr 1939, in der er die Korrelation zwischen der α-Aktivität und dem Entwicklungsalter bei 50 Kindern mit Down-Syndrom von 1,5

Jahren bis zum 8. Lebensjahr untersuchte. Er fand eine signifikante Korrelation zwischen der Amplitude der α-Wellen, nicht aber der Frequenz der α-Wellen und dem mentalen Entwicklungsalter. Die Beobachtung bezüglich der Frequenz kann in der Altersstufe von 1,5 - 8 Jahren aufgrund der automatischen Analyse nicht nachvollzogen werden, da eine z. T. signifikante Differenz zur Frequenz bei der Normalentwicklung besteht. Frühmann u. Roth (1963) fanden bei 11 Down-Syndrom-Kindern bis zum 3. Lebensjahr keine nennenswerten Abweichungen von der Norm. Sie bestätigten aber ein Ansteigen der abnormalen Befunde bei 25 älteren Down-Syndrom-Kindern jenseits des 5. Lebensjahres mit einem Maximum zwischen dem 10. und 12. Lebensjahr. Sie zogen die Schlußfolgerung: Mit großer Vorsicht

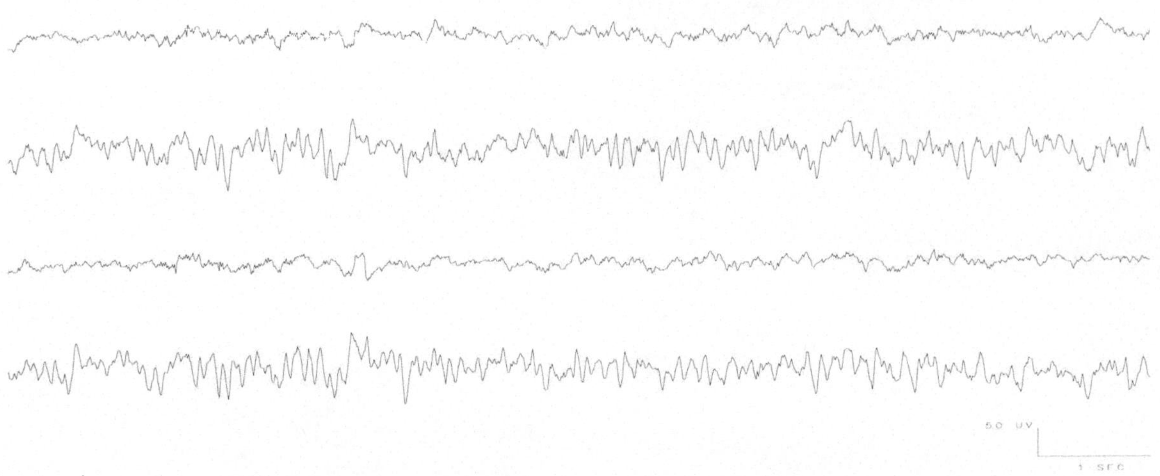

Abb. 5.31. 11 - 12 Jahre - geschlossene Augen - 50 %-Perzentile: Mittelwerts-EEG eines Down-Syndrom-Kindes

könnte man sagen, daß die Normabweichungen des mongoloiden EEG erst mit abgeschlossener Hirnreifung deutlich werden. Im Gegensatz dazu wird bei der automatischen EEG-Analyse bereits mit einem Jahr eine deutliche Abweichung der relativen α-Aktivität bei der Down-Syndrom-Gruppe beobachtet. Allerdings ist die Interpretation von Frühmann u. Roth verständlich, wenn man berücksichtigt, daß die absolute α-Aktivität der Down-Syndrom-Gruppe in den ersten beiden Lebensjahren bei einer sehr stark erhöhten Gesamtaktivität parietookzipital sogar über der α-Aktivität der Kontrollgruppen liegt. Erst durch die automatische EEG-Analyse wurde deutlich, daß die Normabweichung einen Prozeß darstellt, der sich im Säuglings- und Kindesalter scherenförmig auseinander entwickelt, wenn man die relative Aktivität als Maßstab heranzieht. Im Gegensatz zu den Angaben von Frühmann u. Roth nähern sich die EEG-Kurven mit zunehmendem Alter im Sinne einer Kompensation des Defizits wieder an.

Weitere Arbeiten zur EEG-Entwicklung beim Down-Syndrom auf der Basis visueller Analysen werden im folgenden - entsprechend der Aussage der Autoren zu den langsamen Frequenzbändern und oberen Frequenzbandanteilen - zusammengefaßt.

Die $\sigma\delta$-, δ-, ϑ-Aktivität: Levinson et al. (1955) fanden bei 36 % der Kinder mit Down-Syndrom Verlangsamungen und hoben die große Anzahl hoher atypischer 3 - 5/s Wellen aus dem ϑ-Bereich hervor. Auch Pennacchietti u. Ferio (1953) und Godinova (1963) fanden im Kindesalter eine auffällige Erhöhung der ϑ-Aktivität. Tangye (1979) beschrieb das gleiche Phänomen bei Down-Syndrom-Patienten von 15 - 24 und mehr Jahren. Die Angaben von Tangye waren mit den Ergebnissen der relativen ϑ-Aktivität nicht in Ein-

klang zu bringen, wohl aber, wenn man die erhebliche Erhöhung der absoluten ϑ-Aktivität auch in den höheren Altersstufen zum Vergleich heranzog. Gunnarson (1944) fand bei etwa der Hälfte der Down-Syndrom-Patienten ebenfalls eine Verlangsamung der Grundaktivität. Beley et al. (1959) beobachteten bei jungen Down-Syndrom-Kindern eine stärkere Verlangsamung als bei älteren. Seppäläinen u. Kivalo (1967) berichteten über diffuse Störungen bei 73 % der Down-Syndrom-EEG. Ellingson et al. (1973) fanden 20 - 25 % abnorm verlangsamte EEG bei einem Vergleich aller Altersgruppen. Die Anzahl abnormaler EEG wurde altersbezogen angegeben. Der höchste Anteil abnormaler EEG wurde vor dem 14 Lebensjahr gefunden (0 - 5 Jahre = 40 %). Im beginnenden Erwachsenenalter lag eine höhere Zahl abnormaler EEG als bei der Normalbevölkerung vor. Die Ergebnisse der Arbeit von Ellingson et al. konnten durch den Einsatz der automatischen EEG-Analyse bezüglich der Grundaussagen bestätigt werden.

Bei den meisten visuell ausgewerteten EEG wurde ein Zurückbleiben der Grundaktivität und damit indirekt eine Reduktion der oberen Frequenzbandanteile beschrieben. Auf die erhöhte Gesamtaktivität und Amplitude, die ein wesentlicher Faktor für das hohe Defizit an relativer α-Aktivität ist, wurde in den visuell analysierenden Arbeiten nur selten geachtet.

Die α- und β-Aktivität: Konkrete Angaben zur Verminderung der α-Aktivität machten nur Gunnarson (1944), Pennacchietti u. Ferrio (1953) und Ellingson et al. (1973). Pennacchietti u. Ferrio beschrieben darüber hinaus noch eine Erhöhung der Wellen im Frequenzbereich von 18 - 22 Hz. Die Erhöhung dieses Frequenzbandanteils ist bei der Betrachtung der relativen Aktivität nicht, aber bei Heranziehung der Werte der absoluten Aktivität sehr wohl zutreffend.

Festzuhalten ist die Tatsache, daß Ellingson et al. (1973) das normale EEG als das häufigste beim Down-Syndrom bezeichneten und Gibbs et al. (1964) über 70% normale EEG bei der visuellen Auswertung fanden. Dies entspricht nicht den quantitativen und statistisch abgesicherten Ergebnissen bei Verwendung der automatischen EEG-Analyse.

Untersuchungen unter Einsatz der automatischen EEG-Analyse beim Down-Syndrom: Uohashi setzte 1970 als erster der bisher zitierten Autoren einen nicht näher beschriebenen Frequenzanalysator bei der Auswertung der EEG von 77 Down-Syndrom-Patienten zwischen 3 und 32 Jahren ein. Er beobachtete mit zunehmendem Alter eine Zunahme der α-Aktivität, ohne daß das Defizit von den Kontrollgruppen voll ausgeglichen werden konnte. Er fand bis zum Alter von 6 Jahren einen Anteil von 7 % relativer α-Energie und beobachtete einen Anstieg auf ca. 50 % bis zum 18. Lebensjahr. Die δ-Aktivität (2 - 4 Hz) nahm in den selben Altersgruppen von 28 auf 15 % ab. Die Angaben erfolgten in relativer Aktivität. Die Altersgruppe unter 5 Jahren war nur mit 5 Fällen besetzt. Kohärenzberechnungen wurden jedoch ebenso wie bei den anderen Untersuchungen beim Down-Syndrom nicht durchgeführt.

Clausen et al. (1977) führten EEG-Ableitungen im Wachzustand und im Schlaf bei 21 Down-Syndrom-Patienten im Alter von 14 - 24 Jahren durch. Bei den spektralanalysierten EEG fand sich eine Erhöhung der absoluten Aktivität in allen Frequenzbereichen mit Ausnahme der Frequenz von 10 - 12 Hz. In diesem Frequenzbereich lag ein etwa gleich großer Wert wie bei den Kontroll-EEG vor. Dies entspricht den eigenen Ergebnissen der absoluten α-Aktivität bei geschlossenen Augen. Signifikante Defizite liegen gegenüber den Kontrollgruppen nicht vor. Clausen et al. forderten in der Diskussion eine gezielte Studie der Grundaktivität bei Down-Syndrom-Patienten im Wachzustand.

Schlack u. Schmidt-Schuh (1977) untersuchten mit Hilfe der IA-Analyse EEG von 18 5- bis 11jährigen Down-Syndrom-Kindern. Der wichtigste Befund im parietookzipitalen EEG bestand für die Autoren in einem niedrigeren Anteil der α-Wellen und einer geringeren Variabilität unter geistiger Aktivation. Die Aussage der geringeren Variabilität der α-Wellen bezog sich auf die Fragestellung der Arbeit und wurde in einer weiteren Publikation von Schlack (1978) diskutiert.

Das EEG beim Down-Syndrom wurde somit unter den verschiedensten Aspekten bereits seit 1936 untersucht.

Die Zahl automatisch analysierter neurophysiologischer Untersuchungen bei Down-Syndrom-Patienten hat in den letzten Jahren eher zugenommen. Allerdings wurden in diesem Zeitraum weniger die Ergebnisse von EEG-Untersuchungen als die Ergebnisse von der Ableitungen evozierter Potentiale verglichen. Im Hinblick auf die Bedeutung dieser Ergebnisse für die Interpretation der neuropathologischen und neurophysiologischen Grundlagen von EEG-Veränderung bei Entwicklungsstörungen (s. 5.3.3) sollen einige Ergebnisse vorgestellt werden.

Akustisch evozierte Potentiale: Bereits 1967 und 1971 veröffentlichten Barnet u. Lodge sowie Barnet et al. Untersuchungen zur Prüfung akustisch evozierter (Klick-) Potentiale bei 15 Säuglingen mit Down-Syndrom. Sie fanden - ebenso wie Yellin et al. (1980) - bei 4 19- bis 25jährigen Down-Syndrom-Patienten erhöhte Amplituden und verlängerte Latenzzeiten. Folsom et al. (1983) forderten nach der Untersuchung von 38 Säuglingen mit Down-Syndrom im Alter von 3,6 - 12 Monaten, daß die Latenzintensivitätskurven von normalen Kindern nicht als Normwerte bei Down-Syndrom-Kindern herangezogen werden dürften. Signifikante Differenzen der Latenzzeit wurden insbesondere bei der Welle V beobachtet. Dies galt vor allem für die Altersgruppe der 12 Monate alten Down-Syndrom-Kinder.

Visuell evozierte Potentiale: Bei den visuell evozierten Potentialen beobachteten Yellin et al. (1979) und Gliddon et al. (1975) bei 18 - 30 Jahre alten Down-Syndrom-Patienten eine Erhöhung der Amplitude und eine längere Peaklatenzzeit. Dieselben Ergebnisse fanden Bigum et al. (1970) bei 24 Kindern vom 7. bis zum 17. Lebensjahr bei der Ableitung visuell und somatosensorisch evozierter Potentiale.

Somatosensorisch evozierte Potentiale: Das Ergebnis einer Prüfung der somatosensorisch evozierten Potentiale von Straumanis et al. (1973) bei 22 Down-Syndrom-Patienten zwischen 23 und 43 Jahren bestand in einer abnormal niedrigen Korrelation zwischen der Länge des Leitweges und der Initiallatenz sowie in der generell höheren Amplitude bei den Down-Syndrom-Patienten.

Visuell, akustisch und somatosensorisch evozierte Potentiale: Callner et al. (1978) prüften visuell, akustisch und somatosensorisch evozierte Reizantworten bei 66 Down-Syndrom-Patienten zwischen 5 und 62 Jahren. Die Amplitude der späten Wellenkomponenten war bei Down-Syndrom-Patienten unabhängig vom Stimulus und Ableitungsort am Kopf größer. Die Amplitude änderte sich mit zunehmendem Alter nicht. Die Latenzzeiten hingegen zeigten altersabhängige Veränderungen. Die Latenzzeiten der frühen visuell und somatosensorisch evozierten Potentialkomponenten nahmen ab, die der späten

Komponenten zu. Als Erklärung für die höhere Amplitude wurde eine größere Ähnlichkeit der evozierten Einzelpotentiale bei den Down-Syndrom-Patienten im Vergleich zu den Kontrollprobanden genannt. Die Autoren kamen zu dem Schluß, daß die Ursache der Amplitudenerhöhung der späten Wellen bei Down-Syndrom-Patienten in einem Defizit zentraler Inhibition von afferenten Stimuli zu suchen sei. Sie schlossen auch einen ursächlichen entwicklungsbedingten Defekt oder eine generalisierte Schädigung des Gehirns in anderen Regionen nicht aus. In Übereinstimmung mit Barnet u. Lodge (1967) deuteten sie an, daß die kortikale Entwicklung beim Down-Syndrom bereits nach dem 6. Lebensmonat deutlich reduziert sei, d. h. die Entwicklung inhibitorischer Prozesse bereits in einem sehr frühen Alter verzögert sei oder aussetze. Daß spätestens in der zweiten Hälfte des Säuglingsalters eine Abweichung von der Normalentwicklung besteht wird auch durch Folsom et al. (1983) bestätigt. Ebenso wie eine Amplitudenerhöhung der evozierten Potentiale, liegt beim Down-Syndrom eine deutlich erhöhte absolute Gesamtaktivität bzw. Amplitude vor. Die Amplitude beim EEG nimmt jedoch mit zunehmendem Alter ab, bleibt aber immer über dem Niveau der EEG gesunder Probanden.

Ähnlich wie bei der Definition der Normalentwicklung des EEG besteht auch bei der EEG-Entwicklung des Down-Syndroms die Problematik der Definition eines mehrdimensionalen Geschehens. Dazu gehören: die Höhe der absoluten Gesamtaktivität, die Amplitude, die absolute Aktivität in den Frequenzbändern, die unter pathologischen Rahmenbedingungen sehr stark abweichende relative Aktivität in den Frequenzbändern, aber auch die dominante Frequenz und die Kohärenz als Maß der Synchronisation. Die automatische EEG-Analyse ist in der Lage, alle diese Fragestellungen zu beantworten und damit eine erheblich differenziertere Definition des EEG zu geben. Besondere Bedeutung erhält diese differenzierte Betrachtungsweise bei der Suche nach von der Normalität abweichenden EEG-Mustern.

Das EEG beim Down-Syndrom - Antworten und daraus resultierende Fragen

Das EEG beim Down-Syndrom konnte durch die oben zitierten Untersuchungen in umfassender Weise beschrieben werden. Die Beschreibung der Variation des EEG beim Down-Syndrom wirft neue Fragen nach dem Warum und Woher auf.

1. Warum ist die Amplitude beim Down-Syndrom deutlich erhöht?
2. Warum weicht die Entwicklung des EEG vom Säuglingsalter an zunehmend von der normalen Entwicklung ab?

3. Warum besteht das hohe Defizit der oberen Frequenzbandanteile im Kindesalter?
4. Warum ist der ϑ/α-Quotient erheblich höher?
5. Warum weist die dominante Frequenz mit zunehmendem Alter abnehmende Defizite insbesondere bei offenen Augen und frontozentral auf?
6. Warum ist die Kohärenz beim Down-Syndrom intrahemisphärisch höher, interhemisphärisch frontozentral erheblich niedriger aber interhemisphärisch parietookzipital gleich hoch wie die relativ hohen Werte der gesunden Kontrollgruppen?

Die Beantwortung dieser Fragen soll benutzt werden, um die Beziehungen zwischen dem EEG und den heutigen Erkenntnissen aus Neuroanatomie, Neuropathologie und Neurophysiologie bezüglich der Hirnfunktion zu diskutieren. Hinweise darauf, daß diese modellhaften Überlegungen ursächlich für EEG-Veränderungen bei Entwicklungsstörungen allgemein verantwortlich sind, ergeben sich aus anderen Untersuchungen.

5.3.3 EEG-Veränderungen bei Entwicklungsstörungen. Neuropathologische und neurophysiologische Zusammenhänge am Beispiel des Down-Syndroms

Die Entwicklung beim Down-Syndrom

Schamberger (1978) beschrieb bei der Testung von 184 Down-Syndrom-Patienten in den ersten 3 Lebensjahren mit der Münchener Funktionellen Entwicklungsdiagnostik (Hellbrügge et al. 1978; Coulin et al. 1977) in allen Entwicklungsbereichen Defizite. Bemerkenswert war jedoch, daß im ersten Lebensjahr noch 6 - 17 % der untersuchten Kinder mit Down-Syndrom in wenigstens einem der Bereiche eine altersentsprechende Entwicklung zeigten. Der Entwicklungsrückstand wurde mit zunehmendem Alter größer. Die intra- und interindividuellen Unterschiede waren bei den Ergebnissen der Entwicklungsdiagnostik größer als bei gesunden Kindern.

Keuser (1981) bestätigte die kontinuierliche Zunahme des Entwicklungsdefizites in allen Bereichen bei Down-Syndrom-Patienten bis zu einem Alter von 17 Jahren bei einer Testung mit modifizierten Denver-Entwicklungsskalen (Frankenburg u. Dodds 1967; Frankenburg et al. 1981). Bei Kindern mit Down-Syndrom lag im Alter von 6 Jahren abhängig vom getesteten Bereich ein Entwicklungsdefizit von 1 - 2 1/4 Jahren vor. Im Alter von 10 Jahren stieg das Entwicklungsdefizit auf 2 1/2 - 4 Jahre, im Alter von 17 Jahren auf 9 - 11 Jahre an. Bei den Entwicklungskriterien wurden von Schamberger und

Keuser die Werte der 90 %-Perzentilen als Vergleichswerte herangezogen.

Dittmann (1982) stellte die Ergebnisse von 34 Studien zur Untersuchung der Intelligenz beim Down-Syndrom zusammen. Die meisten Autoren fanden einen mittleren Intelligenzquotienten von 25 - 50 bei Streubreiten von 5 - 86. Die Intelligenz beim Down-Syndrom lag damit meistens im Bereich der mäßigen bis schweren mentalen Retardierung, wenn man das Schema der American Association on mental Deficiency (Taylor 1980) zugrunde legt.

Rochels (1983) beschrieb eine Abweichung des Mittelwertes vom Kopfumfang mongoloider Jungen vom 2. bis zum 5. Lebensjahr mit einem Defizit von mehr als 2 Standardabweichungen zum Mittelwert der Kontrollgruppe. Vor und nach diesem Alter war das Defizit geringer als 2 Standardabweichungen, nach dem 14. Lebensjahr unter der ersten Standardabweichung. Bei Mädchen wurde allerdings ein Defizit von etwa 2 Standardabweichungen zum Mittelwert der Kontrollgruppe während der gesamten Entwicklungszeit beobachtet. Mongoloide Säuglinge wiesen ein Kopfumfangsdefizit von nur weniger als eine Standardabweichung auf. In eigenen Untersuchungen konnte ein zunehmendes Abweichen des Kopfumfanges während des ersten Lebensjahres aus dem Normbereich festgestellt werden.

Die Daten aus körperlicher, motorischer und intellektueller Entwicklung korrelierten bei altersbezogenen Analysen stark mit den gefundenen EEG-Veränderungen. EEG-Differenzen zur Normalentwicklung lagen bereits im ersten Lebensjahr vor. Diese Differenzen nahmen im Kindesalter deutlich zu und verringerten sich wieder mit zunehmendem Alter.

Die Aussagekraft von Kohärenzuntersuchungen bei Entwicklungsstörungen

Kohärenzanalysen liefern bei der Untersuchung funktioneller Beziehungen Aufschlüsse über Aktivitäten des Gehirns (Colter u. Shaw 1982, Petsche 1995), die durch Analysen der absoluten Aktivität nicht erfaßbar sind. Zunahme und Abnahme an EEG-Aktivität bedeutet nicht notwendigerweise, daß die Kohärenz zwischen diesen Regionen ebenfalls zu- und abnimmt. Es gibt bedeutende Indikatoren dafür, daß die Kohärenz zwischen EEG-Signalen über verschiedenen Gehirnbereichen von den strukturellen Verbindungen bzw. funktionellen Kopplungen zwischen diesen abhängig ist (Busk u. Galbraith 1975). Diese Hinweise sowie Kohärenzstudien anderer Autoren unter verschiedenen Fragestellungen legten es nahe, Kohärenzanalysen auch bei Down-Syndrom-Patienten durchzuführen.

Kraus-Oversohl (1977) fand bei gesunden Kindern während des ersten Lebensjahres eine Abnahme der intrahemisphärischen und eine Zunahme der interhemisphärischen Kohärenz. Daraus wurde als Beziehung zwischen Kohärenz und Hirnentwicklung abgeleitet, daß eine erhöhte intrahemisphärische und eine geringere interhemisphärische Kohärenz ein Reifungsdefizit anzeigt.

Untersuchungen bei Patienten führten zu ähnlichen Kohärenzergebnissen. So fanden Leismann u. Ashkenazi (1980) eine höhere intrahemisphärische Kohärenz bei Dyslexie und eine höhere interhemisphärische Kohärenz bei Gesunden. Montagu (1975) berichtete über eine höhere intrahemisphärische Kohärenz rechts bei hyperkinetischen Kindern im Frequenzbereich von 2 - 8 Hz.

Legt man diese Erkenntnisse zugrunde, so läßt sich auf ein Reifungsdefizit bei Down-Syndrom-Patienten schließen. Allerdings muß das unterschiedliche Verhalten der Kohärenzwerte in den verschiedenen Frequenzbändern berücksichtigt werden.

Bei geöffneten Augen lag die intrahemisphärische Kohärenz im α-Band - weitgehend im Gegensatz zu den δ-Bändern - bei den Down-Syndrom-Patienten unter den Normalwerten. Dies scheint im Widerspruch zu den Ergebnissen einer erhöhten intrahemisphärischen Kohärenz bei zerebralen Störungen wie Dyslexie und Hyperaktivität zu stehen. In vergleichbaren Arbeiten wurden die Kohärenzen für andere Frequenzbänder berechnet. Montagu (1975) beobachtete im Frequenzbereich von 2 - 8 Hz eine Erhöhung der intrahemisphärischen Kohärenz bei hyperkinetischen Kindern. Er bezog das α-Band in die Betrachtung nicht mit ein. Die eigenen Ergebnisse in den δ-Bändern und im ϑ-Band stimmen hingegen gut mit den Ergebnissen von Montagu überein.

Bei den frontozentralen interhemisphärischen Kohärenzen werden in den ersten Lebensjahren bei Ableitung mit geöffneten Augen nur geringe Unterschiede zwischen den beiden Gruppen gefunden. Dabei liegen die Kohärenzwerte der Down-Syndrom-Gruppen häufig über denen der Vergleichsgruppen. Mit der Entwicklung kann ein deutlicher Anstieg der Kohärenzen der Gesunden beobachtet werden, während die Kohärenzwerte der Down-Syndrom-Patienten annähernd konstant bleiben. Dies ist im Zusammenhang mit den Ergebnissen der relativen EEG-Aktivität im α-Band bei der automatischen Analyse zu sehen (Schmid et al. 1985 b). Ähnlich wie bei den Kohärenzunterschieden, ist die Differenz in der relativen α-Aktivität bei den Down-Syndrom-Patienten im Säuglingsalter noch nicht so stark ausgeprägt, verstärkt sich aber mit zunehmender Entwicklung. Die geringeren α- und Kohärenzdefizite in den ersten Lebensjahren könnten Ausdruck einer relativ intakten Hirnfunktion beim Down-Syndrom sein. Diese Ergebnisse stehen im Zusammenhang mit der klinischen Beobachtung, daß das Entwicklungsdefizit beim Down-Syndrom erst mit zunehmendem Alter auftritt.

Während die frontozentralen interhemisphärischen Kohärenzwerte der Down-Syndrom-Gruppen ab etwa dem 6. Lebensjahr deutlich unter denen der Kontrollgruppen liegen, kann dies bei den parietookzipitalen interhemisphärischen Kohärenzen nicht beobachtet werden. Die parietookzipitale Kohärenzentwicklung scheint etwa gleichartig zur Normalentwicklung zu verlaufen. Bei der Ableitung mit geschlossenen Augen sind ebenfalls die deutlichsten Kohärenzdefizite beim Down-Syndrom interhemisphärisch frontozentral nachweisbar.

Interpretiert man die Kohärenz als Maß der Verkopplung von Signalen in einem bestimmten Frequenzband infolge eines Informationsaustausches, so lassen die interhemisphärischen Ergebnisse auf eine mangelhafte Kommunikationen zwischen den frontozentralen Hirnhälften beim Down-Syndrom und damit einen unterschiedlichen Aufbau der Hirnrinde und/ oder der Neuronenverschaltung schließen.

Neuropathologische Untersuchungen des frontalen Kortexgebietes beim Down-Syndrom waren nicht verfügbar. Deshalb mußte auf mögliche andere relevante Untersuchungsergebnisse zurückgegriffen werden.

Neuropathologische und neurophysiologische Untersuchungen beim Down-Syndrom

Suetsugu u. Mehraein (1980) fanden eine signifikant niedrigere Dornenzahl an den apikalen Dendriten bei Down-Syndrom-Patienten im Bereich der 3. Schicht des Hippokampus und der 5. Schicht des Gyrus cinguli bei Golgi-Präparaten des Gehirnes von 11 Down-Syndrom-Patienten im Alter von 3 - 23 Jahren im Vergleich mit 7 Gesunden von 4 - 21 Jahren. Da die Anzahl der Dorne in enger Korrelation mit der Anzahl der synaptischen Übergänge steht, kann ein Zusammenhang zwischen den in dieser Arbeit vorgestellten EEG-Veränderungen bei den Down-Syndrom-Patienten und den von Suetsugu u. Mehraein vorgestellten Befunden vermutet werden.

McCoy u. Enns (1980) beschrieben eine Störung des Natrium-Kalium-Gleichgewichtes und eine Reduktion der Natrium-Kalium-ATPase bei Blutplättchen und vermuteten eine begleitende Störung der Neurotransmitteraktivität. Diese konnte von Perry et al. (1977) und Yates et al. (1980, 1981) nachgewiesen werden. Unabhängig von diesen Untersuchungen fanden Schwartz et al. (1983) eine Veränderung der zerebralen Glukoseutilisation beim Down-Syndrom und hielten bei der Interpretation eine Störung auf der Basis von Membrandefekten für möglich.

Nachgewiesen wurde eine Veränderung der Membraneigenschaft von dorsalen Rückenmarkswurzelganglien beim Down-Syndrom durch Scott et al. (1982). Bei Übertragbarkeit der Ergebnisse auf Zellen des Kortex wäre im Zusammenhang mit den Untersuchungen

der evozierten Potentiale (Barnet u. Lodge 1967; Callner et al. 1978) **beim Down-Syndrom eine Reduktion der Leitungsgeschwindigkeit, eine Störung der Inhibition und eine Verlängerung der Latenzzeit anzunehmen.**

EEG-Veränderungen bei Entwicklungsstörungen am Beispiel des Down-Syndroms. Ursachen - Zusammenhänge - Perspektiven

Diese neuropathologischen Erkenntnisse könnten im Zusammenhang mit dem „two compartment model of EEG coherence" von Thatcher et al. (1986) eine Erklärung für das unterschiedliche Verhalten der Kohärenzfunktion geben. Die Autoren stellten die Theorie auf, „daß die Organisation der frontalen Hirnregionen vorwiegend von langen Nervenbahnen beeinflußt werde, während die hinteren Regionen stärker von den lokalen Abläufen beeinflußt werden. Dies stimme mit der funktionellen Aufgabe der Frontalhirnregionen überein, Aktionsmuster und die Planung und Verfolgung von zielgerichtetem Verhalten zu beeinflussen, was die Integration und Koordination von vielen spezialisierten aber lokalisierten Prozessen mit sich bringt. Vermutlich werden diese Funktionen des Frontalhirnes durch die 'langen Nervenverbindungen' unterstützt".

Geht man davon aus, daß die von Suetsugu u. Mehraein (1980) gefundenen Dornendefizite auf die Hirnrinde übertragen werden können und die von McCoy u.

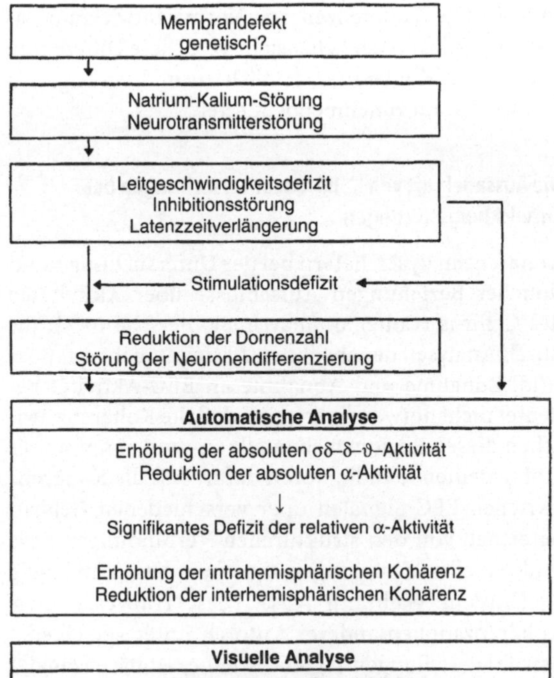

Abb. 5.32. Modell zur Ätiologie der EEG-Veränderungen beim Down-Syndrom

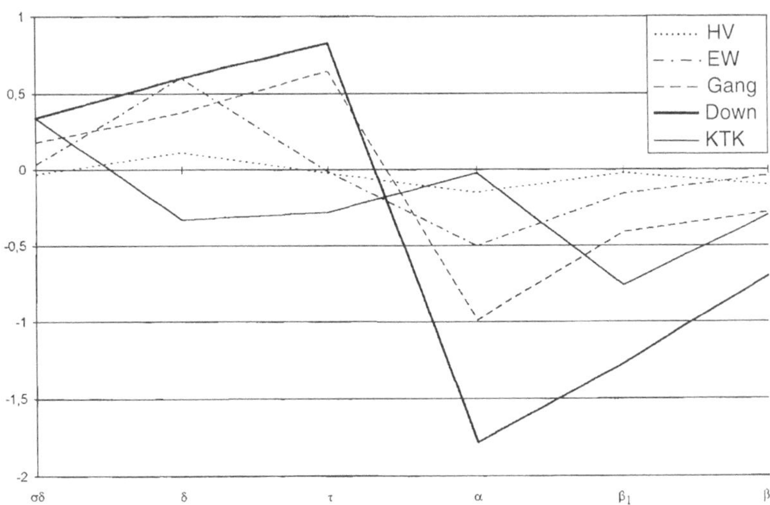

Abb. 5.33. Synoptische Darstellung verschiedener Entwicklungsstörungen mit Hilfe der z-Transformation der relativen Aktivität in den verschiedenen Frequenzbändern parietookzipital. Bei Kindern (alle 5 Jahre alt) mit Hyperaktivität und Verhaltensstörungen (*HV*) liegen unwesentliche Abweichungen von der Kontrollgruppe (Nullinie) vor. Kinder mit Entwicklungsstörungen (*EW*) weisen ein α-Defizit von 0,5 Standardabweichungen, mit einer Gangstörung (*Gang*) von 1,0 Standardabweichungen und die Down-Syndrom-Probanden (*Down*) von 1,7 Standardabweichungen auf. Im Alter von 10 Jahren liegt ein Defizit von 0,7 Standardabweichungen bei Defiziten in der Koordination (*KTK*), allerdings in dieser Altersstufe im β_1-Band, vor. Ordinate = SD

Enns (1980), Perry et al. (1977), Yates et al. (1980, 1981), Schwartz et al. (1983) und Scott et al. (1982) gefundenen neurophysiologischen Defekte die Nervenleitung beeinflussen, so wären die EEG-Ergebnisse in folgender Weise zu erklären: Die erheblichen Defizite bei der interhemisphärischen Kohärenz frontozentral sind Ausdruck der sich summierenden gestörten Nervenleitung auf den „langen Nervenverbindungen". Über dem Parietookzipitalbereich besteht eine andere Situation. Die zentrale Organisation der Hirnrindenaktivität ist dort ebenso gestört. Dies wird aber von der lokalen Aktivität überlagert. Michel et al. (1992) lokalisierten, im Vergleich zu den anderen EEG-Frequenzbändern, den Ursprung der α-Aktivität im Gehirn am weitesten hinten und relativ kortexnah, also nahegelegen dem Parietookzipitalbereich. Die Herkunft der kortikalen α-Aktivität und α-Kohärenz wurde von Lopez da Silva (1991) an Hand neuer Erkenntnisse diskutiert. Der Autor kam zu dem Schluß, daß zur thalamo-kortikalen α-Aktivität eine unterlagernde kortikale α-Aktivität hinzukommt, was experimentell durch das Vorhandensein einer kortiko-kortikalen Kohärenz nachgewiesen ist.

Das mit dem Alter ansteigende Defizit bei der frontozentralen interhemisphärischen Kohärenz könnte Ausdruck einer gestörten neurophysiologischen Reifung sein, wie sie im Modell (Abb. 5.32) beschrieben ist. Einflüsse von Leitungsgeschwindigkeit, Latenzzeitverlängerung, Inhibitionsstörung wirken sich stärker bei den langen Bahnen als bei regionaler neuronaler Organisation aus. Ein Zusammenhang dieser Ergebnisse mit der von Suetsugu u. Mehraein (1980) beschriebenen Reduktion der Dornenzahl ist aus diesen Untersuchungen nicht zwangsläufig abzuleiten, aber möglich. Bei Übertragbarkeit der von Scott et al. (1982) gefundenen Veränderung der Leitgeschwindigkeit auf Zellen des Kortex wäre unter folgender Modellvorstellung ein kausaler Zusammenhang zur Reduktion der Dornenzahl denkbar.

Globus u. Scheibel (1966, 1967) und Valverde (1967, 1968, 1971) wiesen nach, daß Veränderungen der Umwelt, z. B. die Aufzucht von Tieren im Dunklen, eine Reduktion der Dornenzahl (Valverde 1967) eine Änderung der Dornenform (Valverde 1968) und eine Veränderung der reifungsbedingten Zunahme der Dornenzahl (Valverde 1971) bewirken. Es wäre zu diskutieren, ob nicht auch die Veränderung der Membraneigenschaften und der elektrischen Leitgeschwindigkeit als „endogene Faktoren" eine Reduktion der Dornenzahl bewirken könnten. Damit wäre eine Reduktion der Synchronisation über lange Bahnen erklärbar. Dies wiederum könnte ein neurophysiologisches Korrelat des im Kindesalter zunehmenden Entwicklungsdefizites sein.

Es bleibt eine erhebliche Abweichung bei der intrahemisphärischen Kohärenz im α-Band bei geschlossenen Augen nach dem 12. Lebensjahr zu interpretieren. Bei der Normalentwicklung liegt ein relativ stabiles Kohärenzniveau ab dem 13. Lebensjahr vor (Kohärenzwerte 0,11 - 0,16). Dies dürfte mit dem erheblichen Unterschied zwischen frontozentralem und parietookzipitalem EEG bei geschlossenen Augen ab dem Schulalter zu erklären sein. Die gemessenen Werte dürften nach dem Modell von Thatcher et al. (1986) frontal im wesentlichen einer kortikal abgeleiteten α-Aktivität entsprechen, da bei geschlossenen Augen die Auswirkung der zentralen α-Stimulation auf die vorderen Hirnabschnitte kaum registrierbar ist. Beim Down-Syndrom hingegen wäre durch eine Abnahme der optisch induzierten Störeffekte im Kortex bei geschlossenen Augen - kombiniert mit einer reduzierten Überleitung von α-Aktivität über lange Bahnen - ein erhöhter intrahemisphärischer Kohärenzwert auch im α-Band nachvollziehbar, da parietookzipital ein erhebliches Defizit an α-Aktivität beim Down-Syndrom vorliegt.

Es bleibt zu klären, ob diese Annahme der EEG-Veränderung beim Down-Syndrom auch auf EEG-Veränderungen bei anderen Entwicklungsstörungen übertragbar ist (Abb. 5.33). Sichere Beweise liegen nicht vor. Es gibt jedoch Hinweise auf die gleiche Ätiologie bei anderen Entwicklungsstörungen.

Huttenlochner (1970, 1974) untersuchte die Dendritenentwicklung bei 11 Kindern mit geistigen Defekten. Er fand ein Defizit der Dendritenentwicklung bei 4 von 5 retardierten Kindern unter 5 Jahren. Es wurden keine Kinder mit Down-Syndrom untersucht. Ein ausgeprägtes Dendritendefizit fand er nur vor dem 10. Lebensjahr. Bei Betrachtung der nach Golgi gefärbten Präparate aus dem mittleren frontalen Gyrus von Kontrollkindern und mental retardierten Kindern unterschiedlicher Altersstufen, wurde die verzögerte Entwicklung des Dendritennetzwerkes bei den mental retardierten Kindern deutlich. Er sah darüber hinaus eine Reduktion der Dorne der apikalen und basalen Dendriten bei den retardierten Kindern und leitete daraus eine Reduktion der Synapasenzahl ab. Dieselben Störungen wurden zwischenzeitlich bei zahlreichen Erkrankungen mit mentalen Entwicklungsretardierungen nachgewiesen (Huttenlochner 1991). Purpura (1974) fand eine Reduktion und abnorme Konfiguration der Dorne bei retardierten Patienten ohne Chromosomenanomalie.

Schadé u. van Groenigen (1961) zogen Parallelen zwischen der histologischen Entwicklung des Kortex und dem Abbau der langsamen Wellen im EEG. Sie beschrieben auch einen ausgeprägten Anstieg der Dornenzahl während der Entwicklung des Dendritennetzwerkes. „Wenn der Umfang der Dendriten zunimmt, so besteht eine größere Wahrscheinlichkeit für eine Synapsenbildung" wurde von ihnen zur Diskussion gestellt.

Marin-Padilla (1972) fand in Golgi-gefärbten histologischen Präparaten eines Kindes mit Patau-Syndrom (Trisomie D1-13-15) eine deutliche Reduktion der Dornenzahl und bei einem Kind mit Trisomie 21 Abschnitte der Pyramidalneurone nahezu ohne Dornen.

Durch den Zusammenhang: Dendriten-/Synapsendefizit → neuronale Funktionsstörung → EEG-Veränderung → klinisch manifeste Entwicklungsstörung erhält der Neuropädiater einen nichtinvasiven Einblick in neuronale Vorgänge.

Der Einsatz automatisch analysierter EEG-Untersuchungen führt zu Ergebnissen, die in einem gewissen Ausmaß mit dem Grad einer Entwicklungsstörung korrelieren. Dies konnte an Hand der Untersuchungen und Literatur bei Teilleistungsstörungen, neuromotorischen Störungen, Koordinationsstörungen und beim Down-Syndrom gezeigt werden.

Die Beziehungen zwischen Neuropathologie bzw. neurophysiologischen Stoffwechselvorgängen und EEG müssen im Hinblick auf ihre Spezifität weiter untersucht werden. Inwieweit andere funktionelle Untersuchungsmethoden wie die Positronenemissionstomographie in den nächsten Jahren weitere Aufschlüsse zur Erklärung dieser Vorgänge erbringen, oder gar zur Übernahme von diagnostischen Aufgaben führen, bleibt abzuwarten.

Literatur

Ahn H, Prichep L, John ER, Baird A, Treptin M, Kaye H (1980) Developmental equations reflect brain dysfunctions. Science 210: 1259-1262

Barnet AB, Lodge A (1967) Click evoked EEG responses in normal and developmentally retarded infants. Nature 214: 252-255

Barnet AB, Ohlrich ES, Shanks BL (1971) EEG evoked responses to repetitive audiotry stimulation in normal and Down's syndrom infants. Dev Med Child Neurol 13: 321-329

Baumann M (in Vorbereitung) Bestehen Zusammenhänge zwischen neuromotorisch-koordinativen Fähigkeiten und dem Elektroencephalogramm. Med. Dissertation, Universität München

Beley A, Sevestre P, Lecuyer RJM, Leroy C (1959) Contribution a l'EEG des mongoliens. Rev Neurol (Paris) 101: 457-459

Bigum HB, Dustman RE, Beck EC (1970) Visual and somatosensory evoked responses from mongoloid and normal children. Electroencephalogr Clin Neurophysiol 28: 576-585

Busk J, Galbraith GC (1975) EEG correlates of visual motor practice in man. Electroencephalogr Clin Neurophysiol 38: 415-422

Byring RF, Salmi TK, Sainio KO, Örn HP (1991) EEG in children with spelling disabilities. Electroencephalogr Clin Neurophysiol 79: 247-255

Callner DA (1976) Developmental trends in the visual, auditory, and somatosensory evoked responses of normal and Down's syndrome individuals. Dissertation Abstracts International 36: 5247-B.

Callner DA, Dustman RE, Madsen JA, Schenkenberg T, Beck EC (1978) Life span changes in the averaged evoked responses of Down's syndrome and nonretarded persons. Am J Ment Defic 82: 389-405

Capute AJ, Niedermeyer EFM, Richardson F (1968) The electroencephalogram in children with minimal cerebral dysfunction. Pediatrics 41: 1104-1114

Clausen J, Sersen EA, Lidsky A (1977) Sleep patterns in mental retardation: Down's syndrome. Electroencephalogr Clin Neurophysiol 43: 183-191

Colter N, Shaw JC (1982) EEG coherence analysis and field dependence. Biol Psychol 15: 215-228.

Coulin S, Heiß-Begemann E, Köhler G, Lajosi F, Schamberger R (1977) Münchener Funktionelle Entwicklungsdiagnostik - 2. und 3. Lebensjahr (Experimentalfassung, 89 S). Institut für Soziale Pädiatrie und Jugendmedizin der Universität München

Dittmann W (1982) Intelligenz beim Down-Syndrom. Forschungsstand zur Problematik der Intelligenzleistung beim Down-Syndrom. G Schindele, Heidelberg, S 51-62

Down JLH (1866) Observations on an ethnic classifikation of idiots. Clin Lect and Reports, London Hospital 3: 259-262

Dumermuth G (1967) Variance spectra of electroencephalogram in twins. A contribution to the problem of quantification of EEG background activity in childhood. Proc. Int. Symp. Clin. EEG in Childhood, Göteborg. Almquist & Wiksell, Stockholm, pp 119-154

Dustman RE, Callner DA (1979) Cortical evoked responses and response decrement in nonretarded and Down's syndrome individuals. Am J Ment Defic 83: 391-397

Ellingson RJ, Lathrop GH (1973) Intelligence and frequency of the alpha rhythm. Am J Ment Defic 78: 334-338

Ellingson RJ, Peters JF (1980) Development of EEG and daytime sleep patterns in trisomy-21 infants during the first year of life: Longitudinal observations. Electroencephalogr Clin Neurophysiol 50: 457-466

Ellingson RJ, Eisen J, Ottersberg G (1973) Clinical electroencephalographic observations on institutionalized mongols confirmed by karyotype. Electroencephalogr Clin Neurophysiol 34: 193-196

Esser G (1991) Was wird aus Kindern mit Teilleistungsschwäche - Der langfristige Verlauf umschriebener Entwicklungsstörungen. Enke, Stuttgart

Esser G, Schmidt MH (1987) Minimale cerebrale Dysfunktion - Leerformel oder Syndrom. Enke, Stuttgart

Esser G, Schmidt MH, Allehoff W, Geisel B (1981) Zerebrale Funktionsstörungen bei Achtjährigen: Mehrebenenfalldefinition in einer epidemiologischen Untersuchung. Z Kinder Jugenpsychiatr 9: 399-411

Flehmig I (1979) Normale Entwicklung des Säuglings und ihre Abweichung. Thieme, Stuttgart, S 32-37

Folsom RC, Widen JE, Wilson WR (1983) Auditory brainstemresponses in infants with Down's syndrome. Arch Otolaryngol Head Neck Surg 109: 607-610

Frankenburg WK, Dodds JB (1967) The Denver Developmental Screening Test. J Pediatr 71: 181-191

Frankenburg WK, Fandal AW, Sciarillo W, Burgess D (1981) The newly abbreviated and revised Denver Developmental Screening Test. J Pediatr 99: 995-999

Frühmann E, Roth G (1963) Mongolismus und EEG. Versuch einer Korrelation vom klinischen Zustandsbild und EEG-Befund. In: Suhr O (ed) Proceedings of the 2nd International Congress on Mental Retardation. Karger, Basel, pp 381-386

Gibbs EL, Knott IR (1949) Growth of the electrical activity of the cortex. Electroencephalogr Clin Neurophysiol 1: 223-229

Gibbs EL, Rich CL, Fois A, Gibbs FA (1960) Electroencephalographic study of mentally retarded persons. Am J Ment Defic 65: 236-247

Gibbs EL, Gibbs FA, Hirsch W (1964) Rarity of 14- and 6-persecond positive spiking among mongoloids. Neurology 14: 581-583

Gliddon JB, Busk J, Galbraith GC (1975) Visual evoked responses as a function of light intensity on Down's syndrome and nonretarded subjects. Psychophysiology 12: 416-422

Globus A, Scheibel AB (1966) Loss of dendrite spines as index of pre-synaptic terminal patterns. Nature 212: 463-465

Globus A, Scheibel AB (1967) The effect of visual deprivation on cortical neurons: A Golgi study. Exp Neurol 19: 331-345

Godinova AM (1963) Electroencephalographic changes in Down's syndrome. Zh Nevropatol Psikhiatr 63: 1058—1064

Gunnarson S (1944) Electroencephalographic examinations of imbeciles. Regarding the alpha frequency in spastics and mongoloid idiots. Acta Paediatr Scand 32: 426-434

Harmony T, Marosi E, Diaz de León AE, Becker J, Fernández T (1990) Effect of sex, psychosocial disadvantages and biological risk factors on EEG maturation. Electroencephalogr Clin Neurophysiol 75: 482-491

Harris R (1977) The EEG. In: Rutter M, Hersov L (eds) Child Psychiatry. Blackwell, Oxford, pp 334-358

Hellbrügge Th, Lajosi F, Menara D, Schamberger R, Rautenstrauch Th (1978) Münchener Funktionelle Entwicklungsdiagnostik. Urban & Schwarzenberg, München

Huttenlochner PR (1970) Dendritic development and mental defect. Neurology 20: 381

Huttenlochner PR (1974) Dendritic development in neocortex of children with mental defect and infantile spasms. Neurology 24: 203-210

Huttenlochner PR (1991) Dendritic and synaptic pathalogy in mental retarding. Pediatric Neurology Vol 7 No 2

John ER, Karmel BZ, Princhep LS, Ahn H, John M (1977) Neurometrics applied to the quantitative electrophysiological measurement of organic brain dysfunction in children. In: Shagass C, Gershon S, Friedhoff AI (eds) Psychopathology and brain dysfunction. Raven, New York, pp 291-331

John ER, Ahn H, Princhep L, Trepetin M, Brown D, Kaye H (1980) Developmental equations for the electroencephalogram. Science 210: 1255-1258

Keidel WD (1962) Elektronisches Rechenwerk zur Mittelwertsbildung statistisch streuender periodischer bioelektrischer Potentiale. Z Biol 111: 54-66

Kellaway P (1979) An orderly approach to visual analysis: Parameters of the normal EEG in adults and children. In: Klass DW, Daly DD (eds) Current practice of electroencephalography. Raven, New York, pp 69-147

Keuser I (1981) Entwicklungsprofil beim Down-Syndrom. Med. Dissertation, Universität Heidelberg

Kraus-Oversohl B (1977) Frequenzanalytische Verlaufsuntersuchung des Electroencephalogrammes bei Säuglingen im ersten Lebenshalbjahr. Med. Dissertation, Universität München

Kreezer G. (1936) The electric potentials of the brain in the mongolian type of mental deficiency. Psychol Bull 33: 607

Kreezer G (1939) Intelligence level and occipital alpharhythm in the mongolian type of mental deficiency. Am J Psychol 52: 503-532

Leismann G, Ashkenazi M (1980) Aetiological factors in dyslexia. IV Cerebral hemispheres are functionally equivalent. Neuroscience 11: 157-164

Lejeune MJ, Gautier M, Turpin R (1959 a) Le mongolisme, maladie chromosomique (trisomie). Bull Acad Natl Med (Paris) 143: 256-265

Lejeune MJ, Gautier M, Turpin R (1959 b) Les chromosomes humains en culture de tissus. C R Acad Sci [III] 248: 602-603

Levinson A, Friedmann A, Stamps F (1955) Variability of mongolism. Pediatrics 16: 43-54

Lopes da Silva F (1991) Neural mechanism underlying brain waves: from neural membranes to networks. Electroencephalogr Clin Neurophysiol 79: 81-93

Marin-Padilla M (1972) Structural abnormalities of the cerebral cortex in human chromosomal aberrations. A Golgi study. Brain Res 44: 625-629

Marosi E, Harmony T, Sánchez L et al. (1992) Maturation of the coherence of EEG activity in normal and learning-disabled children. Electroencephalogr Clin Neurophysiol 83: 350-357

Matousek M, Petersen I (1973) Frequency analysis of the EEG in normal children and adolescents. In: Kellaway P, Peterson I (eds) Automation of clinical electroencephalography. Raven, New York, pp 75-102

McCoy EE, Enns L (1980) Potassium uptake by platelets from Down's syndrome and normal subjects. Life Sci 26: 603-606

Mehraein P, Yamada M, Tarnowksa-Dziduszko E (1975) Quantitative study on dendrites and dendritic spines in Alzheimer's disease and senile dementia. In: G.W. Kreutzberg (Ed.) Advances in Neurology, vol. 12, 453-548„ Raven Press New York

Michel CM, Lehmann D, Henggeler B, Brandeis D (1992) Localization of the sources of EEG delta, theta, alpha and beta frequency bands using the FFT dipole approximation. Electroencephalogr Clin Neurophysiol 82: 38-44

Montagu JD (1975) The hyperkinetic child: a behavioral, electrodermal and EEG investigation. Dev Med Child Neurol 17: 299-305

Neuhäuser G (1981) Minimale cerebrale Dysfunktion. Nervenarzt 52: 125-134

Ohtahara S (1981) Neurophysiological development during infancy and childhood. In: Yamaguchi N, Fujisawa K (eds) Recent advances in EEG and EMG data processing. Elsevier North Holland Biomedical, pp 369-375

Oster J (1953) Mongolism. Danish Science Press, Copenhagen, pp 22-80

Pennacchietti M, Ferrio L (1953) Dati elettroencefalografici sull'idiozia mongoloide. Riv Neurol 23: 363-366

Penuel H, Corbin F, Blickford RC (1955) Studies of the electroencephalogram of normal children. Comparison of visual and automatic frequency analyses. Electroencephalogr Clin Neurophysiol 7: 15-28

Perry EK, Gibson PH, Perry RH, Tomlinson BE (1977) Neurotransmitter enzyme abnormalities in senile dementia. J Neurol Sci 34: 347-365

Petersen I, Eeg-Olofsson O (1971) The development of the electroencephalogram in normal children from the age of 1 trough 15 years. Non-paroxysmal activity. Neuropädiatrie 2: 247-304

Petsche H (1995) Die flirrende Welt der Aufmerksamkeit: Zur Neurophysiologie kognitiver Prozesse. Z. EEG-EMG 26: 1-18

Purpura DP (1974) Dendritic spine dysgenesis and mental retardation. Science 186: 1126-1128

Rie HE, Rie ED (eds) (1980) Handbook of minimal brain dysfunctions. A critical view. John Wiley, New York

Rochels R (1981) Anthropometrische Untersuchungen zum Down-Syndrom. II Körperhöhe, Körpergewicht, Kopfumfang, Handlänge. Cytobiologische Revue 5: 65-72

Satterfield JH, Sesser LI, Saul RE, Cantwell DP (1973) EEG aspects in the diagnosis and treatment of minimal brain dysfunction. Ann NY Acad Sci 205: 274-282

Schadé JP, van Groeningen WB (1961) Structural organization of the human cerebral cortex. I Maturation of the middle frontal gyrus: Acta Anat (Basel) 47: 74-111

Schamberger R (1978) Frühtherapie bei geistig behinderten Säuglingen und Kleinkindern. Untersuchungen bei Kindern mit Down-Syndrom. Beltz, Weinheim, S 115-128

Schilling F, Kiphard EJ (1974) Körperkoordinationstest für Kinder (KTK). Beltz, Weinheim

Schirm H, Sadowsky K, Faus-Keßler Th (1986) Münchener Pädiatrische Längsschnittstudie. Gustav Fischer, Stuttgart New York

Schlack HG (1978) Neurophysiologische Aktivation und Verhalten bei geistiger Leistung. Vergleichende Untersuchung bei gesunden, leicht hirngeschädigten und mongoloiden Kindern. Fortschr Med 96: 978-982

Schlack HG, Schmidt-Schuh H (1977) Neurophysiological and behavioural changes during mental work in children with Down's syndrome. Neuropädiatrie 8: 374-386

Schmid F (1987) Das Down-Syndrom. Hansen & Hansen, Münsterdorf

Schmid RG (1984) Zur Differenzierung cerebraler Störungen mittels automatischer EEG-Analyse am Beispiel des Down-Syndroms, Habilitationsschrift, Universität München

Schmid RG (1989) Ergebnisse automatischer EEG-Analyse beim Down-Syndrom in Korrelation zu Erkenntnissen der Neurophysiologie und Neuroanatomie. Der Kinderarzt 20: 1549-1554

Schmid RG, Weinmann H-M, Tirsch W, Pöppl SJ, Sadowsky K (1983 a) EEG-Spektralanalysen bei gesunden Kindern und Kindern mit Verhaltensstörungen, minimaler cerebraler Dysfunktion und Down-Syndrom. Monatsschr Kinderheilkd 131: 684

Schmid RG, Sadowsky K, Schirm H, Pöppl SJ, Tirsch W, Weinmann H-M (1983 b) Korrelation entwicklungsneurologischer Untersuchungsergebnisse mit spektralanalysierten EEG-Befunden. In: Abstracts der 9. Jahrestagung der Gesellschaft für Neuropädiatrie. Tübingen, S 47

Schmid RG, Sadowsky K, Weinmann H-M et al. (1983 c) Vergleichende Betrachtung von EEG mit entwicklungsdiagnostischen Tests und Intelligenztests bei gesunden Kindern und Kindern mit Down-Syndrom. Poster. Third European Conference of EEG and Clinical Neurophysiologie, Basel (unveröff.)

Schmid RG, Tirsch W, Sadowksy K, Weinmann H-M, Pöppl SJ (1983 d) Comparison of EEG spectral analysis in the first 5 years of life in normal children and children with Down syndrome. Bull Soc Sci Med Grand Duché Luxemb 120: 45-46

Schmid RG, Pöppl SJ, Sadowsky K, Tirsch W, Weinmann H-M (1984) Correlation between neuromotor ability and EEG in infancy and childhood. Vortrag auf dem XXVI. Alpinen EEG Meeting Zürs

Schmid RG, Tirsch W, Pöppl SJ, Sadowsky K, Weinmann H-M (1985 a) Spektralanalytische Untersuchungen bei neuromotorischen Auffälligkeiten - eine vergleichende Studie an 536 Kindern. EEG EMG 16: 43

Schmid RG, Weinmann H-M, Tisch W, Pöppl, SJ (1985 b) Z-transformed EEG power spectra of children with Down syndrome vs a control group. Neuropediatrics 16: 218-224

Schmid RG, Weinmann H-M, Tirsch W, Sadowsky K, Pöppl SJ (1986) Untersuchung der EEG-Entwicklung bei Gesunden und beim Down-Syndrom mit Hilfe der Spektralanalyse. EEG EMG 17: 99

Schmid RG, Tirsch W, Rappelsberger P, Weinmann H-M, Pöppl SJ (1988 a) Vergleichende Entwicklung der Kohärenzfunktion vom Säuglings- bis zum Erwachsenenalter bei gesunden Probanden und beim Down-Syndrom. Gesellschaft für Neuropädiatrie 14. Jahrestagung, München. Schwarzer Picker International, München, S 95

Schmid RG, Tirsch W, Rappelsberger P, Weinmann H-M, Pöppl SJ (1988 b) Die Entwicklung der Kohärenzfunktion vom Säuglings- bis zum Erwachsenenalter bei Gesunden und beim Down-Syndrom. EEG EMG 20: 200

Schmid RG, Tirsch W, Rappelsberger P, Weinmann H-M, Pöppl SJ (1990) Development of the coherence function from childhood to adult age in healthy volunteers and Down's syndrome patients. Elektroencephalogr Clin Neurophysiol 75: 50 P

Schmid RG, Tirsch W, Rappelsberger P, Weinmann H-M, Pöppl SJ (1992) Comparative coherence studies in healthy volunteers and Down's syndrome patients from childhood to adult age. Electroencepahlogr Clin Neurophysiol 83: 112-123

Scott BS, Petit TL, Becker LE, Edwards BAV (1982) Abnormal electric membrane properties of Down's syndrome DRG neurons in cell cultur. Brain Res 2: 257-270

Schwartz M, Duara R, Haxby J, Grady D (1983) Down's syndrome in adults: brain metabolism. Science 27: 781-783

Seguin E (1846) Le traitement moral, l'hygiéne et l'éducation des idiots. Zitiert aus: Krenberger S (Hrsg) (1912) Die Idiotie und ihre Behandlung nach physiologischer Methode. Karl Graeser, Wien, S 53

Seppäläinen AM, Kivalo E (1967) EEG findings and epilepsy in Down's syndrome. J Ment Defic Res 11: 116-125

Shah SN (1979) Fatty acid composition of lipids of human brain myelin and synaptosomes: changes in phenylketonuria and Down's syndrome. Int J Biochem 10: 477-482

Straumanis JJ, Shagass Ch, Overton DA (1973) Somatosensory evoked responses in Down syndrome. Arch Gen Psychiatry 29: 544-549

Suetsugu M, Mehraein P (1980) Spine distribution along the apical dendrites of the pyramidal neurons in Down's syndrome. A quantitative Golgi study. Acta Neuropathol (Berl) 50: 207-210

Tangye SR (1979) The EEG and incidence of epilepsy in Down's syndrome. J Ment Defic Res 23: 17-24

Taylor RL (1980) Use of the AAMD classification system. A review of recent research. Am J Ment Defic 85: 116-119

Thatcher RW, Krause PJ, Hrybyk M (1986) Cortico-cortical associations and EEG coherence: a 2-compartmental model. Electroencephalogr Clin Neurophysiol 64: 123-143

Tirsch WS, Michels P, Müllner E, Pöppl SJ, Sadowsky K, Wegener H, Weinmann H-M (1981) Automatic recognition of sex-specific differences in the EEG of early childhood. Electroencephalogr Clin Neurophysiol 52: 41 P

Uohashi T (1970) The electroencephalogram in cases with Down's Syndrome. Bull Osaka Med Sch 16: 1-22

Valverde F (1967) Apical dendritic spines of the visual cortex and light deprivation in the mouse. Exp Brain Res 4: 337-352

Valverde F (1968) Structural changes in the area striata of the mouse after enucleation. Exp Brain Res 5: 274-292

Valverde F (1971) Rate and extent of recovery from dark rearing in the visual cortex of the mouse. Brain Res 33: 1-11

Vogel F (1958) Über die Erblichkeit des normalen Elektroencephalogramms. Thieme, Stuttgart

Weller M, Montagu JD (1980) EEG coherence in schizophrenia: a preliminary study. Electroencephalogr Clin Neurophysiol 49: 100-101 P

Wunderlich Ch (1977) Das mongoloide Kind. Enke, Stuttgart, S 52-67

Yates CM, Simpson J, Maloney AFJ, Gordon A, Reid AH (1980) Alzheimer-like cholinergic deficiency in Down's syndrome. Lancet 979

Yates CM, Ritchie IM, Simpson J, Maloney AFJ, Gordon A (1981) Noradrenaline in Alzheimer-type dementia and Down's syndrome. Lancet 39-40

Yellin AM, Lodwig AK, Jerison HJ (1979) Effects of rate of repetitive stimulus presentation on the visual evoked brain potentials of young adults with Down's syndrome. Biol Psychiatry 14: 913-924

Yellin AM, Lodwig AK, Jerison HJ (1980) Auditory evoked brain potentials as a function of interstimulus interval in adults with Down's syndrome. Audiology 19: 255-262

6 Das EEG bei pathologischen Zuständen des zentralen Nervensystems im Kindesalter

In einer Zeit, in der häufig neue Symptomenkomplexe und Syndrome definiert werden, wurde es nicht als Aufgabe dieses Atlas gesehen, jedes einzelne Syndrom zu beschreiben. Dies fiel um so leichter, als die seltenen Erkrankungen und Syndrome, wenn man von den spongiösen Enzephalopathien (z.B. Jacob-Creutzfeldt u. ä.) und den subakuten sklerosierenden Leukenzephalitiden und Panenzephalitiden (Radermecker-Komplexe) absieht, keine spezifischen EEG-Muster aufweisen. Darüber hinaus wandelt sich das EEG-Bild im Krankheitsverlauf bei vielen dieser Erkrankungen. Bei seltenen Krankheiten ist der EEG-Verlauf noch nicht oder nur unzureichend und nur bei wenigen statistisch umfassend und aussagekräftig beschrieben. Ein Teil der seltenen Erkrankungen wird in Publikationen mit anderem Schwerpunkt dargestellt.

Dem Interessierten stehen heute für konkrete Fragen etliche Handbücher und medizinische Informationssysteme zur Verfügung. In erster Linie sei auf die umfassenden Werke von Rémond (1971–1978), Niedermeyer et al. (1993), Daly et al. (1990) und Blume (1982) in englischer, von Laget u. Salbreux (1967) in französischer Sprache und auf die vergriffenen und nur noch in Büchereien erhältlichen Monographien von Dumermuth (1976), Niebeling (1980) und Christian (1968) in deutscher Sprache hingewiesen. Einen Überblick vermitteln Cooper et al. (1984), die Veröffentlichungen der EEG-Gesellschaft (1990) sowie die Monographien von Hector (1979), Kugler (1981), Neundörfer (1975), Rothenberger (1987), Ebe et al. (1994) und Lüders u. Noachtar (1994). Die Epilepsien und epileptischen Anfälle im Erwachsenenalter behandelt das Werk von Schmidt (1993). Die Epilepsien im Kindesalter werden von Matthes u. Schneble (1992) und Jacobi u. Meier-Ewert (1991) auch unter ätiologischen, klinischen und therapeutischen Aspekten dargestellt.

Die Aspekte von Ätiologie, Klinik und Therapie werden in diesem Buch zum Verständnis des EEG kurz skizziert. Als aktuelles Standardwerk zur Ableitung und Beschreibung des EEG im Kindesalter ist die Publikation von Weinmann (1986) zu erwähnen. Spezielle Aspekte der Epilepsie werden in der Reihe „Das anfallskranke Kind" Band 1 (1982) bis derzeit Band 10 (1995) erläutert (Gross-Selbeck et al.: Band 1, 3, 4, 6, 7, 8, 10; Boenigk et al.: Band 2, 5, 9). Die besonderen Aspekte der neonatalen Elektroenzephalographie werden von Stockard u. Pope (1992) abgehandelt.

Der Schwerpunkt unserer Publikation liegt im Darstellen der EEG-Veränderungen bei Epilepsien und häufigen Erkrankungen des Gehirns im Kindesalter. Das entspricht der Bedeutung dieser Krankheiten in der neuropädiatrischen oder sozialpädiatrischen Ambulanz und Klinik. Darüber hinaus werden einige seltene Krankheiten mit der Diagnose dienenden EEG-Mustern dargestellt. Nach der revidierten Klassifikation der Epilepsien und epileptischen Syndrome (1989) werden EEG-Bilder den verschiedenen Erkrankungen im Kindesalter zugeordnet. Verwendet wird dazu eine modifizierte Übersetzung der „Epilepsieblätter 3 (1990)".

6.1 Typische EEG-Veränderungen bei Epilepsien und epileptischen Syndromen

Grundlage der Beschreibung der typischen EEG-Veränderungen bei Epilepsien ist die revidierte Klassifikation der Epilepsien und epileptischen Syndrome (1989; s. Übersicht).

Übersicht. Revidierte Klassifikation der Epilepsien und epileptischen Syndrome (Commission on Classification and Terminology of the International League against Epilepsy, 1989) Bei der Suche nach dem entsprechenden Kapitel muß eine 6.1 vorangesetzt werden (z.B. 6.1.1.2 „Symptomatische Epilepsien").

1 Lokalisationsbezogene (fokale, lokale, partielle) Epilepsien und Syndrome

1.1 Idiopathische Epilepsien (mit altersgebundenem Beginn)

- **gutartige Epilepsie des Kindesalters mit zentrotemporalen Spitzen,**
- **Epilepsie des Kindesalters mit okzipitalen Paroxysmen,**
- **primäre Leseepilepsie.,**

1.2 Symptomatische Epilepsien

- **chronisch progrediente Epilepsia partialis continua (Kojewnikow-Syndrom) des Kindesalters,**
- **Syndrome, die durch spezifische Arten der Anfallsauslösung charakterisiert sind,**
- **unterschiedliche Syndrome, die vorwiegend auf den Anfallstypen (nach der internationalen Klassifikation**

epileptischer Anfälle) und anderen klinischen Merkmalen beruhen,
- Temporallappenepilepsie,
- Frontallappenepilepsie,
- Parietallappenepilepsie,
- Okzipitallappenepilepsie.

1.3   Kryptogene Epilepsien

2   Generalisierte Epilepsien und Syndrome

2.1   Idiopathische Epilepsien (mit altersgebundenem Beginn, nach dem Erkrankungsalter geordnet)
- benigne familiäre Neugeborenenkrämpfe,
- benigne Neugeborenenkrämpfe,
- benigne myoklonische Epilepsie des Kleinkindalters,
- Epilepsie mit pyknoleptischen Absenzen (Pyknolepsie, Absenzenepilepsie) des Kindesalters,
- juvenile Absenzenepilepsie,
- Impulsiv-Petit-mal-Epilepsie (juvenile myoklonische Epilepsie),
- Aufwach-Grand-mal-Epilepsie,
- andere generalisierte idiopathische Epilepsien,
- Epilepsien mit spezifischen Anfallsauslösern.

2.2   Kryptogene oder symptomatische Epilepsien (geordnet nach dem Erkrankungsalter)
- Epilepsien mit Blitz-Nick-Salaam-Krämpfen (West-Syndrom),
- Lennox-Gastaut-Syndrom,
- Epilepsien mit myoklonisch-astatischen Anfällen,
- Epilepsien mit myoklonischen Absenzen.

2.3   Symptomatische Epilepsien

2.3.1 Unspezifische Ätiologie
- myoklonische Frühenzephalopathie,
- frühinfantile epileptische Enzephalopathie mit Burst suppression Muster,
- andere symptomatische generalisierte Epilepsien.

2.3.2 Spezifische Syndrome
Epileptische Anfälle können viele Krankeitszustände komplizieren. An dieser Stelle geht es um jene Krankheiten, bei denen Anfälle das vorherrschende Syndrom sind.

3   Epilepsien und Syndrome, die nicht als fokal oder generalisiert bestimmbar sind

3.1   Epilepsien mit sowohl generalisierten und fokalen Anfällen
- Neugeborenenkrämpfe,
- schwere myoklonische Epilepsie des Kleinkindalters,
- Epilepsie mit anhaltenden SW-Entladungen im synchronisierten Schlaf (ESES),
- Aphasie-Epilepsie-Syndrom (Landau-Kleffner-Syndrom),
- andere unbestimmte Epilepsien.

3.2   Epilepsien ohne eindeutige generalisierte oder fokale Zeichen
Alle Fälle mit generalisierten tonisch-klonischen Anfällen, bei denen die klinischen und die EEG-Befunde eine klare Klassifikation als generalisiert oder lokalisa-

tionsbezogen nicht erlauben, wie z.B. viele Fälle von Schlaf-Grand-mal.

4   Spezielle Syndrome

4.1   Gelegenheitsanfälle
- Fieberkrämpfe,
- isolierte Anfälle oder isolierter Status epilepticus,
- **Anfälle, die ausschließlich bei akuten metabolischen oder toxischen Ereignissen auftreten, hervorgerufen durch Faktoren wie Alkohol, Drogen, Eklampsie, nichtketotische Hyperglykämie.**

Zum Verständnis und konkreten Einordnen der Aussagen ist deren **Entstehungsgeschichte** von Bedeutung: 1985 war der Generalversammlung der Internationalen Liga gegen Epilepsie (ILAE) ein Vorschlag für die Klassifikation der Epilepsien und epileptischen Syndrome vorgestellt worden. Die Kommission für Klassifikation und Terminologie der ILAE hat diesen Vorschlag verfeinert und unter Berücksichtigung von Ergebnissen und Vorschlägen revidiert, die sich aus dem praktischen Umgang mit dem ersten Schema ergaben.

Die Internationale Klassifikation der Epilepsien und epileptischen Syndrome (IKE) hat die Internationale Klassifikation der epileptischen Anfälle (IKEA) ergänzt. Sie wurde in revidierter Form durch die Generalversammlung der ILAE im September 1981 verabschiedet. In einer Reihe von Treffen einer Kommission der ILAE in Paris 1986, Esclimont 1987 und Bielefeld 1988 wurde die Klassifikation verbessert. Da sich die IKEA auf das Beschreiben einzelner Anfallstypen beschränkt, war ihre Bedeutung begrenzt. Ein epileptisches Syndrom ist durch einen Komplex von Symptomen charakterisiert, die gewöhnlich gemeinsam auftreten. Dabei spielen Anfallstyp, Ätiologie, Anatomie, Auslösefaktoren, Erkrankungsalter, Schweregrad, Dauer der Krankheit, Beziehungen zum Tagesrhythmus und manchmal auch die Prognose eine Rolle. Im Unterschied zu einer Krankheit hat ein Syndrom jedoch nicht notwendigerweise eine einheitliche Ätiologie und Prognose.

Bei einigen der Diagnosen in der IKE handelt es sich um Krankheiten, bei anderen, die derzeit als Syndrome eingeschätzt werden, mag eine bestimmte Ätiologie noch entdeckt werden. Der Einfachheit halber sind alle in einer IKE zusammengefaßt.

Zugegebenermaßen ist auch die IKE noch nicht zufriedenstellend. Bei manchen Verläufen kann es zum Wechsel von einem Syndrom zu einem anderen kommen; z. B. können bei einem Kind mit West-Syndrom später Kriterien für ein Lennox-Gastaut-Syndrom bestehen. Es kann aufgrund der fortschreitenden Entwicklung schwierig sein, ein spezielles Syndrom zu bestimmen. Der Verlauf kann weitgehend durch die Ursache vorherbestimmt sein, ist aber nicht immer vorweg abzuschätzen und Fehldiagnosen sind möglich.

Zwei Unterteilungen bilden die Hauptklassen: Die erste trennt **Epilepsien mit generalisierten Anfällen**

(generalisierte Epilepsien) von **Epilepsien mit partiellen oder fokalen Anfällen** (lokalisationsbezogene, partielle oder fokale Epilepsien).

Die andere Unterteilung trennt Epilepsien bekannter Ätiologie (symptomatische oder sekundäre Epilepsien) von denen unbekannter Ätiologien (idiopathischen, primären oder kryptogenen).

Idiopathische Epilepsien und Syndrome sind nach lexikalischer Definition Krankheiten, „die nicht durch eine andere Krankheit bedingt oder veranlaßt sind". Als zugrundeliegende Ursache wird oft eine erbliche Disposition vermutet. Idiopathische Epilepsien sind definiert durch altersgebundenen Beginn, klinische und elektroenzephalographische Charakteristika.

Symptomatische Epilepsien und Syndrome werden auf eine bekannte oder vermutete Störung des zentralen Nervensystems zurückgeführt.

Der Begriff kryptogen bezieht sich auf eine Störung, deren Ursache noch nicht geklärt ist. **Kryptogene Epilepsien** sind vermutlich symptomatisch. Auch die kryptogenen Epilepsien können altersbezogen sein, haben aber keine wohldefinierten elektrographischen und klinischen Charakteristika.

Auf den folgenden Seiten werden die Epilepsien und epileptischen Syndrome näher definiert. Fallbeispiele sollen den Bezug zur Praxis herstellen. Einige der Abbildungen sind aus EEG entnommen, deren Ableiteschemata nicht den heute gängigen Richtlinien entsprechen, da sie vor 1980, im Notdienst oder nachts abgeleitet wurden. Es wird im einzelnen darauf hingewiesen; ebenso werden an einigen Stellen die aus der nicht ordnungsgemäßen Ableitung sich ergebenden Interpretationsprobleme vermerkt.

6.1.1 Lokalisationsbezogene Epilepsien

Lokalisationsbezogene Epilepsien sind epileptische Erkrankungen, bei denen die Anfallssymptomatik oder Untersuchungsbefunde einen lokalisierten Beginn der Anfälle erkennen lassen. Sie umfassen Patienten mit kleinen umschriebenen epileptogenen Läsionen (anatomisch oder funktionell) und fokalen Anfällen, aber auch Patienten mit nicht genau definierten Läsionen, deren Anfälle von variablen Orten ausgehen können. Bei den meisten symptomatischen lokalisationsbezogenen Epilepsien ist die Läsion in einem Teil einer Hirnhemisphäre zu finden, während bei idiopathischen altersgebundenen Epilepsien mit fokalen Anfällen vergleichbare Regionen beider Hemisphären funktionell einbezogen sein können.

6.1.1.1 Idiopathische Epilepsien (mit altersgebundenem Beginn)

Hierbei handelt es sich um Epilepsien des Kindesalters mit fokalen Anfällen und EEG-Anomalien. Sie treten al-

tersbezogen, ohne nachweisbare anatomische Läsionen auf und können spontan remittieren. Klinisch haben die Patienten weder neurologische noch intellektuelle Schäden und keine Anamnese mit relevanten früheren Krankheiten, häufig aber eine Familienanamnese mit gutartigen Epilepsien. Die Anfälle sind meist kurz und selten, bisweilen anfangs häufig. Der Anfallsablauf kann von Fall zu Fall verschieden sein, bleibt aber bei demselben Kind in der Regel konstant. Das EEG ist charakterisiert durch normale Grundaktivität und wiederholte hohe Spitzen, manchmal mit verschiedenen unabhängigen Lokalisationen. Kurze generalisierte Folgen von SW-Komplexen können vorkommen. Die fokalen Befunde nehmen im Schlaf zu, wobei sich ihre Form nicht ändert.

Gegenwärtig sind die folgenden Syndrome bekannt, doch werden in Zukunft vielleicht noch weitere identifiziert werden:

Gutartige Epilepsie des Kindesalters mit zentrotemporalen Spitzen. Dies ist ein Syndrom von kurzen, fokalen, hemifazialen Krämpfen oder Muskelzuckungen, häufig mit sensiblen Begleitsymptomen und gelegentlichen Übergängen in generalisierte tonisch-klonische Krämpfe. Die Anfälle beginnen im Lebensalter von 3 – 13 Jahren (Erkrankungsgipfel 9 – 10 Jahre) und heilen vor dem 15. – 16. Lebensjahr aus. Häufig besteht eine genetische Disposition; das männliche Geschlecht überwiegt. Das EEG zeigt hohe, zentrotemporale Spitzen – oft mit nachfolgender langsamer Welle –, die durch den Schlaf aktiviert werden und eine Tendenz zur Ausbreitung zur anderen Seite oder zum Seitenwechsel haben. Diese Epilepsie wurde von französischen Autoren auch nach dem Anatomen Rolando (der die Funktion der Zentralwindung erkannte) benannt und heißt deshalb auch „Rolando-Epilepsie" des Kindesalters.

Fallbeispiel: Gutartige Epilepsie des Kindesalters mit zentrotemporalen Spitzen.

Anamnese und Befund: Ein erster fraglicher Krampfanfall wurde 2 Jahre vor der stationären Aufnahme (im Alter von 7 Jahren) beobachtet. Am Morgen des Aufnahmetages aus dem Schlaf heraus Grand-mal-Anfall mit Linksdeviation der Augen (vermutlich sekundär generalisierter Grand-mal-Anfall, dessen Anfangsstadium von der Mutter nicht erkannt werden konnte). Im daraufhin abgeleiteten Schlaf-EEG (Abb. 6.1) bestanden links frontozentral herdförmige Spitzen in Gegenphase.

Therapie und Verlauf: Am selben Tag nochmals ein generalisierter klonisch-tonischer Krampfanfall. Am nächsten Tag Ableitung eines Wach-EEG (Abb. 6.2) ohne Spitzenherd. Bei einem erneuten EEG nach Schlafentzug 3 Tage später zeigte sich ein Herd von SW-Komplexen (Abb. 6.3).

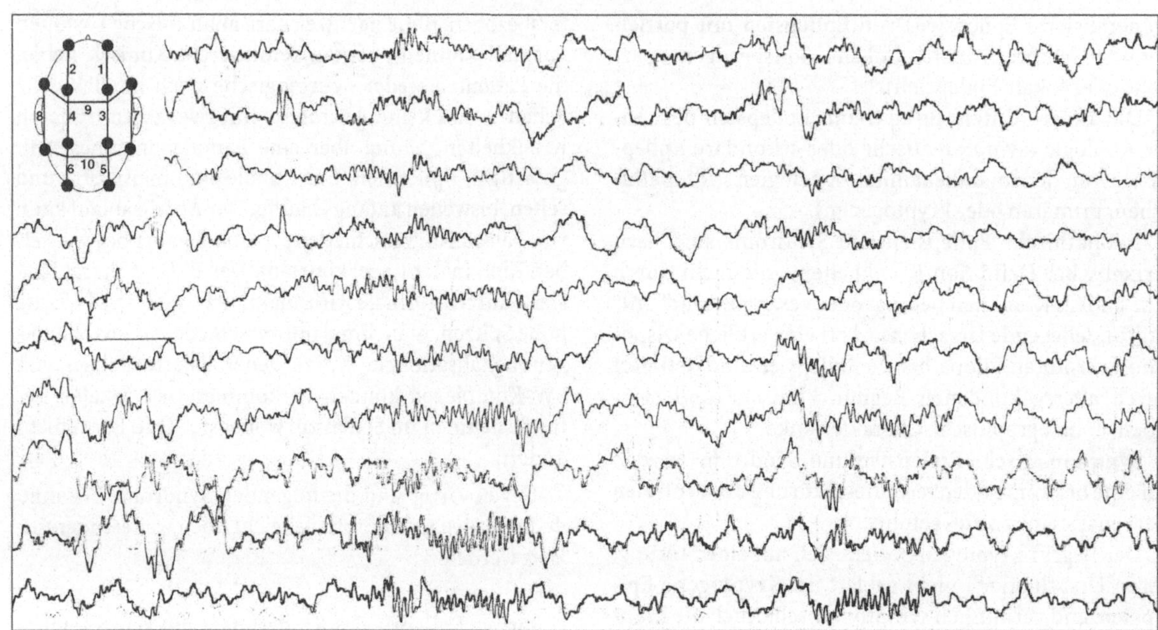

Abb. 6.1. Schlaf-EEG im Schlafstadium B/C eines 7 1/3 Jahre alten Jungen. Gemischte langsame Grundaktivität und seitengleiche 13/s-Schlafspindeln. Unregelmäßige langsame Wellen diffus. Einzelne Spitze-Wellen-Komplexe links mit gegenphasischen Spitzen links postzentral. **Sofern nicht abweichend beschriftet, markiert in allen folgenden Abbildungen die Abszisse der Eichmarke 1 Sekunde, die Ordinate 50 µV.**

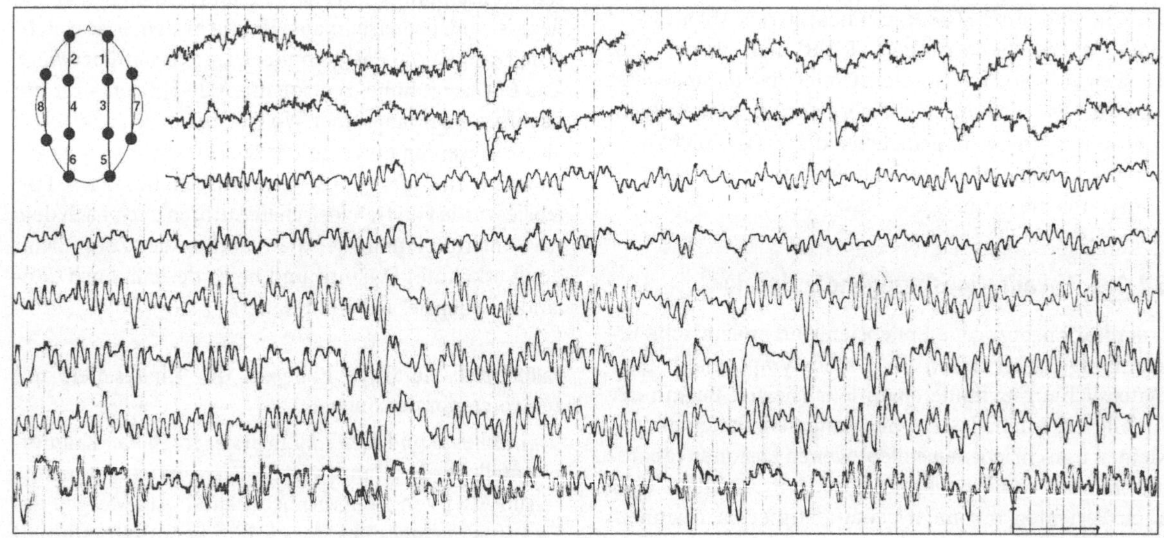

Abb. 6.2. Grundaktivität parietookzipital bei geschlossenen Augen 9 – 10/s, Amplituden 50 – 80 µV. Temporoparietookzipital links vermehrt unterlagerte δ-Wellen mit steilen Formen. Über den vorderen Hirnabschnitten Artefakte durch Bulbusbewegung und Muskelzittern

Es wurde die Diagnose einer gutartigen Epilepsie mit zentrotemporalen Spitzen (Rolando-Epilepsie) gestellt. Obwohl als Rolando-Epilepsie eingeordnet, wurde im weiteren Verlauf eine antikonvulsive Therapie mit Carbamazepin wegen der Häufung und Schwere der Anfälle eingeleitet. Eine kernspintomographische Untersuchung erbrachte keinen pathologischen Befund. Nach Therapiebeginn wurde kein erneuter Anfall mehr beobachtet. Ein Absetzversuch schon nach einem Jahr hatte keine weiteren Anfälle zur Folge.

Fallbeispiel: Gutartige Epilepsie mit zentrotemporalen Spitzen.

Anamnese und Befund: Der 7 1/2 Jahre alte Junge hatte bei einer Auseinandersetzung mit dem Vater zunächst angefangen zu weinen, faßte sich dann an die

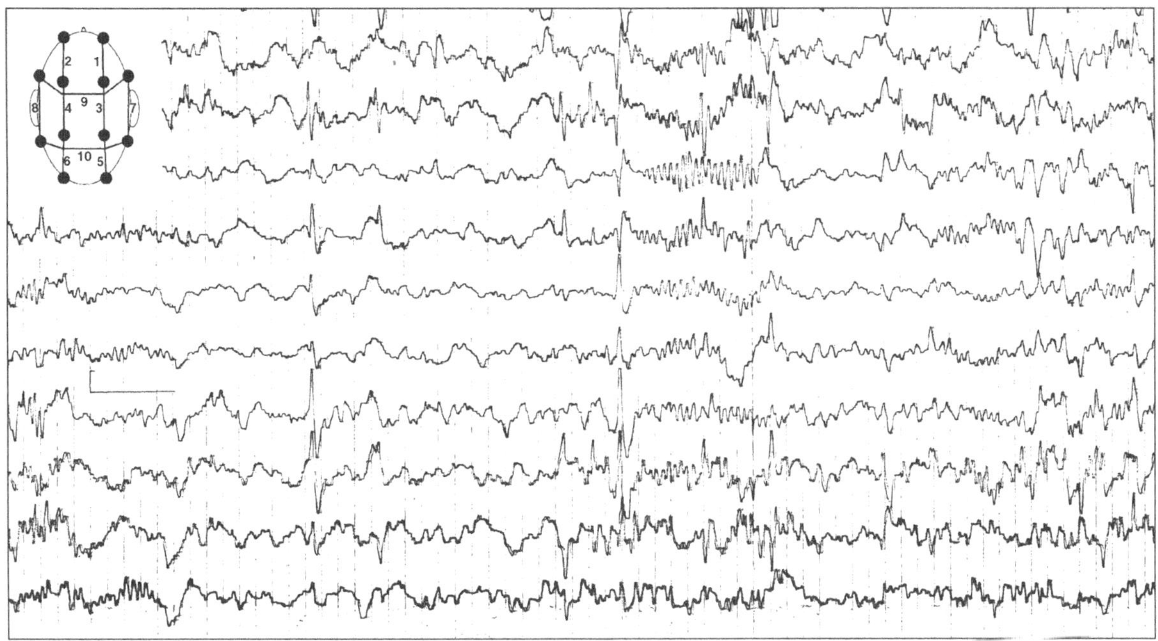

Abb. 6.3. Ableitung im Schlafstadium B/C 13/s-Schlafspindeln. Links parietal Spitzen mit Gegenphase

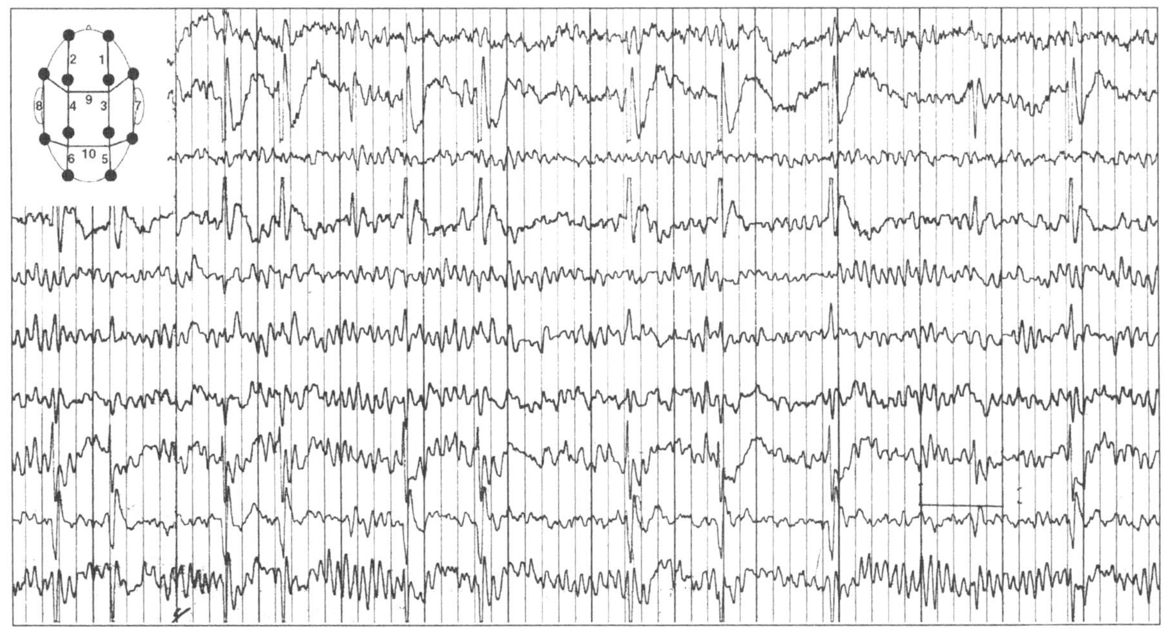

Abb. 6.4. Wach-EEG eines 7 1/2 Jahre alten Jungen mit guter zeitlicher und örtlicher Gliederung. Grundaktivität über dem Parietookzipitalbereich 8 – 9/s, Amplituden 30 – 50 µV. Der zentrotemporale SW-Herd mit Gegenphase reicht bis links temporal

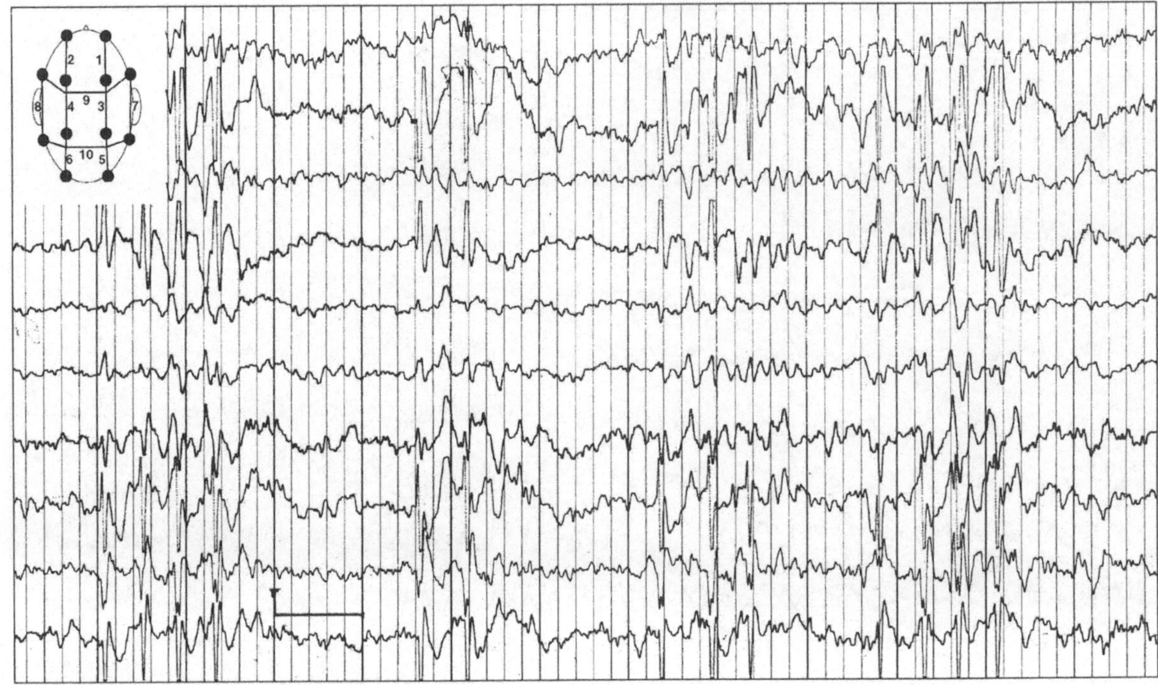

Abb. 6.5. EEG nach Schlafentzug Stadium A. Gegenüber der Ableitung im Wach-EEG deutliche Zunahme von 1 – 2,5/s SW-Varianten links zentrotemporal. Keine Generalisation

Stirn und klagte über Kopfschmerzen. Daraufhin leichte Zuckungen im Bereich des rechten Armes, schlaffes Zusammensacken und Ausbreitung der tonisch-klonischen Zuckungen auf den ganzen Körper. Grand-mal-Anfall.

Therapie und Verlauf: Die Einlieferung erfolgte durch den Notarzt mit der Diagnose „unklare Bewußtlosigkeit", da anamnestisch die Zuckungen nicht differenziert worden waren. Beim Ableiten eines EEG zeigte sich ein zentrotemporaler Spitze-Wellen-Fokus links (Abb. 6.4). Im weiteren Verlauf kam es bei einem EEG nach Schlafentzug zu erheblicher Zunahme der SW-Aktivität, allerdings ohne Generalisierung (Abb. 6.5). Die Differentialdiagnostik zum Ausschluß eines zerebralen Prozesses durch eine Kernspintomographie erbrachte keinen pathologischen Befund. In Anbetracht des einmaligen Ereignisses wurde auf eine antikonvulsive Therapie verzichtet.

Epilepsie des Kindesalters mit okzipitalen Paroxysmen. Dieses Syndrom ähnelt der Rolando-Epilepsie. Die Anfälle beginnen jedoch mit visuellen Symptomen (Amaurose, Photome, Illusionen oder Halluzinationen), oft mit folgenden Hemikloni oder Automatismen. 25 % der Anfälle gehen in migräneartige Kopfschmerzen über. Das EEG zeigt Paroxysmen mit hohen Spitze-Wellen-Komplexen oder steilen Wellen, die sich über den okzipitalen und hinteren temporalen Regionen ei-

ner oder beider Hemisphären bei geschlossenen Augen rhythmisch wiederholen. Während der Anfälle können sich die okzipitalen Paroxysmen zur Zentral- oder Temporalregion ausdehnen (Talwar et al. 1992). Über die Prognose ist z. Z. keine Aussage möglich.

Fallbeispiel: Epilepsie mit okzipitalen Paroxysmen.

Anamnese und Befund: Vorstellung des 4 2/3 Jahre alten Jungen wegen fokaler zerebraler Anfälle, die 2mal innerhalb eines Jahres aufgetreten waren. Internistisch, neurologisch sowie entwicklungsdiagnostisch normale Entwicklung. Im EEG fanden sich deutliche Anomalien rechts und links okzipital (Abb. 6.6).

Therapie und Verlauf: Es wurde die Diagnose einer Epilepsie des Kindesalters mit okzipitalen Paroxysmen gestellt. Zur Zeit der EEG-Ableitung wurde eine Oligoepilepsie mit 2 Anfällen im Abstand von einem Jahr angenommen. Es wurde empfohlen, bei weiteren Anfällen eine Sultiam-Therapie einzuleiten.

Primäre Leseepilepsie. Bei diesem Syndrom werden alle oder fast alle Anfälle durch Lesen (besonders durch lautes Lesen) ausgelöst, unabhängig vom Inhalt des Textes. Die Anfälle sind visuell oder einfache fokal motorische mit Einbeziehung der Kaumuskulatur; wenn der Reiz nicht unterbrochen wird, können sich generalisierte tonisch-klonische Krämpfe entwickeln. Das Syndrom wird oft vererbt. Es beginnt typischerweise in der

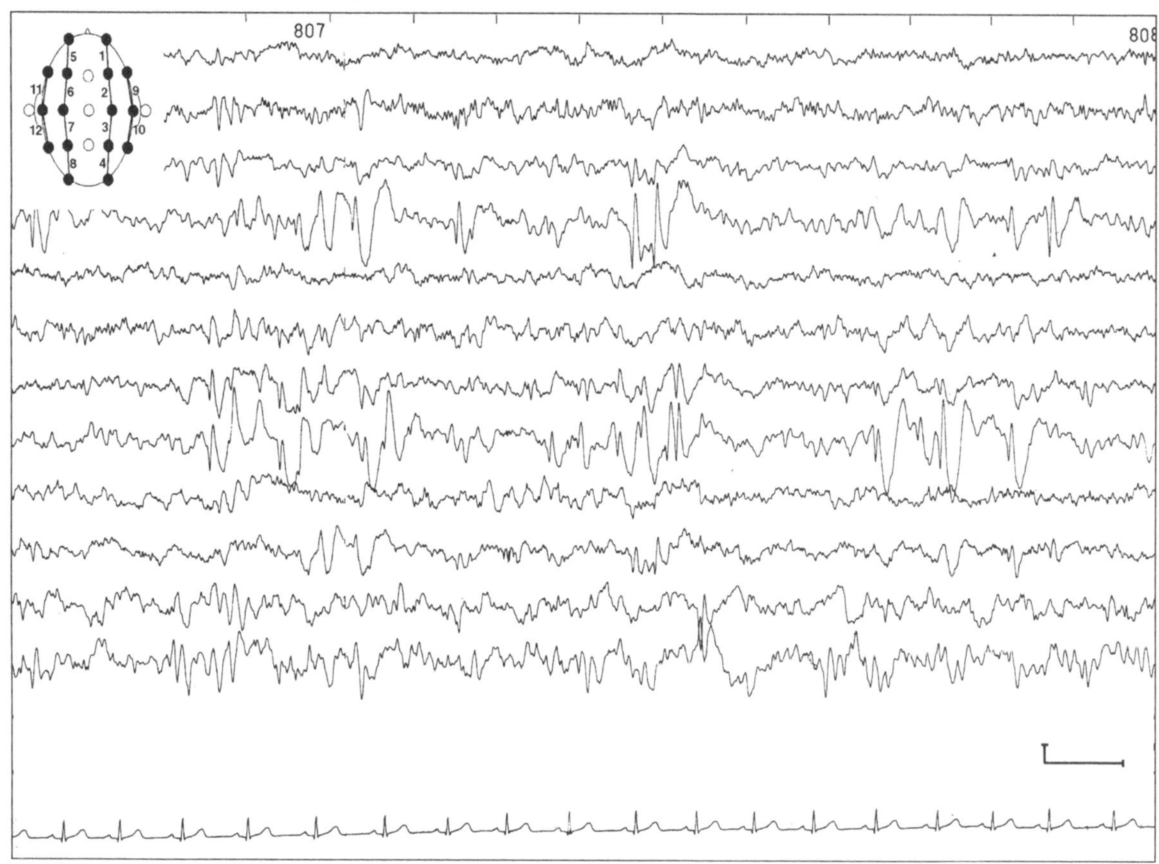

Abb. 6.6. Grundaktivität über dem Parietookzipitalbereich 6 – 8/s, Amplituden um 50 µV. Überlagernde β-Wellen. Beidseits parietookzipital rege Tätigkeit in Form von Spitze-Wellen-Komplexen und steilen Wellen aus dem ϑ- und δ-Bereich. Diese Tätigkeit wurde mit kurzen Unterbrechnungen während der Ableitung ohne klinische Erscheinung registriert. Zu beachten ist dabei die Polung: Die Spitzen erscheinen nach unten gerichtet, sind aber negativ, da sie von okzipital auf die bipolare Reihenableitung treffen

späten Pubertät, und der Verlauf ist gutartig mit geringer Neigung zur Entwicklung von spontanen Anfällen. Der neurologische Befund und die Ergebnisse bildgebender Untersuchungen sind unauffällig, das EEG zeigt Spitzen oder SW-Komplexe in der dominanten parietotemporalen Region. Generalisierte SW-Komplexe können ebenfalls auftreten.

6.1.1.2 Symptomatische Epilepsien

Dazu zählen:

Chronisch progrediente Epilepsia partialis continua (Kojewnikow-Syndrom) des Kindesalters,
Syndrome, die durch spezifische Arten der Anfallsauslösung charakterisiert sind.

Neben diesen seltenen Diagnosen enthält die symptomatische Kategorie auch Syndrome mit großer Variabilität, die auf unterschiedlichen Anfallstypen und klinischen Merkmalen sowie auf der anatomischen Lokalisation und der Ätiologie beruhen. Nach der anatomischen Lokalisation werden unterschieden:

Temporallappenepilepsie,
Frontallappenepilepsie,
Parietallappenepilepsie,
Okzipitallappenepilepsie.

Die Anfallstypen beziehen sich auf die IKEA. Das Skalp-EEG (interiktual und iktual) kann irreführend sein, und sogar lokale morphologische Befunde, wie sie durch bildgebende Verfahren dargestellt werden, sind mit einer epileptogenen Läsion nicht notwendig identisch. Die Anfallssymptome und andere klinische Merkmale liefern wichtige Hinweise. Das erste Symptom eines Anfalls ist der wichtigste Hinweis auf den Ursprungsort der Anfallsentladung, während die folgende Sequenz der Anfallssymptome ihre weitere Ausbreitung durch das Hirn widerspiegeln kann. Auch diese Sequenz kann von großer lokalisierender Bedeutung sein. Dabei ist zu berücksichtigen, daß ein Anfall in einer klinisch stummen Region beginnen kann, so daß das erste klinische Symptom erst nach der Ausbreitung auftritt. Die folgenden Syndrombeschreibungen mit Bezug auf die anatomische Lokalisation beruhen auf Daten, die Untersuchungsergebnisse mit Tiefenelektroden einbeziehen.

Der anatomische Ursprung einiger Epilepsien ist manchmal schwer einer bestimmten Hirnregion zuzuordnen. Hierzu gehören Epilesien mit prä- und postzentralen Symptomen (perirolandische Anfälle). Eine solche Überlappung benachbarter anatomischer Regionen kommt auch bei operkulärer Epilepsie vor.

Temporallappenepilepsien

Temporallappensyndrome sind charakterisiert durch einfache fokale Anfälle, komplexe fokale Anfälle und sekundär generalisierte Anfälle oder Kombinationen davon. Häufig findet man in der Vorgeschichte Fieberkrämpfe sowie eine Familienanamnese mit Anfällen. Gedächtnisstörungen können vorkommen. In den bildgebenden Verfahren, die Stoffwechselprozesse wiedergeben (z. B. PET) ist häufig ein verminderter Metabolismus zu sehen. Im EEG finden sich gewöhnlich einseitige oder beidseitige Spitzen über den Temporallappen. Die Anfälle beginnen häufig in der Kindheit oder im jungen Erwachsenenalter. Sie ereignen sich in Clustern mit Intervallen oder in regelloser Verteilung.

Allgemeine Charakteristika. Die folgenden Merkmale führen zur Diagnose:

1. Einfache fokale Anfälle mit autonomen und psychischen Symptomen sowie bestimmte sensorische Phänomene, wie olfaktorische und auditive Wahrnehmungen (einschließlich Illusionen). Sehr häufig besteht ein aufsteigendes epigastrisches Gefühl.
2. Komplexe fokale Anfälle, die oft, aber nicht immer, mit einer motorischen Erstarrung beginnen und denen typischerweise orale Automatismen folgen. Andere Automatismen schließen sich häufig an. Die Anfallsdauer beträgt typischerweise über 1 min. Gewöhnlich kommt es zur postiktualen Verwirrtheit. Eine Amnesie bleibt zurück. Die Anfälle klingen allmählich ab.

Elektroenzephalographische Charakteristika. Bei Temporallappenepilepsien kann das interiktuale Skalp-EEG folgendes zeigen:

1. Keine Abnormitäten,
2. Geringe oder ausgeprägte Asymmetrien der Hintergrundaktivität,
3. Temporale Spitzen, steile oder langsame Wellen, einseitig oder doppelseitig, synchron, aber auch asynchron. Diese Befunde sind nicht immer auf die Temporalregion begrenzt. Zusätzlich zum Skalp-EEG ermöglichen intrakranielle Ableitungen eine bessere Definition der zeitlichen und räumlichen Verteilung der interiktualen Abnormitäten.

Bei Temporallappenepilepsien können verschiedene EEG-Muster die initiale klinische Anfallssymptomatik begleiten, nämlich eine einseitige oder beidseitige Abnahme der Grundaktivität, eine temporale oder weiter ausgedehnte niedrige rasche Aktivität, rhythmische Spitzen oder rhythmische langsame Wellen. Der Beginn im EEG muß nicht mit dem klinischen Beginn korrelieren.

Sonderformen der Temporallappenepilepsie:

Epilepsien mit amygdalo-hippokampalen (limbischen oder rhinenzephalen) Anfällen. Anfälle des Hippokampus sind die häufigste Form; ihre Symptome entsprechen den bei den allgemeinen Charakteristika beschriebenen, doch fehlen auditive Symptome. Das interiktuale Skalp-EEG kann normal sein, einseitige temporale steile oder langsame Wellen oder beidseitige steile oder langsame Wellen synchron oder asynchron zeigen. Das interiktuale intrakranielle EEG kann vordere temporale Spitzen oder steile Wellen zeigen. Die Anfälle sind charakterisiert durch aufsteigende epigastrische Mißempfindungen, Nausea, ausgeprägte vegetative und andere Symptome, wie z. B. Magenkollern, Rülpsen, Blässe, Völlegefühl, olfaktorisch-gustatorische Halluzinationen, Erröten, Atemstillstand, Mydriasis, Angst und Panik.

Epilepsie mit lateralen temporalen Anfällen. Einfache Anfälle, die durch auditive Halluzinationen, Illusionen, visuelle Trugwahrnehmungen oder „dreamy states" charakterisiert sind. Sprachstörungen bestehen im Falle eines Fokus in der sprachdominanten Hemisphäre. Es können sich komplexe fokale Anfälle entwickeln. Das Skalp-EEG zeigt einseitige oder beidseitige Spitzen temporal Mitte oder hinten.

Fallbeispiel: Temporallappenepilepsie.
Anamnese und Befund: Das bei der Aufnahme 4 1/4 Jahre alte Mädchen war bereits zweimal ein halbes Jahr zuvor wegen eines Krampfanfalles bei Fieber aufgenommen worden. Beide Krampfanfälle im Abstand von einem Monat imponierten durch Zähneknirschen, Einnässen und Erbrechen, übergehend in einen Grand-mal-Status mit rhythmischen Zuckungen der Extremitäten. Bei der Einlieferung zunächst noch Zuckungen der linken Hand und des linken Armes sowie Zähneknirschen, orale Automatismen, blasses Munddreieck und Blickdeviation nach rechts. Im EEG fanden sich zu dieser Zeit langsame Wellen rechts temporal. Keine SW-Komplexe. Am Aufnahmetag bei einer Körpertemperatur von 38°C gab das Mädchen zunächst rechts temporale Kopfschmerzen an und knirschte daraufhin mit den Zähnen. Danach klonische Zuckungen zuerst der linken Hand, dann des linken Armes und auf die ganze linke Körperseite übergehend mit Blickdeviation nach rechts oben. Im Gegensatz zu den vorherigen

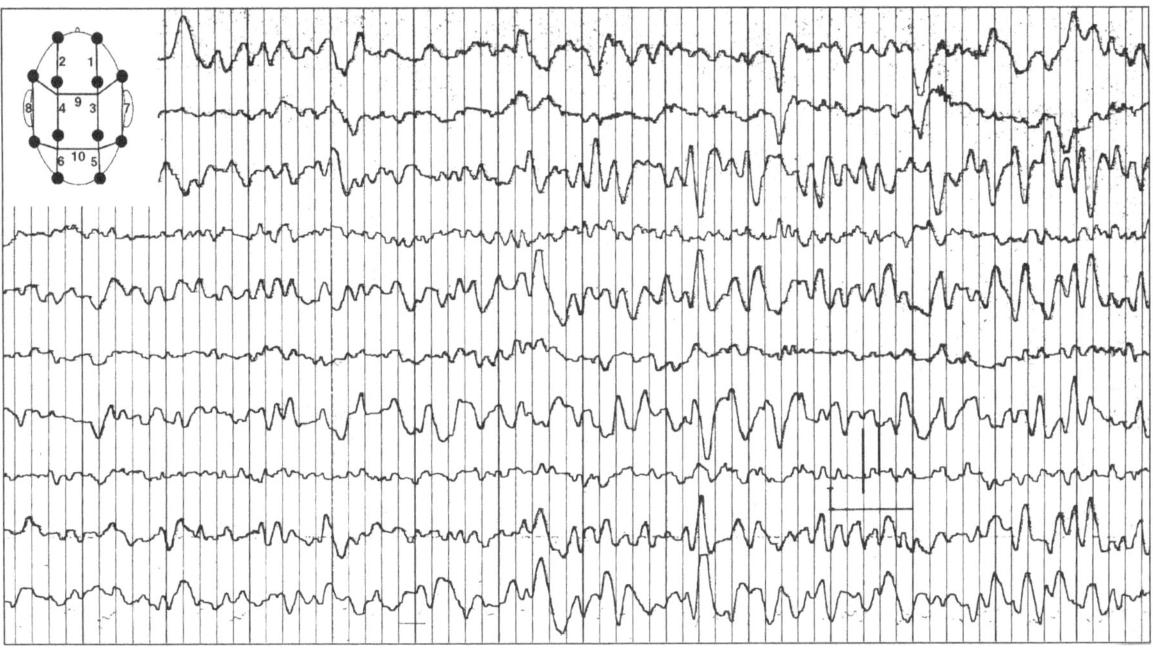

Abb. 6.7. Wach-EEG eines 4 1/4 Jahre alten Mädchens. Grundaktivität im Bereich der linken Hemisphäre 5 – 7/s, Amplituden 10 – 30 µV. Rechts 3 – 5/s-Aktivität mit Amplituden zwischen 50 und 200 µV besonders im Bereich der temporalen und parietalen Elektroden

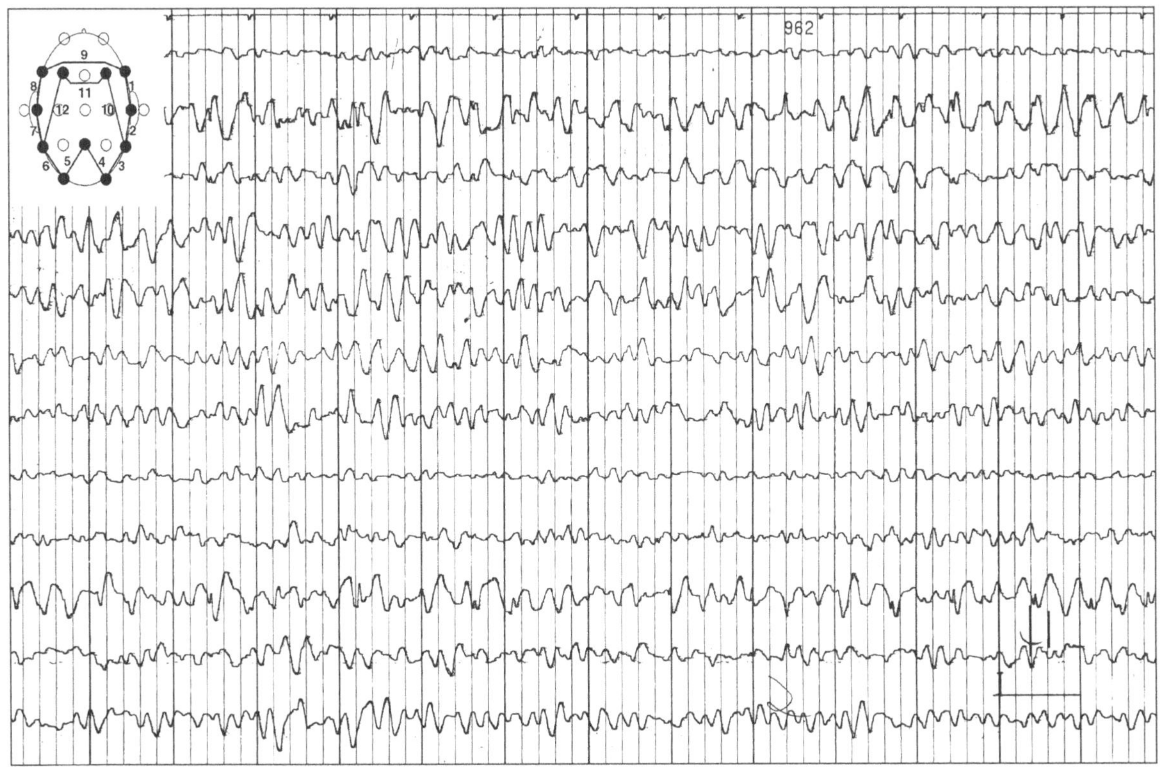

Abb. 6.8. Wach-EEG eines 4 1/2 Jahre alten Mädchens. Grundaktivität seitendifferent, links 5 – 6/s mit Amplituden von 30 – 50 µV, rechts 3 – 4/s mit Amplituden von 50 – 100 µV. Rechts temporal in hoher δ-Aktivität einzelne niedrige SW-Komplexe

Anfällen keine Generalisation dieses Anfalles. Der Anfall sistierte während der EEG-Ableitung. Das Mädchen hatte zuvor Diazepam-Rektiolen durch den Notarzt erhalten.

Therapie und Verlauf: Postiktual zeigten sich hohe langsame Wellen rechts diffus. Zehn Tage nach dem Krampfanfall weiterhin persistierende Asymmetrien (Abb. 6.7).

Der abgebildete EEG-Befund war nahezu konstant im Verlauf mehrerer Ableitungen in den nächsten 2 – 3 Monaten nachweisbar. Es erfolgte eine antikonvulsive Therapie mit Carbamazepin. Nach ca. 3 Monaten erneut Auftreten von Zähneknirschen und diskreten fokalen Veränderungen sowie eines vom Kind beschriebenen aufsteigenden epigastrischen Gefühls. Der Carbamazepin-Spiegel lag zu dieser Zeit im unteren Normbereich. Bei der Ableitung eines erneuten EEG (Abb. 6.8) einzelne niedrige SW-Komplexe rechts temporal. Auf eine Erhöhung der Carbamazepin-Therapie hin keine weiteren Krampfanfälle im Verlauf der nächsten 3 Jahre. Danach wurde die antikonvulsive Therapie auf dringenden Wunsch der Eltern bei weiterhin bestehendem diskreten Herdbefund rechts temporal beendet. Anfälle wurden seither nicht beobachtet. Das Kind ist zur Zeit psychomotorisch normal entwickelt.

Fallbeispiel: Temporallappenepilepsie.

Anamnese und Befund: Der 12jährige Junge wurde wegen seit einer Woche regelmäßig 2- bis 3mal täglich auftretender epileptischer Anfälle stationär eingewiesen. Dabei habe der Patient zunächst Schlucken als oralen Automatismus gezeigt. Im weiteren Verlauf Muskelzittern. Dies wurde teilweise rechts beginnend, teilweise generalisiert beobachtet. Im weiteren Verlauf der Anfälle war der Kranke nicht mehr ansprechbar. Die Anfälle dauerten zwischen 1 und 3 min. Bei der Aufnahme war der 12 Jahre alte Junge unauffällig entwickelt. Die internistischen und neurologischen Befunde waren normal. In der Kernspintomographie wurden im Marklager rechts und links außerhalb des Centrum semiovale Veränderungen gefunden, die als Toxoplasmose interpretiert wurden. Dieser Befund wurde laborchemisch nicht bestätigt und aufgrund des Verlaufes nicht weiter verfolgt.

Therapie und Verlauf: In Anbetracht der Anfallshäufung auch nach Unterbrechung der Anfallsserie durch Diazepam rektal, wurde eine antikonvulsive Therapie mit Carbamazepin eingeleitet. Danach zeitweise Asymmetrien und langsame Wellen links zentrotemporal in den ersten 1 – 2 Jahren (Abb. 6.9). Bei den Anfällen Auftreten höherer unregelmäßiger

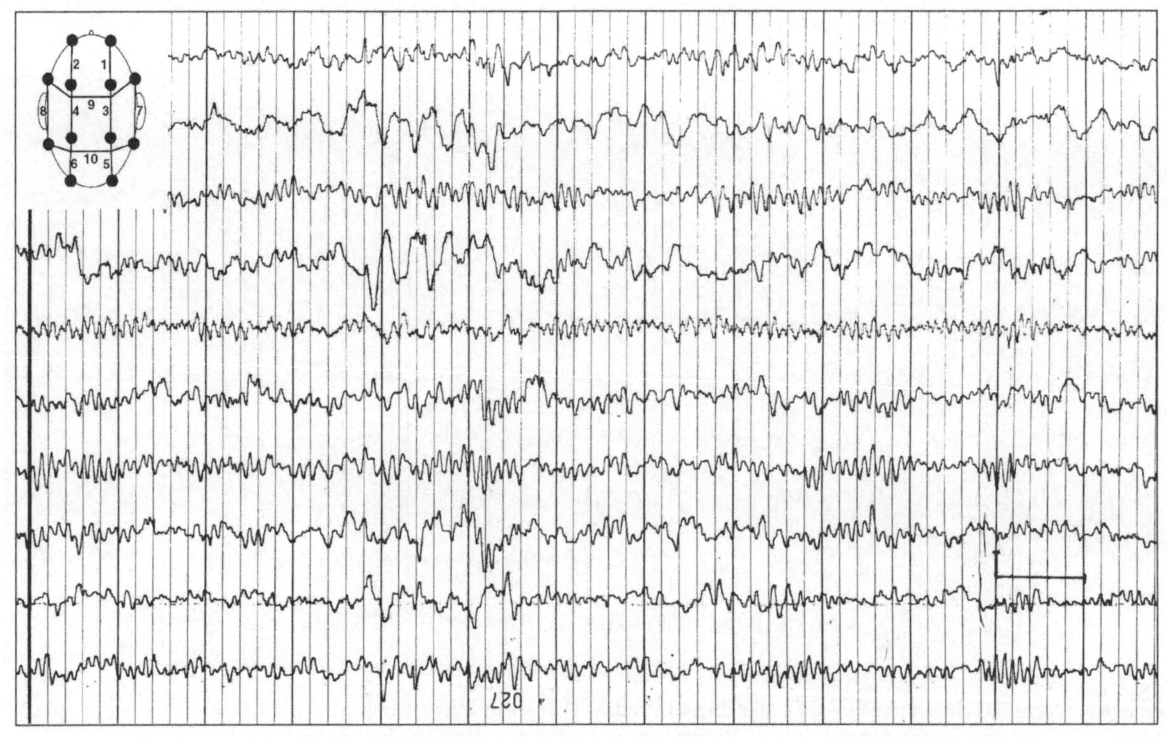

Abb. 6.9. Grundaktivität parietookzipital 9-10/s, Amplituden 30 – 50 µV. Links zentrotemporal unterlagerte langsame und einzelne niedrige steile Wellen z. T. bis okzipital nachweisbar

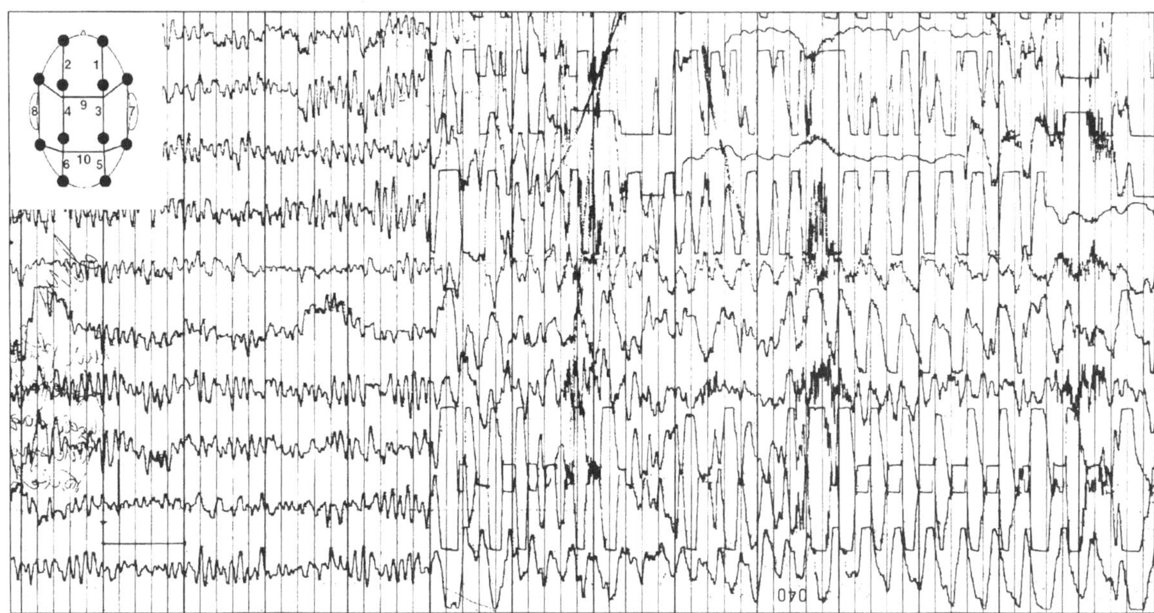

Abb. 6.10. Etwa 90 s nach Hyperventilation beginnt eine höhere unregelmäßige asymmetrische 10/s-Tätigkeit (ca. 3 s nach Beginn der Abbildung) mit anschließend generalisierten Artefakten durch den Anfall, der sich in Schlucken, dann Verlust der Ansprechbarkeit und von der rechten Körperseite ausgehendem Muskelzittern äußert. Dann generalisierter myoklonischer Anfall für die Dauer von etwa 1 min. Die übersteuerten Artefakte täuschen steile hohe Wellen vor und verleiten sogar zur Annahme von Asymmetrien. Diesen Irrtum soll das Beispiel verhindern helfen. Ganz deutlich wird die Irrtumsmöglichkeit von der 8. Sekunde der Abbildung an

10/s-Tätigkeit, dann hoher δ-Aktivität (Abb. 6.10). Normalisierung des EEG im dritten Jahr der antikonvulsiven Therapie. Das Carbamazepin wurde daraufhin komplikationslos abgesetzt. Der zwischenzeitlich 16 Jahre alte Junge besucht das Gymnasium ohne schulische Probleme.

Frontallappenepilepsie

Frontallappenepilepsien sind durch einfache fokale, komplexe fokale, sekundär generalisierte Anfälle oder Kombinationen dieser Formen charakterisiert. Die Anfälle treten oft mehrmals täglich auf und ereignen sich häufig im Schlaf. Fokale Anfälle des Frontallappens werden manchmal als psychogene Anfälle verkannt. Der Status epilepticus ist eine häufige Komplikation.

Folgende Merkmale sind für die Diagnose wichtig:

1. Im Allgemeinen kurze Anfälle,
2. Komplexe fokale Anfälle mit Beginn im Frontallappen haben oft nur minimale oder keine postiktuale Verwirrtheit zur Folge,
3. Rasche sekundäre Generalisierung (bei frontalen Anfällen häufiger als bei Temporallappenanfällen),
4. Im Vordergrund stehen tonische motorische Erscheinungen der Haltungsmuskulatur des Körpers,

5. Komplexe gestische Automatismen zu Beginn sind häufig,
6. Bei bilateralen Entladungen kommt es oft zum Sturz.

Bei Frontallappenepilepsien kann das interiktuale Skalp-EEG folgendes zeigen:

1. Keine Abnormität,
2. Manchmal Asymmetrien der Grundaktivität, frontale Spitzen oder steile Wellen und
3. Steile oder langsame Wellen, entweder einseitig oder beidseitig oder einseitig mehrere Regionen betreffend.

Bei Frontallappenanfällen können verschiedene EEG-Tätigkeiten die initialen klinischen Symptome begleiten. Nur selten geht die EEG-Abnormität dem Anfallsbeginn voraus und liefert dann wichtige lokalisierende Informationen, wie z. B. a) frontale oder beidseitige niedrige rasche Aktivität, gemischte Spitzen, rhythmische Spitzen, rhythmische SW-Komplexe oder rhythmische langsame Wellen oder b) beidseitige einzelne steile Wellen, die von diffuser Abflachung gefolgt sind.

Intrakranielle Ableitungen können zusätzlich Informationen über den zeitlichen und räumlichen Verlauf der Entladung liefern. Die Lokalisation kann schwierig sein.

Eine Reihe von Anfallstypen wird im folgenden beschrieben, doch können mehrere frontale Areale rasch einbezogen werden, so daß keine spezifischen Anfallstypen erkennbar sind.

Supplementär motorische Anfälle: Bei supplementär motorischen Anfällen bestehen Haltungsänderungen sowie fokale tonische Symptome mit Vokalisation oder Sprechhemmung und Fechterstellung.

Zinguläre Anfälle: Zinguläre Anfälle sind komplex fokal mit komplexen Gestikulationen zu Beginn. Vegetative Symptome sind häufig, ebenso Änderungen von Stimmung und Affekt.

Anfälle der vorderen frontopolaren Region: Vordere frontopolare Anfälle beziehen Zwangsdenken ein oder initialen Kontaktverlust sowie Wendebewegungen des Kopfes und der Augen, die sich eventuell zu kontraversiven Bewegungen und axialen klonischen Zuckungen und Stürzen entwickeln, ferner auch vegetative Symptome.

Orbitofrontale Anfälle: Orbitofrontale Anfälle sind komplexe fokale Anfälle mit initalen motorischen und gestischen Automatismen, olfaktorischen Halluzinationen und Illusionen sowie vegetativen Symptomen.

Dorsolaterale Anfälle: Dorsolaterale Anfälle können tonisch oder seltener klonisch, auch kombiniert mit Wendung von Augen und Kopf sowie Sprechhemmung auftreten.

Operkuläre Anfälle: Operkuläre Anfälle werden charakterisiert durch Kaubewegungen, Speichelfluß, Schlucken, laryngeale Symptome, Sprechhemmung, epigastrische Aura, Angst und vegetative Symptome. Gustatorische Halluzinationen sind dabei besonders häufig. Einfache fokale Anfälle, speziell klonische Anfälle im Gesicht, sind bisweilen ipsilateral. Falls sekundäre sensorische Veränderungen folgen, kann Taubheitsgefühl besonders der Hände auftreten.

Anfälle der motorischen Rinde: Epilepsien der motorischen Rinde sind hauptsächlich durch einfache fokale Anfälle charakterisiert, deren Lokalisation von der Seite und Topographie des beteiligten Areals abhängt. Falls die untere prärolandische Region betroffen ist, kann es zu Sprechhemmungen, Vokalisation oder Dysphasie, tonisch-klonischen Bewegungen in der kontralateralen Gesichtshälfte oder zu Schlucken kommen. Eine Generalisation des Anfalls kommt häufig vor. Fokal motorische Anfälle der rolandischen Region beginnen zumeist in den gegenüberliegenden oberen Extremitäten. Falls sie den Lobulus paracentralis einbeziehen, können außer den zu erwartetenden kontralateralen Beinbewegungen auch tonische Bewegungen des ipsilateralen Fußes vorkommen. Manche Anfälle breiten sich in Form eines Jackson-Marsches aus (brachio-fazial, fazio-brachial, fazio-pedal). Eine postiktuale oder Todd-Lähmung ist häufig.

Kojewnikow-Syndrom: Zwei Typen des Kojewnikow-Syndroms werden unterschieden, wovon der eine auch als Rasmussen-Syndrom bekannt ist. Der andere Typ stellt eine besondere Form der rolandischen fokalen Epilepsie bei Erwachsenen und Kindern dar und steht in Beziehung zu verschiedenartigen Läsionen der motorischen Rinde. Seine Hauptcharakteristika sind a) fokale, motorische Anfälle, die immer gut lokalisiert sind, b) oft spätes Auftreten von Myokloni an derselben Stelle, an der die somatomotorischen Anfälle beginnen, c) ein EEG mit normaler Grundaktivität und fokalen paroxysmalen Anomalien (Spitzen und langsame Wellen), d) Auftreten in jedem Alter bei Kindern und Erwachsenen, e) häufig bekannte Ätiologie (Tumor, Gefäßstörung), f) keine fortschreitende Entwicklung des Syndroms (in klinischer, elektroenzephalographischer und psychologischer Beziehung, abgesehen von der möglichen Entwicklung der Grundkrankheit). Dieser Epilepsieform kann auch eine mitochondriale Enzephalopathie (Melas-Syndrom) zugrundeliegen.

Fallbeispiel: Frontallappenepilepsie.

Anamnese und Befund: Das knapp 6 Jahre alte Mädchen wurde nach einem Grand-mal-Anfall stationär eingeliefert. Es fand sich ein schwer abnormes EEG (Abb. 6.11). Anamnestisch konnte ermittelt werden, daß über längere Zeit operkuläre Anfälle und Dämmerattacken bestanden hatten, ohne daß diese entsprechend von der Umgebung eingeordnet wurden. *Therapie und Verlauf*: Die Einstellung auf mehrere Antikonvulsiva brachte nur geringen Erfolg. Im weiteren Verlauf deutliches Hervortreten von Asymmetrien mit höheren langsamen und steilen Wellen rechts (Abb. 6.12). Klinisch korrelierte dieser Befund mit mehrfach täglich auftretenden „psychomotorischen" Anfällen (Aura, Zuckungen des rechten Auges und des Mundwinkels, sensible Störungen); seltene sekundäre Generalisierung. Nach mehrfachen generalisierten Grand-mal-Anfällen stationäre Wiederaufnahme. Dabei im EEG postiktual unregelmäßigere bilaterale Tätigkeit (Abb. 6.13). Durch weitere konsequente Kombinationstherapie mit Phenytoin und Phenobarbital wurde Anfallsfreiheit erreicht. Bis zum Alter von ca. 8 Jahren erhebliche Schulschwierigkeiten und Verhaltensauffälligkeiten. Daraufhin zunehmende Normalisierung sowohl der Schulleistungen als auch des EEG. Mit 11 Jahren (Abb. 6.14) Normalisierung des EEG. Die β-Überlagerung war zu dieser Zeit noch durch Phenobarbital bedingt. Nach Absetzen der Phenobarbitalmedikation weiterhin Anfallsfreiheit.

Fallbeispiel: Frontallappenepilepsie.

Anamnese und Befund: Mädchen im Alter von 8 1/3 Jahren. Eine Woche vor der stationären Aufnahme wiederholtes Zittern der Augenlider, im weiteren Verlauf Zittern der gesamten Gesichtshälfte, das nach einem plötzlichen Aufschrei auf den gesamten

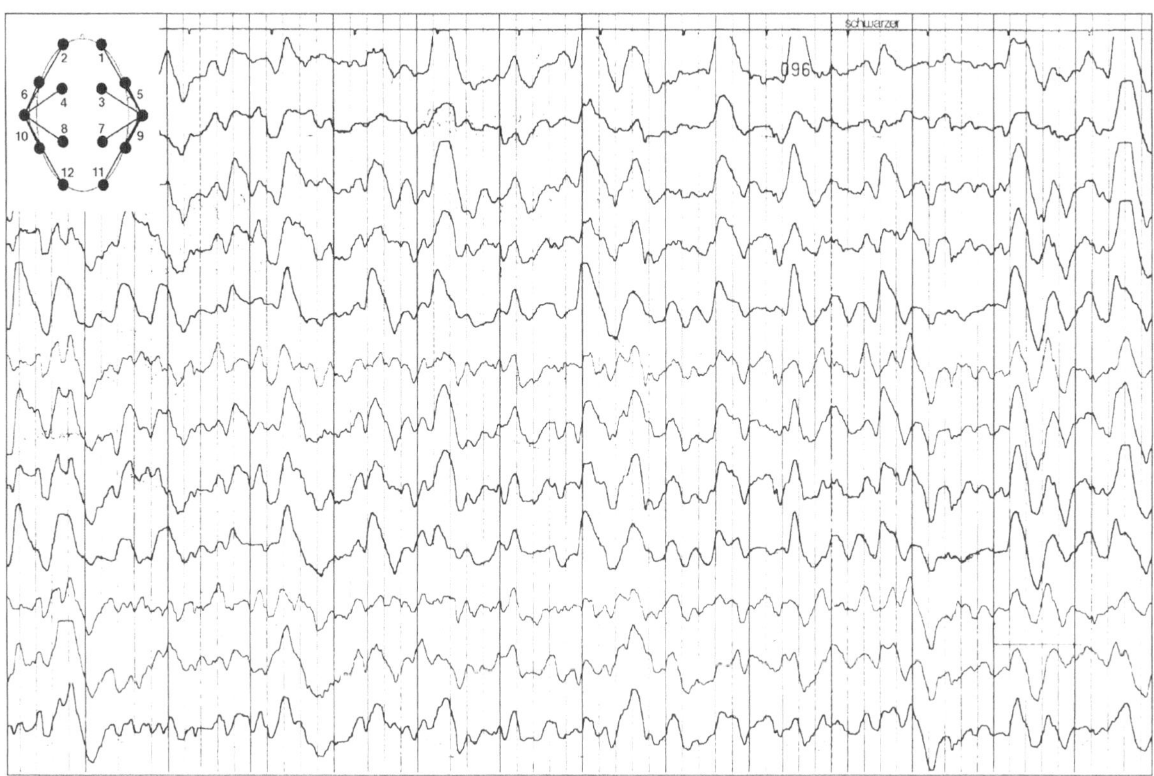

Abb. 6.11. EEG eines 5 3/4 Jahre alten Mädchens nach Grand-mal-Anfall und Valiumgabe. Schwer abnormes EEG mit häufigen bilateralen Störungen (steile 2/s Wellen zentral und parietal rechts höher als links). Keine topographische Gliederung. Bezugsableitung zum gleichseitigen Ohr

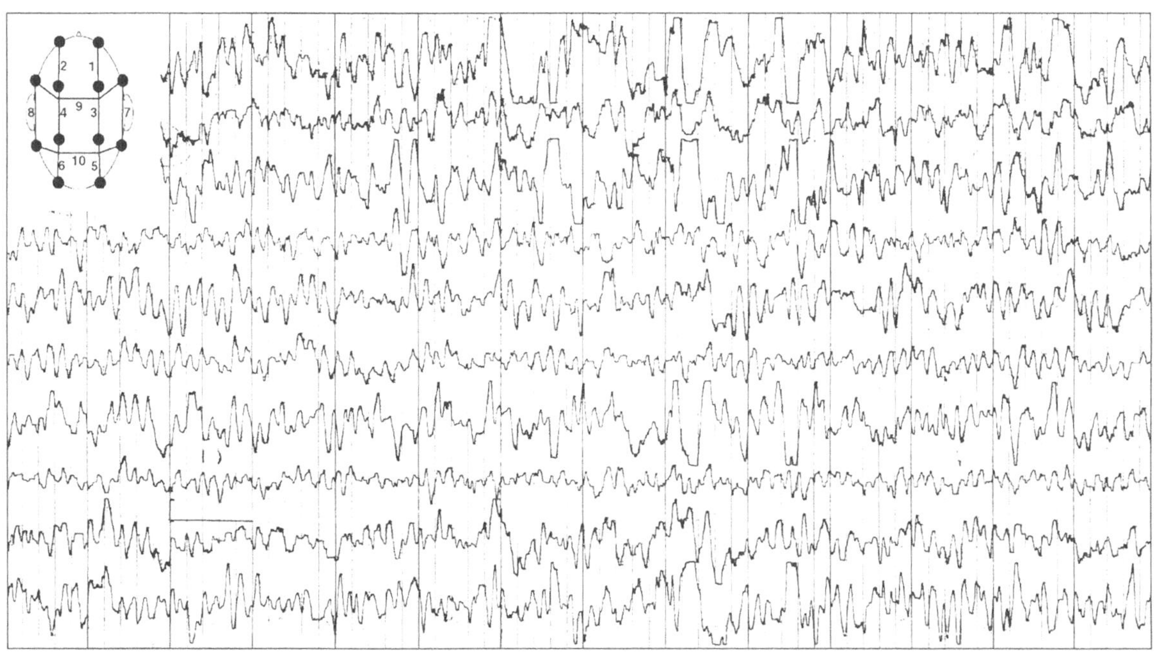

Abb. 6.12. Wach-EEG des 6 1/3 Jahre alten Mädchens. Im Vergleich zur Vorableitung raschere Grundaktivität, Abnahme der bilateralen steilen Wellen. Unregelmäßige steile Wellen rechts präzentral (Phasenumkehr) bis temporal. Links um 7/s bei Amplituden von ca. 50 µV. Rechts Unterlagerung durch langsame Wellen mit Amplituden bis zu 200 µV insbesondere frontotemporal

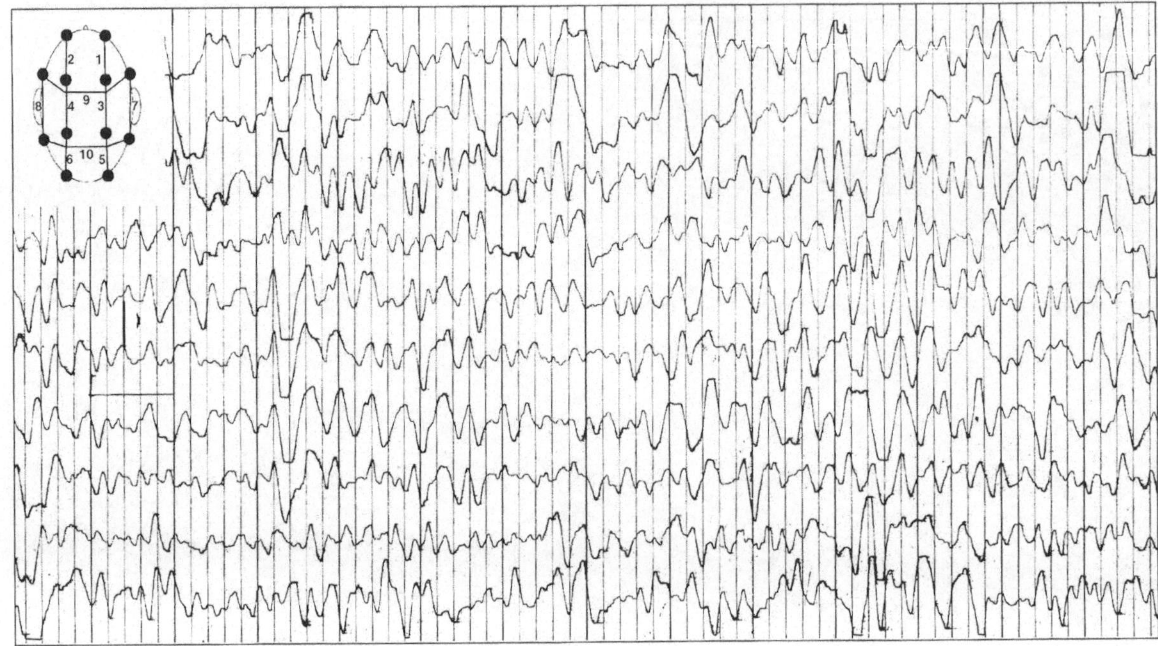

Abb. 6.13. EEG des 6 7/12 Jahre alten Mädchens nach zahlreichen psychomotorischen und Grand-mal-Anfällen vor der stationären Einlieferung. Neuerlich unregelmäßige hohe langsame Grundtätigkeit mit bilateralen steilen 2/s Wellen bei Somnolenz

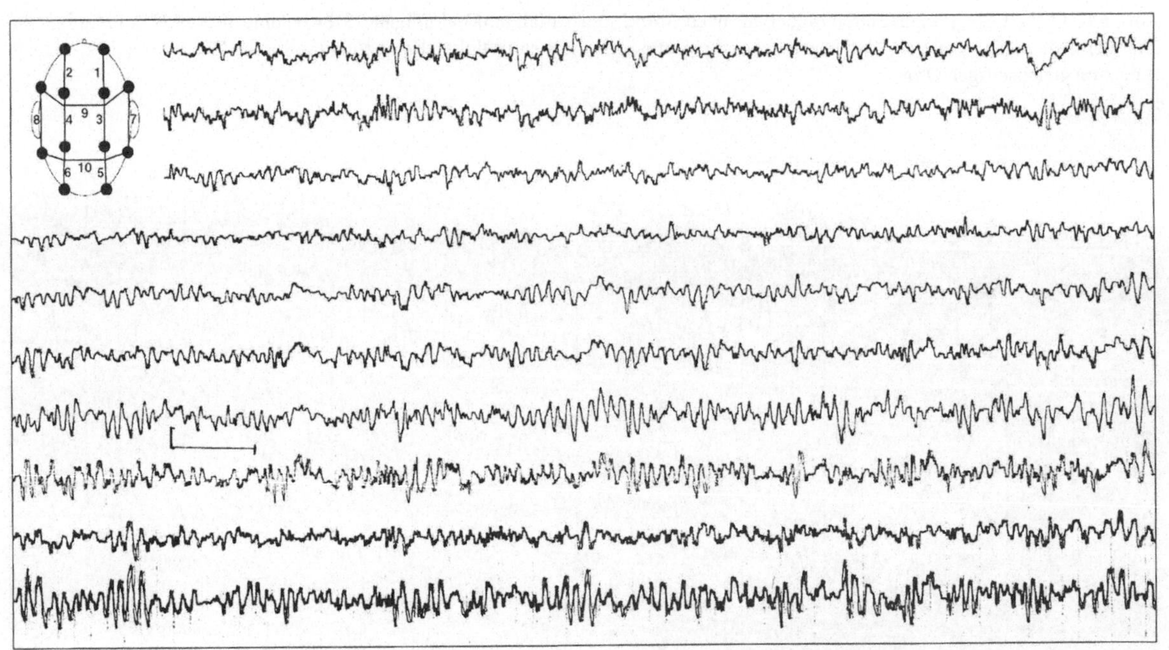

Abb. 6.14. EEG des 11 1/6 Jahre alten Mädchens nach mehrtägiger Anfallsfreiheit. Grundaktivität über den hinteren Hirnabschnitten 9 – 10/s, Amplituden 50 μV. Diffuse β-Überlagerung besonders frontal bei Phenobarbiturattherapie

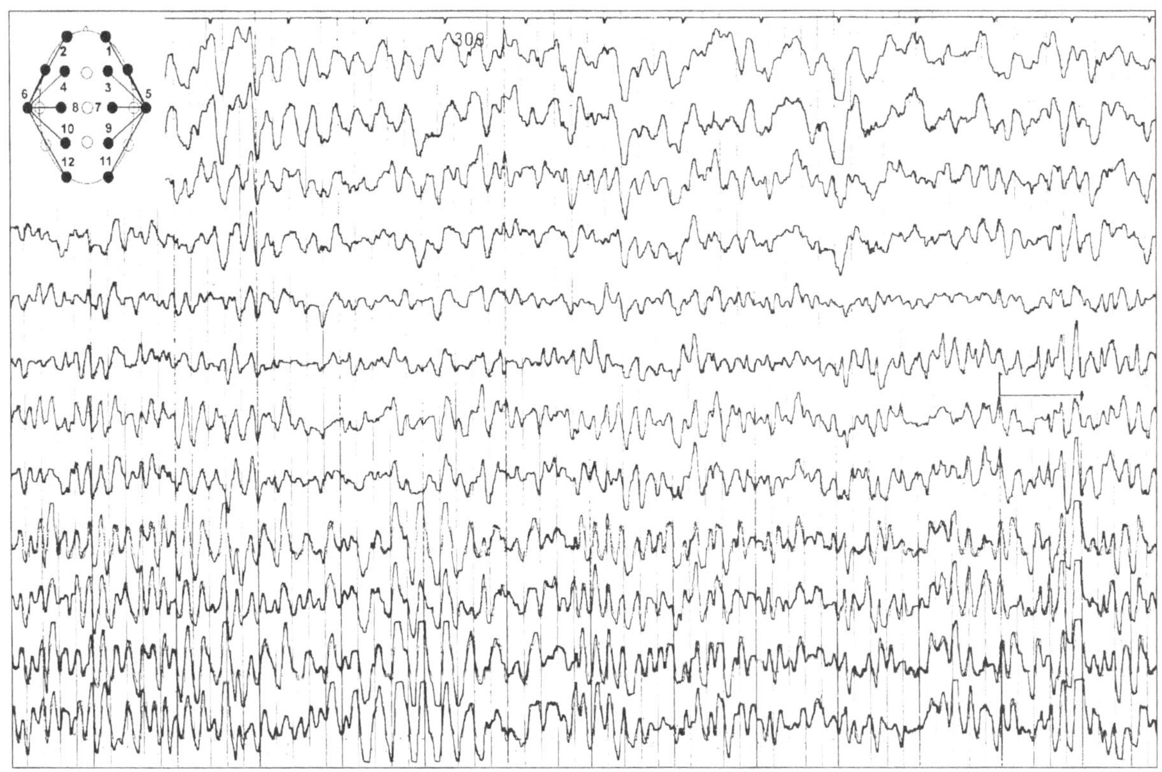

Abb. 6.15. Wach-EEG eines 8 1/3 Jahre alten Mädchens. Grundaktivität parietookzipital bei geschlossenen Augen 6 – 8/s, Amplituden 100 µV. Die Grundaktivität ist für das Alter zu langsam. Bilaterale 3 – 4/s-Serien frontal und okzipital. Bezugsableitung zum gleichseitigen Ohr

Körper überging. Der folgende Grand-mal-Anfall führte zur stationären Einweisung.

Therapie und Verlauf: Während des stationären Aufenthaltes wurden zunächst im Wachzustand EEG-Ableitungen ohne Anomalien erhoben (Abb. 6.15). Im weiteren Verlauf bei Ableitung eines EEG nach Schlafentzug (Abb. 6.16, 6.17) Aufzeichung eines sekundär generalisierten Grand-mal-Anfalles. In der Kernspintomographie ergab sich eine Asymmetrie der Seitenventrikel mit leichter Verplumpung des linken Seitenventrikels (Abb. 6.18). Wegen 17 zerebraler Anfälle im Laufe eines Tages während des stationären Aufenthaltes wurde neuerlich auf Carbamazepin eingestellt. Im weiteren Verlauf bisher 28 Monate Anfallsfreiheit.

Parietallappenepilepsien

Epilepsiesyndrome des Parietallappens sind durch einfache fokale und sekundär generalisierte Anfälle charakterisiert. Die meisten im Parietallappen entstehenden Anfälle bleiben fokal, aber bei Ausbreitung über den Parietallappen hinaus können sich komplex-fokale Anfälle aus ihnen entwickeln. Anfälle des Parietallappens haben folgende Eigenschaften: Sie sind überwiegend sensorisch mit vielen kennzeichnenden Symptomen oder Empfindungen. An positiven Phänomenen finden sich Prickeln und Gefühle des Elektrisiertwerdens, die umschrieben bleiben oder sich entsprechend einem Jackson-Marsch ausbreiten. Es kann der Drang auftreten, einen Körperteil zu bewegen, oder das Gefühl, als ob ein solcher bewegt würde. Der Muskeltonus kann schwinden. Am häufigsten betroffen sind die Partien mit der größten kortikalen Repräsentation, wie Hand, Arm und Gesicht; in der Zunge können Gefühle des Kribbelns, der Steife und Kälte auftreten. Sensible Störungen im Gesicht können beidseitig sein. Gelegentlich kann ein abdominales Gefühl des Absinkens, ein Erstickungsgefühl oder Übelkeit auftreten. Dies ist insbesondere zu beobachten, wenn der untere und seitliche Parietallappen einbezogen sind. Selten treten Schmerzen in Form einer oberflächlichen brennenden Dysästhesie oder von vagen, heftigen Mißempfindungen auf. Visuelle Symptome des Parietallappens erscheinen als geformte Halluzinationen oder als Metamorphopsien mit Verzerrung, Verkürzung oder Dehnung. Sie sind häufiger bei Entladungen in der nichtdominanten Hemisphäre.

Zu den negativen Phänomenen gehören Taubheit, das Gefühl des Fehlens eines Körperteils und ein als

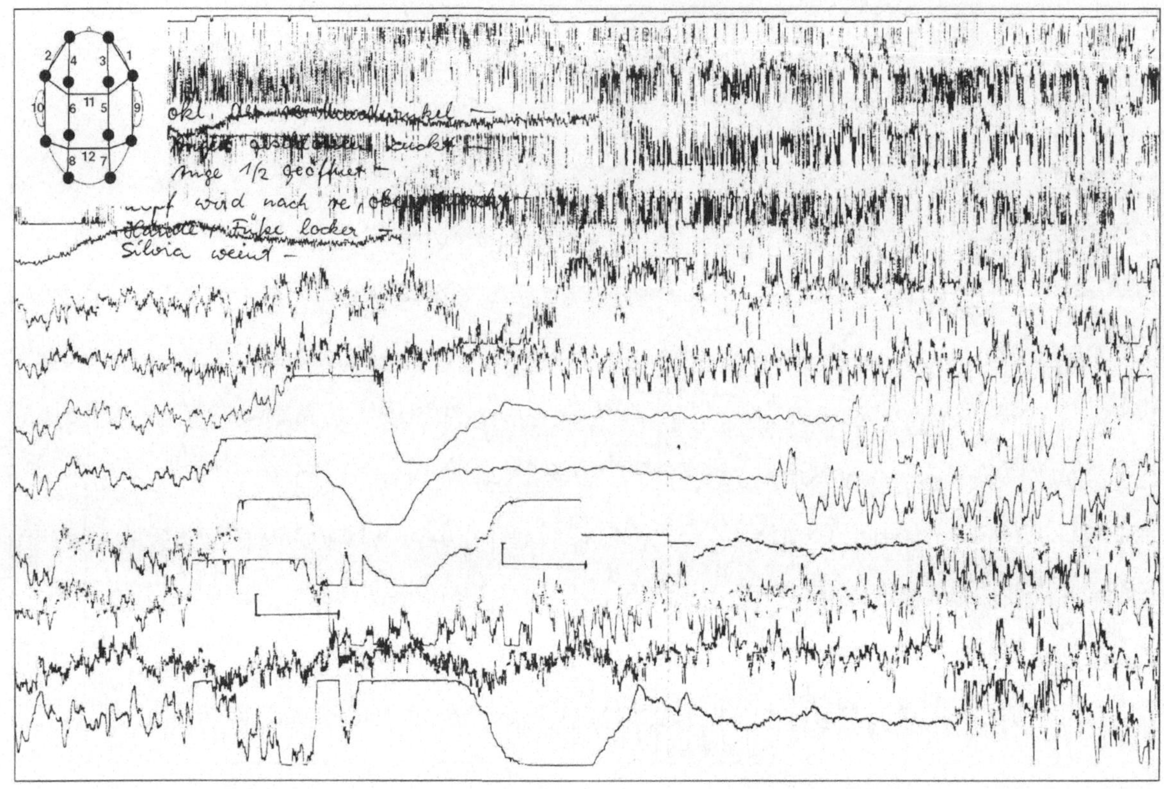

Abb. 6.17. EEG-Ableitung während Grand-mal-Anfall. Im wesentlichen sind über den vorderen Hirnabschnitten Muskelartefakte, über den hinteren Hirnabschnitten Bewegungsartefakte mit Muskelartefakten aufgezeichnet. Eine EEG-Aktivität ist nicht mehr sicher differenzierbar. Die Kurve zeigt die praktischen Probleme beim Registrieren von zerebralen Anfällen mit Krämpfen.

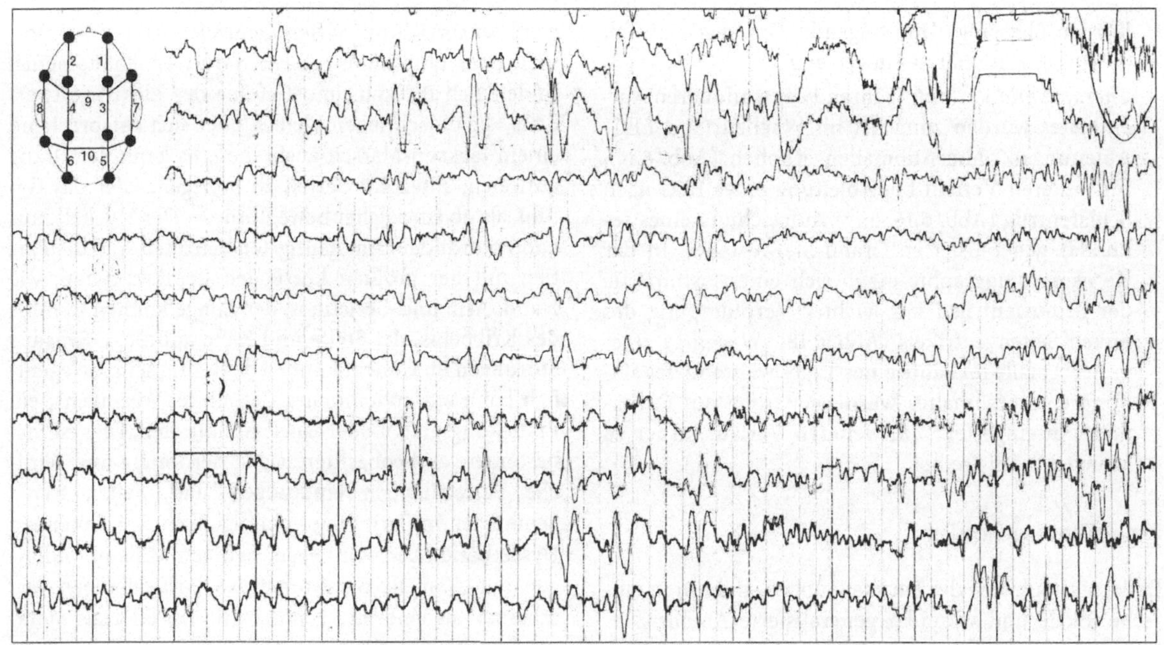

Abb. 6.16. EEG nach Schlafentzug im Schlafstadium A. Niedrige Grundaktivität und links präzentral in Phasenumkehr 1,5 – 2,5/s-SW-Varianten. Danach kurzes Augenöffnen und nach Lidschluß Beginn eines Krampfanfalls mit Myokloni des rechten Mundwinkels. Im EEG dabei muskuläre Artefakte rechts frontal. Das geschlossene rechte Auge zuckt, das linke Auge ist halb geöffnet. Der Kopf wird nach rechts oben gedreht; Hände und Füße sind locker. Das Mädchen weint dabei. Dieser klinische Zustand geht etwa 6 s nach Beginn der fokalen Symptomatik in einen generalisierten Grand-mal-Anfall über (vgl. Abb. 6.17)

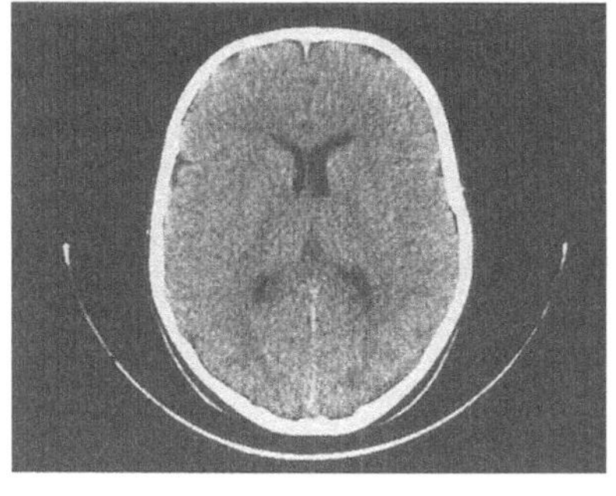 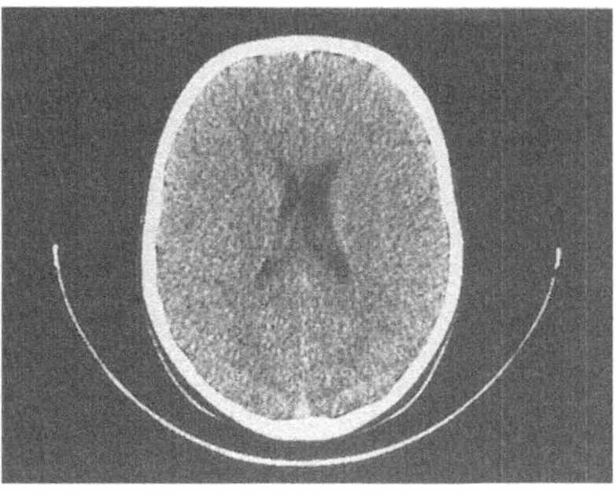

Abb. 6.18. In der Computertomographie dargestellte leichte Verplumpung des linken Seitenventrikels. **Die Wiedergabe der CCT/MR Abbildungen ist entsprechend des heutigen Vorgehens in der Radiologie vorgenommen. Dabei ist die rechte Hemisphäre im Blickfeld links wiedergegeben.**

Asomatognosie bezeichneter Verlust der Bewußtheit eines Körperteils oder einer Körperhälfte. Dies trifft besonders zu, wenn die nicht-dominante Hemisphäre betroffen ist. Ausgeprägter Drehschwindel oder räumliche Desorientierung sprechen für Anfälle des unteren Parietallappens. Anfälle im dominanten Parietallappen führen zu einer Reihe von rezeptiven und kognitiven Sprachstörungen. Bei parazentraler Lokalisation können lateralisierte genitale Wahrnehmungen und gewisse rotatorische oder die Haltung betreffende motorische Symptome auftreten. Anfälle des Lobulus paracentralis neigen besonders zur sekundären Generalisierung.

Fallbeispiel: Parietallappenepilepsie.

Anamnese und Befund: Der 8 1/12 Jahre alte Junge war wegen zerebraler Anfälle mit einer halbseitigen

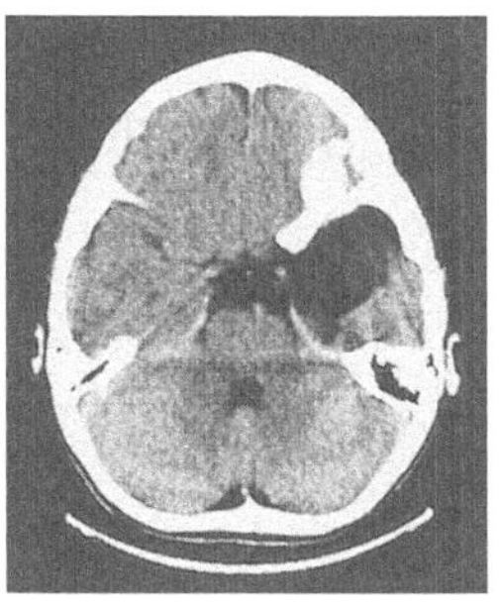

Abb. 6.19. Computertomographisch im Axialschnitt dargestellte Arachnoidalzyste am linken temporalen Pol (vgl. Abb. 6.20)

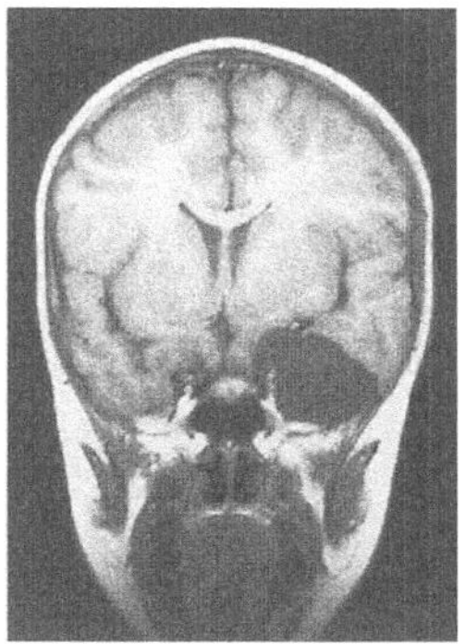

Abb. 6.20. Kernspintomographisch im Koronarschnitt dargestellte Arachnoidalzyste am linken Temporalpol (vgl. Abb. 6.19)

Tonusschwäche bei bekannter Subarachnoidealzyste links (Abb. 6.19, 6.20) auf eine Valproat-Therapie eingestellt worden. Bei der Wiedervorstellung akute Hörstörung. In der Zeit davor erheblicher Gewichtsverlust, Blässe und Müdigkeit. Weiterhin wurden nächtliche Schreizustände ohne Zuckungen und Augenverdrehen, wie schon einmal 3 Jahre zuvor, im Zusammenhang mit motorischer Unruhe, beobachtet. Der EEG-Befund variierte bei den Anfällen (Abb. 6.21, 6.22) und im Intervall (Abb. 6.23). Die links temporal bereits bekannte Arachnoidalzyste zeigte keine Drucksteigerung in der bildgebenden Diagnostik.

Therapie und Verlauf: Nach Konsiliarvorstellung in einer Spezialabteilung erfolgte eine Fensterungsoperation der Zyste, insbesondere wegen der rezidivierenden Krampfanfälle und der in der Folge zunehmenden Kopfschmerzen mit Übelkeit und Erbrechen. Im weiteren Verlauf Persistieren des EEG-Befundes, aber keine klinischen Störungen. Nach der Operation keine Kopfschmerzen mehr und keine zerebralen Krampfanfälle. Die antikonvulsive Therapie wurde mit Valproat fortgesetzt.

Okzipitallappenepilepsie

Epilepsiesyndrome des Okzipitallappens sind gewöhnlich durch einfache fokale sowie sekundär generalisierte Anfälle charakterisiert. Komplexe fokale Anfälle können bei Ausbreitung über den Okzipitallappen hinaus auftreten. Das gelegentliche Zusammentreffen von Okzipitallappenanfällen und Migräne ist kompliziert und wird kontrovers beurteilt. Zu den klinischen Anfallssymptomen gehören im allgemeinen, aber nicht notwendigerweise, visuelle Erscheinungen. Elementare visuelle Anfälle sind charakterisiert durch flüchtige visuelle Wahrnehmungen, die negativ (Skotom, Hemianopsie, Amaurose), häufiger aber positiv sein können (Funken, Blitze, Phosphene). Solche Wahrnehmungen erscheinen im Gesichtsfeld gegenüber der entladenden Läsion, können sich aber über das gesamte Gesichtsfeld ausbreiten. Manchmal erscheinen die Objekte verzerrt. Die folgenden Varianten sind zu unterscheiden:

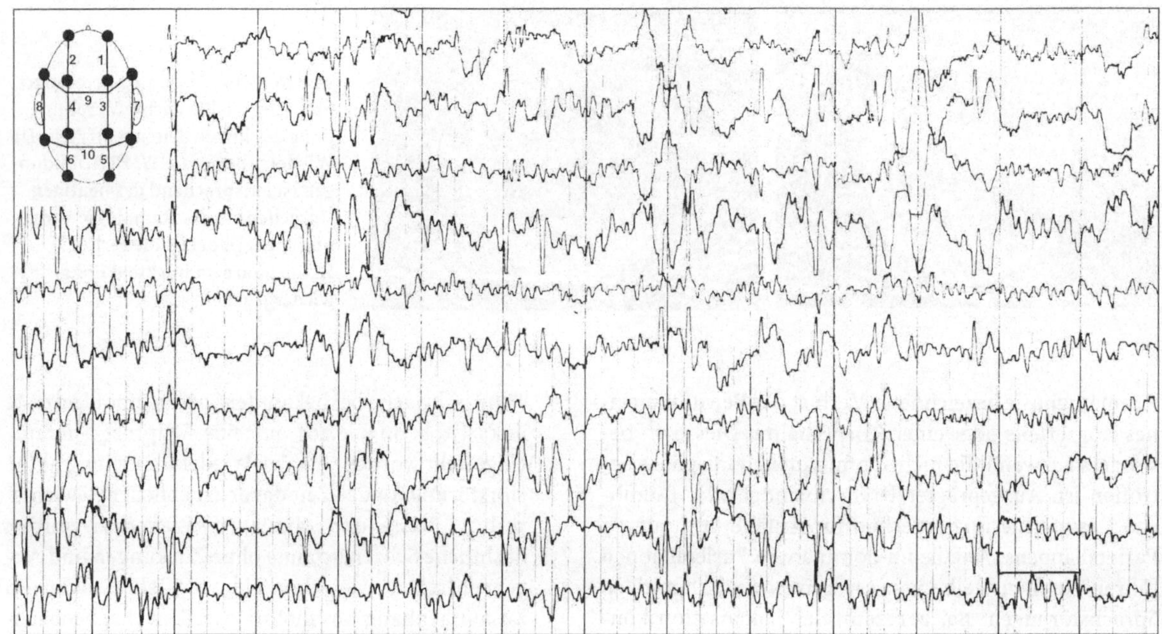

Abb. 6.21. Wach-EEG eines 8 1/12 Jahre alten Jungen. Nach Hyperventilation seitengleiche Grundaktivität von 9 – 10/s, Amplituden 30 – 50 µV. Drei Sekunden nach Hyperventilationsende Auftreten von isolierten und gruppierten hohen steilen δ-Wellen, sowie 1,5 – 2,5/s-SW-Varianten mit Amplituden bis zu 400 µV links parietal in Gegenphase. Die Form der negativen Komplexe spricht für den tatsächlichen Entstehungsort in parietal. Die doppelte Phasenumkehr in präzentral ist bei einer korrekten Reihenableitung nur verständlich, wenn man eine besondere Gestalt des elektrischen Feldes der Komplexe über der an die Kalotte reichende Zyste annimmt

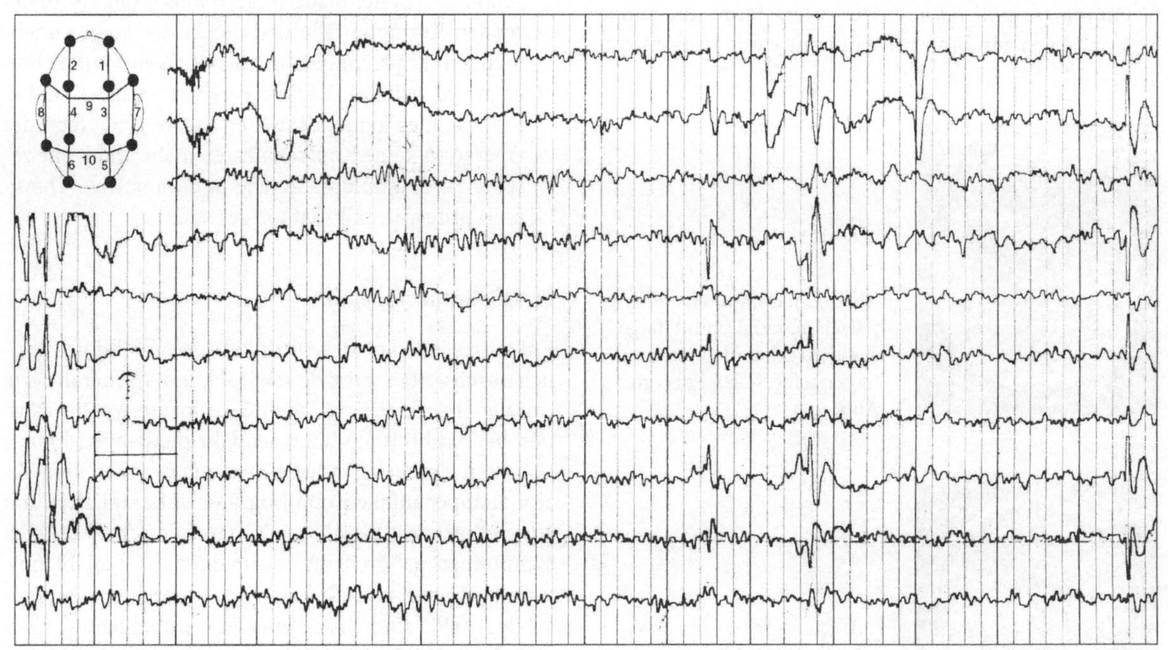

Abb. 6.22. Nach weiteren 10 s niedrigere, regelmäßigere Grundaktivität parietookzipital 11/s, Amplituden 10 – 30 µV. Einzelne SW-Varianten links mit Fortbestand der doppelten Phasenumkehr

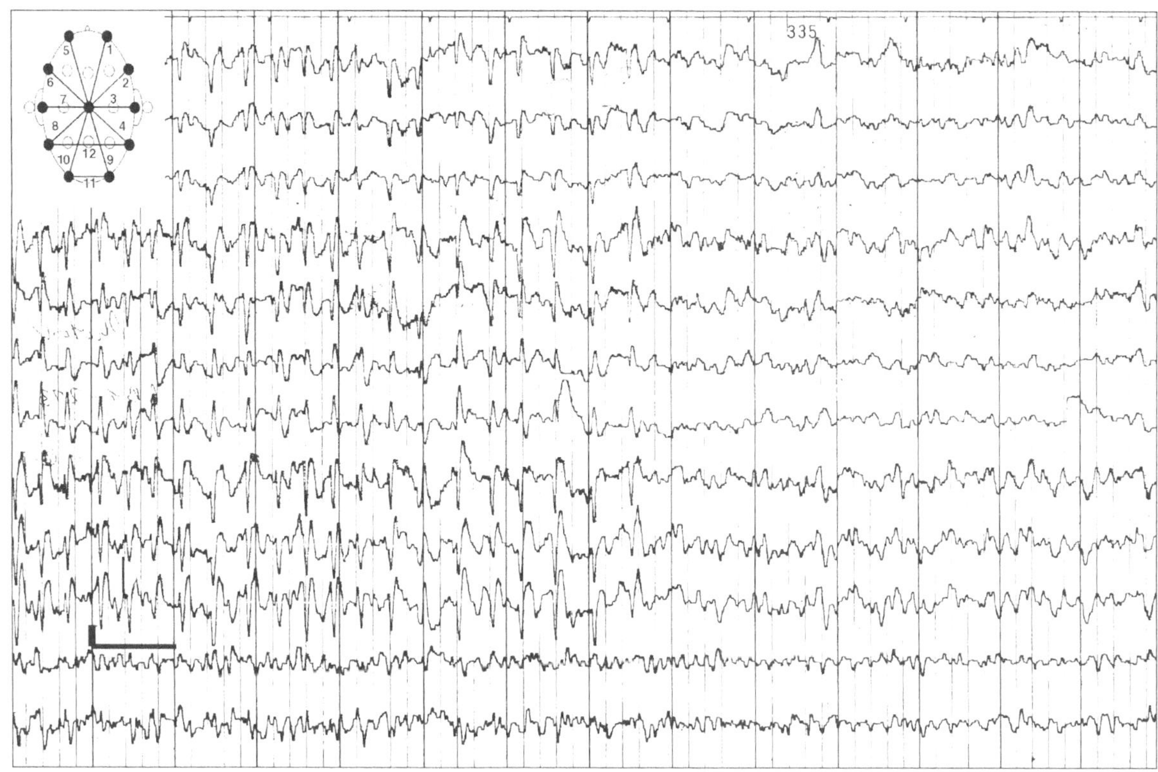

Abb. 6.23. Vorgetäuschte Generalisation der 1,5 – 4/s-SW-Varianten. Sie entstehen in der Nähe der Vertexelektrode, so daß sie in der Bezugsableitung verkehrt gepolt (negative Ausschläge nach unten) erscheinen.

Größenveränderungen (Makropsie oder Mikropsie), Änderung der Entfernung (Teleopsie), Schiefsehen, Verdrehen und Formveränderungen von Objekten (Metamorphopsie). Gelegentlich sind visuelle halluzinatorische Anfälle charakterisiert durch komplexe visuelle Wahrnehmungen, z. B. farbige Szenen. Manchmal erscheint die Szene verzerrt oder kleiner, und in seltenen Fällen sieht der Patient sein eigenes Bild (Heautoskopie). Solche illusionären oder halluzinatorischen visuellen Anfälle besagen, daß das benachbarte Gebiet einbezogen ist. Die Initialsymptome können auch eine tonische, klonische oder tonisch-klonische Kontraversion von Augen und Kopf oder nur der Augen (okuloklonische oder okulogyrische Deviation), Lidkloni und forcierten Lidschluß einbeziehen. Die Wahrnehmung einer Oszillation der Augen oder des ganzen Körpers kann auftreten. Die Entladung kann sich zum Temporallappen hin ausbreiten; dann entstehen Anfallssymptome wie bei bestimmten temporalen, hippokampalen oder amygdalären Epilepsien. Wenn der primäre Fokus in der Area supracalcarina lokalisiert ist, kann sich die Entladung nach vorne zur suprasylvischen Konvexität oder zur mesialen Kortexfläche ausbreiten und die Symptomatik der Epilepsien des Parietal- oder Frontallappens nachahmen. Gelegentlich besteht eine Tendenz zur sekundären Generalisation.

Fallbeispiel: Okzipitallappenepilepsie.
Anamnese und Befund: Seit der Übernahme in eine Pflegefamilie im Kleinkindalter zeigte das Mädchen nach Angaben der Pflegemutter kleine Anfälle, die anfangs nur selten in Form von Übelkeit in Kombination mit Kopfschmerzen auftraten. Im weiteren Verlauf wurden diese kleinen Anfälle stärker. Der Kopf wurde dabei nach rechts gedreht und im Laufe der Jahre kamen starre Augenwendung nach rechts oben, Verkrampfung von Händen, Enuresis, Verwirrtheit und Blässe dazu. Die Blässe war mit einer Sehstörung (Skotome) und Schwindelgefühl verbunden. Im Alter von 8 1/2 Jahren wurde ein Grand-mal-Anfall beobachtet, der erstmals zu einer stationären Aufnahme führte. Im kranialen Computertomogramm wurden damals links parietookzipital vereinzelt kleine multiple Hypodensitäten und rechts eine größere Hypodensität ohne Kontrastmittelspeicherung festgestellt. Das daraufhin angefertigte Magnetresonanztomogramm erbrachte den Befund einer okzipital und parietal beidseits nachweisbaren Signalveränderung (signalintensiver Bezirk T2 und protonengewichtet), die im Sinne einer hypoxischen periventrikulären Leukenzephalopathie interpretiert wurde. Das EEG zeigte zu diesem Zeitpunkt unterlagerte langsame Wellen rechts parietal, die bis in die

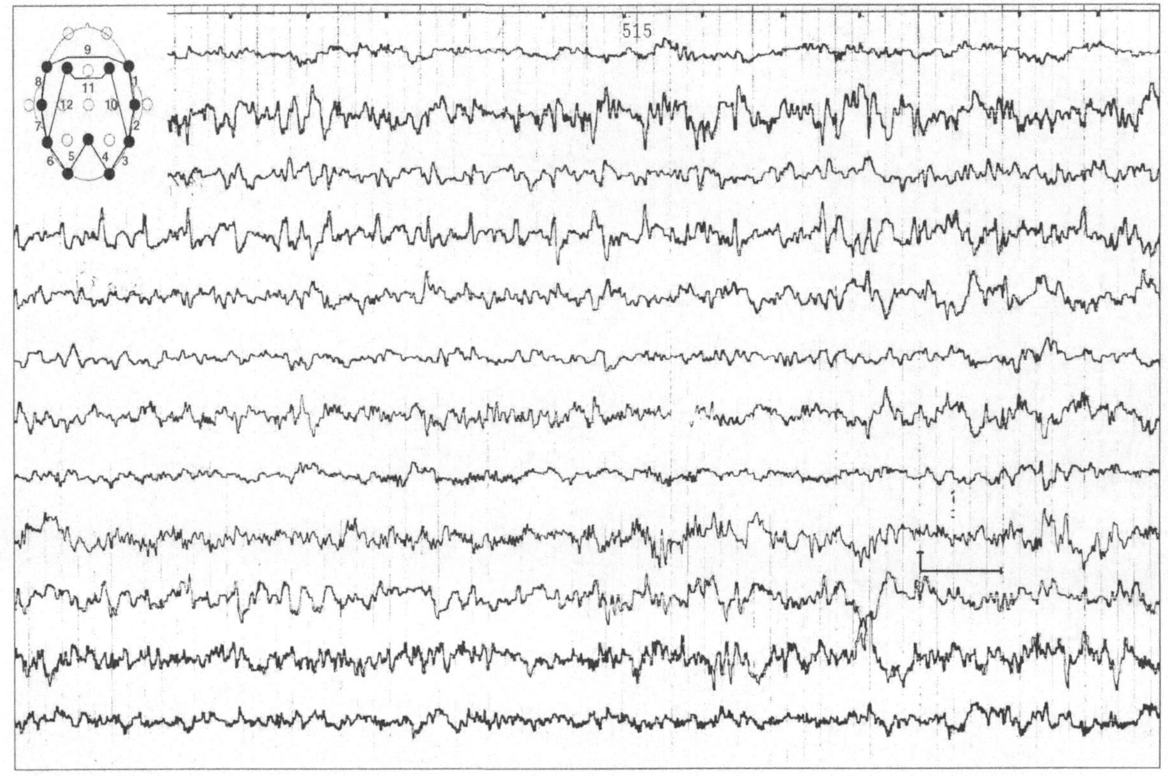

Abb. 6.24. Wach-EEG eines 11 Jahre alten Mädchens. Wenig gegliederte Grundaktivität von 7 – 9/s mit β-Überlagerungen vorne (während hochdosierter Carbamazepin-Therapie), Amplituden zwischen 30 und 50 μV. Rechts temporookzipital häufige steile Wellen in weiter Phasenumkehr. Die niedrigeren Amplituden zwischen rechts temporal hinten und okzipital sind durch Potentialgleichheit der steilen Wellen an diesen Elektroden verursacht (unkorrekt manchmal als „Amplitudendepression im Herdzentrum" bezeichnet). In diesem Bereich auch unterlagerte weiter streuende 3 – 4/s-Wellen

rechte Temporalregion streuten. Es erfolgte eine antikonvulsive Einstellung auf Carbamazepin. Im Alter von 11 Jahren erneute Vorstellung wegen zunehmender kleiner Anfälle, zuletzt alle 2 – 3 Tage trotz regelmäßiger Einnahme von Carbamazepin. Die Anfälle begannen zunächst als Übelkeit, dann wurde der Kopf zur rechten Seite gedreht, die Hände wurden krampfhaft zusammengeballt, die Augen starr nach rechts oben gewendet, dann folgten Enuresis, „kurzes Aussetzen", Verwirrtheit und Blässe, z. T. auch mit postiktualem Schlafzustand. Wegen der Zunahme der Anfälle erfolgte neuerdings die stationäre Aufnahme.

Therapie und Verlauf: Elf Jahre altes, körperlich normal entwickeltes Mädchen mit einer Lernbehinderung. Das EEG zeigt einen gegenüber den Vorableitungen deutlicheren Herd rechts parietookzipital. Frontal β-Tätigkeit (Abb. 6.24). Es wurde die Carbamazepin-Dosis auf den obersten Normbereich angehoben. Drei Monate später erneute stationäre Aufnahme wegen einer Carbamazepin-Allergie mit Urtikaria, die nach Auslaßversuch bestätigt wurde. Umstellung auf Phenytoin. Daraufhin Zunahme der

auch nach der vorherigen Carbamazepin-Erhöhung nicht ganz ausgebliebenen Anfälle. Im Alter von 12 Jahren Umstellung auf Vigabatrin. Danach Reduktion des EEG-Herdes bei weiterhin bestehenden Allgemeinveränderungen. Keine weiteren zerebralen Anfälle mehr.

6.1.2 Generalisierte Epilepsien und Syndrome

Entsprechend der internationalen Klassifikation sind generalisierte Epilepsien und Syndrome gekennzeichnet durch „Anfälle, in denen die ersten klinischen Veränderungen eine initiale Einbeziehung beider Hemisphären anzeigen ... Die iktualen EEG-Muster sind anfangs bilateral."

6.1.2.1 Idiopathische Epilepsien (mit altersgebundenem Beginn, nach dem Erkrankungsalter geordnet)

Hierher gehören generalisierte Epilepsien, bei denen alle Anfälle von Anfang an generalisiert sind, wobei das EEG vom Lebensalter abhängig unterschiedliche gene-

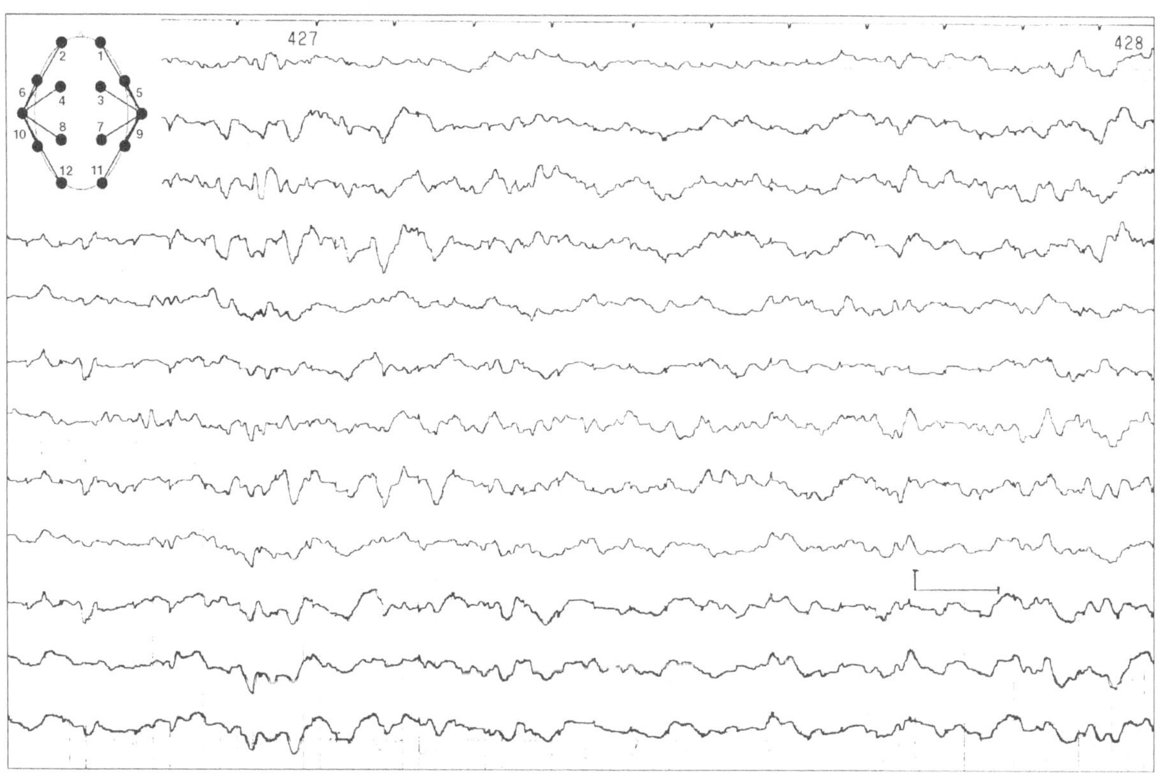

Abb. 6.25. Spontan-EEG eines 9 Tage alten Mädchens im Einschlafstadium. Dominierend langsame Tätigkeit mit Amplituden rechts von 20 – 50, links 30 – 80 μV. Zur Zeit der Ableitung konnte nicht festgestellt werden, ob den Asymmetrien eine lokalisatorische Bedeutung zukommt (Reduktion der Schlafzeichen rechts oder Grundtätigkeitsaktivierung links?). Bezugsableitung zum gleichseitigen Ohr

ralisierte, bilaterale, synchrone und symmetrische Entladungen zeigt. Die Patienten sind zwischen den Anfällen üblicherweise unauffällig, ohne neurologische oder neuroradiologische Befunde. Im allgemeinen zeigt das interiktuale EEG eine normale Grundaktivität und gelegentlich generalisierte Spitzen, Polyspikes, SW-Komplexe und SW-Varianten von 3/s oder schneller. Die Entladungen nehmen im Schlaf zu.

Benigne familiäre Neugeborenenkrämpfe: Dies ist eine seltene, dominant vererbte Krankheit, die sich meistens am 2. oder 3. Lebenstag mit klonischen oder apnoischen Anfällen, aber ohne besondere EEG-Kriterien manifestiert. Vorgeschichte und Untersuchungen decken keine ätiologischen Faktoren auf. Etwa 14 % der Patienten entwickeln später eine Epilepsie.

Benigne Neugeborenenkrämpfe: Dies sind sehr häufig wiederholte klonische oder apnoische Anfälle, die um den 5. Lebenstag ohne bekannte Ätiologie oder begleitende metabolische Störung auftreten. Das interiktuale EEG zeigt häufig alternierende steile Wellen. Die Anfälle wiederholen sich später nicht, und die psychomotorische Entwicklung ist ungestört.

Fallbeispiel: Benigne Neugeborenenkrämpfe.

Anamnese und Befund: Am Tag nach der unauffälligen Geburt wurde das Kind vom Neugeborenenzimmer wegen eines akuten Zyanoseanfalls von etwa 2 min Dauer mit anschließender Hypotonie auf die Pädiatrie verlegt. Bei der Aufnahme unauffälliges Kind, normales EEG, normale Laborwerte, normales CCT.

Therapie und Verlauf: Ab dem 9. Lebenstag, bei der Ableitung eines Einschlaf-EEG seitendifferenter EEG-Befund (Abb. 6.25). Bis zum 9. Lebenstag wurden noch 5 weitere Zyanoseanfälle unter Intensivmonitoring beobachtet. Alle Zyanoseanfälle traten aus dem Schlaf heraus auf und manifestierten sich durch Opisthotonus, klonisches Strecken der Glieder, gelegentliche Blickdeviation nach rechts und links wechselnd. Ein Reflux aus dem Magen in den Oesophagus als Ursache der Anfälle wurde ausgeschlossen. Nach einer Somnopolygraphie und einem Langzeit-EEG bei den immer wieder auftretenden Neugeborenenkrämpfen wurde wegen verdächtiger Asymmetrien eine Carbamazepin-Therapie eingeleitet. Bis zum Ende des 1. Lebensjahres normale Entwicklung mit Besserung im weiteren

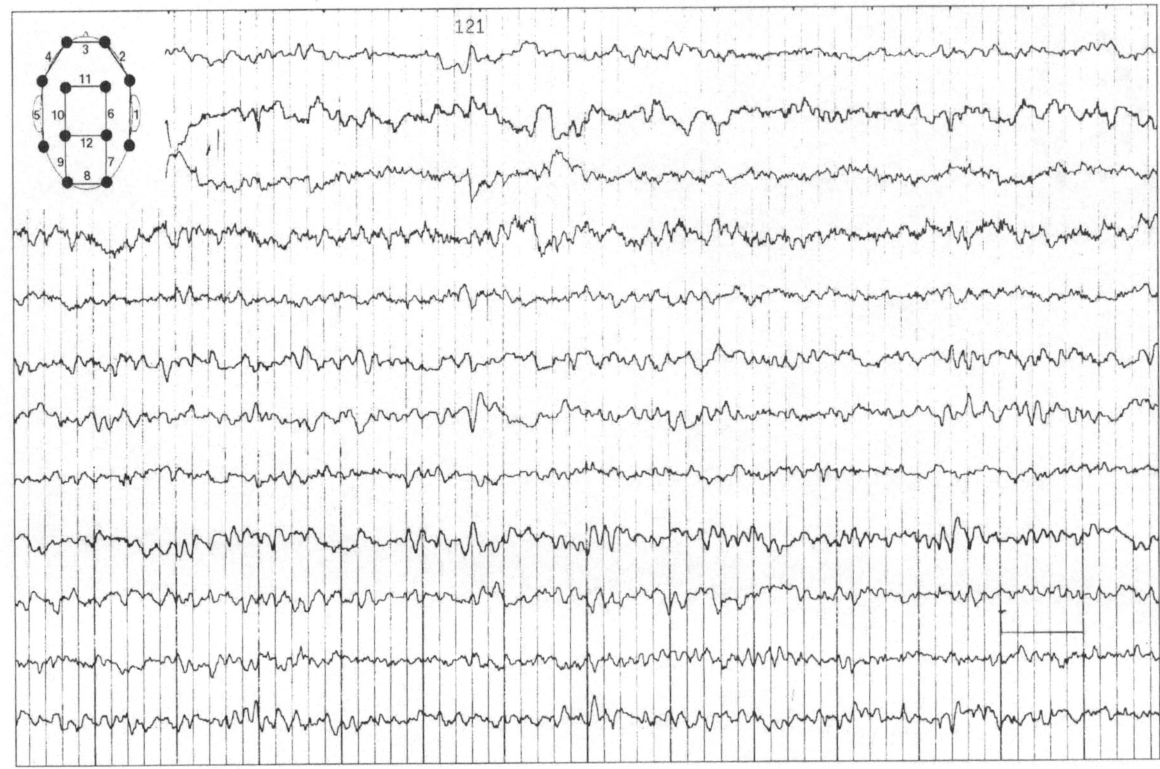

Abb. 6.26. Wach-EEG des 13 Monate alten Mädchens. Grundaktivität 7 – 8/s, Amplituden 30 – 40 µV. Keine verwertbaren Asymmetrien

Verlauf (Abb. 6.26). Nach Absetzen der Therapie keine Anfälle mehr und normale Entwicklung.

(Grenzbefund zur Diagnose s. 6.1.3.1: Neugeborenenkrämpfe bei Epilepsien mit sowohl generalisierten als auch fokalen Anfällen).

Benigne myoklonische Epilepsie im Kleinkindalter: Diese Epilepsie ist charakterisiert durch kurze Folgen von generalisierten Myokloni, die im Laufe des 1. oder 2. Lebensjahres bei gesunden Kindern auftreten. Diese Kinder haben häufig eine Familienvorgeschichte mit Krämpfen oder Epilepsien. EEG-Untersuchungen zeigen kurze generalisierte SW-Paroxysmen, die in frühen Schlafstadien auftreten. Die Anfälle sind durch eine geeignete Behandlung leicht zu kontrollieren. Sie werden nicht von anderen Anfallstypen begleitet, jedoch können in der Adoleszenz wieder generalisierte tonisch-klonische Anfälle auftreten. Die intellektuelle Entwicklung ist manchmal verzögert und mit leichten Persönlichkeitsstörungen verbunden.

Fallbeispiel: Benigne myoklonische Epilepsie im Kleinkindalter.

Anamnese und Befund: Der knapp 3 Jahre alte Junge wurde wegen häufiger werdender zerebraler Krampfanfälle vorgestellt. Zwei Monate vor der Aufnahme hatte er einen Schreianfall und danach blieb für die Dauer von etwa 1 min seine Atmung aus. Dabei bestanden auch tonische Krämpfe ohne Myokloni. Im weiteren Verlauf gab es tonische Krämpfe mit Speichelfluß für wenige Sekunden und einige Tage später myoklonische Anfälle im Mundbereich, dann Generalisation dieser Myokloni.

Therapie und Verlauf: Bei einer Anfallsfrequenz von 3 – 10 derartiger Anfälle für die Dauer von 2 – 5 s erfolgte die stationäre Aufnahme. Zahlreiche EEG zeigten eine lansame Grundtätigkeit und eine mangelhafte Gliederung. Häufige generalisierte SW-Paroxysmen, die auch mit klinischen Anfällen korrelierten (Abb. 6.27). Eine antikonvulsive Einstellung auf Valproat wurde eingeleitet. Trotz relativ hoher Dosierung bestand Therapieresistenz (ca. noch 2 Anfälle pro Woche), die erst durch eine Kombination des Valproat mit Ethosuximid überwunden werden konnte. Bei weiter bestehenden Allgemeinveränderungen des EEG waren Anfallsäquivalente nicht mehr nachweisbar. Die Magnetresonanztomographie ergab ebenso wie die anderen klinischen Untersuchungen keinen Hinweis für eine organische Grundlage der Anfälle. Eine familiäre Disposition konnte nicht erhoben werden.

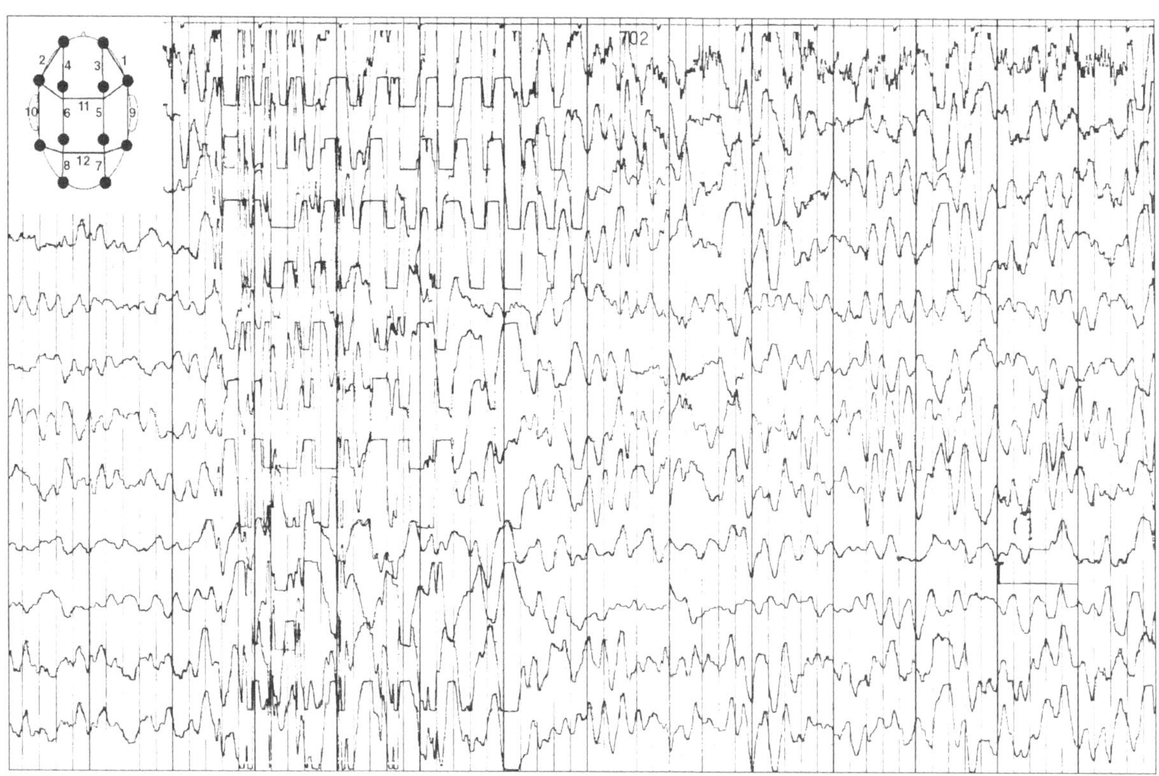

Abb. 6.27. Spontan-EEG eines knapp 3 Jahre alten Jungen. Die ersten 2 s zeigen eine schlecht gegliederte Grundaktivität von 3 – 6/s mit Amplituden von ca. 50 – 80 µV; 5 s dauernde generalisierte paroxysmale SW-Aktivität mit Amplituden über 300 µV. Die Übersteuerung täuscht Polyspike-wave-Formationen vor. Diese Paroxysmen korrelierten häufig mit myoklonischen Anfällen. Anschließend hohe langsame Grundaktivität. Nach dem abgebildeten EEG-Abschnitt folgte ein neuer generalisierter SW-Paroxysmus für die Dauer von 3 s mit anschließendem Angleich der Kurve an das Ausgangsverhalten. In den Kanälen 1 und 2 Polung regelwidrig von hinten nach vorne. Dadurch technisch bedingte Phasenumkehr (gilt für Abb. 6.27 - 6.31)

Epilepsie mit pyknoleptischen Absenzen (Pyknolepsie, Absenzenepilepsie des Kindesalters): Dieses Syndrom tritt bei sonst unauffälligen Kindern mit genetischer Disposition im Schulalter auf (Hauptmanifestationsalter 6 – 7 Jahre). Es findet sich häufiger bei Mädchen als bei Knaben und ist charakterisiert durch sehr häufige Absenzen (mehrere bis viele pro Tag). Das EEG zeigt zumeist bilaterale, synchrone und symmetrische SW-Paroxysmen von 3/s bei normaler Grundtätigkeit. In der Adoleszenz können die Absenzen aufhören, doch entwickeln sich häufig generalisierte tonisch-klonische Anfälle; nur selten persistieren Absenzen als einziger Anfallstyp.

Fallbeispiel: Epilepsie mit pyknoleptischen Absenzen.
Anamnese und Befund: Die Patientin wurde im Alter von 9 2/3 Jahren wegen klinischer Absenzen und erheblichen Abbaus bei den Schulleistungen ambulant vorgestellt. Der Nachweis der 3/s SW-Paroxysmen im EEG korellierte mit Abwesenheitszuständen (Abb. 6.28, 6.29). Die bildgebenden Verfahren erbrachten keinen pathologischen Befund.

Therapie und Verlauf: Die Erstbehandlung mit Valproat erbrachte zunächst Anfallsfreiheit. Im Alter von 10 1/6 Jahren erneut Wiedervorstellung wegen Auftretens von „schwarzen Punkten vor den Augen". Klinische Abwesenheitszustände wurden zu dieser Zeit nicht mehr beobachtet. Die schwarzen Punkte vor den Augen korellierten mit 3/s SW-Paroxysmen (Abb. 6.30, 6.31). Die erweiterte Therapie mit Ethosuximid führte zu Anfallsfreiheit mit Verschwinden der SW-Paroxysmen. Die Schulleistungen verbesserten sich zum unteren Grenzbereich der Normalbegabung. Im Alter von 15 3/4 Jahren Wiedervorstellung nach 5 1/2 jähriger Anfallsfreiheit unter Kombinationstherapie von Valproat mit Ethosuximid. In der letzten Ableitung (Abb. 6.32) nur noch Monotherapie mit Valproat nach Absetzen des Ethosuximid. Die schulischen Leistungen hatten sich so verbessert, daß das Mädchen die Realschule, wenn auch unter Schwierigkeiten, besucht.

Absenzenepilepsie des Jugendalters: Die Absenzen dieses Syndroms gleichen denen der Epilepsie mit pykno-

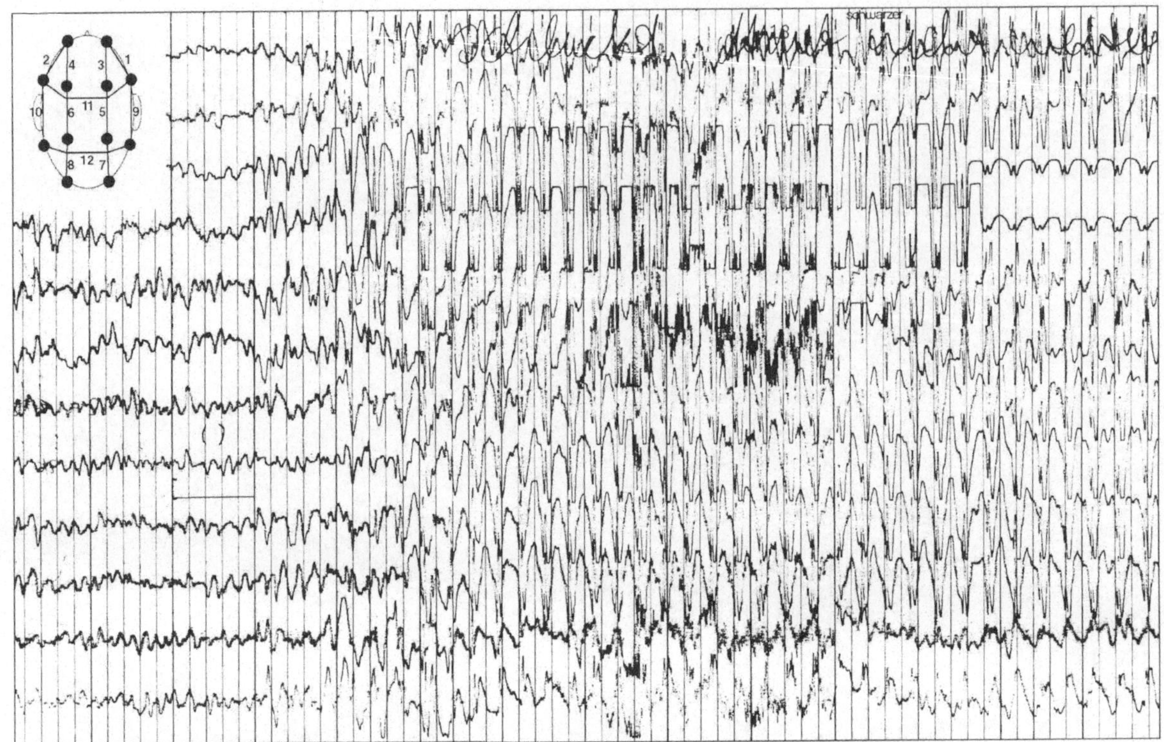

Abb. 6.28. EEG eines 9 2/3 Jahre alten Mädchens während Hyperventilation. Es besteht eine 7 – 8/s-Aktivität mit Amplituden von ca. 30 – 70 μV. Nach 3 s höher werdende 6/s-Wellen, Beginn eines regelmäßigen, bilateralen SW-Paroxysmus mit Sistieren der Atmung. Der Paroxysmus dauerte über 20 s (Ende des Paroxysmus in Abb. 6.29). Schaltungsbedingt werden in Kanal 1 und 2 durch Polungsumkehr aus den SW-Komplexen Polyspikes. In Kanal 3 und 4 Verstärkung 2s vor Bildende reduziert. Zur Phasenumkehr in Kanal 1 und 2 Text bei Abb 6.27. Störung des klassischen Musters auch durch Schluckartefakte

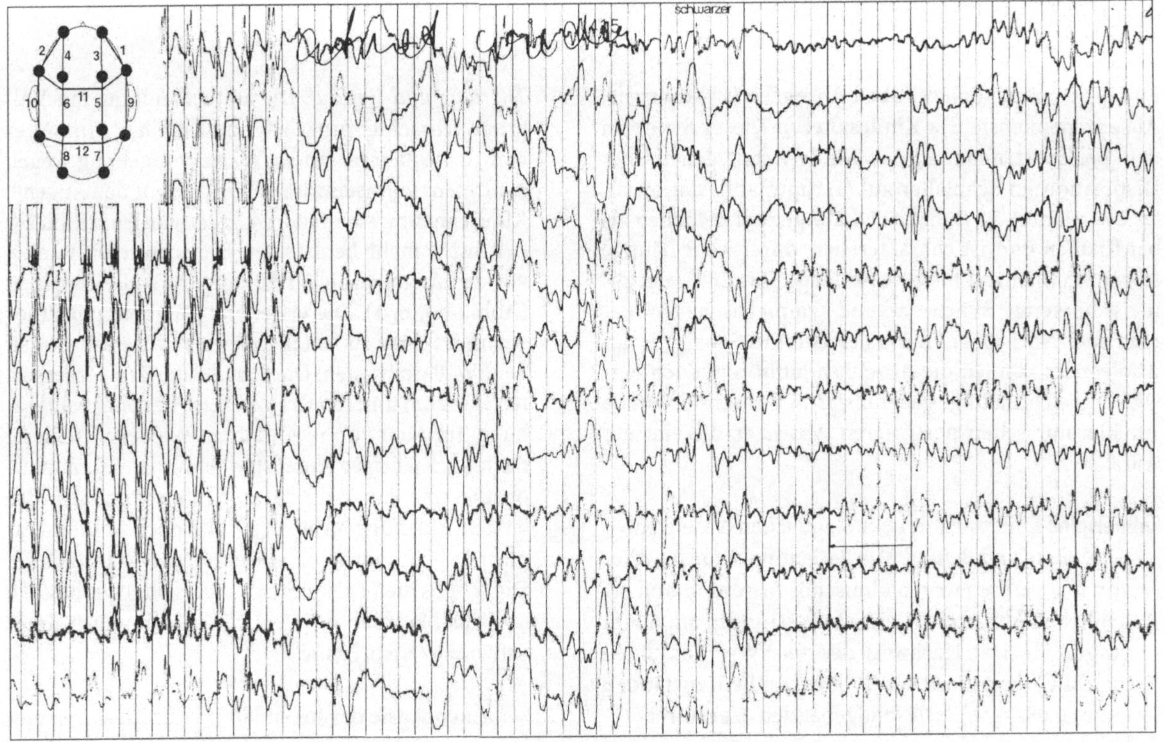

Abb. 6.29. In dieser Abbildung sind die letzten Sekunden des generalisierten 3/s-SW-Paroxysmus dargestellt. Mit Sistieren des Paroxysmus Übergang in eine gemischte δ-ϑ-Aktivität für weitere 5 s. Zu dieser Zeit beginnt das Mädchen wieder zu atmen (Bulbus- und Atemartefakte). Anschließend wieder 7 – 9/s-Aktivität mit Amplituden von 60 μV, wie zu Beginn (vgl. Abb. 6.28)

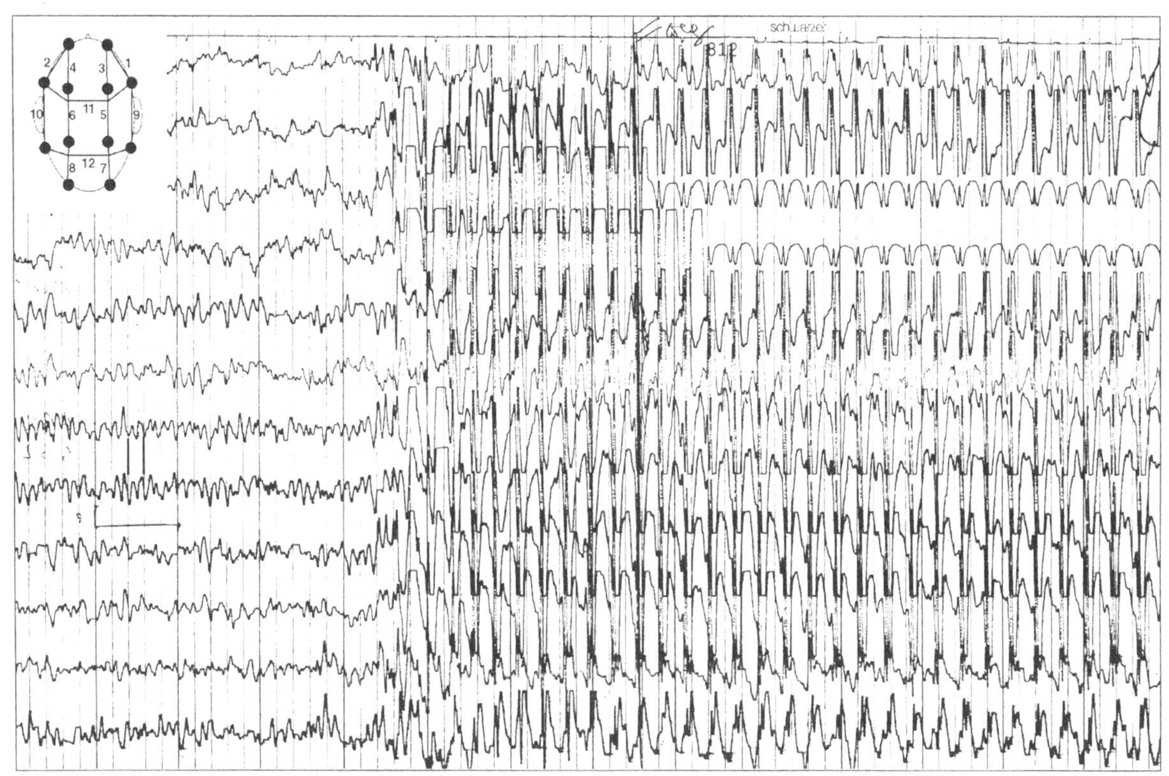

Abb. 6.30. EEG eines 10 1/6 Jahre alten Mädchens während Hyperventilation. Zu Beginn etwa 9 – 10/s-ϑ-Aktivität mit Amplituden von 70 µV. Plötzlicher Beginn eines SW-Paroxysmus von 18 s Dauer. Als klinische Begleitzeichen Auftreten von „schwarzen Punkten vor den Augen" (Fortsetzung in Abb. 6.31). Verstärkung in Kanal 3 und 4 ab Bildmitte reduziert

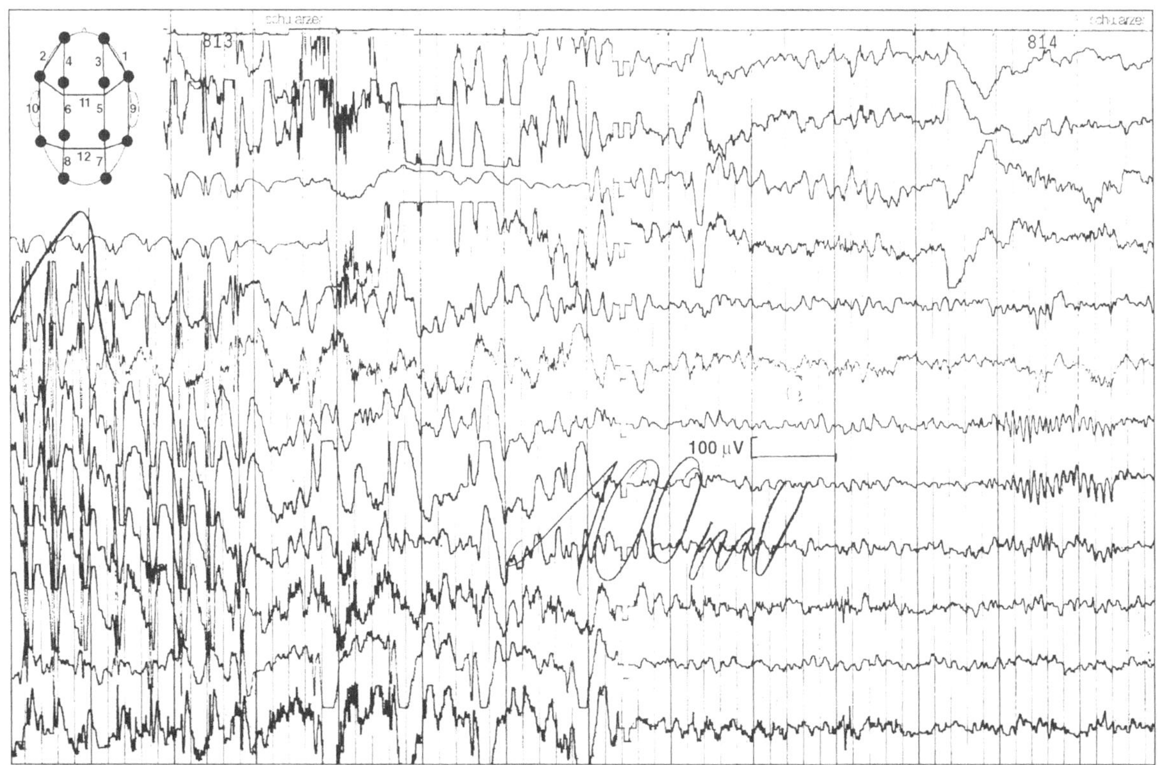

Abb. 6.31. Fortsetzung der Absenz von Abb. 6.30. Der Paroxysmus endet mit unregelmäßiger δ-ϑ-Aktivität; 5 s später spindelige 10 – 12/s Serien mit Amplituden von 30 – 50 µV. Verstärkung in Kanal 3 und 4 ab der 3. Sekunde wieder erhöht

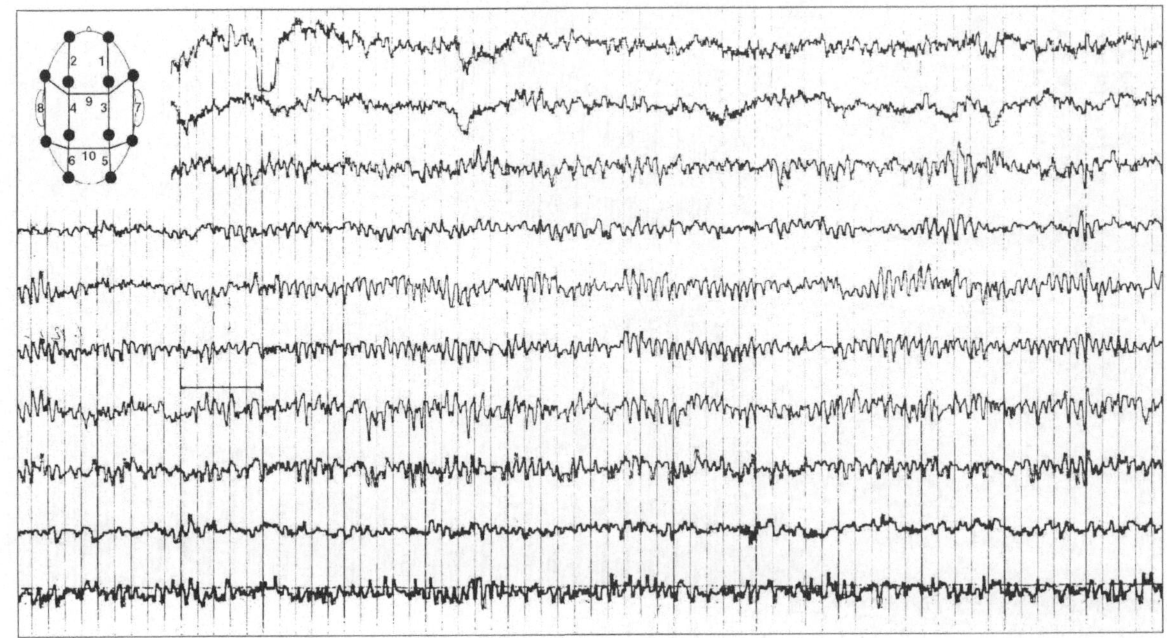

Abb. 6.32. Spontan-EEG während Hyperventilation des 15 3/4 Jahre alten Mädchens. Parietookzipital α-Aktivität um 12/s, Amplituden 30 – 50 µV. Keine Paroxysmen. Geringer HV-Effekt bei intensivem Atmen, das sich in Artefakten und Muskelzittern über den vorderen Hirnabschnitten äußert

leptischen Absenzen, doch sind Absenzen mit retropulsiven Bewegungen seltener. Das Manifestationsalter liegt um die Pubertät. Die Anfallshäufigkeit ist geringer als bei der Pyknolepsie (seltener als täglich, meist sporadisch). Das Hinzutreten von generalisierten tonisch-klonischen Anfällen ist häufig; diese sind oft an die Aufwachsituation gebunden. Nicht selten haben die Patienten auch myoklonische Anfälle. Die Geschlechterverteilung ist ausgeglichen. Die SW-Komplexe sind häufig schneller als 3/s. Die Therapie ist zumeist erfolgreich.

Fallbeispiel: Absenzenepilepsie des Jugendalters.
Anamnese und Befund: Das 12 Jahre alte Mädchen wurde wegen zunehmendem Leistungsabbau in der Schule bei unklaren Abwesenheitszuständen vorgestellt. Die Frage bei der Vorstellung: Lagen Konzentrationsschwierigkeiten vor oder andere Ursachen der Schulstörung bei zuvor unauffälliger Schulkarriere in der Grund- und Hauptschule.
Therapie und Verlauf: Durch die EEG-Untersuchung wurde die Diagnose einer Absenzenepilepsie des Jugendalters gestellt (Abb. 6.33). Antikonvulsive Therapie mit Valproat. Im weiteren Verlauf Anfallsfreiheit und wieder zunehmende Verbesserung der Schulleistungen.

Fallbeispiel: Absenzenepilepsie des Jugendalters.
Anamnese und Befund: In den letzten 3 Monaten vor der stationären Einweisung der 12 1/4 Jahre alten Patientin fiel der Mutter ein immer häufiger auftretendes kurzes Innehalten beim Reden von wenigen Sekunden Dauer auf. Dabei sei das Kind „kurz weg gewesen". In den letzten Tagen vor der Vorstellung fünf 5- bis 6mal Beobachtung der Abwesenheitszustände. Eine Woche vor der stationären Aufnahme Kollaps in der Kirche.
Zur stationären Aufnahme kam ein freundliches und lebhaftes Mädchen ohne internistische oder neurologische Störungen. Bereits bei der Aufnahmeuntersuchung beim Zählenlassen während leichter Hyperventilation nach 25 s mehrere Sekunden lange Absenzen. Die Computertomographie erbrachte einen Normalbefund. Sowohl im Spontan-EEG als auch im EEG nach Schlafentzug unabhängig von der Hyperventilation – vermehrt aber bei Hyperventilation – (Abb. 6.34) Auftreten von generalisiertem 3/s-SW-Paroxysmus mit Starre, aber ohne motorische oder andere klinische Manifestationen.
Therapie und Verlauf: Es erfolgte eine Einstellung auf Valproat. Die Medikation führte zunächst nicht zum Erfolg. Erst bei einem Spiegel über 100 µg/ml entsprechend einer Gabe von 1200 mg Valproat pro Tag war Anfallsfreiheit zu erzielen. Nach 3 1/2 Jahren Therapie und Anfallsfreiheit bei normalem EEG (Abb. 6.35) auch unter Hyperventilation schrittweise Reduktion des Valproats auf die Hälfte der Dosis. Im weiteren Verlauf zunächst erneute 3/s-SW-Paroxysmen im EEG und dann auch wieder Absenzen. Nach

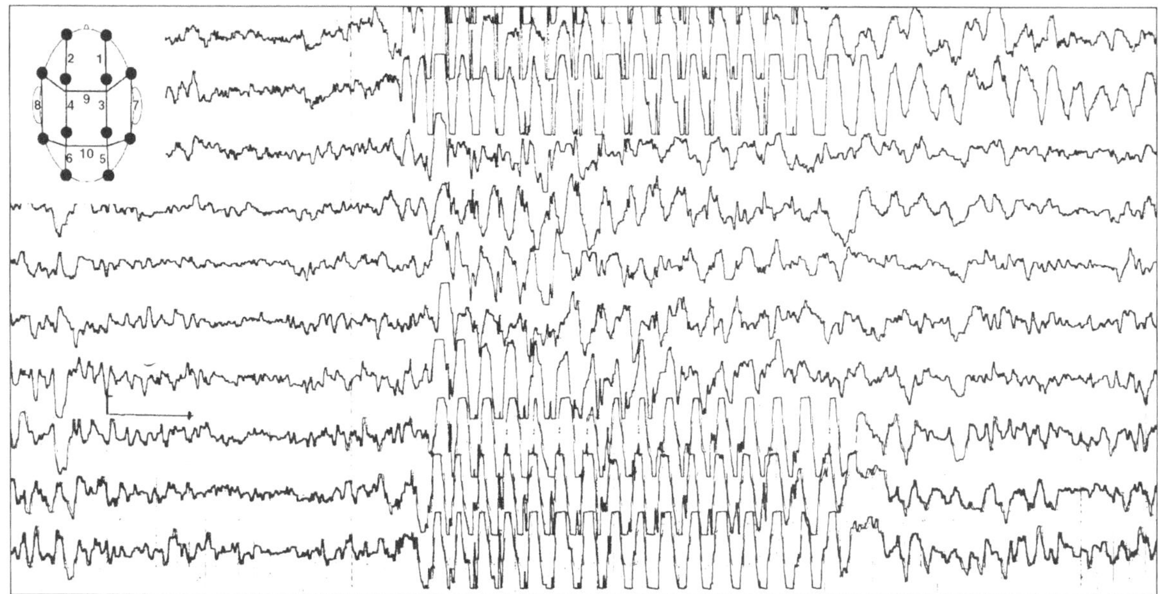

Abb. 6.33. Wach-EEG eines 12 1/2 Jahre alten Mädchens. Lange Zeit altersgerechte Grundaktivität parietookzipital von 9 – 11/s, Amplituden 20 – 30 µV. Bei offenen Augen bilaterale unregelmäßige δ Gruppe, aber noch bestehende α-Grundaktivität. Plötzlich auftretender 3/s-SW-Paroxysmus, korellierend mit starrem Blick und Unansprechbarkeit. Danach über den vorderen Hirnabschnitten δ-Aktivität. Kanal 1 und 2 zeigen eine schaltungsbedingte Phasenumkehr gegenüber den folgenden Kanälen

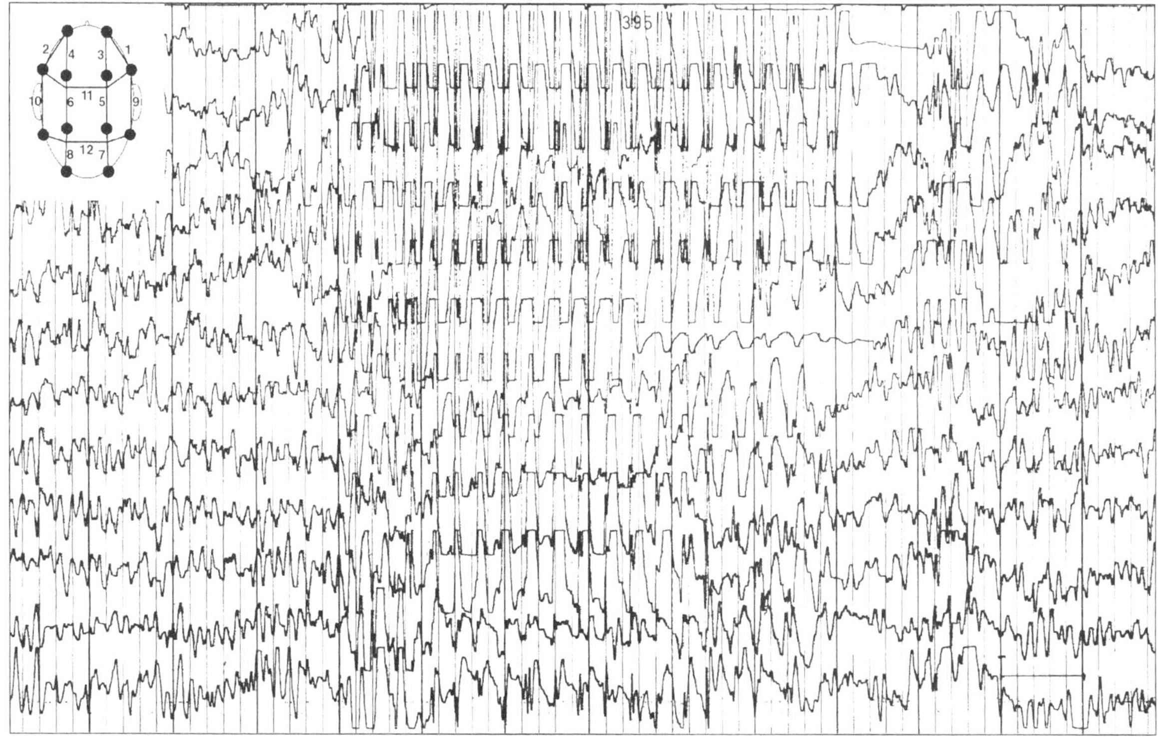

Abb. 6.34. Wach-EEG eines 12 1/4 Jahre alten Mädchens; 160 s nach Hyperventilationsbeginn hohe, unregelmäßige Grundtätigkeit und ein generalisierter 3/s-SW-Paroxysmus für die Dauer von 6 s. Nach dem Paroxysmus, der mit einer Absenz ohne Myokloni korreliert, Fortbestand der unregelmäßigen Grundtätigkeit bei fortgesetzter Hyperventilation. Die Hyperventilation wurde relativ verhalten durchgeführt, was als charakteristisch für Kinder angesehen werden kann, die bewußt oder unbewußt Anfälle bei Hyperventilation erwarten. Kanal 1 und 2 zeigen eine schaltungsbedingte Phasenumkehr

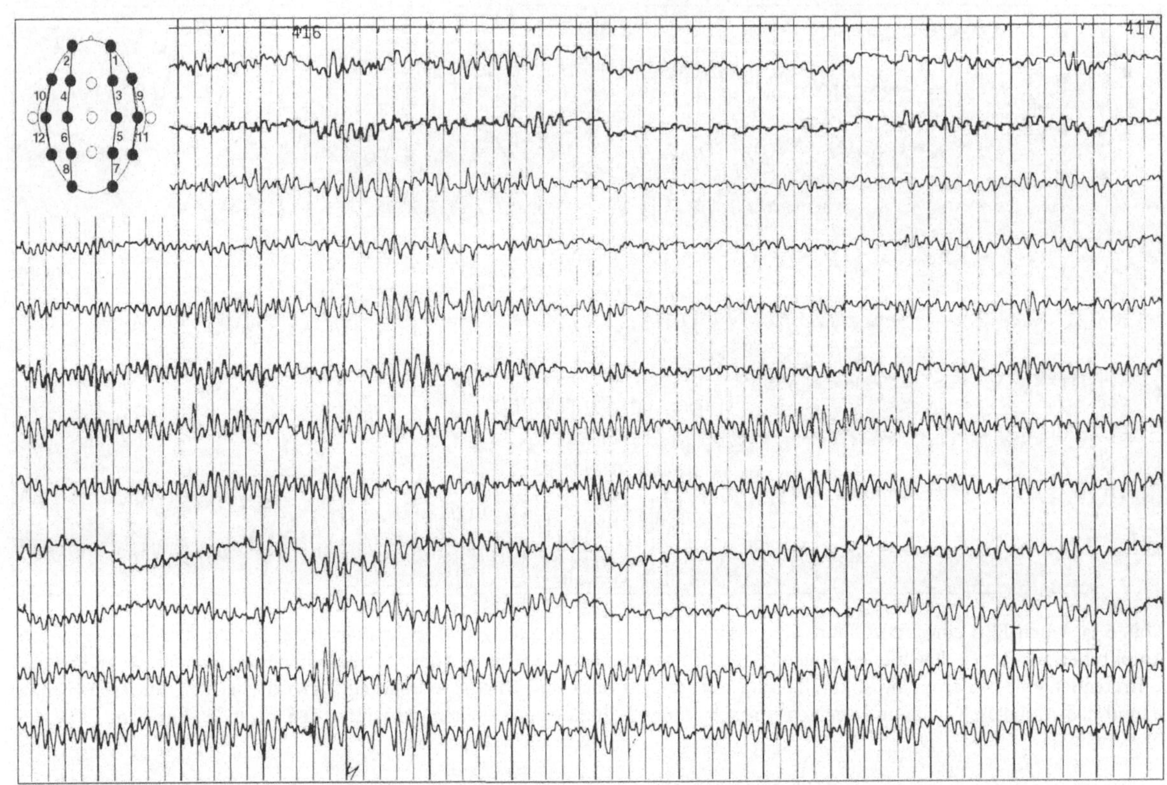

Abb. 6.35. Spontan-Wach-EEG eines fast 16 Jahre alten Mädchens nach über 3jähriger Anfallsfreiheit. Grundtätigkeit bei geschlossenen Augen über den hinteren Hirnabschnitten um 10/s. Amplituden 20 – 50 μV. Frontal und temporal Bewegungsartefakte. Zwischen dem 3/s-Paroxysmen ist bei der Absenzenepilepsie auch häufig eine normale oder nur leicht verlangsamte EEG-Tätigkeit zu sehen. Aus diesem Grunde ist eine Hyperventilation als Provokation unerläßlich

erneuter Dosiserhöhung wieder Anfallsfreiheit und EEG-Normalisierung.

Impulsiv-Petit-mal-Epilepsie (myoklonische Epilepsie des Jugendalters): Dieses Syndrom manifestiert sich durch Anfälle mit bilateralen, einzelnen oder arrhythmisch wiederholten Myokloni vorwiegend in den Armen. Einige Patienten erleiden bei den massiven Myokloni Sturzanfälle. Eine Bewußtseinsstörung ist nicht erkennbar. Die Krankheit kann vererbt sein, die Geschlechterverteilung ist gleichmäßig. Häufig bestehen auch generalisierte tonisch-klonische Anfälle, weniger häufig Absenzen. Die Anfälle ereignen sich gewöhnlich kurz nach dem Aufwachen und werden oft durch Schlafentzug ausgelöst. Das interiktuale und iktuale EEG zeigt schnelle, generalisierte, oft irreguläre SW-Komplexe und Polyspikes. Zwischen den Spitzen im EEG und den Zuckungen besteht keine enge zeitliche Beziehung. Häufig sind die Patienten photosensibel. Sie sprechen auf geeignete Medikamente gut an.

Fallbeispiel: Impulsiv-Petit-mal-Epilepsie.
Anamnese und Befund: Das 17 1/2 Jahre alte Mädchen besuchte z. Z. der Vorstellung die 8. Klasse der

Hauptschule nach passagerem Sonderschulbesuch. Seine Begabung lag im Grenzbereich zwischen Norm und Lernbehinderung. Der erste Anfall wurde im Alter von 14 Jahren beobachtet. Dabei fiel das Mädchen um, wurde bewußtlos und zuckte. Daraufhin erfolgte eine antikonvulsive Therapie mit Carbamazepin und Valproat. Bei der Wiedervorstellung im Alter von 17 Jahren wurde vor der Ableitung des EEG (Abb. 6.36) über Myokloni im Bereich der Augen und oberen Extremitäten trotz der Carbamazepin-Valproat-Therapie berichtet.
Therapie und Verlauf: Durch eine EEG-Ableitung konnte manchmal (nicht generell) eine Korrelation zwischen Myokloni der Arme und Spitzen im EEG nachgewiesen werden. Es wurde eine Umstellung der antikonvulsiven Therapie auf Barbexaclon vorgenommen. Im Anschluß daran Anfallsfreiheit. Es traten im weiteren Verlauf nicht mehr die zuvor beschriebenen Grand-mal-Anfälle, aber auch nicht mehr die myoklonischen Impulsivanfälle auf.

Fallbeispiel: Impulsiv-Petit-mal.
Anamnese und Befund: Im Alter von 12 5/6 Jahren traten bei dem Knaben bilaterale Myokloni im Be-

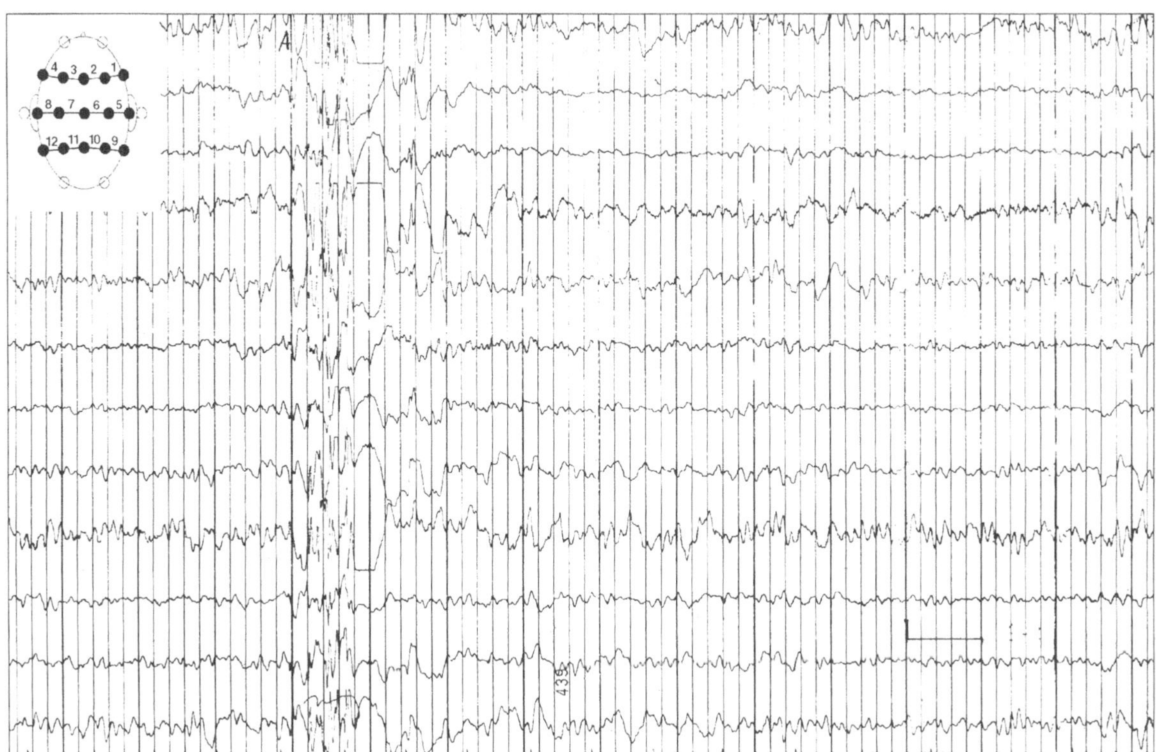

Abb. 6.36. Ableitung im Wachzustand bei einer 17 1/2 Jahre alten Patientin. Über dem Okzipitalbereich Grundaktivität zwischen 7 und 9/s, Amplituden zwischen 30 und 60 µV. Unterlagerte 4 – 7/s diffus. Zeitweiliges Auftreten von generalisierten Polyspikes für die Dauer von ca. 1 s mit hohen δ-Wellen zumeist korrelierend mit (in diesem Fall wenig ausgeprägten) Mykloni der Augen. Danach abnehmende δ-Wellen. Cirka 7 s nach Anfallsbeginn gleicht die Kurve wieder dem präiktualen Verlauf

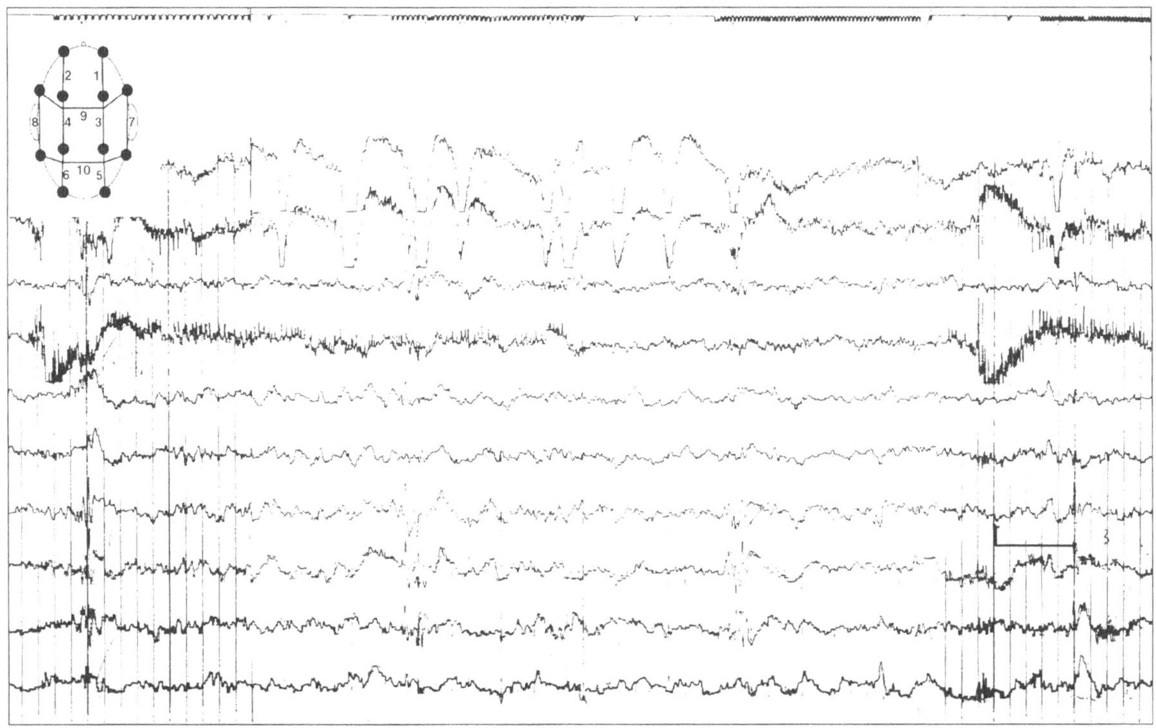

Abb. 6.37. Es handelt sich bei dieser Abbildung um 4 Ausschnitte, um die zu Beginn der Photostimulation auftretenden Polyspike-Komplexe zu veranschaulichen. Das Wach-EEG des 12 5/6 Jahre alten Jungen zeigte vor der Stimulation ebenso wie während der Photostimulation eine Grundaktivität von 4 – 9/s und eine starke Labilität der Grundaktivität. Mit Beginn der Photostimulation bei allen Frequenzen für Sekundenbruchteile generalisierte Polyspikes, die als Photo-Myoklonus-Antwort (englisch PMR = Photomyoklonus-Response) beschrieben werden. Auch sind Muskelartefakte bei der mit der Stimulation einhergehenden Unruhe des Patienten aufgezeichnet. Kanal 1 und 2 zeigen eine schaltungsbedingte Phasenumkehr

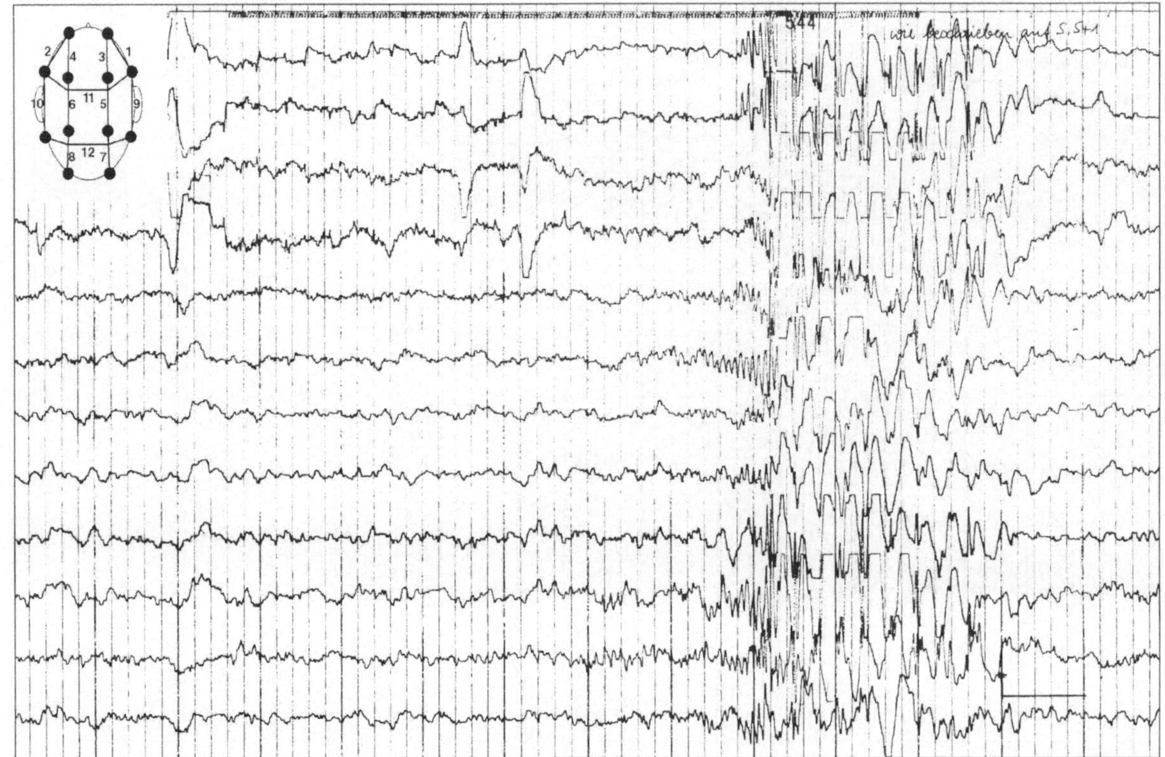

Abb. 6.38. Grundaktivität parietookzipital 4 – 6/s, Amplituden 20 – 40 µV. Unzureichende Gliederung des EEG. Bulbusartefakte über den vorderen Hirnabschnitten. Nach 6 s Photostimulation mit einer raschen Blitzserie (s. Markierung im obersten Kanal) Auftreten von höher werdenden raschen Wellen, die in eine Polyspike-Gruppe übergehen und dann für eine Dauer von 3 s in SW-Komplexen und Polyspike-Komplexen auslaufen. Diese Paroxysmen korrelieren mit Myokloni der Augenlider und merkwürdigem Lächeln des Patienten. Der Patient empfindet diese Situation als unangenehm und kann sie nach dem Anfall exakt beschreiben. Schaltungsbedingte Phasenumkehr in Kanal 1 und 2

reich der Augen und der Arme bis hin zum Schultergürtel bei erhaltenem Bewußtsein auf. Es wurde über ein schreckhaftes Zusammenfahren wie bei elektrischen Schlägen berichtet. Ein Zusammenhang zum Aufstehen, Anziehen und zu Situationen mit Schlafdefizit sowie Photostimulation (beim Autofahren) wurde berichtet. Der Junge war in der Entwicklung retardiert, wirkte aber auf den ersten Eindruck weitgehend unauffällig. Bei der ersten EEG-Ableitung leichte Allgemeinveränderungen. Während der Photostimulation (Abb. 6.37) gab es lediglich Photo-Myoklonus-Antworten. In Anbetracht der berichteten Klinik wurde aber dennoch Valproat verordnet.

Therapie und Verlauf: Der Junge erschien nicht mehr zur Kontrolle und wurde erst nach einem Jahr erneut vorgestellt, da die Anfälle nach unregelmäßiger Einnahme der Medikamente jetzt häufiger auftraten und zeitweilig eine Ausbreitung der Myokloni auf die unteren Extremitäten mit ruckartigem Zusammensacken in den Knien beobachtet wurde. Das EEG zeigte weiterhin leichte Allgemeinveränderungen. Bei der 26/s-Photostimulation Auftreten eines myoklonisch impulsiven Krampfanfalls 6 s nach Beginn

(Abb. 6.38). Nach Anheben der Valproat-Therapie wieder Anfallsfreiheit.

Aufwach-Grand-mal-Epilepsie: Dieses Syndrom beginnt meist in der zweiten Lebensdekade. Die generalisierten tonisch-klonischen Anfälle ereignen sich ausschließlich oder überwiegend (über 90 %) kurz nach dem Aufwachen unabhängig von der Tageszeit oder in einem zweiten Häufigkeitsgipfel am Feierabend. Falls andere Anfälle auftreten, dann meistens Absenzen oder myoklonische vom Typ des Impulsiv-Petit-mal. Die Anfälle können durch Schlafentzug oder andere externe Faktoren ausgelöst werden. Relativ häufig findet sich eine genetische Disposition. Das EEG zeigt zumeist eines der Muster der idiopathischen generalisierten Epilepsie. Es besteht eine signifikante Korrelation zur Photosensibilität.

Andere generalisierte Anfallsformen: Es handelt sich dabei um wiederholte Anfälle mit Absenzen oder Krämpfen, die nicht den aufgeführten generalisierten Epilepsien zugeordnet werden können.

Fallbeispiel: Psychogene Anfälle und generalisierte tonisch-klonische Anfälle.

Anamnese und Befund: Das 13jährige Mädchen wurde vom Notarzt ins Krankenhaus eingeliefert. Zuvor war in der Schule ein 1000-m-Lauf absolviert worden. Beim anschließenden Umkleiden in der Garderobe wurde ein tonisch-klonischer Grand-mal-Anfall von ca. 2 – 4 min Dauer mit Bewußtlosigkeit und postiktualem Dämmerzustand beobachtet. Im Alter von 10 Jahren war schon einmal ein Kollaps beobachtet worden, eine weitere Diagnostik erfolgte damals nicht. Das Mädchen besucht die Hauptschule mit mäßigen Leistungen und Konzentrationsschwäche, bei Begabung im unteren Normbereich. Bei der Aufnahme freundliches, zutrauliches, nach dem Anfall noch etwas müdes Mädchen, das über Kopfschmerzen und Übelkeit klagte. Internistisch und neurologisch bei einer Untersuchung einen Tag später kein pathologischer Befund.

Therapie und Verlauf: Das EEG einige Stunden nach der Aufnahme zeigte eine altersgerechte, seitengleiche Grundaktivität mit Einlagerung paroxysmaler generalisierter langsamer und steiler Wellen (Abb. 6.39). Es erfolgte eine Einstellung auf Primidon. Darunter erneut Auftreten von Grand-mal-Anfällen bei weiterhin generalisierten EEG-Veränderungen, die allerdings anders als der postiktuale Erstbefund waren und aus paroxysmalen ϑ-Gruppen mit steilen Wellen und einzelnen raschen SW-Komplexen bestanden (Abb. 6.40). Wegen weiter auftretender Anfälle erfolgte eine Umstellung auf Phenytoin. Darunter seltenere Anfälle bei Persistieren von ϑ-Gruppen. Die Familienanamnese, die ausführliche klinische Diagnostik und eine magnetresonanztomographische Untersuchung erbrachten keinen pathologischen Befund. Im weiteren Verlauf erneut Auftreten von Anfällen mit psychogener Überlagerung. Periodenweise hysterisches Verhalten der 13jährigen. Die psychogenen Anfälle waren klinisch nicht von echten Grand-mal-Anfällen zu unterscheiden. Bei den psychogenen Anfällen überwogen die tonischen, bei den „echten" idiopathischen Grand-mal-Anfällen

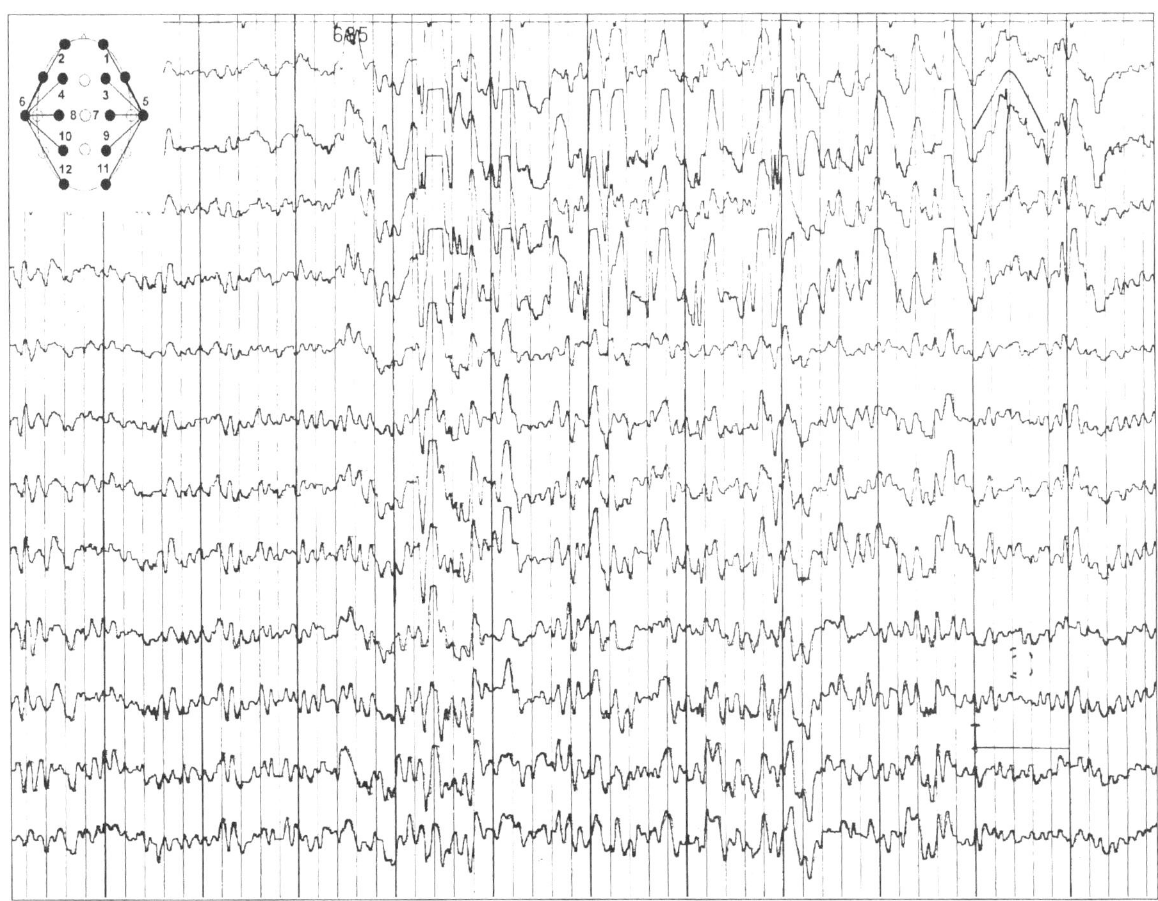

Abb. 6.39. Spontan-EEG eines 13jährigen Mädchens. Grundaktivität parietookzipital 7 – 9/s, Amplituden 30 – 50 µV. Wenig ausgeprägte Gliederung des EEG, keine Seitendifferenzen. Paroxysmale generalisierte langsame und steile Wellen mit Maximum frontal, 7 s dauernd. Danach Rückkehr zur Grundtätigkeit. Bezugsableitung zum gleichseitigen Ohr

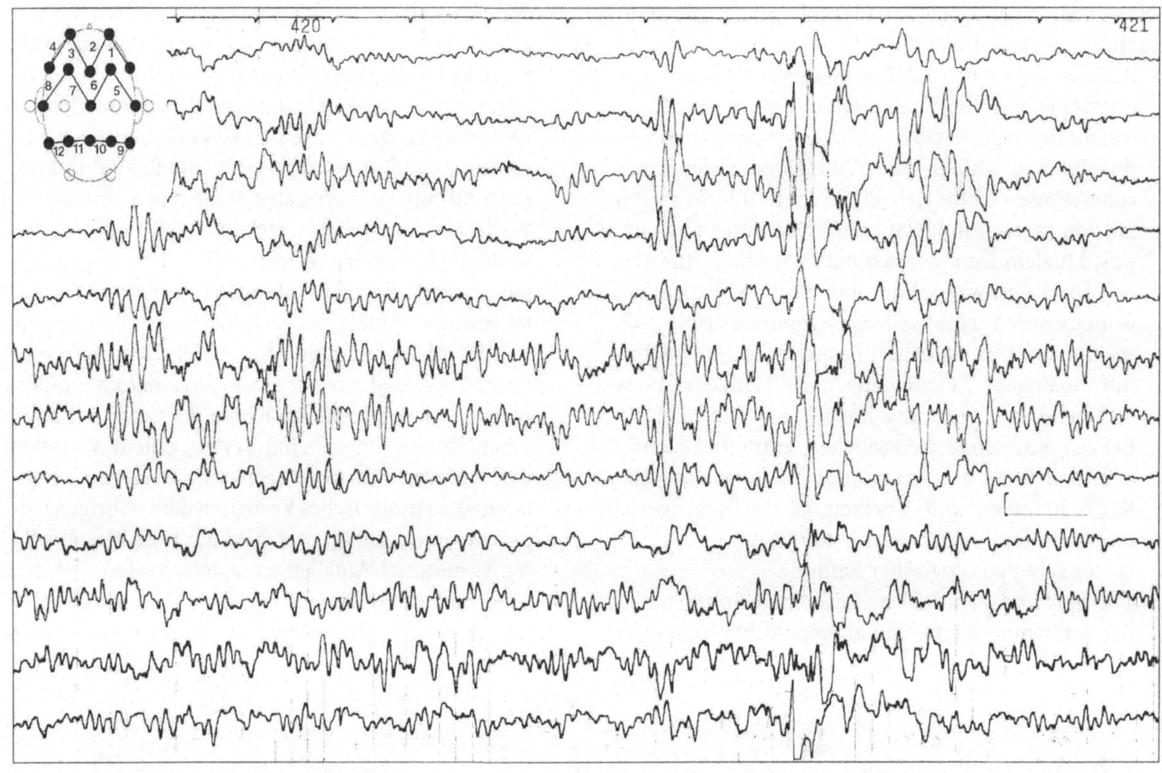

Abb. 6.40. Wach-EEG des 13jährigen Mädchens. Grundtätigkeit um 7/s, Amplituden 20 – 40 µV. Generalisierte paroxysmale ϑ-Gruppen mit steilen Wellen und einzelnen raschen SW-Komplexen von Sekundendauer. Im Anschluß daran wieder Übergang in die leicht verlangsamte Grundtätigkeit. Nicht empfehlenswerte veraltete Schaltung. Sie zeigt eine doppelte Phasenumkehr bei Zick-Zack Schaltungen, die lokalisatorisch nicht verwertbar sind.

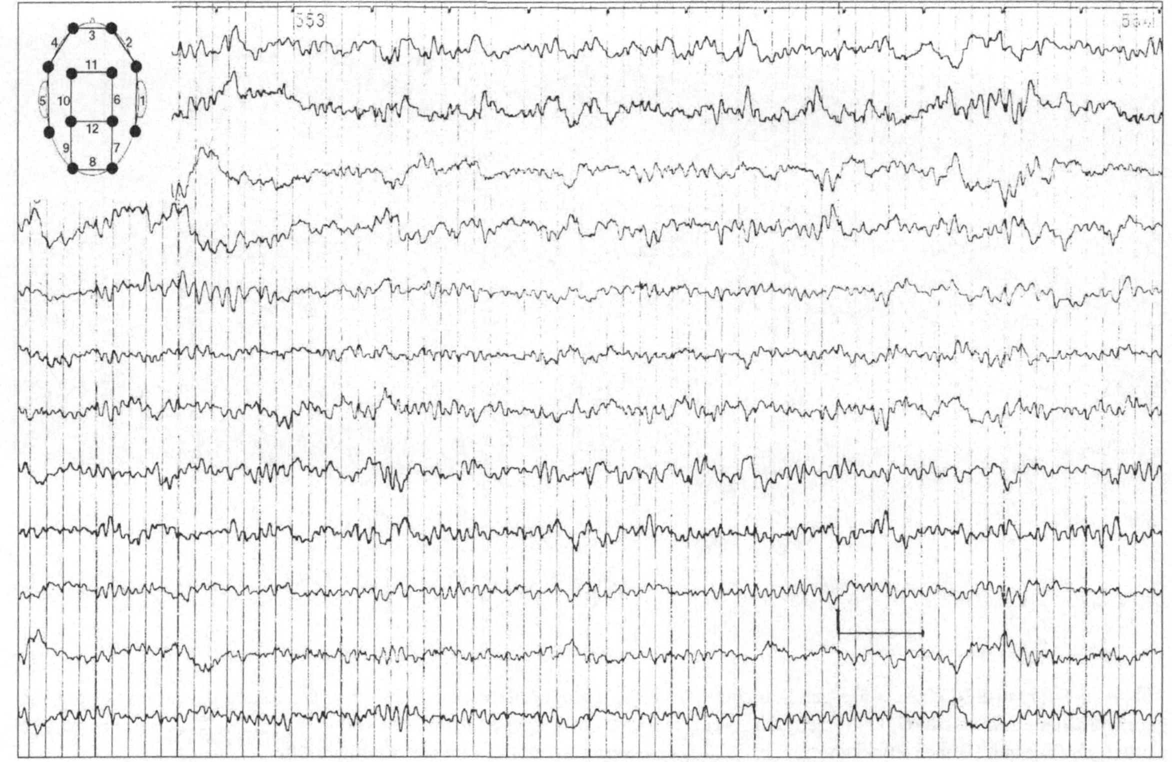

Abb. 6.41. Die Ableitung des EEG erfolgte bei dem 15jährigen Mädchen während eines „tonischen Krampfanfalls" mit wenigen bilateralen Myokloni. Die Grundtätigkeit ist mit 7 – 8/s bei Amplituden von 20 – 40 µV nicht verändert

die klonischen Anfallszeichen. Bei den psychogenen Anfällen lag die Patientin stark überstreckt im Bett, reagierte z. T. auf heftige Ansprache mit Öffnen der Augen oder einer verbalen Antwort. Die Differenzierung war nur durch die EEG-Untersuchung möglich (Abb. 6.41). Die psychogenen Anfälle wurden in der Schule durch Ärger über Klassenkameraden, über den Lehrer, in der Kinderabteilung über den Arzt ausgelöst. Während der „echten" Grand-mal-Anfälle waren generalisierte Spitzen und SW-Varianten nachweisbar. Die Therapie wurde im weiteren Verlauf durch eine Psychotherapie ergänzt. In Verbindung mit der fortgesetzten Phenytoin-Therapie traten bei der jetzt 16jährigen Patientin in den letzten 2 Jahren keine Anfälle mehr auf.

Epilepsien mit spezifischen Anfallsauslösern: Ausgelöste Anfälle sind solche, bei denen äußere oder innere Faktoren den Anfällen konstant vorausgehen, wodurch sie sich von spontanen epileptischen Anfällen unterscheiden, bei denen keine Auslösefaktoren identifiziert werden können. Gewisse unspezifische Faktoren (z. B. Schlafmangel, Alkohol- oder Medikamentenentzug oder Hyperventilation) bilden einen Gegensatz zu spezifischen Anfallsauslösern. Bei bestimmten Epilepsiesyndromen reagieren die Anfälle vermehrt auf unspezifische Faktoren, was aber nur selten zu deren Klassifikation beiträgt.

Demgegenüber ist bei Epilepsien mit spezifischen Anfallsauslösern eine konstante Beziehung zwischen definierbaren Ereignissen und dem anschließenden Auftreten eines Anfalls festzustellen. Bei einigen Epilepsien (Reflexepilepsien) werden die Anfälle durch Empfindungen oder Wahrnehmungen als Antwort auf spezifische Reize ausgelöst. Die hierher gehörigen Epilepsien sind sowohl generalisiert und idiopathisch, aber auch fokal (bei erworbenen Läsionen), wobei es sich meist um taktile oder proprioreptive Reize handelt.

Epileptische Anfälle können auch durch ein plötzliches Erschrecken bei unerwarteten Reizen ausgelöst werden (Startle-Epilepsie). Die Anfälle sind gewöhnlich generalisiert tonisch, können aber auch fokal sein.

Fallbeispiel: Epilepsien mit spezifischen Anfallsauslösern. *Anamnese und Befund:* Der 14jährige Patient wurde vom Notarzt wegen eines über 10 min anhaltenden Krampfanfalls in einem Elektrosupermarkt behandelt. Der Krampfanfall trat während eines Videospieles vor einem Monitor auf. Es wurde ein photostimulationsbedingt aufgetretener Grand-mal-Anfall vermutet. Bei den wiederholten EEG-Ableitungen kein abnormer Befund (Abb. 6.42). *Therapie und Verlauf:* Im EEG bei Schlafstadium A/B Auftreten von Paroxysmen mit unregelmäßigen SW-

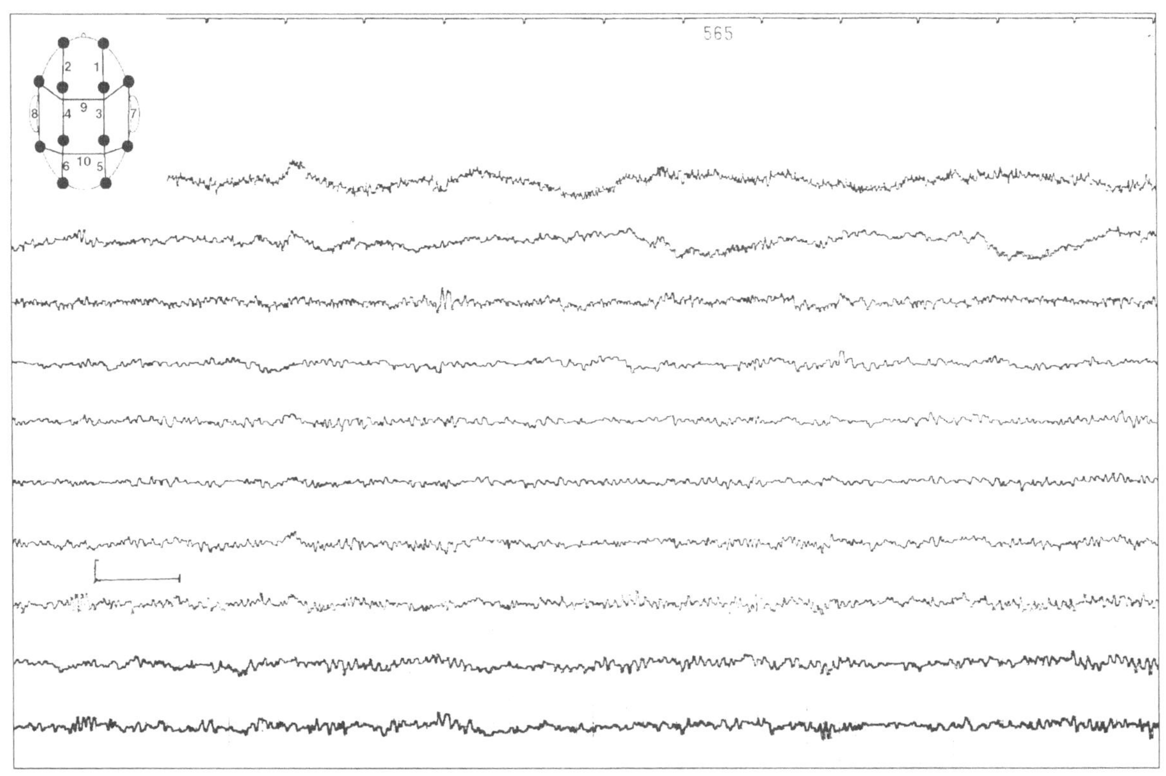

Abb. 6.42. Grundaktivität parietookzipital 10 – 11/s, Amplituden 10 – 20 µV. Überlagerung durch β-Aktivität nach Diazepam-Gabe i. v. Keine konstanten Seitendifferenzen, keine Paroxysmen

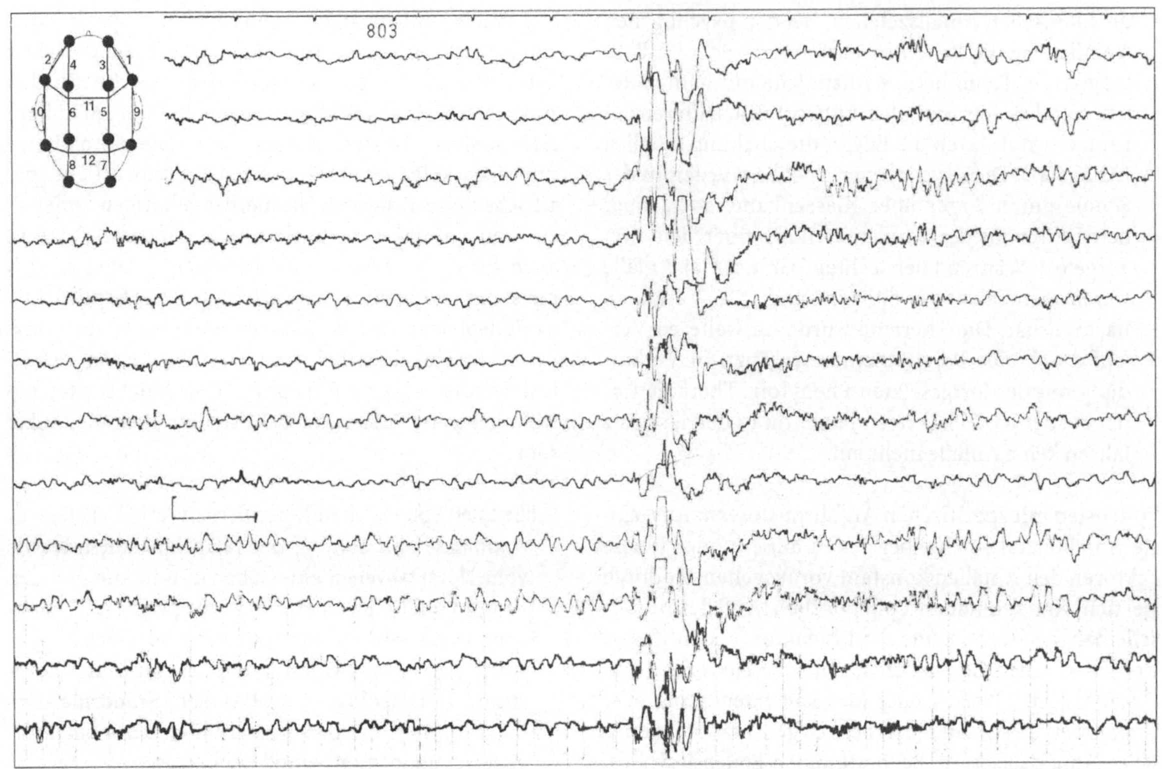

Abb. 6.43. EEG nach Schlafentzug im Einschlafstadium. Die Grundaktivität entspricht dem Schlafstadium A. Mehrfach pro Minute Paroxysmen von unregelmäßigen SW-Varianten für die Dauer von ca. 1 s. Wenige Sekunden später kurzzeitige Stimulation der Grundaktivität. Im weiteren Verlauf Übergang in Schlafstadium B/C. In den Kanälen 1 und 2 Polung regelwidrig von hinten nach vorne. Dadurch technisch bedingte Phasenumkehr

Varianten ohne klinische Anfallszeichen (Abb. 6.43). Bei Photostimulation Zunahme der Paroxysmen ohne Krampfanfall. Da kein weiterer Anfall reproduziert werden konnte, wurde von einer photostimulationsbedingten Reflexepilepsie ausgegangen. Der Patient wurde belehrt, erhielt Verhaltensregeln, wurde aber ohne antikonvulsive Therapie entlassen. Ein differentialdiagnostisch möglicher Residualschaden mit präpubertär gesteigerter Anfallsbereitschaft konnte durch bildgebende Diagnostik weitgehend ausgeschlossen werden.

Fallbeispiel: Epilepsie mit spezifischen Anfallsauslösern. *Anamnese und Befund:* Im Alter von 12 1/2 Jahren erlitt das gesunde normalbegabte Mädchen beim Computerspiel einen generalisierten tonisch-klonischen Krampfanfall. Die besorgten Eltern suchten ärztlichen Rat, um die Gesundheitsstörung zu klären. *Therapie und Verlauf:* Bei der Routine-EEG-Ableitung zeigten sich keine Anomalien. Es wurde in der Folge eine simultane Doppelbildaufzeichnung bei einer Photostimulation mit einem Schachbrettmuster durchgeführt. Im EEG-Befund wurde dokumentiert: Bei offenen Augen unregelmäßige rasche α-Tätigkeit, okzipital bis 20 μV mit reichlich rascheren Wellen. Temporal Muskelartefakte. Beim Betrachten ei-

nes unbewegten Schachbrettmusters auf dem Videoschirm generalisierte kurze Paroxysmen von SW-Komplexen und Polyspikes (Phasenumkehr präzentral). Bei Abdecken des Schachbrettmusters sofort Sistieren der Paroxysmen. Bei Schachbrettreizung mit 2 Hz Wechselfrequenz nach einer Latenz von etwa 3 s Beginn eines etwa 7 s dauernden generalisierten Paroxysmus unregelmäßiger, irregulärer SW-Komplex mit Polyspikes; dann Nachlassen der generalisierten Veränderungen mit Einengen der Spitzenaktivität auf die Okzipitalregion (Habituation). Bei Abdecken des Musters wieder normale spindelige α-Tätigkeit von 11 – 12/s mit Amplituden von 20 – 50 μV. Bei Reizen mit 5 Hz wieder mit einer Latenz von etwa 3 s (bei geöffneten Augen) paroxysmal bilaterale Gruppen von Polyspike-waves, jetzt jedoch nurmehr von 3 s Dauer. Dann in Abständen von mehreren Sekunden einzelne Komplexe bilateral. Mit 10 Hz Reizfrequenz beträgt die Latenzzeit bis zum Auftreten der bilateralen Komplexe schon 6 s. Dann erneut Refraktärperiode und Wiederauftreten von einzelnen Komplexen. Bei 20 Hz praktisch keine Aktivation mehr. Bei der rückläufigen Stimulation gleiches Verhalten. Die höchsten Amplituden finden sich bei der Reizung mit 1 Hz. Bei 1/2 Hz muß fast 30 s

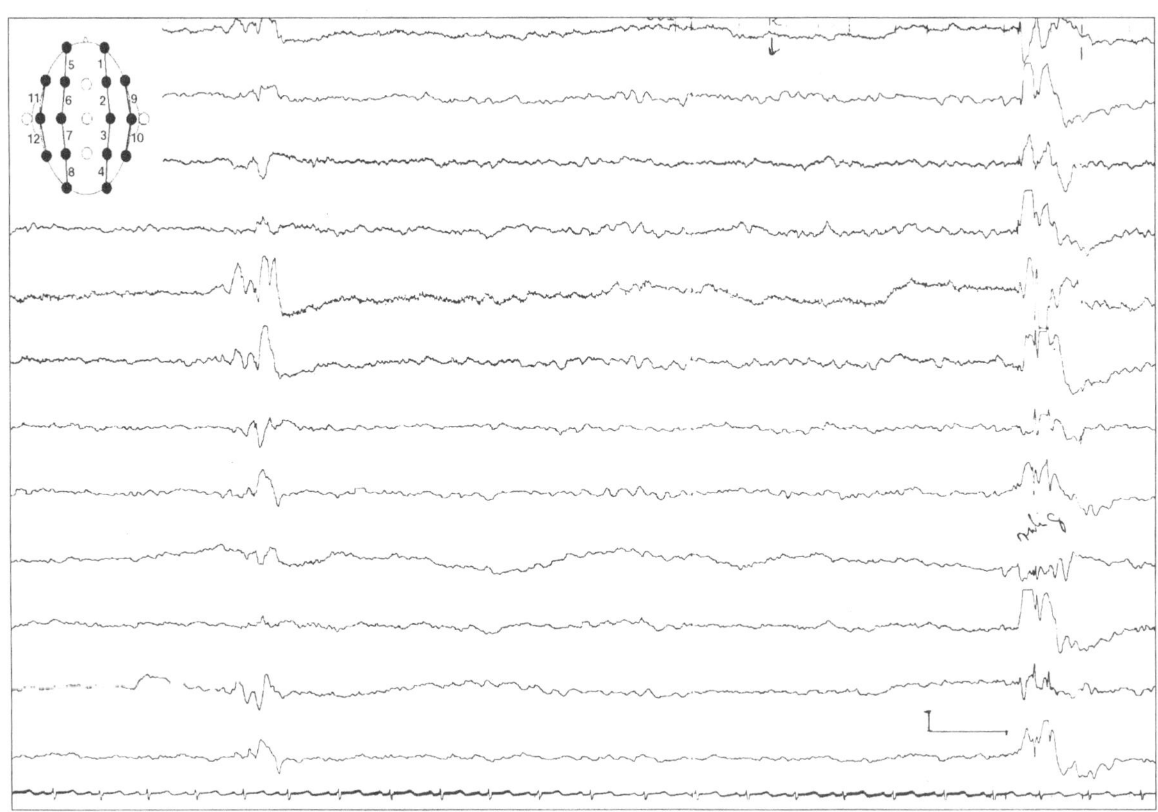

Abb. 6.44. Unregelmäßige α- und ϑ-Aktivität, okzipital mit Amplituden bis 30 μV; 3 s nach dem Reiz (Blitz, Blitzserie) Auftreten eines generalisierten Paroxysmus mit steilen Wellen und raschen SW-Varianten

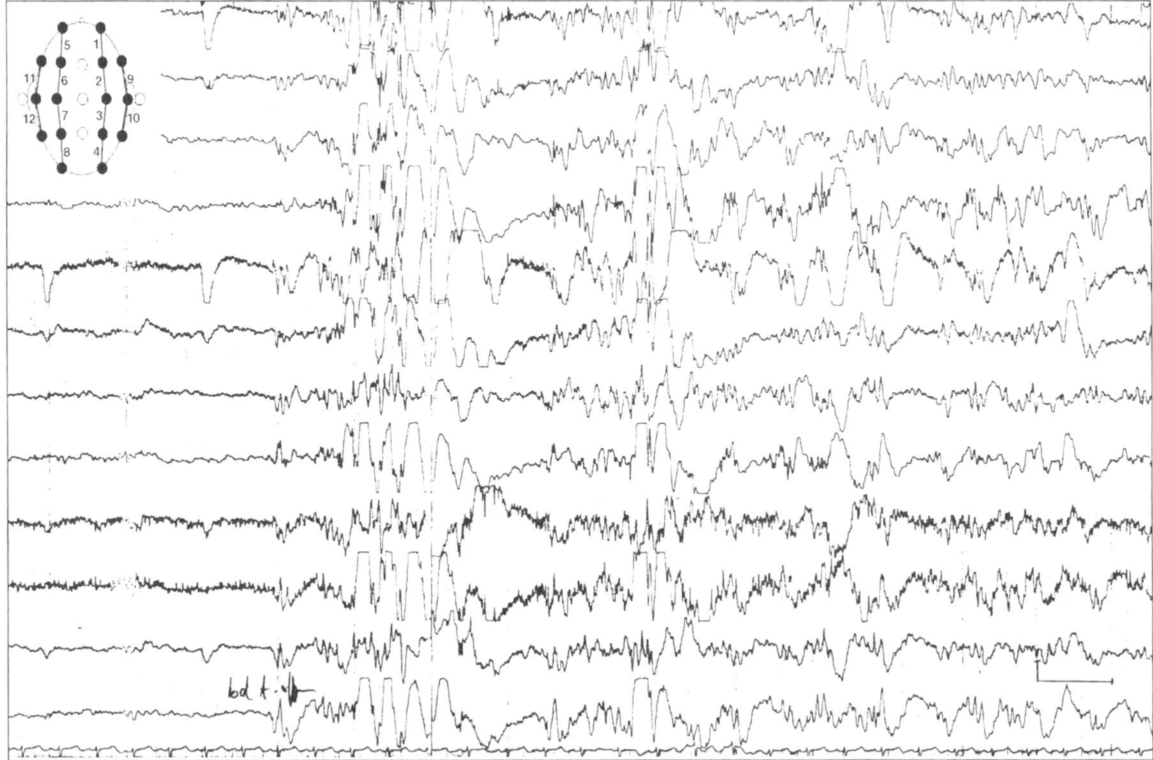

Abb. 6.45. Bei offenen Augen unregelmäßige α-Aktivität mit Amplituden von 10 – 20 μV. Auf den Schachbrettreiz mit einer Latenzzeit von 1 – 2 s generalisierte rasche steile Wellen und hohe δ-Wellen mit Polyspikes. Zur Normalisierung der Kurve kam es 4 s nach Ende des dargestellten EEG-Abschnitts, als das linke Auge geschlossen wurde

lang bis zum Auftreten der ersten Komplexe stimuliert werden. Zwischendurch Reize mit repetitiven Doppelblitzen bei Blitzfrequenzen von 1 – 5 Hz ohne Reaktion. Bei Frequenzen von 5 – 10 seitengleiches Driving. Mit einer Latenz von 2 – 3 s bilaterale SW-Komplexe (Abb. 6.44). Das gleiche bei 12 Hz. Bei 20 Hz nurmehr ganz niedrige Komplexe. In der Wiederholung dann vermehrt und ab 25 Hz keine reizfrequenzabhängigen Veränderungen.

Bei der Reizung mit einem kleineren Schachbrettmuster bei 1, 5 und 10 Hz keinerlei Provokation.

Änderung der Versuchsanordnung: Blitzen von der Seite. Im 2-Hz-Bereich weder von links noch von rechts irgend welche Veränderungen. Bei Blitzen von vorne mit einer Latenz von 2 – 3 s wieder generalisierte Paroxysmen (Abb. 6.45). Bei langsamer Drehung zur Seite hört die Reizantwort sofort auf, um beim Wiedereintritt in die Gerade erneut aufzutreten.

Zusammenfassung: Es wurde eine Photosensibilität für Schachbrettmuster am stärksten bei langsamen Wechselfrequenzen (1 – 2 Hz) gefunden. Dabei traten mehrere Sekunden dauernde generalisierte Paroxysmen, subjektiv aber bloß Mißempfindungen auf. Bei einseitigem Abdecken der Augen völliges Verschwinden der Paroxysmen. Da es zu keinen motorischen Erscheinungen kam, wurde auf eine konsequente Medika-tion verzichtet. Es wurde jedoch empfohlen, bei flimmernden Fernsehbildern, Computerspielen und im Auto bei Durchfahrten von beleuchteten Tunneln ein Auge abzudecken oder beide Augen zu schließen.

Wichtig sind daneben noch Vermeiden von Schlafentzug, Ermüdung und bei älteren Jugendlichen und bei Erwachsenen auch von Alkoholgenuß. Falls die Photoepilepsie in Verbindung mit Fernsehen auftritt, ist es ratsam, einen großen Geräteabstand einzuhalten (Sitzplatz vor dem Apparat 4mal weiter als die Bildschirmdiagonale), nur mit Fernbedienung fernzusehen und ausschließlich Farbfernseher in einer hellen Umgebung zu nutzen. Falls diese Maßnahmen nicht ausreichen, kann in der nächsten Therapiestufe eine Brille zum Abdecken eines Auges oder eine getönte Brille mit 70 – 90 % Lichtabsorption eingesetzt werden. Falls dann noch Anfälle auftreten, besteht die Möglichkeit einer antiepileptischen Therapie vorzugsweise mit Valproat, Ethosuximid oder Barbituraten. Bei dieser Epilepsie kann es auch zu einem Suchtverhalten mit selbstinduzierten Anfällen kommen.

6.1.2.2 Kryptogene und symptomatische Anfälle (geordnet nach dem Erkrankungsalter)

Epilepsie mit Blitz-Nick-Salaam-Krämpfen (West-Syndrom, BNS-Epilepsie): Gewöhnlich besteht das West-

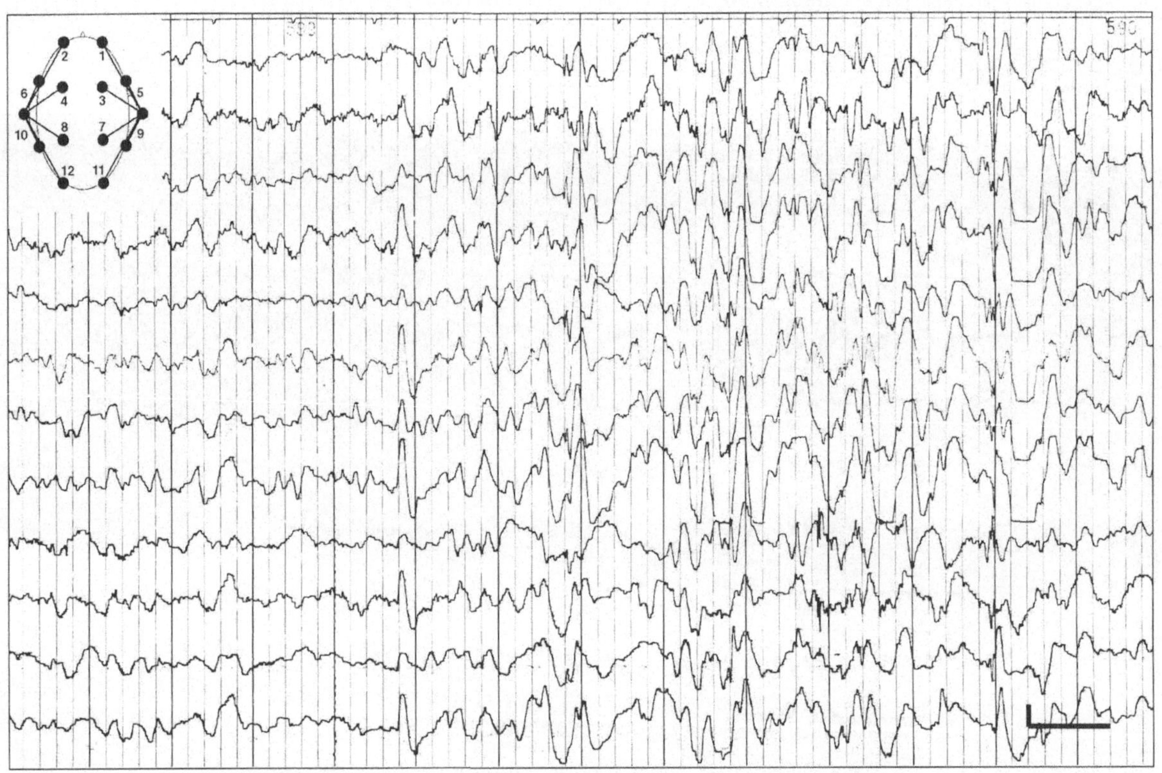

Abb. 6.46. Grundaktivität zeitweilig 5 – 6/s, Amplituden 20 – 50 µV. Zeitweilig hohe, generalisierte, langsame Wellen sowie steile Wellen und SW-Komplexe mit wechselnden Seitendifferenzen. Bezugsableitung zum gleichseitigen Ohr

Syndrom aus der Trias: Blitz-Nick-Salaam-(BNS-) Krämpfe, Stehenbleiben der psychomotorischen Entwicklung und Hypsarrhythmie im EEG. Manchmal fehlt eines der Elemente. Die Krämpfe können Beuger oder Strecker betreffen. Sie beginnen immer im ersten Lebensjahr, meistens im Alter von 4 – 7 Monaten. Knaben sind häufiger betroffen. Die Prognose ist schlecht. Das

West-Syndrom läßt sich in 2 Gruppen teilen. Die größere symptomatische Gruppe ist charakterisiert durch vorhergehende Zeichen eines Hirnschadens (psychomotorische Retardierung, neurologische Symptome, radiologische Befunde, andere Anfallstypen) oder durch eine bekannte Ätiologie. Die kleinere Gruppe ist charakterisiert durch das Fehlen vorausgehender Symptome eines Hirnschadens und einer bekannten Ätiologie. Die Prognose wird z. T. bestimmt von frühzeitiger Therapie mit ACTH oder Steroiden. In der neueren Literatur werden auch Erfolge mit Vigabatrin beschrieben.

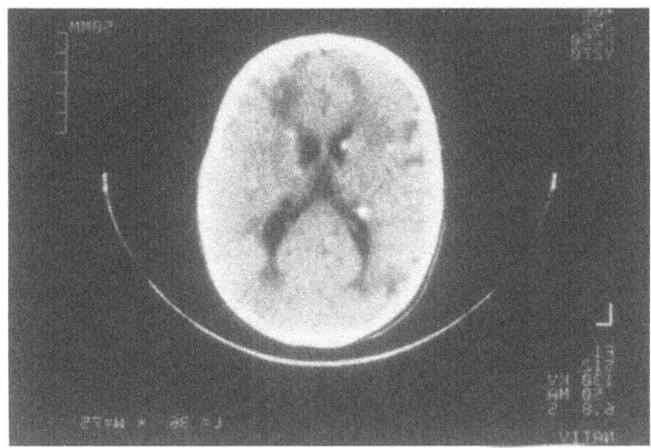

Abb. 6.47. Typische Verkalkungsherde bei einer tuberösen Sklerose. Der Befund wurde einen Monat nach Auftreten der ersten BNS-Anfälle festgestellt

Fallbeispiel: Epilepsie mit BNS-Krämpfen (West-Syndrom).

Anamnese und Befund: Der bei der Erstvorstellung soeben ein Jahr alt gewordene Junge wurde in der 38. Woche unkompliziert geboren. Postpartal ausgeprägter, phototherapiebedürftiger Ikterus. Seit dem 11. Lebensmonat plötzliches Fallen des Kopfes nach vorne mit Beugebewegung der Arme. Darüber hinaus fiel bei dem Kind Müdigkeit und fehlende Reaktion auf Ansprache auf. Bei der Erstvorstellung zeigte sich im EEG (Abb. 6.46) zeitweilig eine noch altersgerechte Grundaktivität und zeitweilig eine gene-

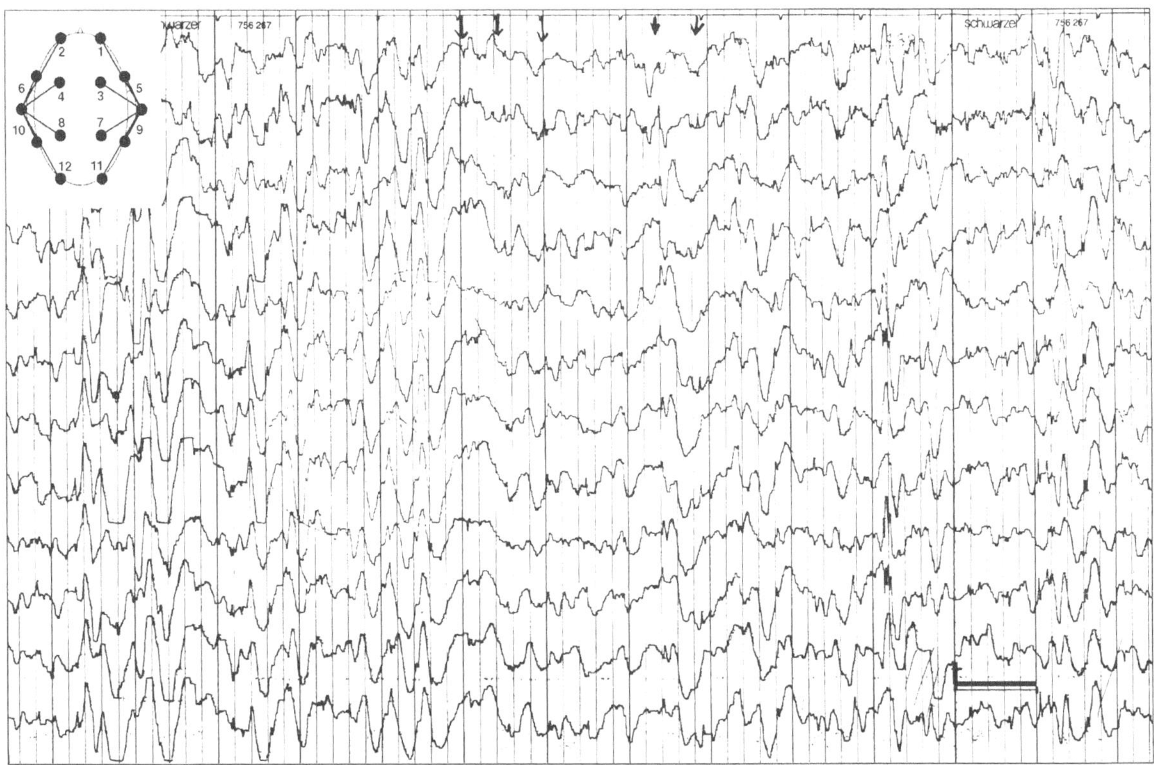

Abb. 6.48. Grundaktivität 3 – 5/s, Amplituden 20 – 60 µV. Serien von bilateralen 1 – 1,5/s-SW-Varianten und hohen σδ-Wellen. Bei diesen Serien gehäuftes Auftreten von Myokloni, insbesondere im Bereich der Extremitäten und der Augen. EKG-Artefakte wie sie bei Ableitungen zur Referenzelektrode bei kleinen Kindern sehr häufig zu beobachten sind (z. T. markiert; ↓). Bezugsableitung zum gleichseitigen Ohr

ralisierte hohe langsame, sehr unregelmäßige Tätigkeit.

Therapie und Verlauf: In der Computertomographie wurde die Diagnose einer tuberösen Sklerose gestellt (Abb. 6.47). Weiterhin wurden Rhabdomyosarkome im Bereich des Herzmuskels sonographisch gefunden. Unter dem Aspekt einer BNS-Epilepsie erfolgte zunächst eine Einstellung auf Ethosuximid und Barbiturat. Nach vorübergehender Anfallsfreiheit erneutes Auftreten von myoklonischen Anfällen bei zunehmender Verlangsamung des EEG mit generalisierter hoher, langsamer, unregelmäßiger Tätigkeit (Abb. 6.48); Übergang in ein Lennox-Gastaut-Syndrom. Bis zu diesem Zeitpunkt (7 Monate nach der Erstvorstellung) hatte der Junge die bereits erlernten Worte „Papa" und „Mama" wieder verlernt. Im weitern Verlauf trotz mehrerer antikonvulsiver Medikamente und ACTH-Kur progredienter psychomotorischer Abbau. Mit 5 Jahren Besuch einer schulvorbereitenden Einrichtung für geistig Behinderte bei motorischer Koordinationsstörung.

(Dieses Fallbeispiel könnte auch dem Abschnitt „Spezifische Syndrome", s. 6.1.2.3.2, zugeordnet werden.)

Fallbeispiel: Epilepsie mit BNS-Krämpfen (West-Syndrom).

Anamnese und Befund: Der Junge befand sich erstmals im Alter von 5 Monaten wegen eines Hydrozephalus internus rechts (Abb. 6.49 a) in stationärer Behandlung. Nach operativem Anlegen eines Shunts unauffälliger Verlauf bis zum Alter von 9 Monaten. Zu dieser Zeit Auftreten von typischen BNS-Anfällen mit zunehmender Frequenz. Bei der stationären Aufnahme funktionierendes Shuntventil (Abb. 6.49 b). Auch während der Aufnahmeuntersuchung Auftreten von BNS-Anfällen. Bei der Aufnahme zeigte der 9 Monate alte Junge in der Münchener Funktionellen Entwicklungsdiagnostik eine normale motorische Entwicklung, eine subnormale Entwicklung im Sprech- und Sozialalter und ein deutliches Defizit des Greif- und Perzeptionsalters. Der EEG-Befund ergab eine Hemihypsarrhythmie rechts mit steilen langsamen Wellen und SW-Varianten (Abb. 6.50).

Therapie und Verlauf: In Anbetracht der mehrfach täglich auftretenden BNS-Anfälle mit zunehmender Frequenz wurde zunächst eine Valproat-, im weiteren Verlauf eine Valproat-Ethosuximid-Kombinationstherapie durchgeführt. Dabei Abnahme der Anfallsfrequenz aber ohne lang andauernden Erfolg. Daraufhin Beginn einer ACTH-Kur mit vorübergehendem Sistieren der Anfälle bei Besserung des EEG-Befundes (Abb. 6.51). Nach jetzt fast 3jähriger kombinierter Antikonvulsiva-ACTH-Kortikoid-Therapie weiterhin relativ geringe Anfallsfrequenz. Im Alter von jetzt knapp 4 Jahren läuft das Kind, nimmt Kon-

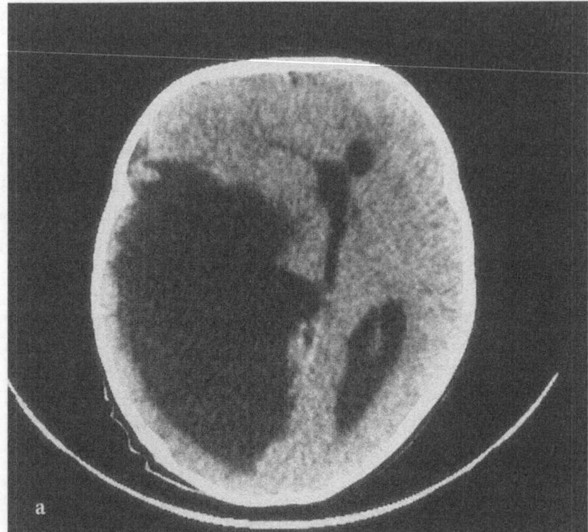

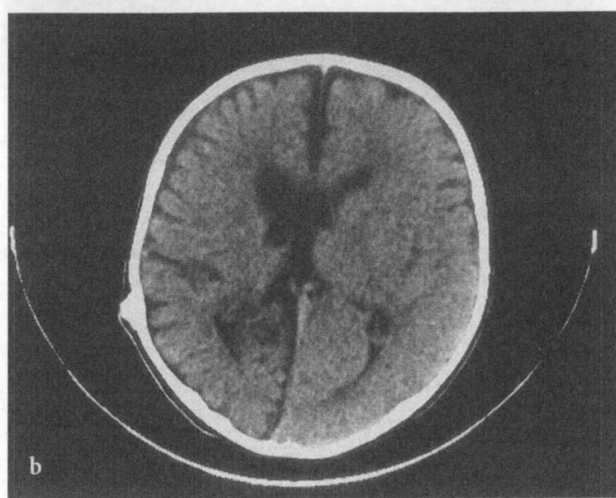

Abb. 6.49 a und b. a: CCT; In der rechten Großhirnhemisphäre zeigt sich basal ein großer Hydrozephalus internus, der zu einem massiven Verdrängen des Hirngewebes und zu einer Mittellinienverlagerung führt. Das gesamte Ventrikelsystem ist im Großhirnbereich erweitert. Der Befund deutet auf eine Abflußstörung im Liquorsystem hin. **b:** Hemiatrophie rechts im CCT. Kortikale Atrophie links frontal und links frontotemporal. Bei dem Substanzdefekt rechts okzipital (in den dargestellten Schnittebenen nur angedeutet) handelt es sich wohl in erster Linie um ein atrophisches Hirnwindungsrelief. Rechts parietal an der Kalotte Ableitung erkennbar. Kein Zeichen eines akuten Hirndrucks

takt mit der Umgebung auf. Aufgrund der erheblichen geistigen Defizite besucht der Junge derzeit eine schulvorbereitende Einrichtung für geistig Behinderte.

Lennox-Gastaut-Syndrom: Dieses Syndrom manifestiert sich bei Kindern im Alter von 1 – 8 Jahren, hauptsächlich jedoch im Vorschulalter. Dabei treten häufige, tonisch-axiale und atonische Anfälle sowie Absenzen auf. Myoklonische, generalisierte tonisch-klonische sowie fokale Anfälle treten oft hinzu.

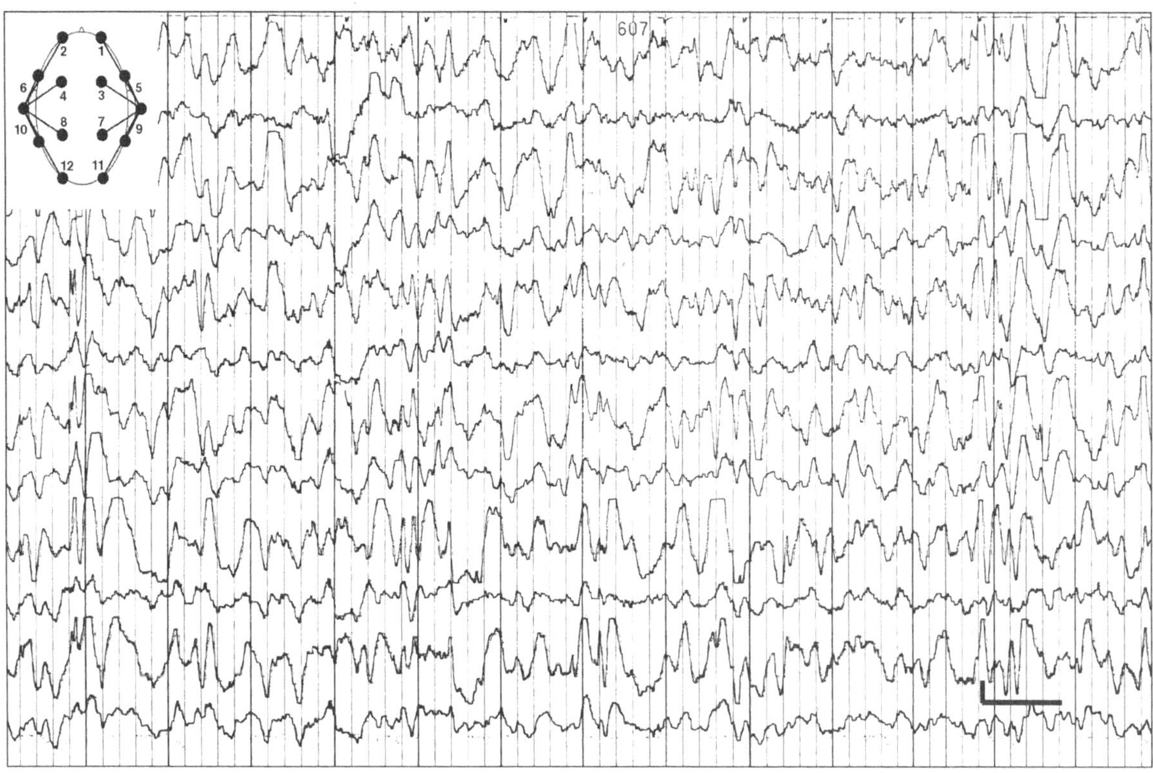

Abb. 6.50. Spontan-EEG eines 9 Monate alten Säuglings. Links besteht eine Grundaktivität von 3 – 5/s bei Amplituden von 20 – 50 µV. Rechts sehr hohe unregelmäßige δ-ϑ-Tätigkeit zwischen 100 und 300 µV mit einzelnen Spitzen wechselnder Lokalisation. Hemihypsarrhythmie rechts

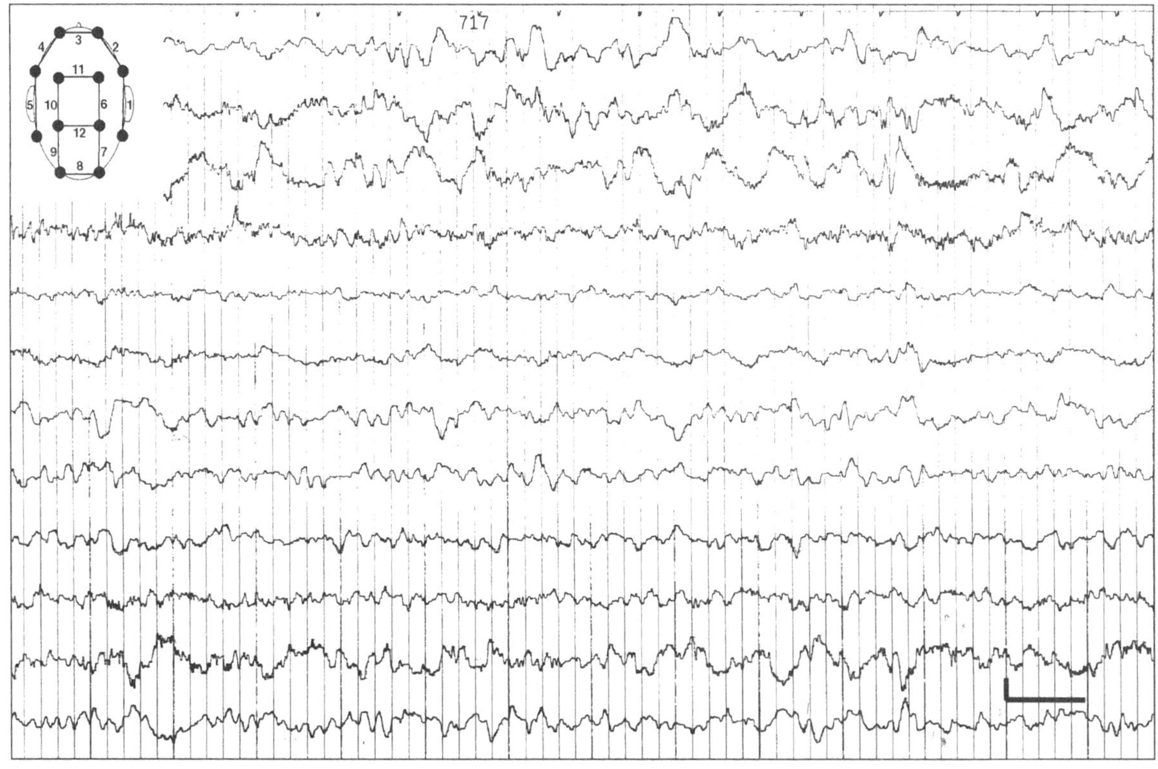

Abb. 6.51. Spontan-EEG des ein Jahr alten Kindes. Unzureichende Gliederung des EEG. Rechts frontal bis temporal Artefakte durch Schnullern. Die Grundaktivität ist weiterhin parieto-okzipital asymmetrisch, links enthält sie 4 – 6/s mit Amplituden von 20 – 30 µV, rechts 2 – 5/s mit Amplituden von 20 – 100 µV und δ-ϑ-Wellen

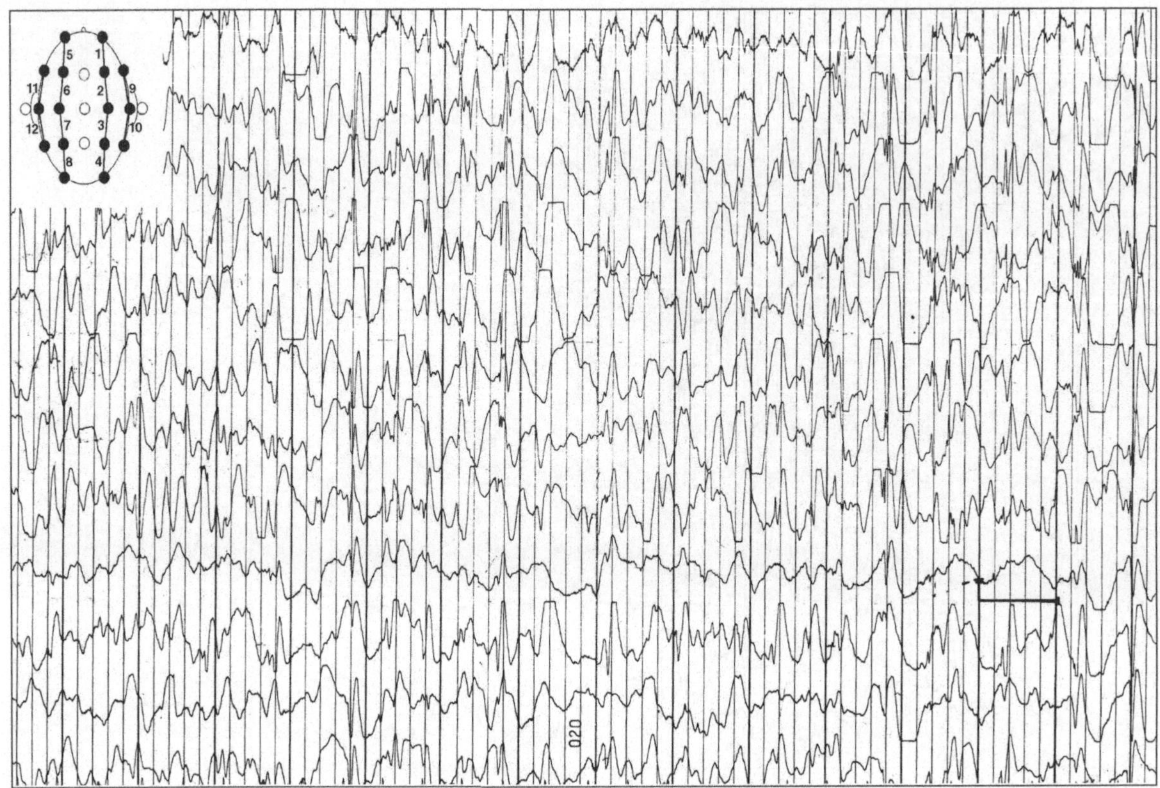

Abb. 6.52. Spontan-EEG eines 2 1/2 Jahre alten Mädchens. Es besteht eine unregelmäßige hohe ϑ-δ-Aktivität mit diffusen Spitzen und SW-Varianten bei Amplituden bis über 200 μV. Die hohe, unregelmäßige, langsame Tätigkeit ist von einer Hypsarrythmie kaum unterscheidbar, enthält aber mehr rasche SW-Komplexe und raschere multiple Spitzen, die nicht immer asynchron, sondern bilateral auftreten. Der Unterschied gegenüber der Hypsarrythmie in Abb. 6.46 und 6.49 besteht in dem vermehrten Auftreten langsamer SW-Varianten mit wechselnden Seitendifferenzen. Es liegt ein klassisches Lennox-Gastaut-Syndrom vor

Ein Status epilepticus (stuporöser Zustand mit Myokloni, tonischen Krämpfen und atonischen Krisen) ist häufig. Das EEG zeigt üblicherweise eine abnorme Grundaktivität, langsame SW-Varianten unter 3/s und häufig multifokale Abnormitäten. Im Schlaf erscheinen zeitweilig, z. T. auch paroxysmal schnelle Rhythmen (um 10/s). Im allgemeinen besteht eine geistige Retardierung. Die Anfälle sind schwer zu behandeln und die Entwicklung ist meist ungünstig. Bei 60 % der Kinder ist eine präexistente Hirnerkrankung nachweisbar; bei den anderen nicht.

Fallbeispiel: Lennox-Gastaut-Syndrom.
Anamnese und Befund: Bei dem z. Z. der EEG-Ableitung 2 1/2 Jahre alten Mädchen bestand anamnestisch eine schwere perinatale Hirnschädigung mit Krampfanfällen bei neurogener Muskelatrophie. Therapeutisch wurden Phenytoin, Clobazam und mehrfach ACTH-Kuren eingesetzt.
Therapie und Verlauf: Bei der Wiederaufnahme schwere psychomotorische Retardierung bei vorliegendem Lennox-Gastaut-Syndrom. Im EEG fand sich eine kontinuierliche Tätigkeit von SW-Varian-

ten (Abb. 6.52). Die Wiederaufnahme erfolgte, wegen der sich ständig wiederholenden Krämpfe, zur Einleitung einer erneuten ACTH-Kur. Während der ACTH-Kur Sistieren der Krampfanfälle und im weiteren Verlauf Entlassung der Patientin mit einer Synacten-Depot-Langzeittherapie.

Fallbeispiel: Lennox-Gastaut-Syndrom.
Anamnese und Befund: Der jetzt 8jährige Junge wurde in der 28. Schwangerschaftswoche als Zwilling geboren. Der andere Zwilling war intrauterin präpartal verstorben. Es gab pränatale und postnatale Komplikationen. Die Aufnahme erfolgte im Alter von 8 Jahren erneut wegen Ernährungsschwierigkeiten (bei perfusorgesteuerter Sondenernährung) sowie wegen der mehrmals pro Tag auftretenden Grand-mal-Anfälle und zahlreicher Petit-mal-Anfälle. Im Alter von 8 Jahren war der Junge 104 cm groß, bei einem Gewicht von 13,7 kg. Er litt an schwerer Tetraspastik und geistiger Behinderung.
Therapie und Verlauf: Bei der Aufnahme heftige tonisch-klonische Krampfanfälle. Die Ableitung im Intervall zeigt eine abnorme Grundaktivität mit steilen

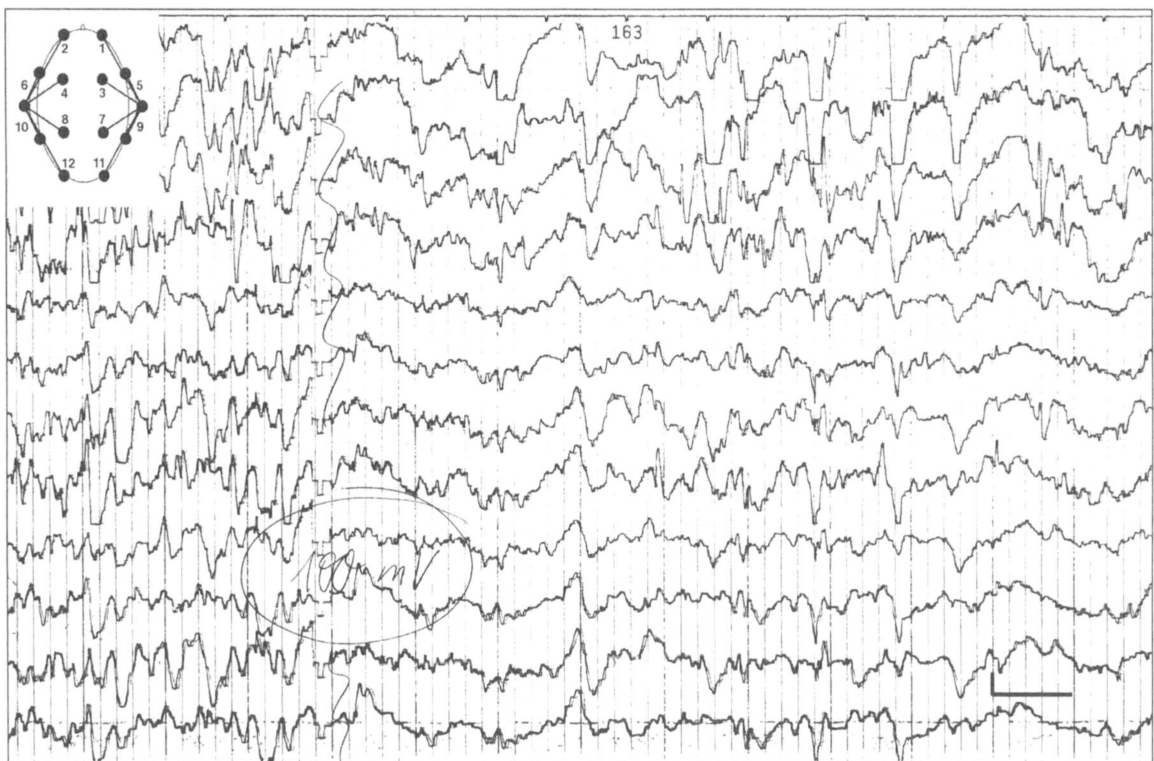

Abb. 6.53. Spontan-EEG eines 8jährigen Jungen. Die Grundaktivität besteht aus δ-ϑ-Wellen sowie aus bilateralen 2,5/s-SW-Komplexen und SW-Varianten mit alternierenden Asymmetrien. Parietookzipital niedrigere Komplexe (entsprechend der Hirnsubstanzreduktion). Bezugsableitung zum gleichseitigen Ohr, Eichung in den ersten 4 s 50µV, dann 100 µV pro 2,6 mm Ordinate in der Abb.

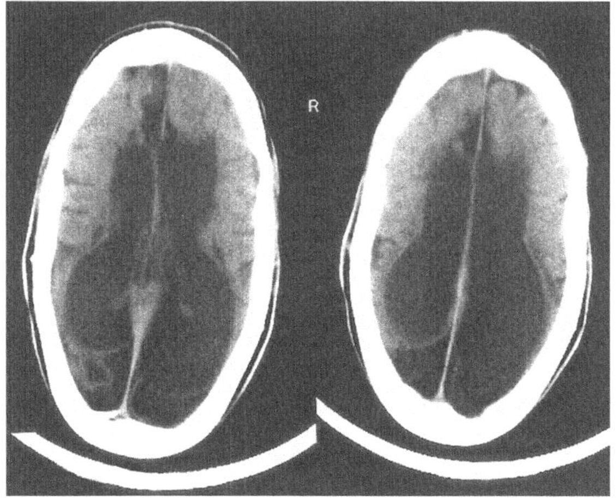

Abb. 6.54. Computertomogramm: Im Bereich der Großhirnhemisphären erhebliche pathologische Veränderungen. Ausweitung der Seitenventrikel vor allem im Bereich der Hinterhörner, die parietookzipital die Kalotte erreichen. Die okzipitalen Großhirnhemisphären sind stellenweise nicht mehr abgrenzbar. Erhebliche Substanzdefekte, Reduktion des Hirngewebes über den temporalen und frontalen Abschnitten. Vergröberung und Verminderung des Hirnwindungsreliefs. Flachbogig nach links verlaufende Mittelstrukturen ohne sicheren Balkennachweis. Die linke Hemisphäre ist kleiner als die rechte. Der Befund wird als Kombination aus Anlageanomalie und perinataler Hirnschädigung mit erheblicher Erweiterung des Ventrikelsystems, Sustanzdefekten und Balkenagenesie interpretiert

Wellen und SW-Komplexen (Abb. 6.53). Die Tendenz zur Generalisation der steilen Wellen und SW-Komplexe ist gering. Damit besteht ein Gegensatz zum klassischen Lennox-Gastaut-Syndrom. Der schwere Hirnschaden ist aus dem computertomographischen Befund ersichtlich (Abb. 6.54).

Epilepsie mit myoklonisch-astatischen Anfällen: Das Manifestationsalter liegt zwischen 7 Monaten und 6 Jahren, meist zwischen 2 und 5 Jahren. Knaben sind bei Beginn im ersten Jahr 2mal häufiger betroffen als Mädchen. Oft besteht eine hereditäre Disposition. Gewöhnlich ist die Entwicklung normal. Die Anfälle sind myoklonisch, astatisch, myoklonisch-astatisch oder Absenzen mit klonischen und tonischen Komponenten sowie generalisierte tonisch-klonische Krämpfe. Häufig kommt es zum Status. Tonische Anfälle entwickeln sich bei ungünstigen Verläufen spät. Das EEG ist anfangs oft normal, abgesehen von 4 – 7/s Tätigkeiten, kann aber irreguläre schnelle SW-Komplexe oder multiple Spitzen aufweisen. Verlauf und Prognose sind variabel.

Fallbeispiel: Epilepsie mit myoklonisch-astatischen Anfällen.

Anamnese und Befund: Im Alter von 4 Jahren wurde der Junge wegen myoklonisch-astatischer Krampfanfälle zur Behandlung gebracht (Abb. 6.55). Laborchemi-

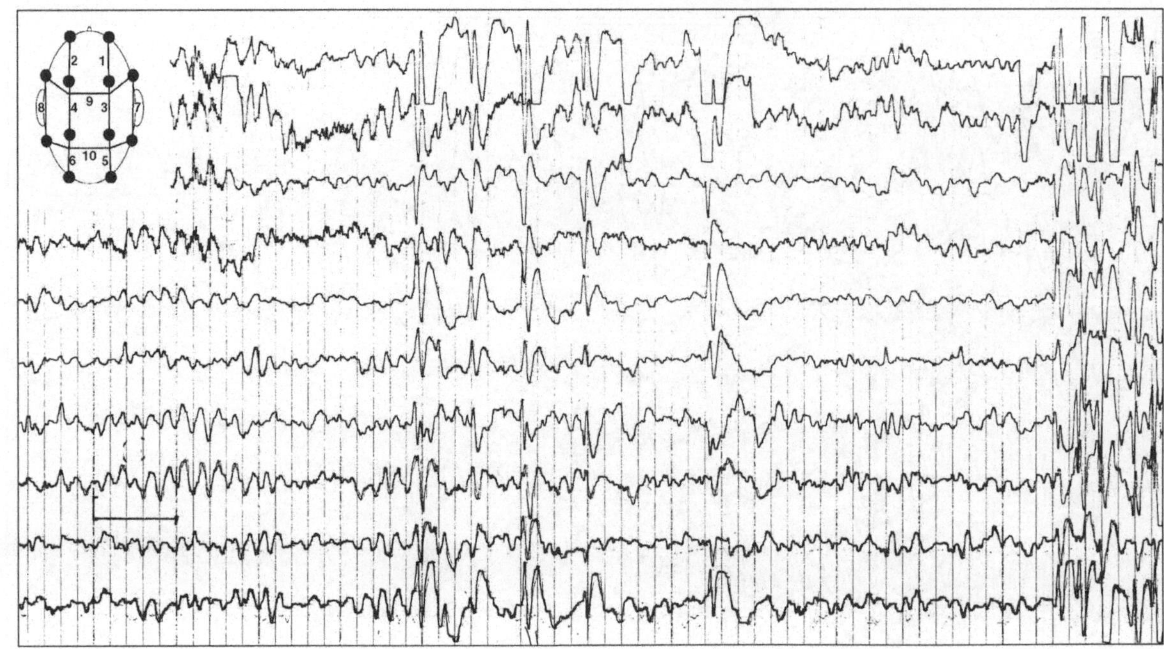

Abb. 6.55. Wach-EEG eines 4 11/12 Jahre alten Jungen. Grundaktivität parietookzipital von 5 – 6/s, Amplituden zwischen 20 und 50 μV. Generalisierte Paroxysmen von 2/s-SW-Komplexen in Abschnitten von 2 s Dauer. Diese Abschnitte korrelieren zeitweise mit Myokloni im Bereich der Extremitäten. Bilaterale ϑ-Serien frontal bis temporal

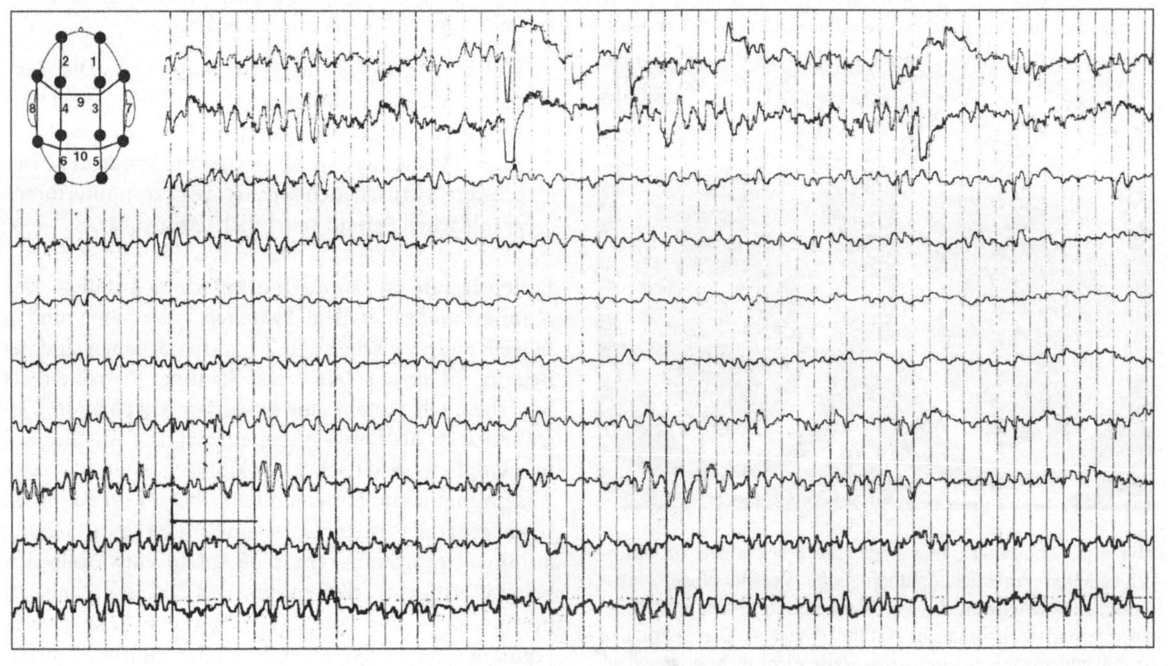

Abb. 6.56. Spontan-EEG des 5 5/12 Jahre alten Jungen. Grundaktivität hinten 7 – 8/s, Amplituden 20 – 30 μV. Augenartefakte frontal

sche und morphologische Untersuchungen (Kernspintomographie) erbrachten keinen pathologischen Befund. Das EEG zeigte Paroxysmen von SW-Komplexen. *Therapie und Verlauf:* Zunächst erfolgte eine Behandlung mit Valproat in mittlerer Dosierung (Spiegel 89 µg/dl). Im weiteren Verlauf Rezidive. Anheben der Valproat-Therapie bis auf 140 µg/dl. Danach Anfallsfreiheit mit weitgehend normalisiertem EEG. Einzelne Spitzen (Abb. 6.56) rechts temporal sind von Artefakten nicht unterscheidbar.

Epilepsie mit myoklonischen Absenzen: Dieses Syndrom ist klinisch charakterisiert durch ausgeprägte bilaterale, rhythmische Myokloni, oft verbunden mit einer tonischen Kontraktion bei den Absenzen. Im EEG finden sich dabei immer bilaterale, synchrone und symmetrische, rhythmische SW-Komplexe von 3/s, ähnlich der Epilepsie mit pyknoleptischen Absenzen. Die Anfälle treten täglich sehr oft auf. Die Zuckungen werden subjektiv wahrgenommen. Nur selten treten andere Anfälle hinzu. Das Manifestationsalter liegt bei 7 Jahren, Knaben überwiegen. Die Prognose ist weniger gut als bei der Pyknolepsie und zwar wegen der Therapieresistenz der Anfälle, wegen intellektueller Verschlechterung und möglicher Entwicklung zu anderen Epilepsietypen wie dem Lennox-Gastaut-Syndrom.

Fallbeispiel: Epilepsie mit myoklonischen Absenzen. *Anamnese und Befund:* 2 5/6 Jahre alter Knabe, dessen Mutter in der Kindheit an Absenzen litt und noch unter antikonvulsiver Therapie steht. Einige Wochen vor der Erstvorstellung hielt der Junge beim Spielen inne, wirkte abwesend und fiel nieder. Im EEG fanden sich sowohl im Wachzustand als auch im Schlaf hohe, unregelmäßige 3/s-SW-Komplexe mit multiplen Spitzen von mehreren Sekunden Dauer. Dabei gelegentlich Myokloni (Abb. 6.57) sowie unregelmäßige Komplexe mit multiplen Spitzen (Abb. 6.58) in der Regel ohne begleitende Klinik. *Therapie und Verlauf:* Es wurden Primidon und Ethosuximid verordnet. In der Beobachtungszeit von 2 Jahren normaler EEG-Befund mit hoher, regelmäßiger Tätigkeit (Abb. 6.59). Erneutes Auftreten von Absenzen mit Myokloni im Alter von knapp 5 Jahren. Sie wurden durch Dosissteigerung beherrscht. Kernspintomographie und Computertomographie waren unauffällig.

6.1.2.3 Symptomatische generalisierte Epilepsien

Symptomatische generalisierte Epilepsien treten am häufigsten im Kleinkindalter auf. Es kann sich um einen einzigen Anfallstyp handeln, zumeist treten aber unter-

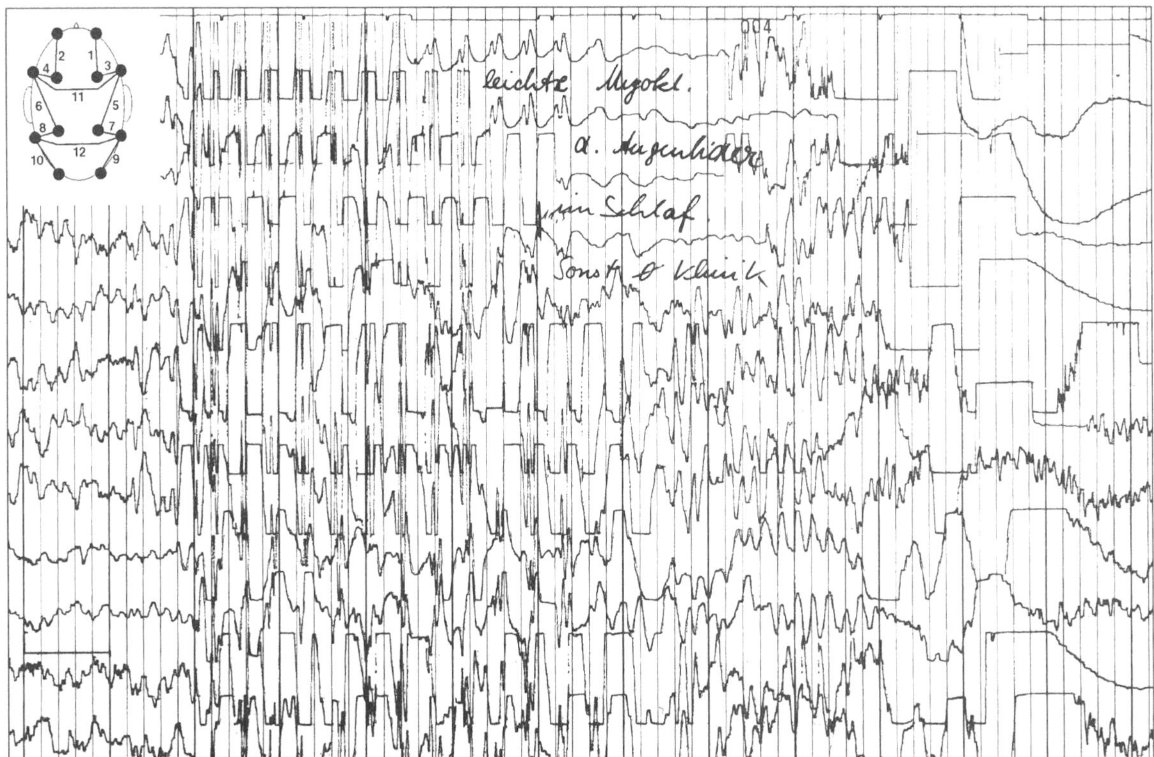

Abb. 6.57. Schlaf-EEG eines 2 5/6 Jahre alten Jungen. 4 – 6/s-Tätigkeit mit Amplituden von 30 – 70 µV. Nach 2 s etwas unregelmäßige generalisierte 3/s-SW-Komplexe, die mit leichten Myokloni der Augenlider korrelieren. Nach 4 – 7 s Ausklingen des Anfalls bei Aufzeichnung von Bewegungsartefakten durch Unruhe des Patienten. (Nicht empfehlenswertes Ableiteschema, da es lokalisierte Phänomene verschleiert)

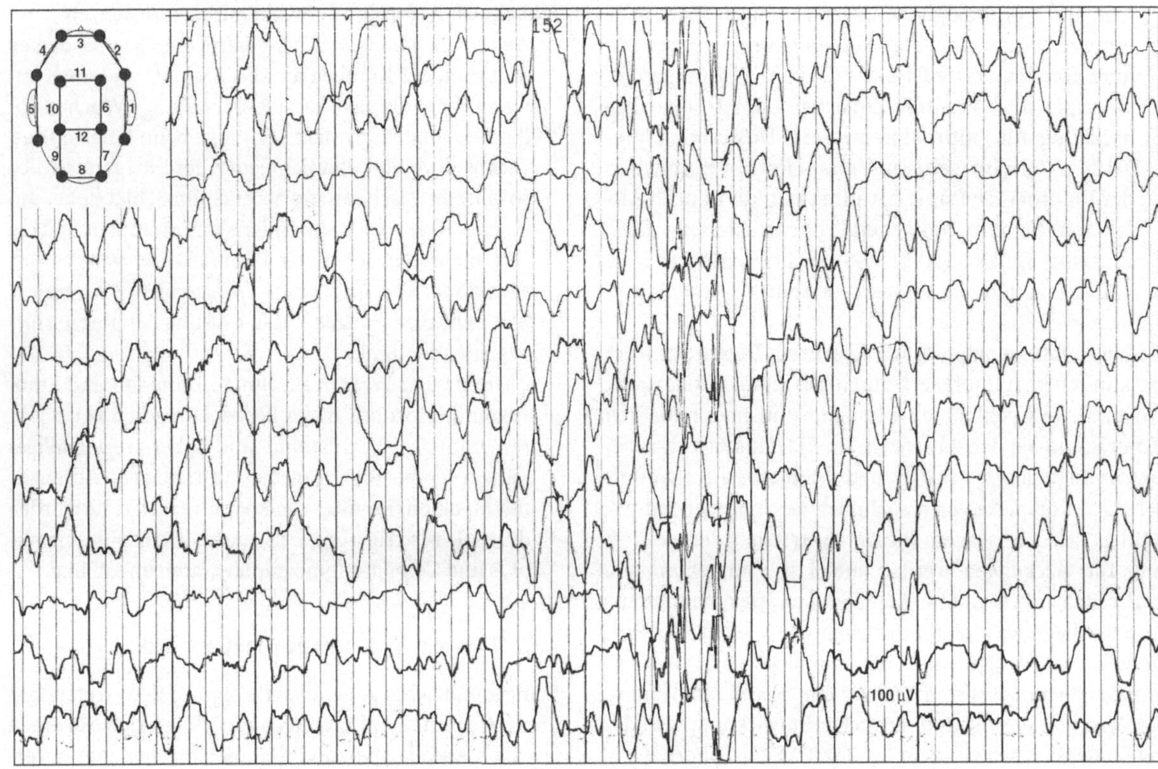

Abb. 6.58. Schlaf-EEG eines 2 5/6 Jahre alten Jungen. Im Schlaf mit langsamen Wellen unregelmäßige Komplexe mit multiplen Spitzen für die Dauer von 1 – 2 s. Im weiteren Verlauf Fortbestand von Schlafstadium C/D

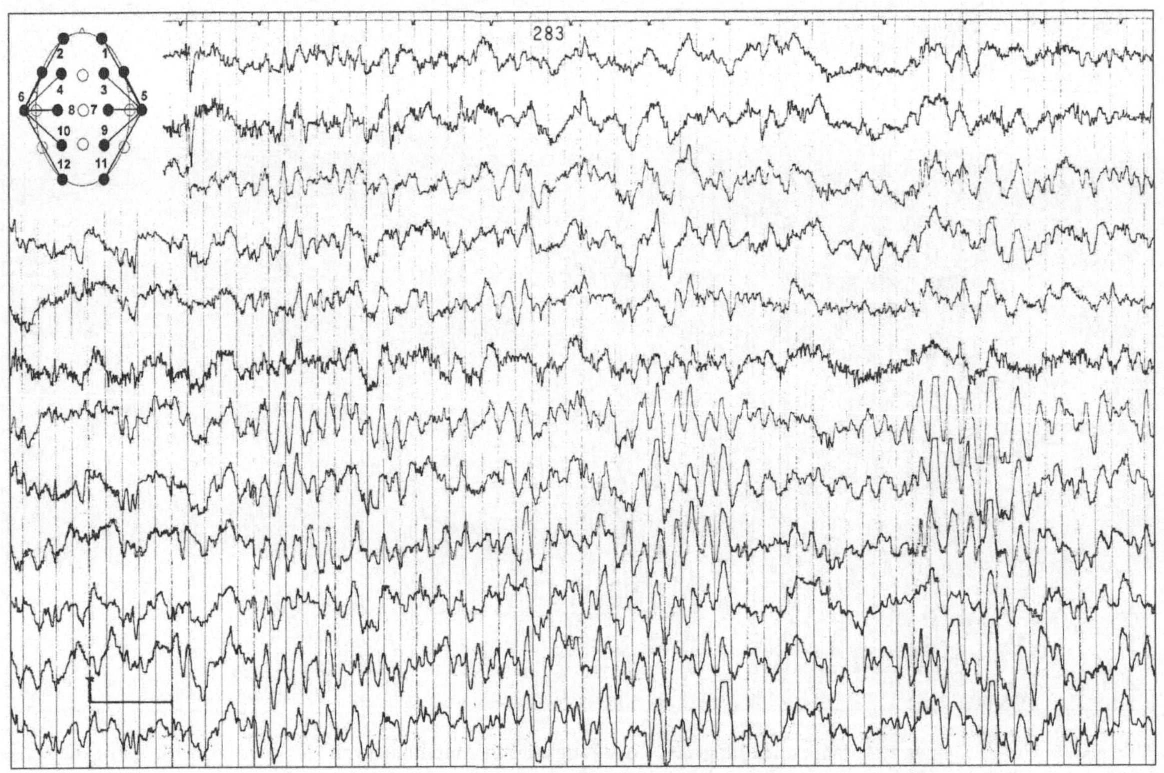

Abb. 6.59. Wach-EEG des 4 Jahre alten Jungen. Grundaktivität 4 – 6/s, Amplituden 50 – 200 µV. EMG-Artefakte frontal. Zeitweilig höhere bilaterale ϑ-Serien zentral. Bezugsableitung zum gleichseitigen Ohr

schiedliche Anfallsarten auf (myoklonische, tonische, atonische Anfälle, atypische Absenzen). Ihre EEG-Muster sind bilateral, aber weniger rhythmisch als bei den idiopathischen generalisierten Epilepsien und mehr oder weniger asymmetrisch. Die interiktualen EEG-Befunde unterscheiden sich von denen idiopathischer generalisierter Epilepsien durch häufige Anomalien, wobei sich Hypsarrhythmien, langsame SW-Varianten oder generalisierte schnelle Tätigkeiten finden. Fokale Anomalien können zu jedem dieser Muster hinzukommen. Es bestehen klinische, neuropsychologische und neuroradiologische Zeichen einer diffusen, spezifischen oder unspezifischen Hirnerkrankung.

6.1.2.3.1 Unspezifische Ätiologie

Myoklonische Frühenzephalopathie: Die Hauptkennzeichen dieses Syndroms sind in den ersten 3 Lebensmonaten anfangs fragmentarische Mykloni, dann erratische fokale Anfälle, massive Mykloni oder tonische Krämpfe. Das EEG ist charakterisiert durch Burst-suppression-Aktivität, die in eine Hypsarrhythmie übergehen kann. Der Verlauf ist ungünstig, die psychomotorische Entwicklung bleibt stehen. Es kann im ersten Lebensjahr zum Tod kommen. Die Krankheit tritt häufig familiär auf und läßt an den Einfluß einer oder mehrerer kongenitaler Stoffwechselstörungen denken. Es besteht jedoch kein konstantes Erbmuster.

Frühinfantile epileptische Enzephalopathie mit Burst-suppression-Tätigkeit: Dieses von Ohtahara et al. (1976) beschriebene Syndrom ist durch einen sehr frühen Beginn in den ersten Lebensmonaten, häufige tonische Krämpfe und eine Burst-suppression-Tätigkeit im Wach- und Schlaf-EEG definiert. Fokale Anfälle können auftreten. Myoklonische Anfälle sind selten. Die Ätiologie und zugrundeliegende Pathologie sind ungeklärt. Die Prognose ist schlecht mit schwerer psychomotorischer Retardierung und Therapieresistenz der Anfälle; häufig kommt es im Alter von 4 – 6 Monaten zum Übergang in ein West-Syndrom.

Fallbeispiel: Epileptische Enzephalopathie mit Burst-suppression-Tätigkeit.

Anamnese und Befund: Der 6 Monate alte Junge zeigte seit der Geburt eine verzögerte Entwicklung und verfiel körperlich. Er litt trotz Einsatz aller gängigen Antikonvulsiva an therapieresistenten Anfällen, auch eine ACTH-Kur war erfolglos. In den EEG-Ableitungen zeigte sich Burst-suppression-Tätigkeit (Abb. 6.60), die bei Reduktion der Verstärkung deutlicher erkennbar ist (Abb. 6.61).

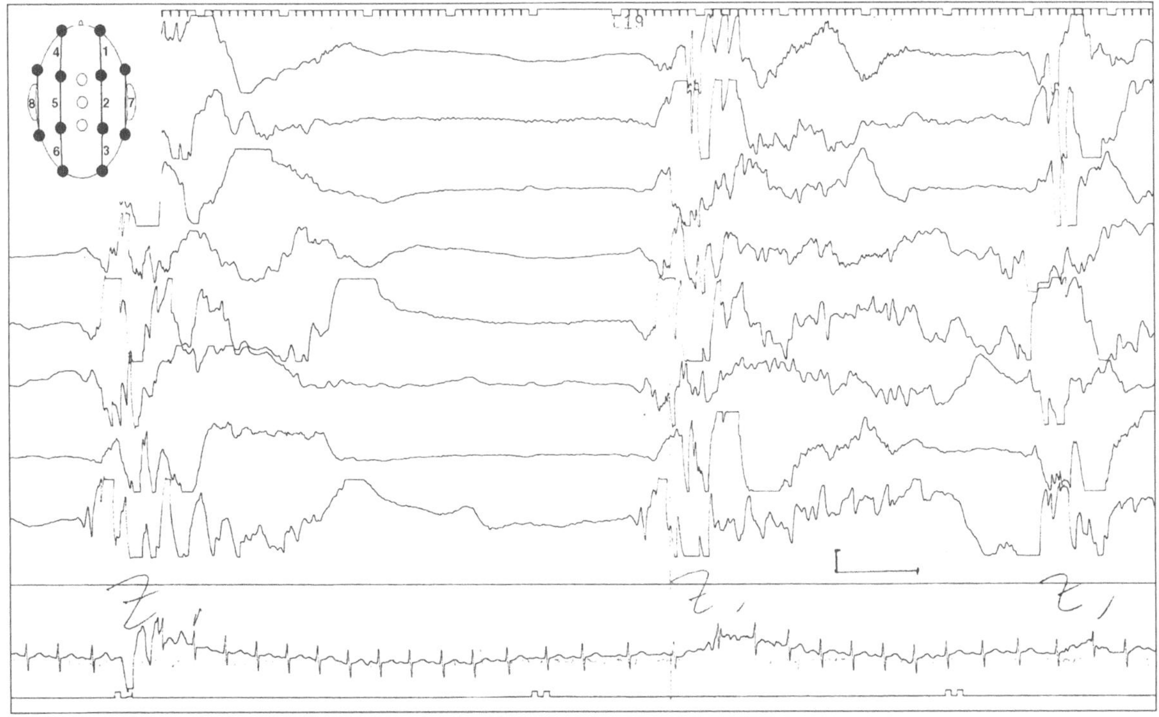

Abb. 6.60. Wach-EEG eines 6 Monate alten Jungen. Es zeigt sich eine Burst-suppression-Tätigkeit mit Abschnitten hoher ϑ-Wellen und diffusen steilen Wellen, die von Myokloni (s. Markierung Z) begleitet wurden. Die Kurve verläuft sehr unregelmäßig. Keine frontookzipitale Gliederung. Streckenweise Überlagerung von α- und β-Wellen. In unregelmäßigen Abständen von 5 – 10 s setzt abrupt eine generalisierte Abflachung mit einer kaum differenzierbaren Grundaktivität ein, die in der Regel 4 – 5 s andauert

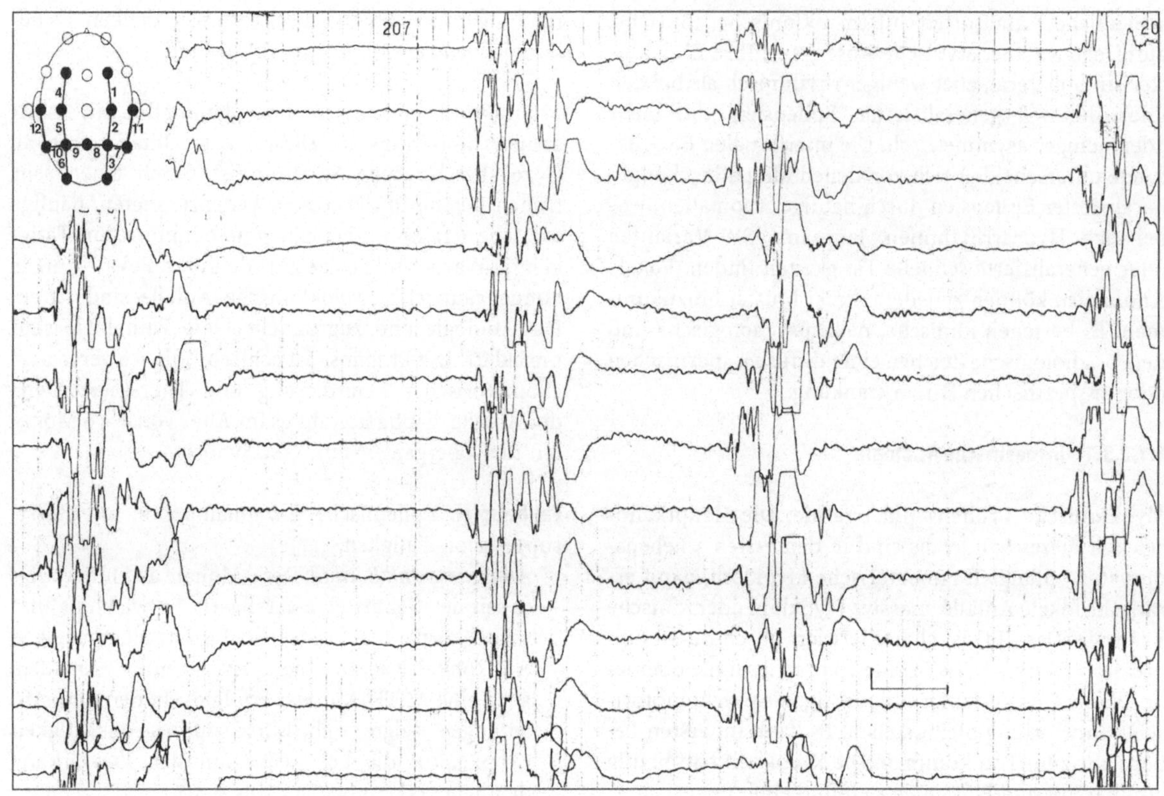

Abb. 6.61. Diskontinuierliche Aktivität im Sinne einer Burst-suppression-Tätigkeit. Gruppen von generalisierter unregelmäßiger ϑ-δ-Aktivität mit eingelagerten steilen Wellen sind unterbrochen von niedriger Tätigkeit mit erkennbaren α- und β-Wellen für die Dauer von 2 – 6 s

Therapie und Verlauf: Trotz Einsatz aller verfügbaren Antikonvulsiva inklusive einer ACTH-Kur verstarb das Kind. Die Differentialdiagnostik an einer Universitätskinderklinik ergab lediglich eine ätiologisch unklare neurodegenerative Erkrankung bei schwerem psychomotorischen Entwicklungsrückstand. Terminal bestanden eine nicht beherrschbare Pneumonie und hohes zentrales Fieber.

Andere symptomatische generalisierte Epilepsien: Epilepsien, die den anderen beiden Gruppen der unspezifischen Ätiologie nicht zuzuordnen sind.

6.1.2.3.2 Symptomatische generalisierte Epilepsien – spezifische Syndrome (in Anlehnung an Roger et al. 1985)

Hier werden nur Krankheiten aufgeführt, bei denen epileptische Anfälle das Hauptsymptom oder ein wesentliches Symptom sind. Diese Krankheiten ähneln den symptomatischen generalisierten Epilepsien unspezifischer Ätiologie und treten in ähnlichen Altersgruppen auf.

Mißbildungen

Das *Aicardi-Syndrom* tritt bei Mädchen auf. Es besteht aus Netzhautlakunen, Agensie des Corpus callosum, BNS-Krämpfen mit frühem Beginn sowie asymmetrischen, diffusen, asynchronen steilen Wellen im EEG mit Burst-suppression-Mustern oder auch atypischer Hypsarrhythmie.

Die *Lissenzephalie-Pachygrie* ist charakterisiert durch Gesichtsfehlbildungen und spezifische Zeichen in der Computertomographie, axiale Hypotonie und BNS-Krämpfe. Das EEG zeigt hohe schnelle „α-ähnliche" Tätigkeit ohne Unterschied im Wachen und Schlafen.

Für die einzelnen *Phakomatosen* gibt es keine typischen elektroenzephalographischen und klinischen Muster. Hervorzuheben ist die Häufigkeit der Epilepsien mit BNS-Krämpfen bei *tuberöser Sklerose*, wobei generalisierte und fokale Anfälle im Verlauf zu den sonst typischen BNS-Krämpfen hinzukommen können.

Das *Sturge-Weber-Syndrom* ist eine häufige Ursache einfacher fokaler Anfälle mit nachfolgender Hemiparese (vgl. Abb. 6.113).

Hypothalamische Hamartome können sich in Lachanfällen, Pubertas praecox und Retardierung äußern.

Nachgewiesene oder vermutete angeborene Stoffwechselanomalien

Neugeborenenalter.

Zu den metabolischen Defekten des Neugeborenenalters gehören die *nichtketotische Hyperglyzinämie* und die *D-Glyzeridazidämie* mit Manifestation als myoklonische Frühenzephalopathie mit erratischen Myokloni, fokalen Anfällen und Burst-suppression-Mustern im EEG.

Kleinkindalter.

Die klassische *Phenylketonurie* kann sich als West-Syndrom manifestieren. Eine Variante der *Phenylketonurie mit Biopterinmangel* verursacht Krämpfe mit Beginn im 2. Lebenshalbjahr bei Kindern, die seit Geburt an muskulärer Hypotonie leiden. Die Krämpfe sind generalisiert, mit erratischen Myokloni und okulogyrischen Krisen.

Die *Tay-Sachs-Krankheit* und die *Sandhoff-Krankheit* zeigen Zusammenschrecken auf akustischen Reiz und Myokloni in den ersten Lebensmonaten ohne EEG-Veränderungen. Im zweiten Jahr treten Myokloni und erratische fokale Anfälle zusammen mit einer ausgeprägten Verlangsamung der Grundtätigkeit im EEG auf.

Beim frühinfantilen Typ der *Ceroid-Lipofuszinose* (Morbus Santavuori-Haltia-Hagberg) beginnen zwischen dem 5. und 18. Lebensmonat massive Myokloni mit einem sehr charakteristischen EEG-Muster („verschwindendes" EEG).

Die *Pyridoxin-Abhängigkeit* manifestiert sich mit Anfällen ohne spezifische Charakteristika; doch darf man aus therapeutischen Gründen diese Situation nicht übersehen.

Kindesalter.

Die *spätinfantile Ceroid-Lipofuszinose* (Morbus Jansky-Bielschowski) ist charakterisiert durch Beginn zwischen dem 2. und 4. Lebensjahr mit massiven Myokloni, atonischen oder astatischen Anfällen. Das EEG zeigt eine langsame Grundaktivität, multifokale Spitzen und eine charakteristische Antwort auf Photostimulation langsamer Frequenz.

Ein infantiler Typ der *Huntington-Krankheit* nach dem 3. Lebensjahr mit Verlangsamung der geistigen Entwicklung, gefolgt von Dystonie, generalisierten tonisch-klonischen Krämpfen, atypischen Absenzen und myoklonischen Anfällen. Das EEG zeigt generalisierte SW-Komplexe und multiple Spitzen bei Photostimulation im üblichen Frequenzbereich.

Kindheit und Jugendalter.

Eine juvenile Form des *Morbus Gaucher* beginnt im Alter von 6 – 8 Jahren mit epileptischen Anfällen verschiedener Art, am häufigsten mit tonisch-klonischen oder fokal motorischen Anfällen. Das EEG zeigt eine fortschreitende Verschlechterung der Grundaktivität, eine abnorme Antwort auf Photostimulation, diffuse paroxysmale Abnormitäten und multifokale Abnormitäten mit okzipitaler Betonung.

Die juvenile Form der *Ceroid-Lipofuszinose* (Morbus Spielmeyer-Vogt-Sjögren) ist charakterisiert durch Beginn mit 6 – 8 Jahren, Abnahme des Visus, Verlangsamung der psychomotorischen Entwicklung und Auftreten zerebellarer und extrapyramidaler Symptome. Nach 1 – 4 Jahren treten generalisierte tonisch-klonische Anfälle und fragmentarische, segmentale und massive Myokloni auf. Das EEG zeigt Paroxysmen von langsamen Wellen und langsamen SW-Komplexen.

Die *Lafora-Krankheit* beginnt mit 6 – 19 Jahren (Durchschnitt 11,5 Jahre) und ist charakterisiert durch generalisierte klonische und tonisch-klonische Anfälle, häufig zusätzlich fokale Anfälle mit visuellen Symptomen, ein konstantes myoklonisches Syndrom (fragmentarische, segmentale und massive Myokloni) und rasch fortschreitende Demenz. Das EEG zeigt Photosensibilität, Verschlechterung der Grundaktivität und Entwicklung multifokaler Abnormitäten, vor allem okzipital. Die Krankheit führt nach durchschnittlich 5 1/2 Jahren zum Tode.

Die *degenerative progressive Myoklonusepilepsie* (Typ Lundborg) hat mehrere Untergruppen. Die wichtigste ist der finnische Typus, der von Koskiniemi et al. (1974) beschrieben wurde: Beginn im Alter von 8 – 13 Jahren mit Myokloni (segmental, fragmentarisch und massiv) und generalisierten tonisch-klonischen Anfällen, ferner zerebellare Ataxie und langsam fortschreitende, gemeinhin leichte Demenz. Das EEG zeigt langsame Abnormitäten (ϑ- und später δ-Tätigkeit) mit generalisierten SW-Komplexen vor allem in der frontalen Region und Photosensibilität. Die Patienten überleben 15 Jahre und länger.

Die *Dyssynergia cerebellaris myoclonica mit Epilepsie* (Ramsay-Hunt-Syndrom) beginnt im Alter von 6 – 20 Jahren (durchschnittlich mit 11 Jahren) mit Myokloni oder generalisierten tonisch-klonischen Anfällen. Das myoklonische Syndrom wird überwiegend durch Aktions- und Intentionsmyokloni charakterisiert. Die generalisierten Krampfanfälle sind selten und gut therapierbar. Wenn Demenz auftritt, entwickelt sie sich langsam. Die neurologischen Symptome sind meist auf Kleinhirnzeichen beschränkt. Das EEG zeigt bei normaler Grundaktivität generalisierte Paroxysmen von Spitzen, SW-Komplexen und multiplen Spitzen sowie Photosensibilität. Im REM-Schlaf treten schnelle multiple Spitzen in den zentralen Regionen und über dem Vertex auf.

Das klinische Bild des *Cherry-red-spot-Myoklonus-Syndroms* (Sialidose mit isoliertem Defizit der Neuraminidase) ist dem des Ramsay-Hunt-Syndroms sehr ähnlich mit Myokloni, Photosensibilität und einem zerebellaren Syndrom. Weitere Charakteristika sind die fast regelmäßig anzutreffende Amblyopie und ein kirschroter Fleck am Augenhintergrund. Das EEG ähnelt dem des Ramsay-Hunt-Syndroms mit folgenden Besonderheiten: Die paroxysmalen multiplen Spitzen korrespondieren immer mit massiven Myokloni, und es besteht keine Photosensibilität.

Ein Ramsay-Hunt-ähnliches Syndrom kann auch zusammen mit einer mitochondrialen Myopathie bei Abnormität des Laktat- und Pyruvat-Metabolismus auftreten (Fukuhara et al. 1980).

Erwachsenenalter.

Der *Morbus Kufs* (adulte Ceroid-Lipofuszinose) ist eine relativ langsam fortschreitende Speicherkrankheit mit häufigen generalisierten Anfällen, die sehr therapieresistent sein können. Im Gegensatz zu den juvenilen Speicherkrankheiten kann der Augenhintergrund unauffällig sein. Hauptcharakteristikum ist eine extreme Photosensibilität bei langsamer Photostimulation.

Weitere mit epileptischen Anfällen einhergehende Krankheiten in Kindheit, jüngerem und späterem Erwachsenenalter werden hier nicht aufgezählt, weil die

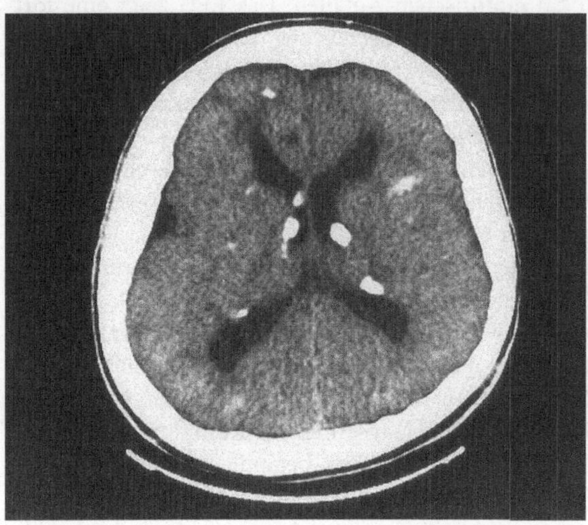

Abb. 6.62. Computertomographische Darstellung der tuberösen Sklerose mit den typischen Verkalkungsherden. Etwas verplumptes Ventrikelsystem

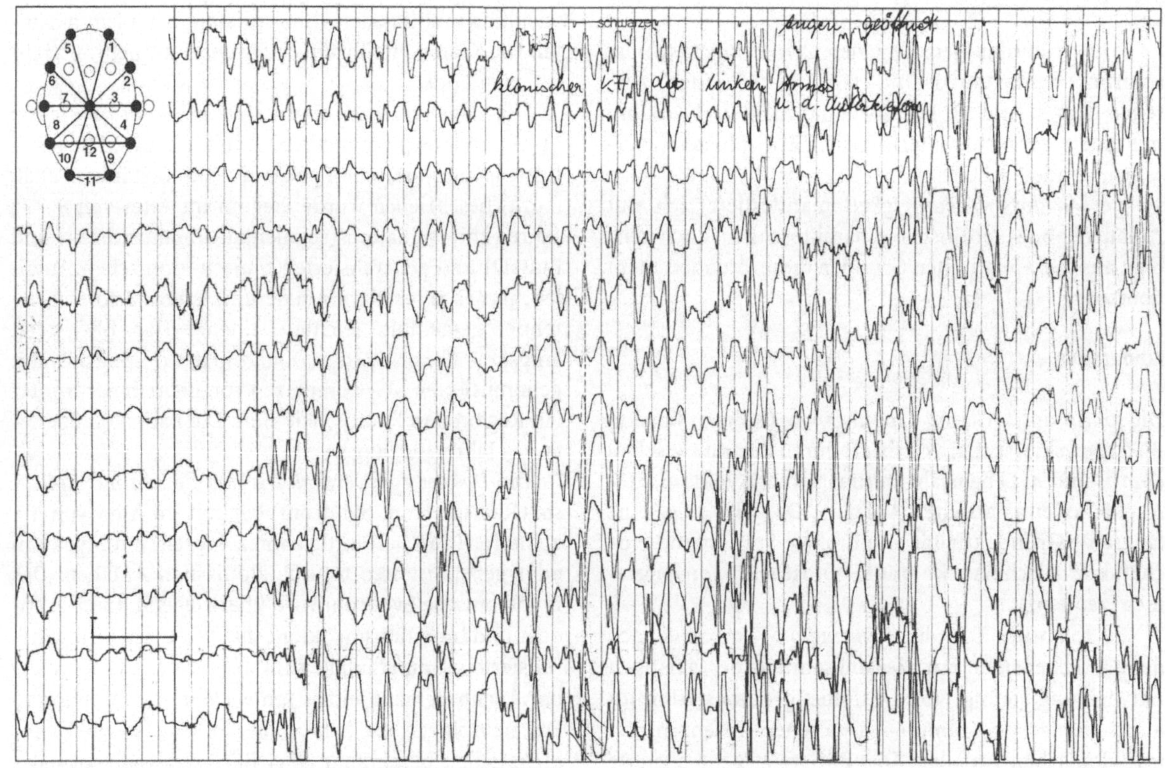

Abb. 6.63. Wach-EEG eines 13 3/4 Jahre alten Jungen. Grundaktivität 3 – 5/s, Amplituden 20 – 50 µV. Unzureichende Gliederung des EEG. In dieser Grundaktivität intermittierend asymmetrische Paroxysmen mit multiplen Spitzen, SW-Varianten und SW-Komplexen mit einer Frequenz von 1,5 – 2/s. Der aufgezeichnete Krampfanfall korrelierte mit klonischen Krämpfen zunächst rechtsseitig, dann des linken Armes und des linken Unterkiefers bei geöffneten Augen

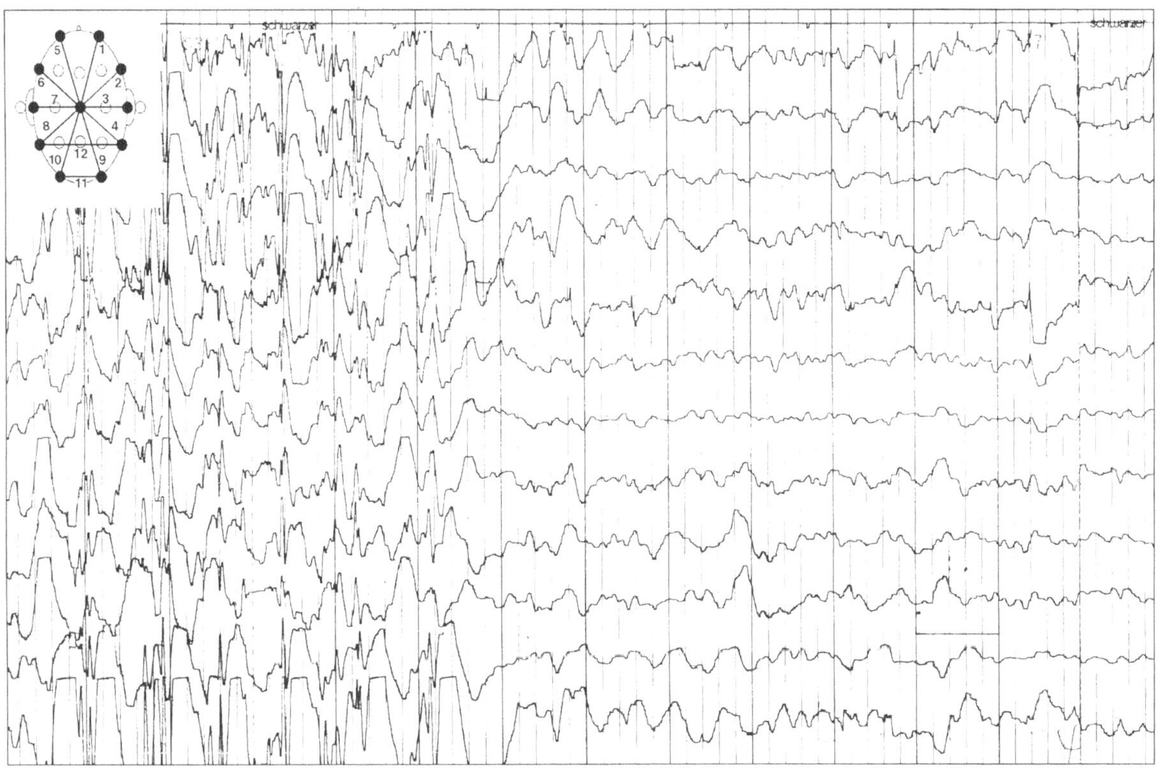

Abb. 6.64. Fortsetzung und Ende des in Abb. 6.62 dargestellten Krampfanfalls. Relativ schnelle Rückkehr zur Grundtätigkeit, wobei rechts mehr langsame Wellen als links bestehen bleiben. Diese Asymmetrien korrelieren mit dem linksseitigen Krampfanfall

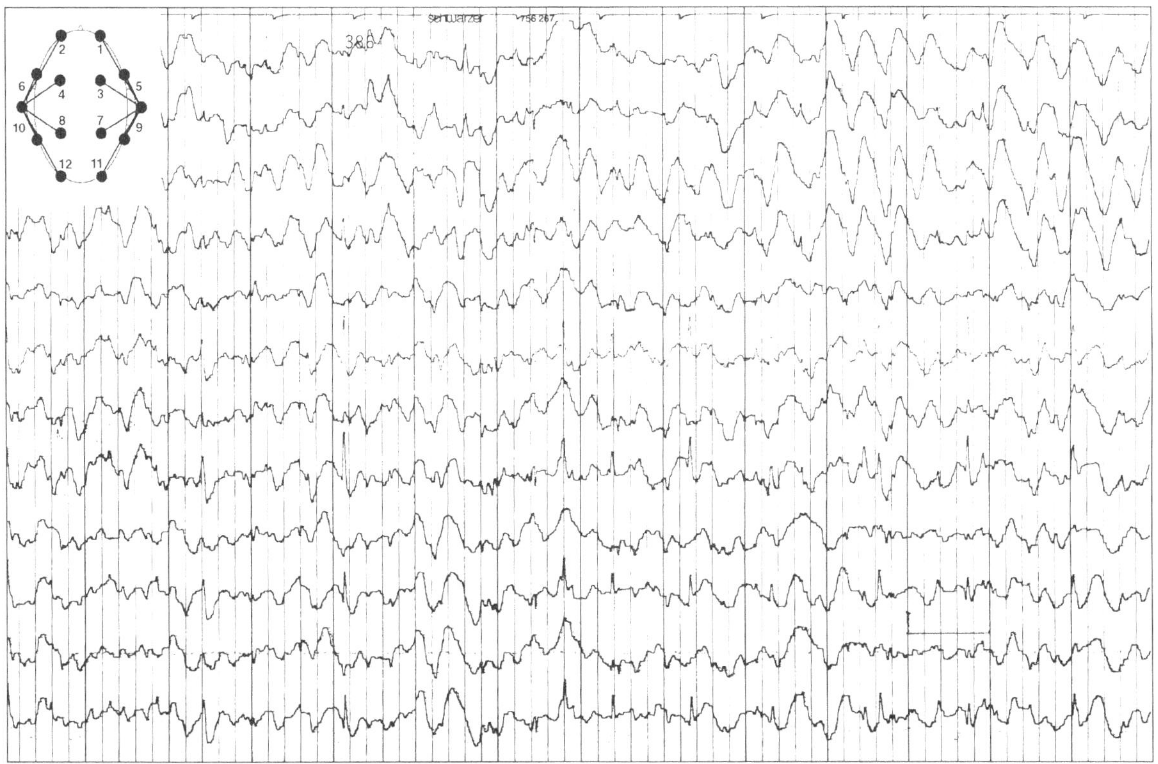

Abb. 6.65. Im Alter von 15 Jahren Grundtätigkeit im Intervall 3 – 4/s, Amplituden 50 – 150 µV. Wiederholt Spitzen links, sowie hohe δ-Serien bilateral. Bezugsableitung zum gleichseitigen Ohr

Anfälle dabei keine besonderen Merkmale für die Diagnose bieten.

Fallbeispiel: Spezifische Syndrome – tuberöse Sklerose.

Anamnese und Befund: Bei dem 13jährigen Jungen war bereits seit dem Kleinkindalter eine tuberöse Sklerose bekannt. Die Vorstellung im Alter von 13 Jahren erfolgte wegen einer Endokarditis bei bekannter inoperabler Aortenstenose im Rahmen der Grunderkrankung; darüber hinaus ein geistig stark behinderter Junge, der mit Schwierigkeiten selbstständig laufen konnte. Nachweis der tuberösen Skleroseherde im Computertomogramm (Abb. 6.62). Deutliches Adenoma sebaceum.

Therapie und Verlauf: Die Therapie bestand z. Z. der EEG-Ableitung in einer Monotherapie mit Phenobarbital nach vielen vergeblichen anderen Therapieversuchen. Im Rahmen der Infektion durch die Endokarditis erneute Eskalation der Krampfanfälle. In Abb. 6.63 und 6.64 Aufzeichnungen eines rechts beginnenden und im weiteren Verlauf linksbetonten Krampfanfalls mit postiktualen, rechts dominierenden langsamen Wellen. Im Intervall mittelgradige Allgemeinveränderungen sowie einzelne steile Wellen, Spitzen, multiple Spitzen und SW-Varianten multifokal, links betont (Abb. 6.65).

6.1.3 Epilepsien und Syndrome, die nicht als fokal oder generalisiert bestimmbar sind

Aus 2 Gründen kann die Unterscheidung fokaler von generalisierten Anfällen nicht sicher getroffen werden:

a) Der Patient hat sowohl fokale als auch generalisierte Anfälle nebeneinander oder hintereinander (z. B. fokale Anfälle und Absenzen) und entsprechend sowohl fokale als auch generalisierte EEG-Anomalien (z. B. einen temporalen Spitzenherd und davon unabhängig bilaterale SW-Paroxysmen).

b) Zuverlässige Hinweise auf einen fokalen oder generalisierten Anfallsbeginn fehlen, weil die Anfälle im Schlaf auftreten, der Patient sich an keine Aura erinnert und Zusatzuntersuchungen einschließlich EEG unauffällig sind.

6.1.3.1 Epilepsien mit generalisierten und fokalen Anfällen

Neugeborenenkrämpfe: Die Anfälle der Neugeborenen unterscheiden sich von denen älterer Kinder und Erwachsener. Die meisten Neugeborenenanfälle werden als diskret beschrieben, da die klinischen Erscheinungen häufig übersehen werden. Zu diesen gehören toni-

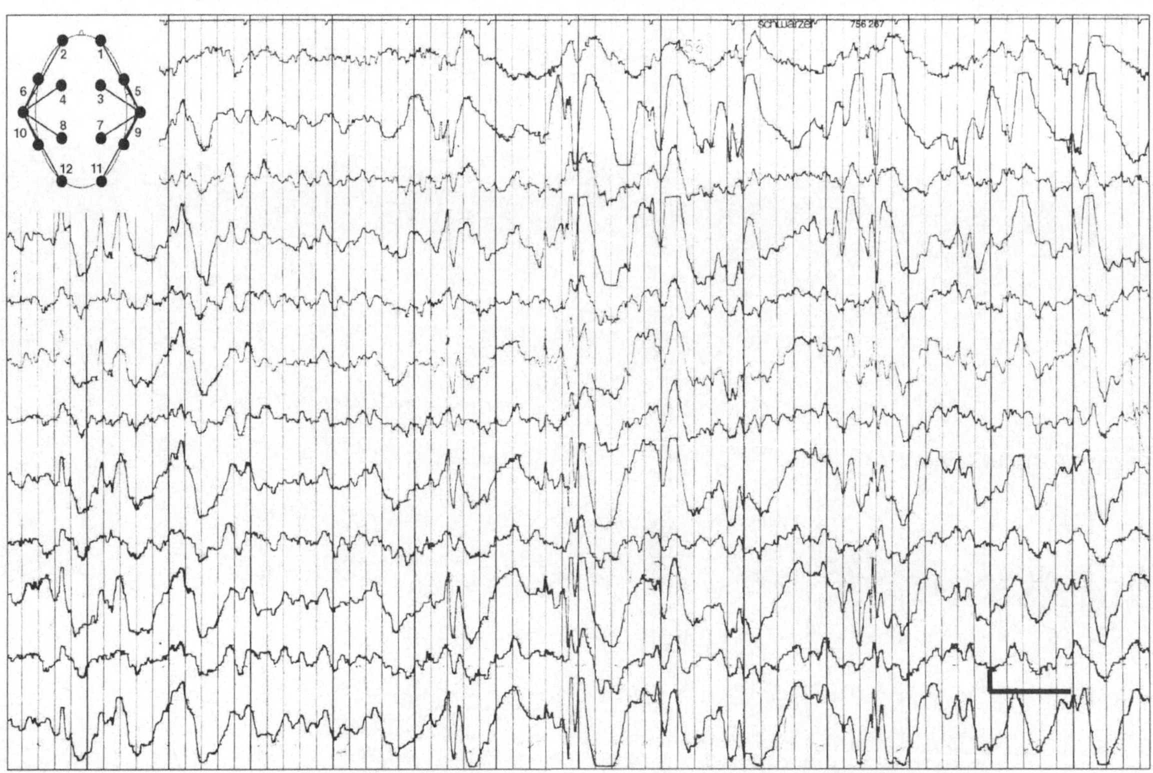

Abb. 6.66. Ausgeprägter Halbseitenbefund in der zweiten Lebenswoche. Die Grundtätigkeit beträgt bei geringer fronto-okzipitaler Gliederung rechts 4 – 6/s mit Amplituden von 20 – 30 µV. Hohe δ-Tätigkeit mit SW-Varianten und steilen Wellen bis 200 µV links vorne. Bezugsableitung zum gleichseitigen Ohr

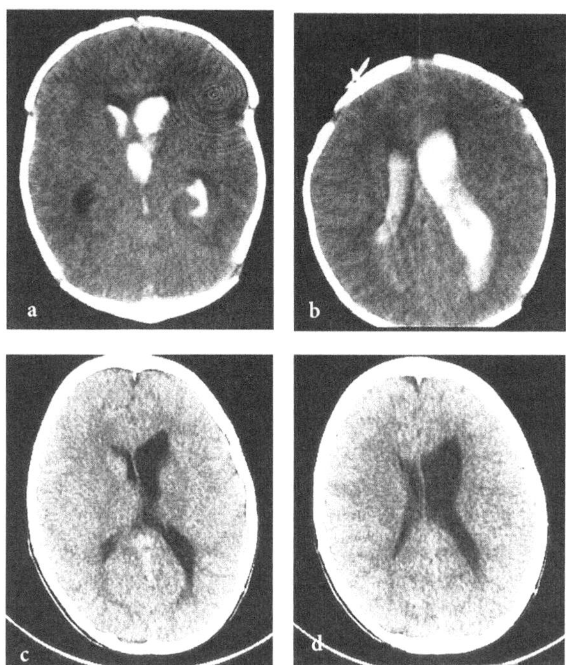

Abb. 6.67 a–d. a: CCT: Blutung im Bereich der Vorderhörner, im Hinterhorn links, dritten Ventrikel und Aquädukt am 11. Lebenstag. **b:** CCT: Nachweis der ausgeprägten Blutung mit Mittellinienverdrängung sowie Druckerhöhung im Bereich des linken Seitenventrikels am 11. Lebenstag. Leichte Mittellinienverlagerung nach rechts. **c und d:** deutliche Erweiterung des linken Seitenventrikels im Alter von 4 Jahren als Restzustand nach der postpartalen Hirnblutung

sche horizontale Augenbewegungen, begleitendes Zucken der Lider, Blinzeln oder Flattern der Lider, Saugen, Schmatzen oder andere Bewegungen von Mund, Zunge und Wangen, Schwimmbewegungen oder Radfahrbewegungen, gelegentlich Apnoen.

Andere Neugeborenenanfälle zeigen sich als tonische Streckung der Glieder ähnlich der Dezerebrations- oder Dekortikationshaltung. Diese werden besonders bei Frühgeborenen beobachtet. Es kommen auch multifokale Anfälle mit klonischen Bewegungen eines Gliedes vor, die in andere Körperteile oder mehrere Glieder wandern; häufiger sind fokale klonische Anfälle. Bei diesen wird das Kind gewöhnlich nicht bewußtlos. Selten treten massive bilaterale Myokloni auf. Die EEG-Tätigkeit entspricht häufig einer Burst-suppression-Aktivität. Die tonischen Anfälle haben eine schlechte Prognose, da sie oft Symptome einer Ventrikelblutung sind. Aber auch die myoklonischen Anfälle haben eine schlechte Prognose, da sie eine myoklonische Frühenzephalopathie anzeigen.

Fallbeispiel: Neugeborenenkrämpfe.

Anamnese und Befund: Der Junge wurde als erstes Kind mit einem Geburtsgewicht von 2450 g geboren. APGAR 9/10/10. Der Vater litt vom 4. – 14. Lebensjahr an epileptischen Anfällen, die medikamentös behandelt wurden. Die Mutter hatte bei ihrer Geburt eine Gaumenspalte. Bei dem Jungen bestand vom ersten Lebenstag an eine therapiebedürftige Hyperbilirubinämie. Am 11. Lebenstag kam es zu Fieber und

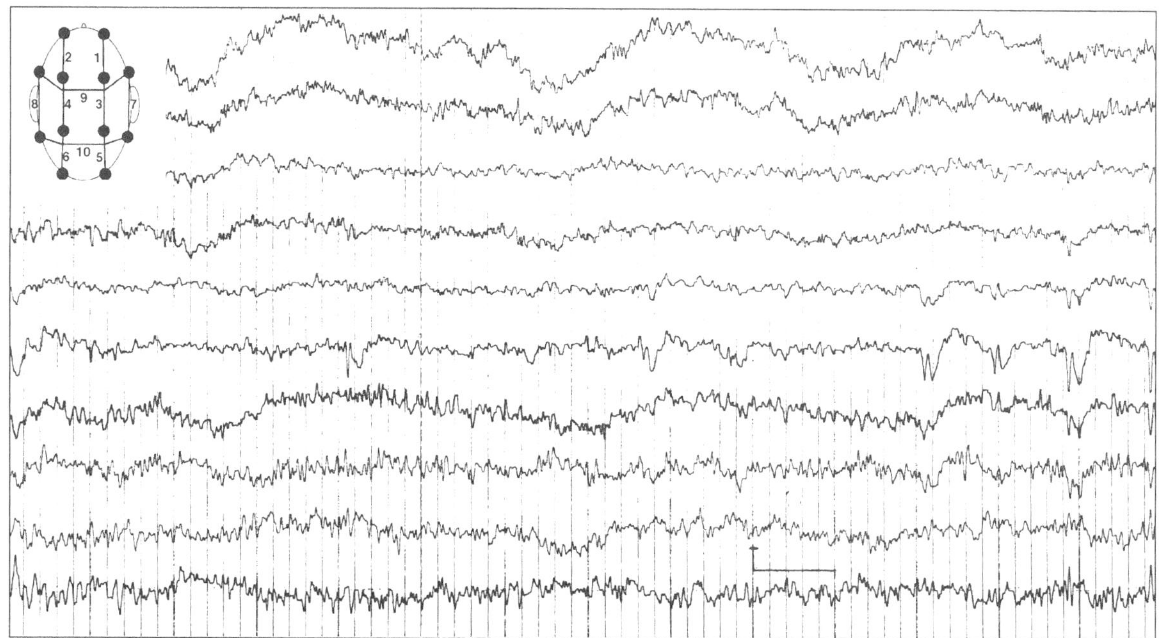

Abb. 6.68. Wach-EEG des 5jährigen Jungen. Medikamentös bedingte β-Überlagerung. Es bestehen lokalisierte rasche SW-Komplexe links okzipital, die vereinzelt bis in den Temporalbereich links und nach rechts parietookzipital übergreifen. Die Grundtätigkeit liegt zwischen 5 und 7/s mit Amplituden von 20 – 30 µV. Der Entstehungsort der SW-Komplexe links okzipital bewirkt, daß ihre Negativität in der bipolaren Ableitung links parietookzipital als Schreiberausschlag nach unten erscheint

einem tonischen generalisierten Krampfanfall. Im EEG zeigte sich ein Herdbefund (Abb. 6.66). In der Schädelsonographie bestanden Hinweise auf eine Hirnblutung. Die Computertomographie bewies eine Ventrikelblutung mit beginnender Hirndrucksymptomatik (Abb. 6.67 a/b). Die Gerinnungsparameter waren normal.

Therapie und Verlauf: Der Junge wurde im weiteren Verlauf intensivmedizinisch betreut und auf Phenobarbital eingestellt. Im 8. Monat Auftreten von tonischen und myoklonischen Anfällen. Zu dieser Zeit im EEG Hemihypsarrhythmie links. Nach Steigerung der Barbituratdosis keine Anfälle mehr. Im Alter von 5 Jahren links betonte, aber nach rechts übergreifende Anomalie (Abb. 6.68). In der Computertomographie Residualdefekt (Abb. 6.67 c/d). Im Vorschulalter wurde eine Entwicklungsretardierung im Grenzbereich zwischen Lernbehinderung und geistiger Behinderung (im WPPSI-R Gesamt-IQ von 59) festgestellt. Trotz relativ niedriger Barbituratdosen keine weiteren Anfälle.

Fallbeispiel: Neugeborenenkrämpfe.

Anamnese und Befund: Bei dem z. Z. der Ableitung des dargestellten EEG 6 Monate alten Mädchens bestand seit dem Neugeborenenalter der Verdacht auf zerebrale Krampfanfälle, die aber in zahlreichen EEG-Ableitungen nicht bestätigt werden konnten. Im Alter von 6 Monaten abnormes EEG mit einem Grandmal-Anfall während der Ableitung (Abb. 6.69).

Therapie und Verlauf: Es wurden Phenobarbital und Valproat gegeben. Wegen Erfolglosigkeit dieser Therapie wurde eine Schnellsättigung mit Hydantoin durchgeführt. Danach Anfallsfreiheit.

Schwere myoklonische Epilepsie im Kleinkindalter: Zu den Charakteristika gehören eine Epilepsie oder Fieberkrämpfe in der Familienanamnese, normale Entwicklung bis zum Beginn der Erkrankung, erste Anfälle im ersten Lebensjahr in Form von generalisierten oder halbseitigen klonischen Fieberkrämpfen, danach Auftreten von Myokloni und oft auch von fokalen Anfällen. Das EEG zeigt generalisierte SW-Komplexe und multiple Spitzen, frühe Photosensibilität sowie fokale Abnormitäten. Die psychomotorische Entwicklung ist ab dem 2. Lebensjahr verzögert. Es kommt zum Auftreten von Ataxie, Pyramidenzeichen und interiktualen Myokloni. Diese Epilepsieform ist sehr resistent gegen alle Formen der Behandlung.

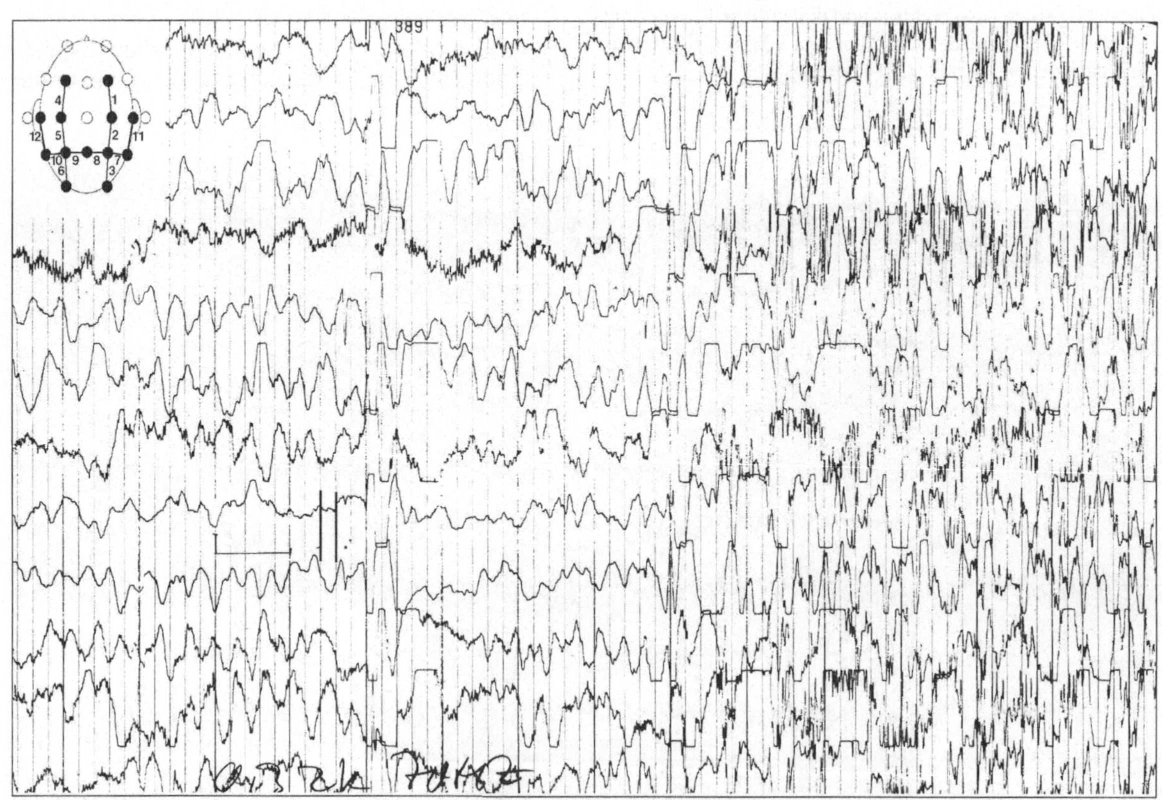

Abb. 6.69. Unregelmäßige δ-Tätigkeit mit Amplituden von 100 – 200 µV. Paroxysmale Strecken von höherer δ-Tätigkeit mit diffuser, überlagernder rascher Tätigkeit und multiplen Spitzen, Amplituden über 300 µV bei Beginn eines Grand-mal-Anfalls. Davor (bei Sekunde 5) unregelmäßige bilaterale steile Wellen als Begleitartefakt eines massiven Myoklonus.

Epilepsie mit anhaltenden SW-Entladungen im synchronisierten Schlaf: Zu diesem Syndrom gehören verschiedene fokale oder generalisierte Anfallstypen im Schlaf und atypische Absenzen im Wachzustand (Boel u. Casaer, 1989). Tonische Anfälle treten nicht auf. Das charakteristische EEG-Muster besteht während des mittleren und tieferen Schlafes nach dem Beginn von Anfällen aus anhaltenden diffusen SW-Komplexen. Die Dauer des Leidens variiert von Monaten bis Jahren. Die Prognose ist zurückhaltend zu beurteilen, da sich trotz des gewöhnlich gutartigen Verlaufes der Anfälle neuropsychologische Störungen einstellen können.

Fallbeispiel: Epilepsie mit anhaltenden SW-Paroxysmen im synchronisierten Schlaf (ESES = Electrical Status Epilepticus During Slow Sleep).

Anamnese und Befund: Im Alter von 4 3/4 Jahren wurde der Junge erstmalig zur stationären Aufnahme vorgestellt. Die Mutter hatte ihn morgens neben dem Bett sitzend mit dem Handtuch in der Hand leicht verkrampft aufgefunden. Zuvor Einnässen in das Bett ohne Enuresisanamnese. Der Junge hatte die Mutter, wie sie es ausdrückte, „ganz fremd angeschaut", erbrochen und in der Folgezeit mehrmals ca. viertelstündlich erbrochen; Somnolenz, Bauchschmerzen, Kopfschmerzen. Bis zu dieser Zeit bestand keine Anfallsanamnese und auch keine Familienanamnese bezüglich zerebraler Krampfanfälle.

Therapie und Verlauf: Nach der Aufnahme erfolgte wegen Lichtscheu, Berührungsempfindlichkeit und Nackensteifigkeit eine Lumbalpunktion, die keinen pathologischen Befund erbrachte. In der Computertomographie fand sich eine Vergröberung des Hirnwindungsreliefs im Grenzbereich zur Norm. Das EEG entsprach sowohl im Wach- als auch im Schlafzustand dem 3 Monate später bei der Wiedervorstellung erhobenen Befund. Das Geschehen wurde bei der Erstvorstellung noch als Oligoepilepsie eingeordnet. Eine antikonvulsive Therapie wurde z. Z. der Erstvorstellung nicht begonnen. Drei Monate später erfolgte die erneute Vorstellung bei einem Infekt. In den Tagen zuvor schlechter Schlaf sowie Hyperaktivität. Am Abend, gegen 20.30 Uhr, ca. 20 min nach dem Einschlafen trat ein zerebraler Anfall auf. Die Augen und Pupillen waren weit geöffnet, der Junge war nicht mehr ansprechbar und wirkte nach Angaben der Eltern wie bei einer Absenz. Anschließend sei er weiß geworden und hätte den Kopf für 2 – 3 min rekliniert. Nach der Gabe von inzwischen verfügbarem Diazepam rektal löste sich der Anfall. Danach Erbrechen, Unfähigkeit zu sprechen, unkoordinierte Bewegungen mit den Händen und Nachschlaf.

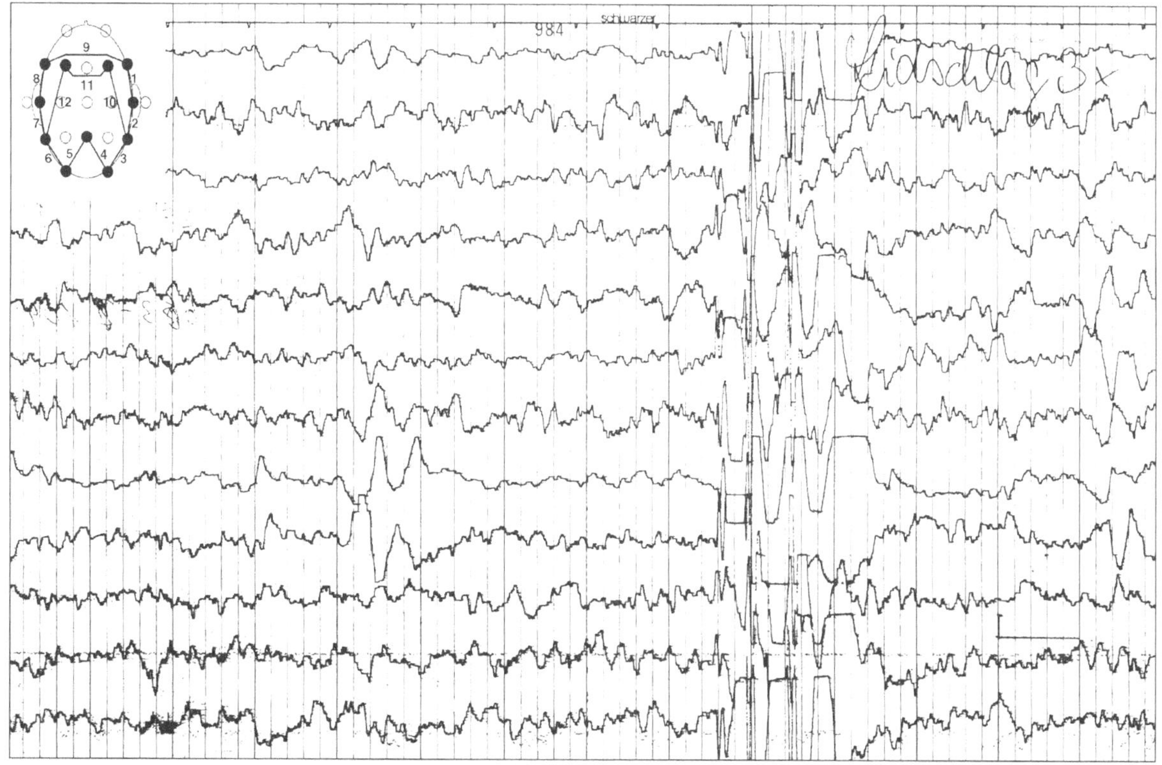

Abb. 6.70. Wach-EEG eines 5jährigen, postiktual abgeleitet. Grundaktivität 5 – 7/s, Amplituden 50 µV. Unterlagerte 4 – 3/s Wellen. In Abständen von 20 – 100 s kurze SW-Paroxysmen für die Dauer von 1 – 2 s

Unmittelbar nach der stationären Vorstellung erfolgte die Ableitung eines Wach-EEG, das postiktual über weite Strecken generalisierte Anomalien, aber auch Paroxysmen zeigte (Abb. 6.70). Bei der Ableitung eines Intervall-EEG ergab sich eine nahezu altersgerechte Grundaktivität zwischen den SW-Komplexen. Der klassische ESES-Befund konnte in einem daraufhin abgeleiteten EEG nach Schlafentzug erhoben werden (Abb. 6.71). Im Anschluß an die Diagnostik erfolgte eine Einstellung auf Primidon, die 1 1/2 Jahre später wieder abgesetzt wurde. Im weiteren, jetzt mehrere Jahre beobachteten Verlauf gab es keine erneuten Anfälle. Der Junge ist überdurchschnittlich begabt, zeigt aber deutliche Schwächen im Bereich der Koordination mit einem motorischen Quotienten von 73 im Körperkoordinationstest für Kinder.

Aphasie-Epilepsie-Syndrom (Landau-Kleffner-Syndrom): Das Landau-Kleffner-Syndrom ist eine Erkrankung des Kindesalters mit der Entwicklung von Aphasie, multifokalen Spitzen sowie SW-Paroxysmen. Epileptische Anfälle, psychomotorische und Verhaltensstörungen treten bei zwei Dritteln der Patienten auf. Es kommt zu einer auditiven Wortagnosie und einer raschen Reduktion der Spontansprache. Die Anfälle sind fokal oder generalisiert tonisch-klonisch. Sie sind selten und hören ebenso wie die EEG-Abnormitäten vor dem

15. Lebensjahr auf (Petersen et al, 1978; Deonna et al. 1989).

6.1.3.2 Epilepsien ohne eindeutige generalisierte oder fokale Zeichen

Hierher gehören alle Syndrome mit generalisierten tonisch-klonischen Anfällen, bei denen klinische und EEG-Befunde eine klare Klassifikation als generalisiert oder lokalisationsbezogen nicht erlauben; das trifft bei vielen Schlaf-Grand-mal-Anfällen zu.

6.1.4 Spezielle Syndrome

6.1.4.1 Gelegenheitsanfälle

Fieberkrämpfe: Fieberkrämpfe sind eine altersgebundene Störung, die fast immer durch generalisierte Anfälle während einer akuten fieberhaften Erkrankung charakterisiert ist. Die Mehrzahl der Fieberkrämpfe ist kurz und unkompliziert, aber eine Minderzahl kann prolongiert mit vorübergehenden oder bleibenden neurologischen Symptomen verlaufen, wie beim Hemiplegie-Hemiatrophie-Epilepsie-(HHE-)Syndrom. Bei etwa einem Drittel der Betroffenen besteht eine Tendenz zur Wiederholung der Fieberkrämpfe. Die Kontroverse über das Risiko einer nachfolgenden Epilepsie ist durch neue umfangreiche Studien weitgehend

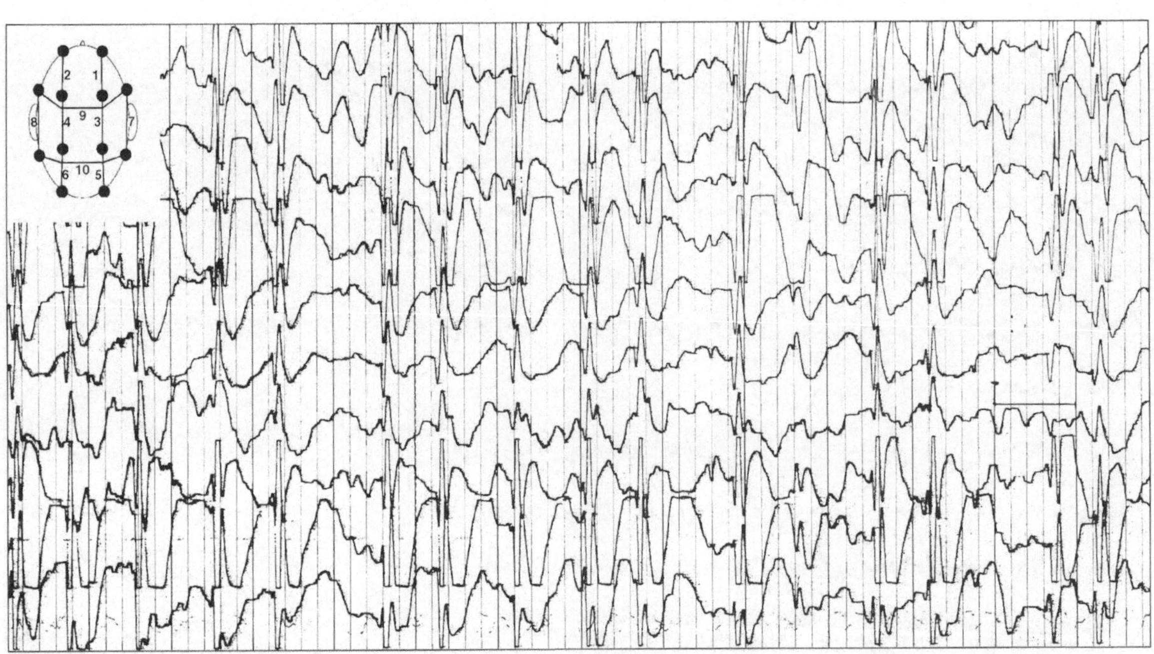

Abb. 6.71. EEG-Ableitung des 5jährigen nach Schlafentzug im synchronisierten Schlaf. Ca. 70 – 80 % der Kurve zeigen das 1,5/s SW-Muster mit Amplituden zwischen 200 und 400 µV. Die Polyphasie in den Querableitungen wird durch Phasendifferenzen verursacht.

Tabelle 6.1. Das kumulative Risiko, bis zum Alter von 25 Jahren nach Fieberkrämpfen epileptische Anfälle zu bekommen unter Berücksichtigung der prognostischen Faktoren. (Nach Annegers et al. 1987)

	Fokale Anfälle	Wiederholte Anfälle	Länger dauernde Anfälle	Fokale und wiederholte Anfälle
Wiederholte Anfälle innerhalb von 24 Stunden	21,3	-	-	-
Krampfdauer (min)				
10–29	11,9%	21,5%	9,3%	16,9%
≥ 30	-	-	29,7%	49,0%
Zahl der Fieberkrämpfe				
2	11,1%	13,8%	8,6%	10,8%
≥ 3	8,7%	10,9%	27,9%	33,8%
Alter (in Jahren)				
< 1	13,3%	15,4%	10,4%	12,1%
> 3	10,5%	12,2%	32,7%	37,2%
Familienanamnese bezüglich unprovozierter Krampfanfälle	13,0%	5,5%	10,3%	32,1%

beendet; es scheint, daß das Risiko 4 % nicht übersteigt.

Dumermuth (1972) fand bei 140 Kindern des Kinderspitals Zürich mit typischen Fieberkrämpfen im Rahmen einer banalen febrilen Affektion in der ersten Woche nach dem Anfall im EEG bei:

11 % hypersynchrone Veränderungen,

14 % intermittierende δ-Rhythmen und/oder paroxysmale langsame Wellen,

13 % lediglich Allgemeinveränderungen mit oder ohne herdförmige Maxima,

56 % normale Kurven oder Grenzbefunde.

Matthes u. Schneble (1992) weisen auf die international übliche Differenzierung zwischen einfachen (unkomplizierten) und komplizierten Fieberkrämpfen hin. Als für komplizierte Fieberkrämpfe verantwortliche Faktoren werden angegeben:

– familiäre Epilepsiebelastung,

– zerebralorganische Vorschädigung,

– erster Fieberkrampf vor dem 6. Lebensmonat; nach dem 4. Lebensjahr,

– fokaler Anfall oder postiktuale neurologische Herdsymptome,

– mehr als 3maliges Rezidiv eines Infektkrampfes,

– prolongierter Fieberkrampf (über 15 min Dauer),

– Temperatur unmittelbar vor oder während des Anfalls 38°C,

– mehr als ein Anfall innerhalb eines Infekts,

– interiktual unspezifische fokale und/oder hypersynchrone Potentiale im EEG.

Kleiser (1985) fand bei EEG-Langzeitableitungen nach Fieberkrämpfen und im Intervall bei 24 Kindern, daß bei Einsatz der automatischen EEG-Analyse im Intervall-EEG die relative α-Aktivität bei den meisten rezidivfreien Kindern im Normalbereich, bei den meisten Kindern mit rekurrenten Anfällen erniedrigt war. Bei den postiktual abgeleiteten EEG ergab sich über dem Parietookzipitalbereich eine Verlangsamung. Bei den Kindern unter 1 1/2 Jahren konnte eine Verschiebung vom ϑ- in den δ-Bereich, bei den älteren Kindern eine Verschiebung vom α– in den ϑ- und δ-Bereich nachgewiesen werden. Inwieweit zukünftig im Intervall abgeleitete EEG nach Fieberkrämpfen bei Einsatz der automatischen EEG-Analyse eine prognostische Aussage zulassen, wird noch durch weitere Studien zu untersuchen sein.

Das kumulative Risiko im Hinblick auf die Entwicklung einer Epilepsie nach Fieberkrämpfen, bzw. in Abhängigkeit zum Komplikationsgrad der Fieberkrämpfe, untersuchten Annegers et al. (1987) retrospektiv bei 687 Kinder von 1935 – 1979. 32 dieser Patienten (4,66 %) litten später an einer Epilepsie ohne Fieber. Die Autoren gaben damit ein 6mal höheres Risiko als in der Normalbevölkerung mit 0,5 – 0,8 % an. Bei fehlenden Komplikationsfaktoren beträgt das Risiko einer späteren Epilepsie nur 2,4 %. Fünf mögliche Komplikationsfaktoren mit Erhöhung des späteren Epilepsierisikos wurden besonders hervorgehoben:

1. Fokale Symptome (8 %),
2. Wiederholte Anfälle innerhalb von 24 Stunden (6 %),
3. Änfälle, die länger als 10 min dauern (3,4 %) und länger als 30 min dauern (6,5 %),

4. Mehrere Fieberkrämpfe zu verschiedenen Zeiten (2 = 3,2 %; 3 und mehr = 4 %),
5. Alter unter einem Jahr (3,9 %) und über 3 Jahre (4,5 %).

Wenn 2 Komplikationsfaktoren gleichzeitig vorliegen, so erhöht sich das Risiko auf bis zu 21 %, treten 3 Faktoren zusammen auf, auf bis zu 49 % (Tabelle 6.1).

Die Indikation für eine länger dauernde medikamentöse Prophylaxe gegen die Wiederholung der Fieberkrämpfe ist jetzt genau definiert (Königsteiner Arbeitskreis für Epilepsie, 1991); in der Mehrzahl der Fälle ist sie nicht notwendig (Millichap u. Colliver, 1990). Im Prinzip handelt es sich um eine relativ benigne Störung des frühen Kindesalters. Diese Aussage muß bei komplizierten Fieberkrämpfen erheblich relativiert werden. Grundsätzlich stellt sich bei Diskussionen immer wieder die von verschiedenen Autoren unterschiedlich beantwortete Frage, inwieweit wiederholte komplizierte Fieberkrämpfe schon als Epilepsie oder zumindestens Oligoepilepsie einzuordnen sind.

Fallbeispiel: Unkomplizierter Fieberkrampf.

Anamnese und Befund: Am Aufnahmetag erkrankte das 2 11/12 Jahre alte Mädchen an einem Infekt der oberen Luftwege mit den Hauptmanifestationen Otitis media acuta beidseits und Konjunktivitis mit einem schnellen Fieberanstieg bis zu 40°C. Im Fieberanstieg tonisch-klonischer Krampfanfall, der nach Angaben der Mutter ca. 20 s dauerte. Die Einlieferung erfolgte durch den Notarzt. Es besteht eine familiäre Fieberkrampfanamnese väterlicherseits.

Therapie und Verlauf: Bei der Aufnahme Ausschluß einer Meningitis durch Lumbalpunktion. Bei dem am 3. Tag abgeleiteten EEG zeigte sich altersentsprechende Grundtätigkeit mit gelegentlichen bilateralen ϑ-Serien (Abb. 6.72). Am 4. Tag nach dem Anfall wurde das Mädchen fieberfrei aus der stationären Behandlung entlassen. Bei Kontrolluntersuchungen waren ϑ-Serien wiederholt nachweisbar. Eine Therapie wurde nicht eingeleitet. Den Eltern steht als prophylaktische Maßnahme Diazepam rektal zur Verfügung.

Fallbeispiel: Komplizierter Fieberkrampf.

Anamnese und Befund: Der 1 3/4 Jahre alte Junge wurde nach einer Zwillingsgravidität durch Kaiserschnitt in der 30. Schwangerschaftswoche bei Blutung wegen partieller Plazentaablösung entbunden. Zweitägige postpartale maschinelle Beatmung. Vor

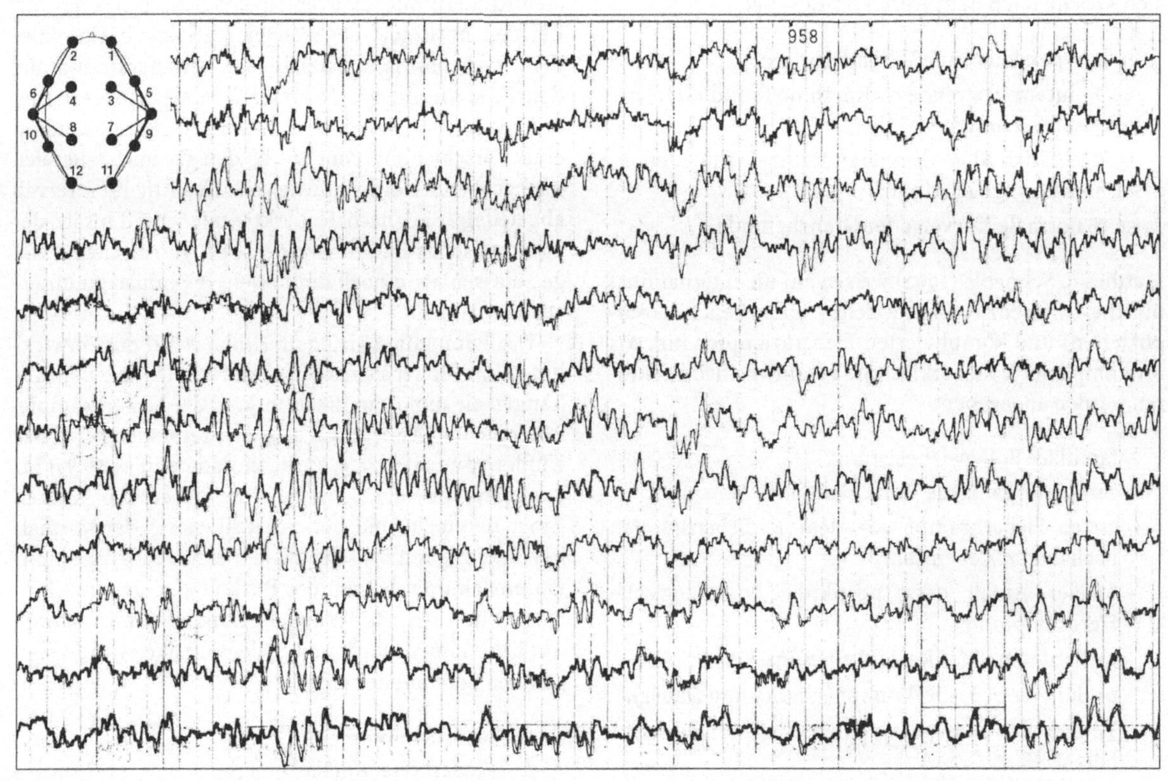

Abb. 6.72. Wach-EEG eines 2 11/12 Jahre alten Mädchens mit physiologischen Merkmalen. Die Grundaktivität liegt im Bereich von 7/s bei Amplituden zwischen 50 und 80 µV. Einzelne regelmäßige 5/s-Serien bilateral über den hinteren Schädelregionen 100 µV. Einzelne unterlagerte 3/s-Wellen hinten. Bezugsableitung zum gleichseitigen Ohr

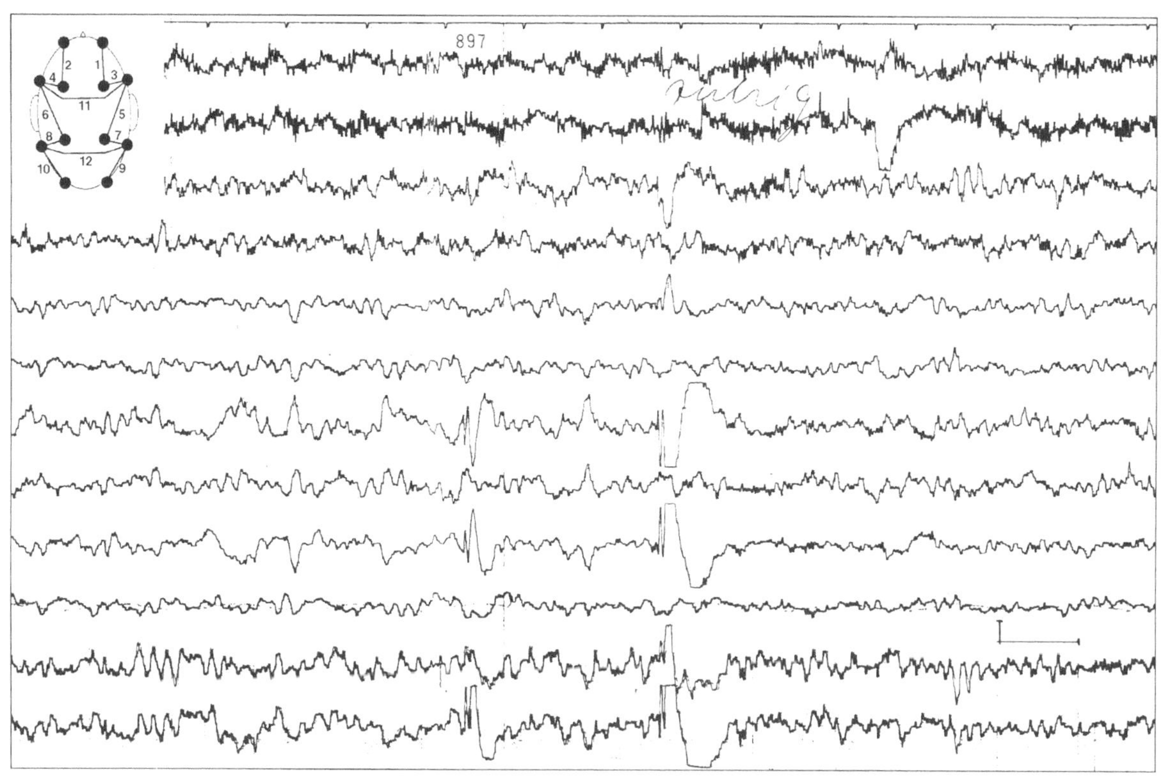

Abb. 6.73. Wach-EEG mit geschlossenen Augen. Muskelzittern über den vorderen Hirnabschnitten. Grundaktivität von 5 – 7 Hz, Amplituden 20 – 40 µV. Über den rechten hinteren Hirnabschnitten Unterlagerungen durch langsamere Amplituden und höhere Wellen, sowie von SW-Komplexen. Die Ableitung erfolgte im Notdienst nachts. Das Schema entspricht nicht den Richtlinien der EEG-Gesellschaft (Zick-Zack-Ableitung) und illustriert die schaltungsbedingte Phasenumkehr

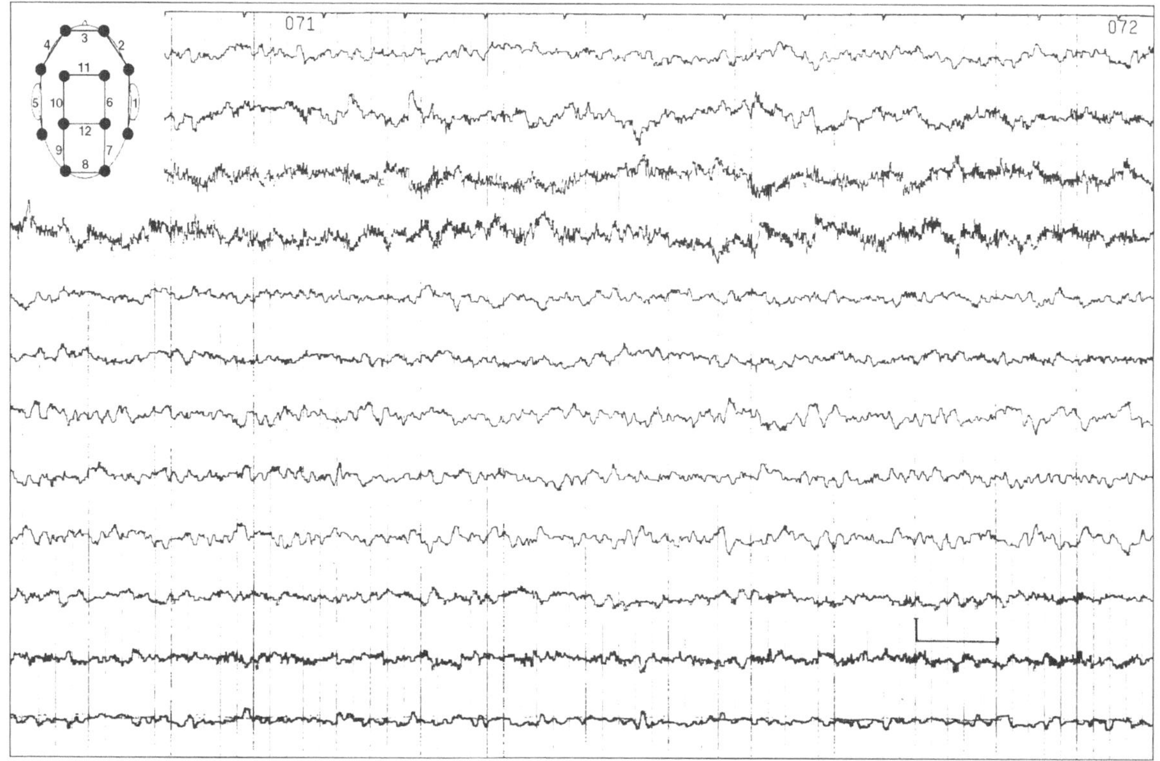

Abb. 6.74. Wach-EEG eines 2 Jahre alten Kindes mit geöffneten Augen. Bewegungs- und Muskelartefakte frontal. Die Grundaktivität über den mittleren bis hinteren Hirnabschnitten 4 – 6/s mit Amplituden von 20 – 40 µV. Diskrete Verlangsamungen über den hinteren Hirnabschnitten rechts

der stationären Entlassung wurde eine Leukomalazie rechts ausgeprägter als links festgestellt. Die EEG-Ableitungen im ersten Lebensjahr waren normal. Weitgehend normale Entwicklung bei neurophysiologischer Therapie nach Bobath im ersten Lebensjahr. Die stationäre Aufnahme erfolgte 1 1/2 h nach einem Fieberkrampf von über 15 min Dauer bei plötzlich auftretendem Fieber von 39,6°C bei einer eitrigen Angina und Lymphadenitis colli. Der Krampf äußerte sich durch Zuckungen der Extremitäten und Verdrehen der Augen, welches nach Angaben der beobachtenden Mutter von Beginn an symmetrisch auftrat.

Therapie und Verlauf: Bei der Aufnahme laut schreiendes Kleinkind in reduziertem Allgemeinzustand nach Gabe von Diazepam rektal. Im EEG ließen sich über den hinteren Hirnabschnitten rechts SW-Komplexe sowie eine diskrete Verlangsamung nachweisen (Abb. 6.73). Nach Ausschluß einer Meningitis und antibiotischer Behandlung unkomplizierter Infektverlauf mit Entfieberung bereits nach 24 h. Bei der Kontrollableitung nach 3 Monaten im Alter von 2 Jahren konnten keine SW-Komplexe, aber noch eine diskrete Verlangsamung rechts nachgewiesen werden (Abb. 6.74). Im derzeitigen Nachbeobachtungs-

zeitraum von 5 Jahren traten bis zum Ende des 5. Lebensjahres noch 2 Fieberkrämpfe auf. Danach wurde auch bei Fieber kein Krampfanfall mehr beobachtet. Eine antikonvulsive Therapie wurde noch nicht eingeleitet.

Status epilepticus: Der Grand-mal-Status läuft in einer tonischen und einer klonischen Phase ab. In der tonischen Phase treten generalisierte bilateral synchrone rhythmische Spitzen, meist mit abnehmender Frequenz und zunehmender Amplitude auf, die auch als rekrutierte iktuale EEG-Tätigkeit bezeichnet werden (vgl. Abb. 6.75). Die klonische Phase ist geprägt von einer Gruppierung der Spitzen mit langsamen Rhythmen dazwischen. Diese Rhythmen werden auf 1,5 – 2/s verlangsamt. Sie können dann in eine niedrige Tätigkeit (sog. Amplitudendepression) übergehen. Aus der Depression oder direkt im Anschluß an den Anfall kann sich abhängig vom Schweregrad des Krampfanfalls postparoxysmal eine generalisierte langsame hohe Aktivität entwickeln. Sie entspricht dem postiktualen Dämmerzustand. Die Rückbildung dieser Aktivität kann in wenigen Minuten, aber auch erst nach Tagen und in seltenen Fällen nach Wochen beobachtet werden.

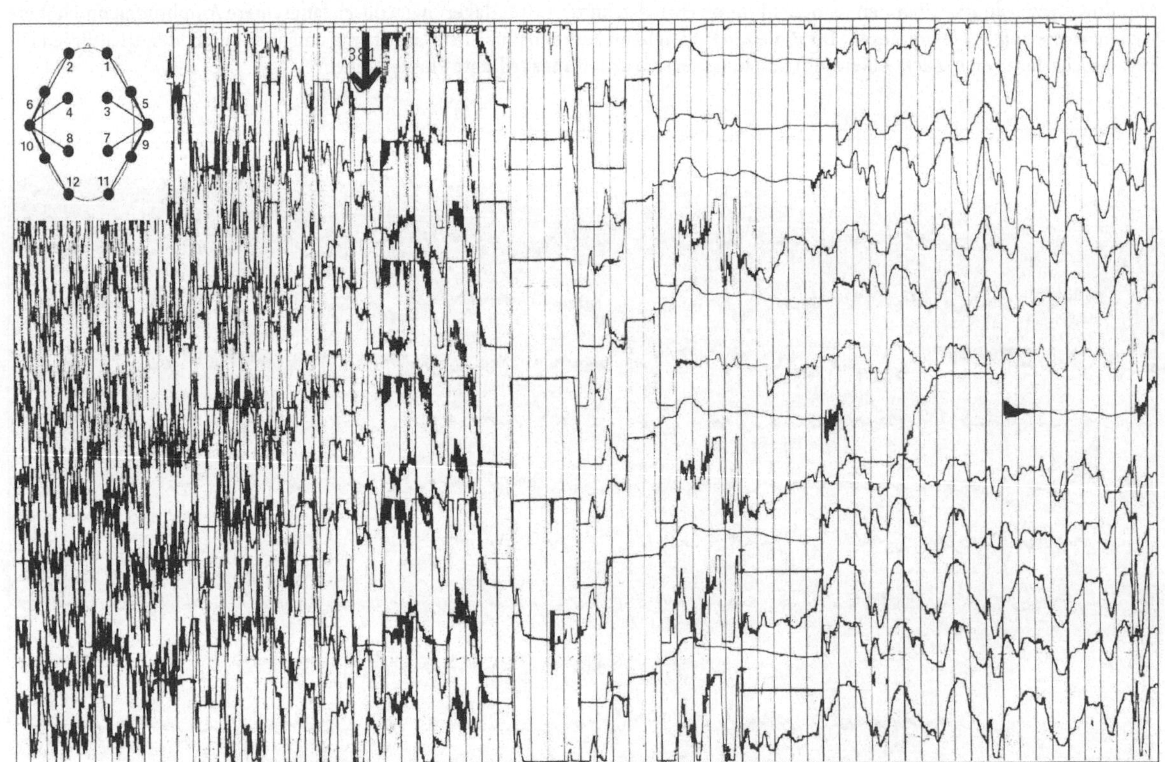

Abb. 6.75. In den ersten Sekunden der Abbildung Darstellung der tonischen Phase des endenden Grand-mal-Anfalls als Artefaktkurve. Sistieren des Krampfanfalls (↓). Anschließend für ca. 5 s Bewegungsartefakte. Übergang in den postiktualen Dämmerzustand mit hoher, bilateraler 2/s Aktivität mit SW-Komplexen links ausgeprägter als rechts parietookzipital. Bezugsableitung zum gleichseitigen Ohr

Fallbeispiel: Status epilepticus.

Das Beispiel eines Grand-mal-Anfalls (Abb. 6.75) wird bei dem Patienten mit der tuberösen Sklerose (vgl. Abb. 6.62 – 6.65) dargestellt.

Fallbeispiel: Tonischer Anfall.

Anamnese und Befund: Das Mädchens wurde termingerecht durch Sectio wegen Placenta praevia mit einem Gewicht von 3600 g geboren. Im Anschluß daran blasse Asphyxie, Sauerstofftherapie. Die ersten Anfälle wurden im zweiten Lebensjahr in Form von allgemeiner Kraftlosigkeit und häufigem Fallenlassen von Gegenständen beobachtet. Daraufhin Behandlung wie bei einer Petit-mal-Epilepsie. Im weiteren Verlauf akinetische Anfälle, Absenzen und myoklonische Absenzen sowie vorwiegend „Augenklimpern". Auch der Einsatz aller zur Verfügung stehenden Antikonvulsiva in verschiedenen Kombinationen sowie von Pimozid und Biocarn erbrachte keine Besserung. Wegen nicht beherrschbarer, bis zu einer Stunde andauernder tonischer Anfälle erfolgte die stationäre Wiederaufnahme im Alter von 18 Jahren; mentale Retardierung.

Therapie und Verlauf: Im ersten EEG fand sich eine rasche Grundaktivität von 8 – 12/s okzipital, Ampli-

tuden zwischen 30 und 60 µV mit überlagernden β-Wellen. Dabei auch regelmäßige ϑ-Wellen von 5 – 7/s (Abb. 6.76, 6.77). Die Kernspintomographie erbrachte keinen pathologischen Befund. Die Anfälle konnten auch im weiteren Verlauf nicht erfolgreich beherrscht werden.

Fallbeispiel: Tonischer Anfall bei fokaler sekundär generalisierter Epilepsie.

Anamnese und Befund: Bei dem 16 2/3 Jahre alten Jungen war eine fokale sekundär generalisierte Epilepsie bekannt. Der Herd lag dabei im linken hinteren Hemisphärengebiet.

Therapie und Verlauf: In Anbetracht der erneut vermehrt auftretenden Anfälle erfolgte eine Kontrollableitung. Dabei wurde ein tonischer Krampfanfall beobachtet. Vor dem Krampfanfall bestand eine mittelhohe δ-ϑ-Aktivität mit nur wenigen zwischengefügten, rascheren Wellen. Über der linken Hemisphäre hinten mehr langsame Wellen mit wiederholten steilen Wellen. Im Schlaf leichte Aktivierung der langsamen und steilen Wellen links. Während der Ableitung kam es zunächst zu einer Kopfwendung nach rechts sowie Verziehen des Mundes nach rechts, dann zu einer Beugung, Elevation und Ab-

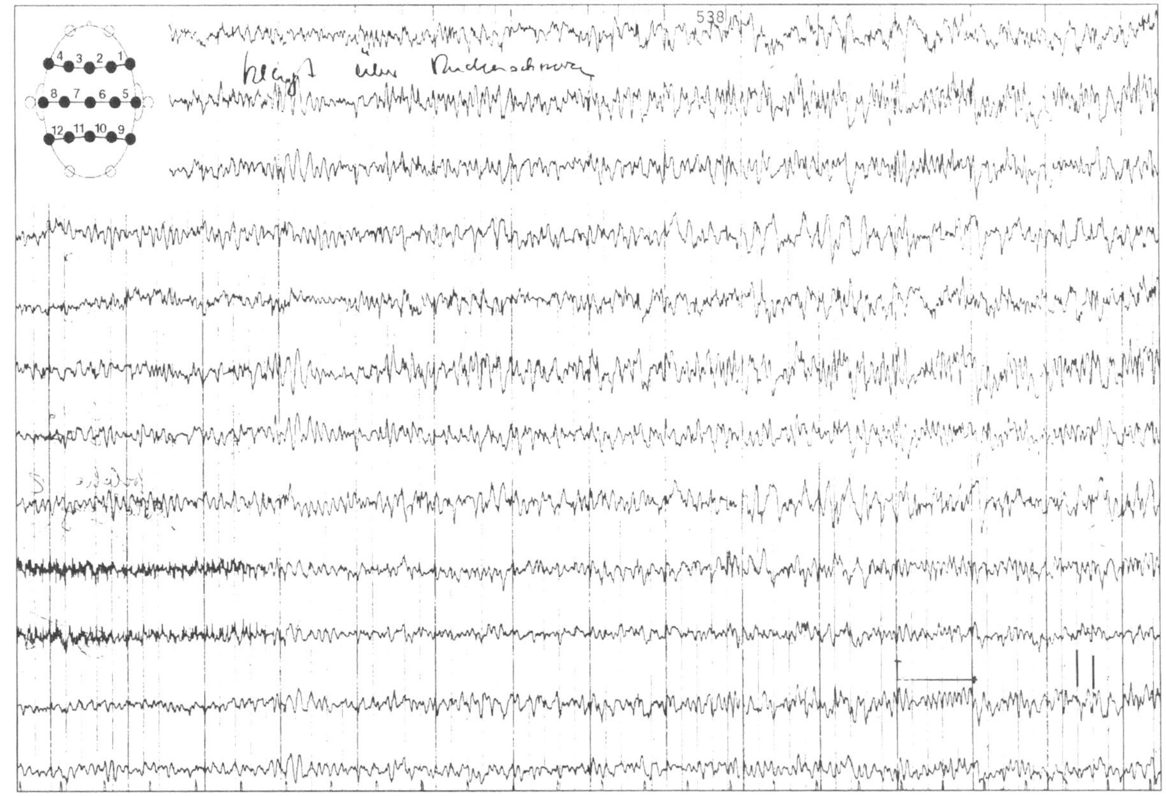

Abb. 6.76. Grundaktivität parietookzipital 8 – 12/s, Amplituden 30 – 60 µV. Mittelhohe ϑ- und steile β-Wellen. Dabei klagt die Patientin über Rückenschmerzen. 18jähriges Mädchen

duktion des rechten Armes bei Streckung des linken Beines (Abb. 6.78). Im weiteren Verlauf ca. 80 s anhaltender generalisierter tonischer Anfall. Gegen Ende des Anfalls nur noch Mundzuckungen rechts (Abb. 6.79). Die zuvor schon verordnete Phenytoindosis wurde gesteigert, Valproat beibehalten und ein Therapieversuch mit Sultiam eingeleitet.

Fallbeispiel: HHE-Syndrom (Hemikonvulsion-Hemiplegie-Epilepsie-Syndrom).

Anamnese und Befund: Der zum Zeitpunkt der EEG-Ableitung (vgl. Abb. 6.81) 14 Jahre alte Junge erkrankte im Alter von 15 Monaten an einer Haemophilus-B-Meningoenzephalitis mit Hyperpyrexie bei einer Körpertemperatur von 41,5°C. Dabei wurde ein fast 4 h andauernder generalisierter klonischer Krampfanfall beobachtet. Nachfolgend Somnolenz über 4 Tage. Neurologisch wurde zunächst eine schlaffe Hemiplegie links, dann aber eine zunehmende Spastizität armbetont festgestellt. Das erste Computertomogramm im Alter von 4 Jahren zeigte ebenso wie ein Kontroll-CCT im Alter von 10 Jahren und eine Kernspintomographie eine Hemiatrophia cerebri rechts (Abb. 6.80). Ursprünglich handelte es sich um eine postenzephalitische Epilepsie mit Halbsei-

tenanfällen links und sekundärer Generalisation. In den letzten Jahren vor den dargestellten EEG-Abschnitten fanden sich langsame Wellen über der linken, morphologisch nicht geschädigten Hemisphäre. Dann SW-Komplexe mit niedrigen Amplituden rechts zentral (Abb. 6.81). Die Anfälle zeigten wechselnd einen Beginn links wie rechts. Die zur Generalisation neigenden Anfälle begannen zumeist links. Zunächst trat dabei eine Linksversion von Kopf und Blick auf (Videodokumentation). Mit zunehmendem Alter nahm die Generalisationstendenz zu (Abb. 6.82).

Therapie und Verlauf: Alle Antiepileptika der 1. und 2. Wahl wurden eingesetzt. Die Zahl der Anfälle nahm kontinuierlich zu. Im 14. Lebensjahr Beginn von häufigen Grand mal-Status während der Therapie mit Valproat und Clobazam; leichte Besserung bei Gabe von Lamotrigin. Zunehmender geistiger Abbau von Lernbehinderung (Alter von ca. 8 – 10 Jahren) bis zur Demenz (ab ca. 11 – 13 Jahre) und zunehmende Immobilität bis zur Rollstuhlbedürftigkeit. Im Alter von 16 Jahren wurde eine Hemisphärektomie rechts vorgenommen. Im Anschluß daran besserte sich bei antikonvulsiver Therapie mit Oxcarbazepin, Lamotrigin und Gabapentin der klini-

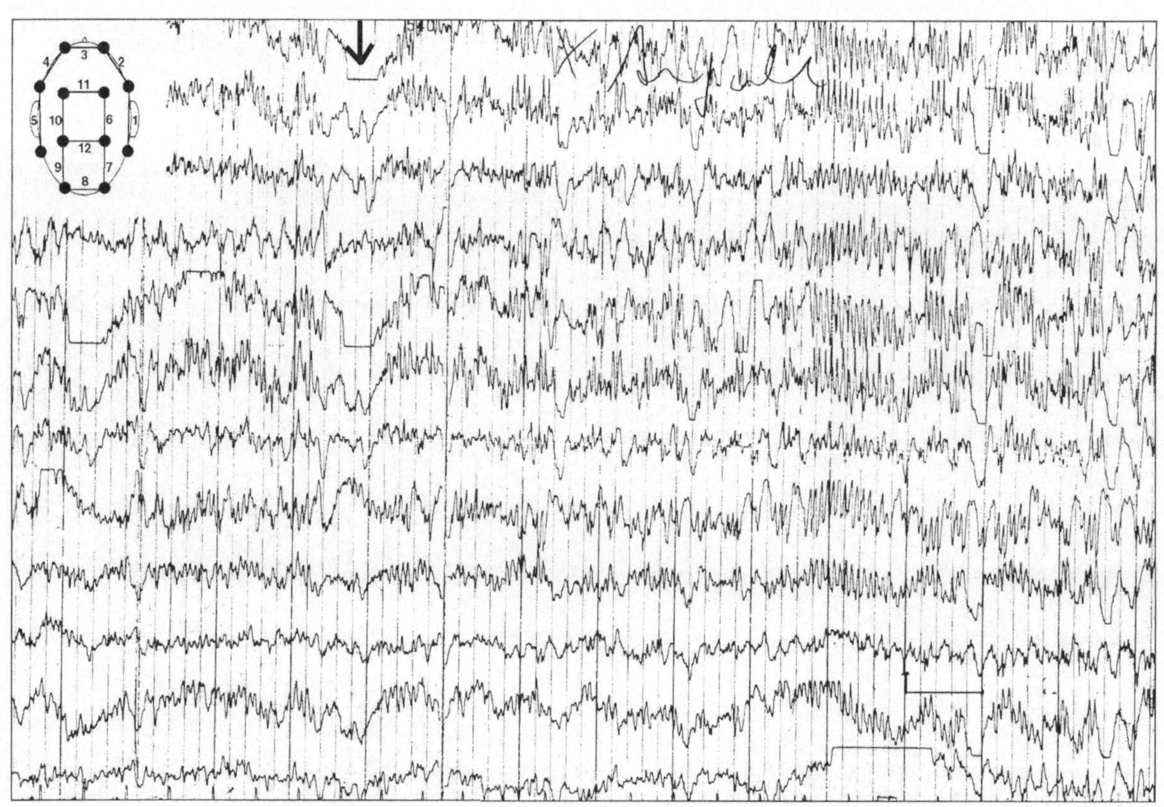

Abb. 6.77. Bei zunehmenden Rückenschmerzen kommt es zu einem tonischen Anfall (Beginn ↓): Serien von generalisierten hohen steilen β-Wellen mit generalisierten hohen 3 – 5/s-Wellen. Das EEG wurde wegen des Anfalls abgebrochen

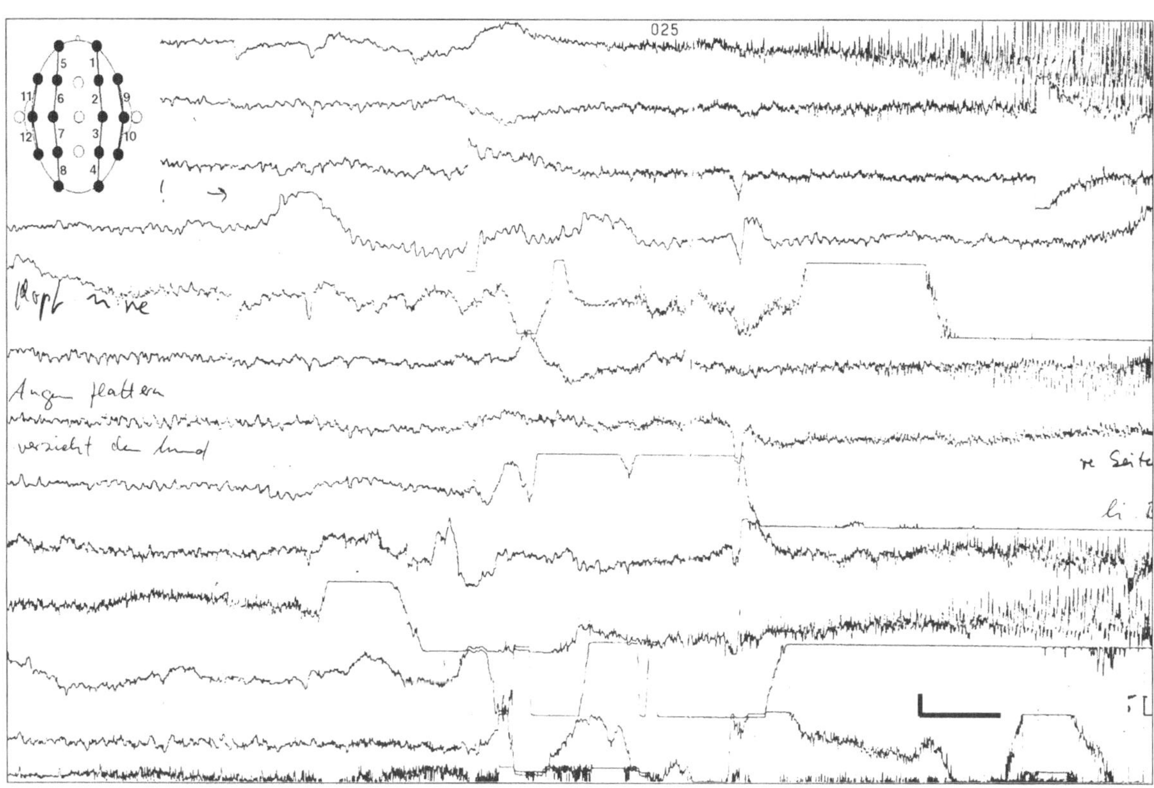

Abb. 6.78. Aus dem Schlaf aufwachender 16 2/3 Jahre alter Junge. Zu Beginn der Kurve unregelmäßige 8 – 9/s Tätigkeit. Amplituden 30 – 40 μV. Dann höher werdende polyphasische EEG-Artefakte rechts vorne und links temporal. Kopfwendung nach rechts, Mundverziehen, Augenflattern sowie tonische Krämpfe der rechten Seite. Die Grundtätigkeit wird niedriger, dann setzen generalisierte EMG-Artefakte eines tonischen Anfalls ein

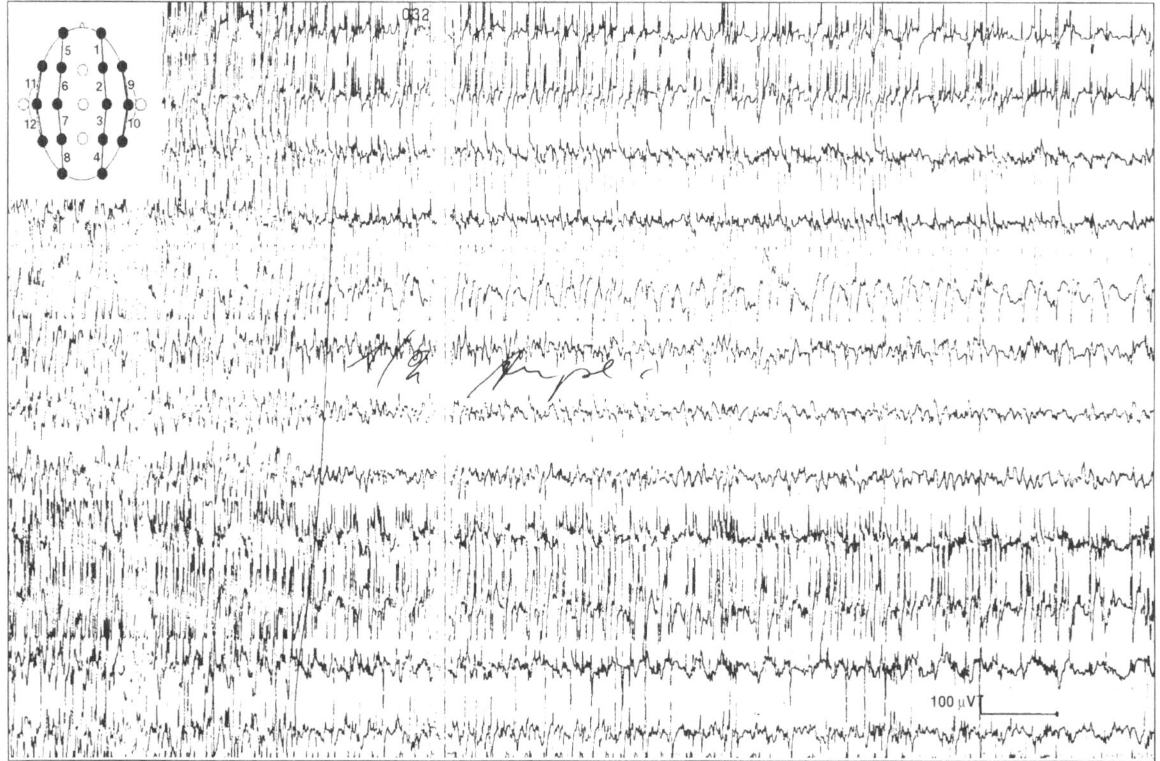

Abb. 6.79. Fortsetzung des EEG von Abb. 6.78 nach ca. 70 s. Die Tätigkeit wird mit der halben Amplitude registriert. Am linken Abbildungsrand noch EMG-Artefakte des tonischen Anfalls, die später von einigen langsamen Wellen unterbrochen werden; dabei nur noch Zucken mit dem rechten Mundwinkel

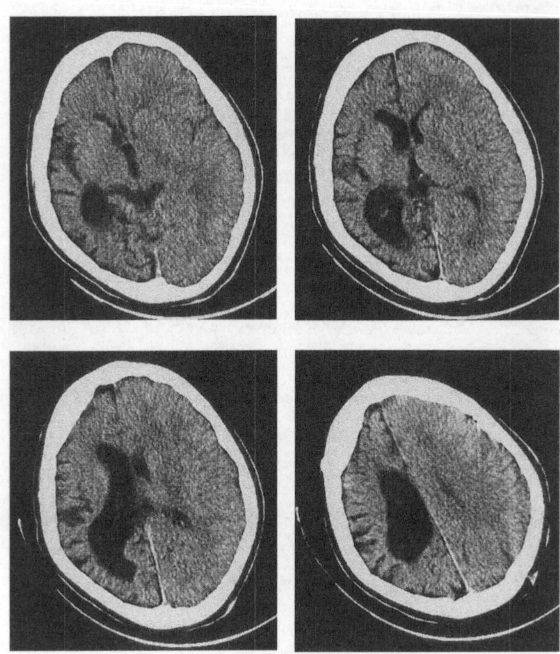

Abb. 6.80. Computertomographischer Befund bei HHE-Syndrom. Rechtsseitige Hemiatrophie mit erheblicher Ausweitung des rechten Seitenventrikels

sche Verlauf leicht, nach Gabe von Felbamat (nicht mehr im Handel) kam es zu partieller Remobilisierung und zunehmender geistiger Wachheit. Dieses Syndrom könnte auch unter „Spezifische Syndrome", s. 6.1.2.3.2, eingeordnet werden.

Fallbeispiel: Subakute sklerosierende Panenzephalitis. *Anamnese und Befund*: Der 9jährige Junge wurde

wegen generalisierter zerebraler Krampfanfälle und zunehmendem zerebralen Abbaus stationär eingeliefert. *Therapie und Verlauf*: Bei der EEG-Ableitung periodisches Auftreten generalisierter Veränderungen im Sinne von Radermecker-Komplexen (Abb. 6.83;). Die reduzierte Papiergeschwindigkeit von 15 mm/s und die halbierte Verstärkung zeigen die Wiederholungsfolge der Radermecker-Komplexe deutlich (Abb. 6.84). Der Junge verstarb später. Dieser Krankheitsverlauf könnte auch unter „Spezifische Syndrome", s. 6.1.2.3.2, eingeordnet werden.

6.2 Tumoren und EEG

Nach den Leukämien und lymphoretikulären Tumoren mit einem Anteil von etwa 48 % der malignen Tumoren im Kindesalter, stehen die Tumoren des Nervensystems bei Kindern mit etwa 18 % an zweiter Stelle der Inzidenz. Dies entspricht etwa 400 – 500 Neuerkrankungen jährlich in der Bundesrepublik Deutschland. Schulte u. Spranger (1993) ordnen in der topischen Verteilung ca. 45 % dem Zerebellum und 4. Ventrikel, 25 % den zerebralen Hemisphären, 17 % den Mittellinienstrukturen, 8 % der Pons und dem Mittelhirn und 5 % dem Rückenmark zu. Hirntumoren als Ursache einer symptomatischen Epilepsie sind im Kindesalter selten, bei Erwachsenen hingegen mit einem Anteil von 20 – 50 % vertreten (Schmidt 1993).

Bereits 1936 beschrieb W.G. Walter die Beeinflussung des EEG durch die Lokalisation und die Entwicklung eines Tumors. Putnam (1948) und Walker u. Hopple (1949) stellten den Wert des EEG bei Hirntumoren im Kindesalter dar. Hess (1953, 1958, 1961, 1975) ver-

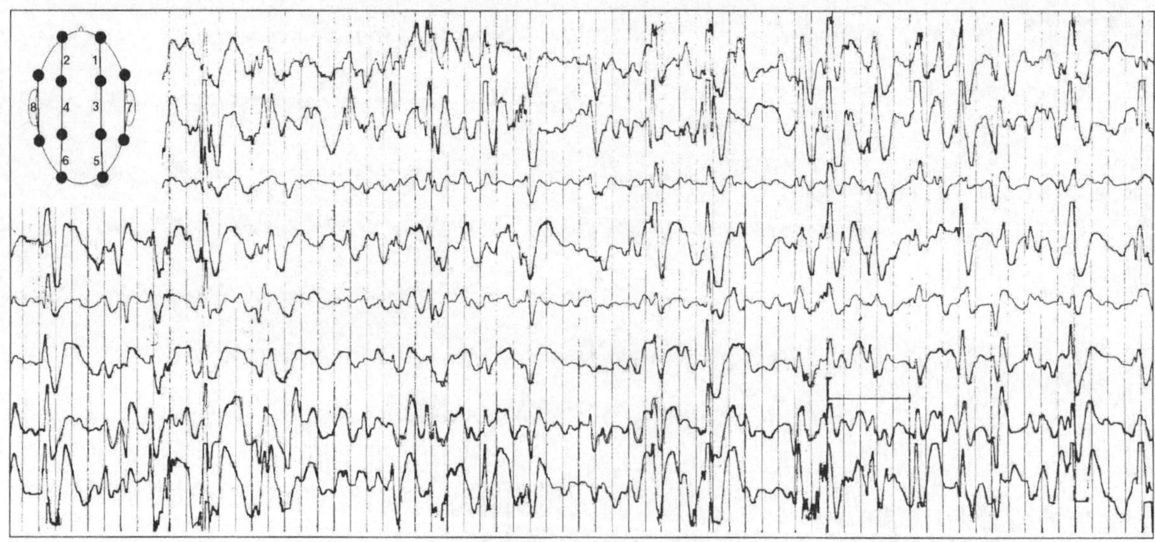

Abb. 6.81. Wach-EEG eines geistig behinderten 14 Jahre alten Jungen mit Hemiatrophie rechts. Deutlich seitendifferentes EEG. Links hohe polymorphe langsame Wellen mit steilen Wellen und SW-Komplexen mit Amplituden zwischen 100 und 300 μV. Rechts zentral niedrigere EEG-Tätigkeit mit langsamen Wellen und steilen Wellen

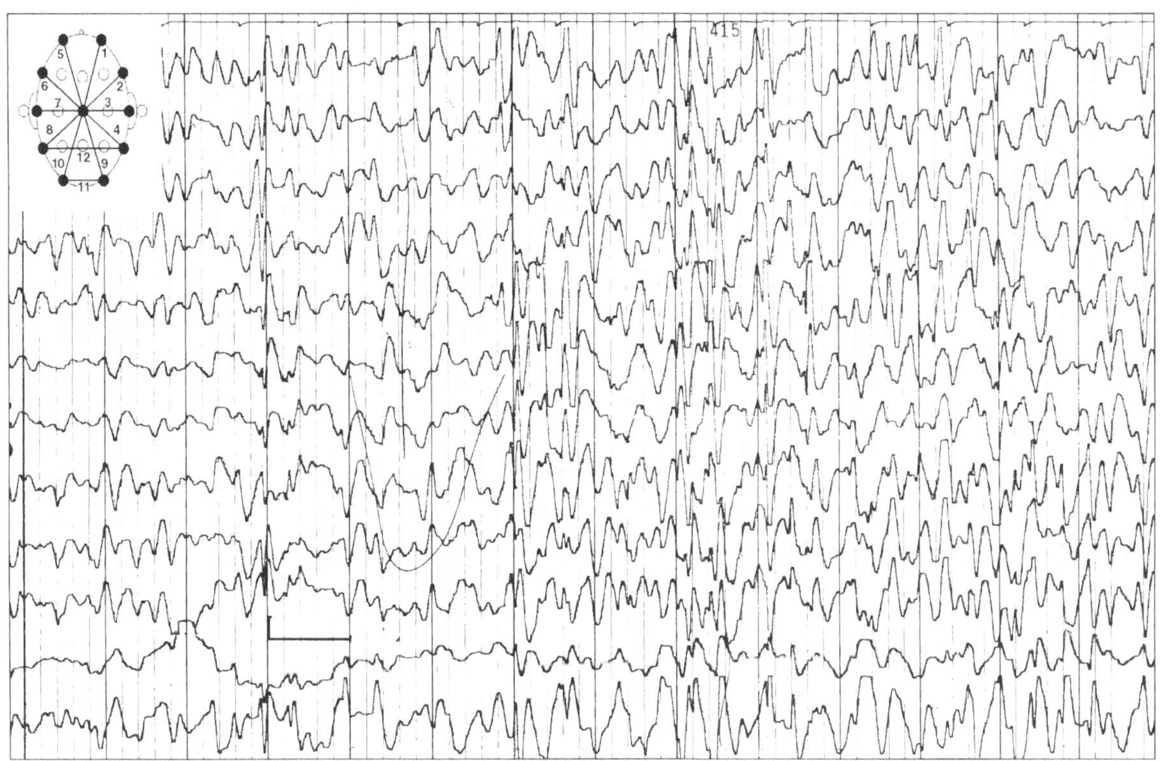

Abb. 6.82. HHE-Syndrom bei dem 14jährigen. Asymmetrische hohe δ-ϑ-Wellen, mit SW-Komplexen bei sekundärer Generalisation. Bei Bezugselektrode über dem Vertex erscheinen die Asymmetrien geringer als in den bipolaren Längsreihen.

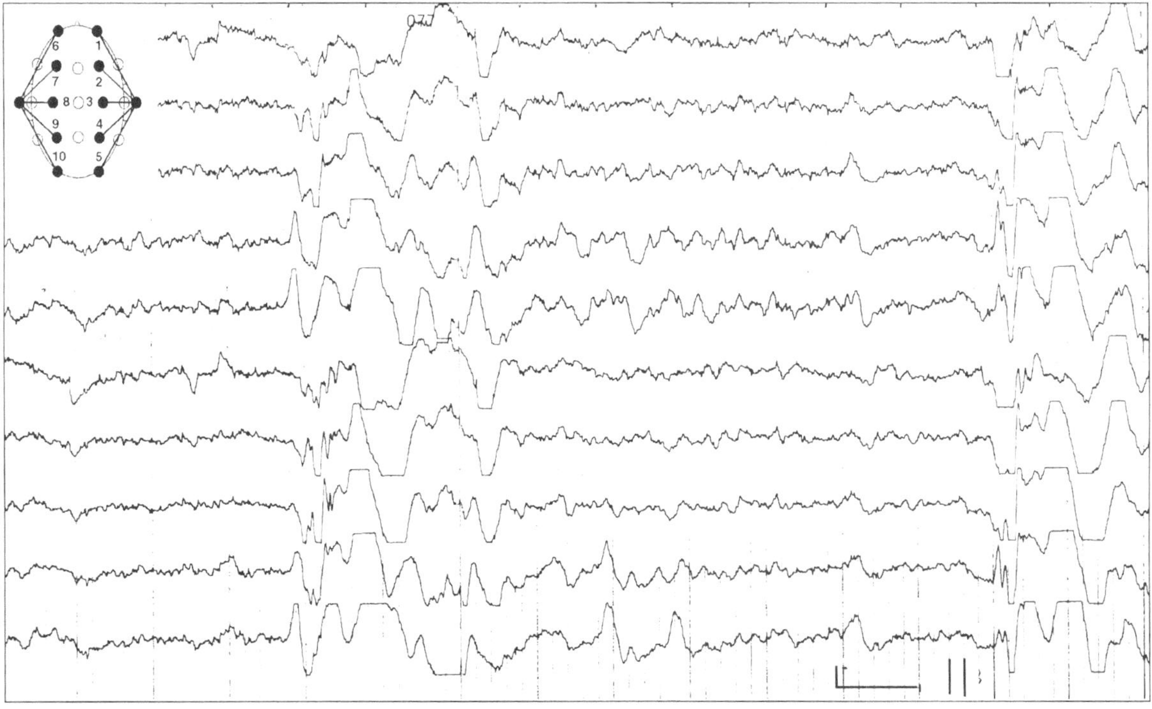

Abb. 6.83. Wach-EEG eines 9 Jahre alten Jungen mit offenen Augen. Über 6 s dominierende Aktivität von 7 – 8/s bei Amplituden bis 50 µV ohne örtliche Gliederung. Unterbrochen sind diese Strecken durch bilaterale Gruppen unregelmäßiger hoher δ-Wellen mit steilen Formen, die bisweilen mit Gruppen von raschen Wellen beginnen und sich stereotyp wiederholen. Sie entsprechen den Radermecker-Komplexen.

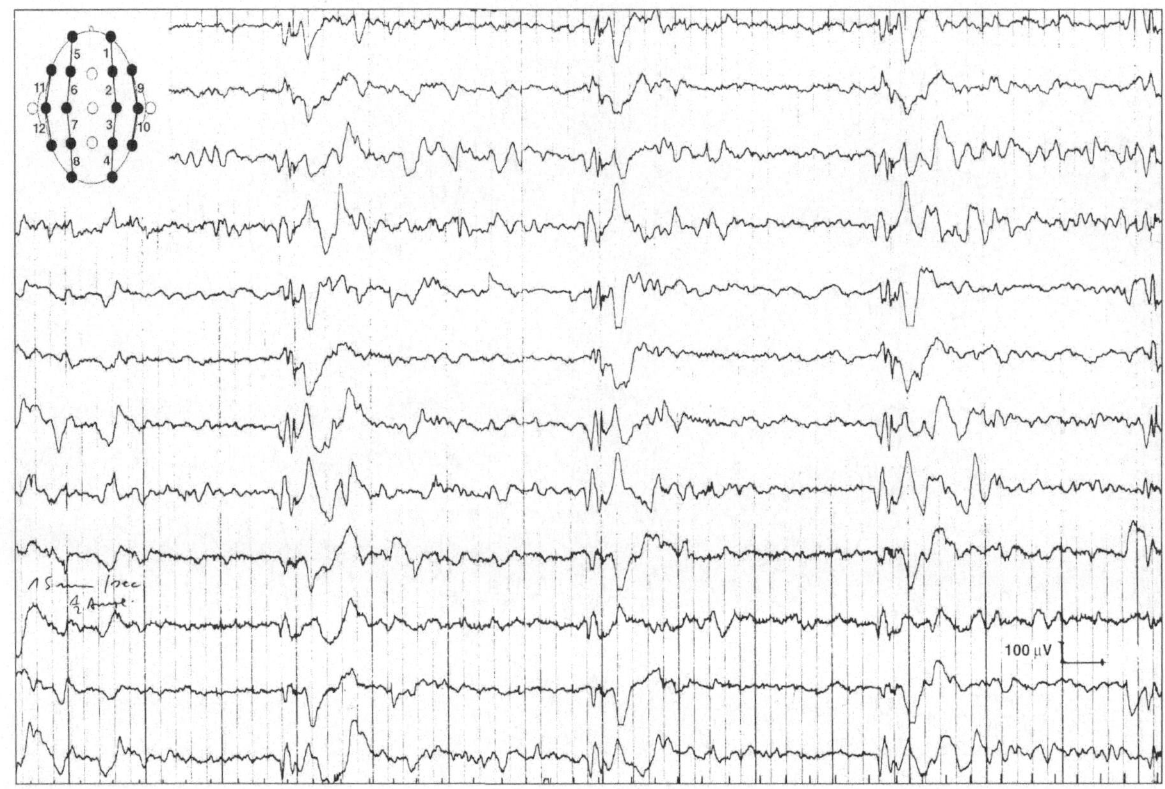

Abb. 6.84. Die Ableitung ist mit halber Papiergeschwindigkeit und halber Verstärkung geschrieben, so daß in dem 28 s langem Abschnitt 4 Radermecker-Komplexe zu sehen sind. Im EKG (unterer Bildrand R Zacken) Sinusrhythmus mit einer Frequenz von ca. 90/min

öffentlichte eine umfassende Literaturübersicht zum EEG bei Hirntumoren. Der aktuelle Wissensstand wurde von Fischer-Williams (1993) in einem Kapitel über „Hirntumoren und andere raumfordernde Störungen" zusammengefaßt. Im Mittelpunkt der früheren Publikation stand der diagnostische Wert des EEG zum Erkennen eines Tumors. Diese Indikation hat jedoch durch die Möglichkeiten der bildgebenden Diagnostik an Bedeutung verloren. Das EEG wird jedoch weiterhin als komplementäre Methode zur bildgebenden Diagnostik angesehen.

EEG-Veränderungen in Abhängigkeit von der Lokalisation: Foerster u. Altenburger stellten 1935 fest, daß ein Tumor elektrisch inaktiv ist. Die EEG-Veränderungen müssen somit von dem Gewebe ausgehen, das den Tumor umgibt. Abhängig von der Lokalisation eines Tumors liegen unterschiedliche Auswirkungen auf das EEG vor. Grundsätzlich gilt diese Feststellung auch für andere Ursachen, wie z. B. für traumatische Schädigungsfolgen.

Bei einer oberflächlichen oder unmittelbar unter der Hirnrinde liegenden Schädigung läßt sich, abhängig von Ausdehnung und Lage, eine zunehmende Verlangsamung und Amplitudenabnahme bis hin zu einer elektroenzephalographischen Inaktivität nachweisen. Über den benachbarten Hirnregionen (im Bereich von

Stauungen und Ödemen) ist die EEG-Aktivität verlangsamt (vgl. Abb. 6.86, 6.94).

Bei einer Schädigung im Bereich des Thalamus oder in dessen Nähe treten bilateral synchrone EEG-Veränderungen auf, wie z. B. steile Wellen oder frontale intermittierende rhythmische δ-Aktivität (FIRDA).

Bei Störungen im Bereich des Hirnstamms kann das EEG normal sein oder leichte Veränderungen der Grundtätigkeit oder der Amplituden zeigen (vgl. Abb. 6.91).

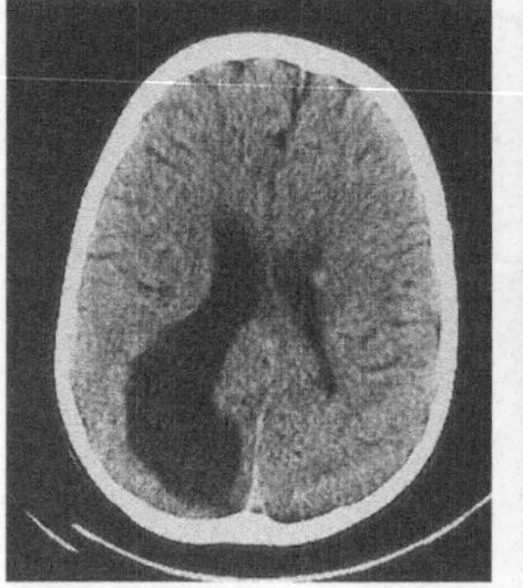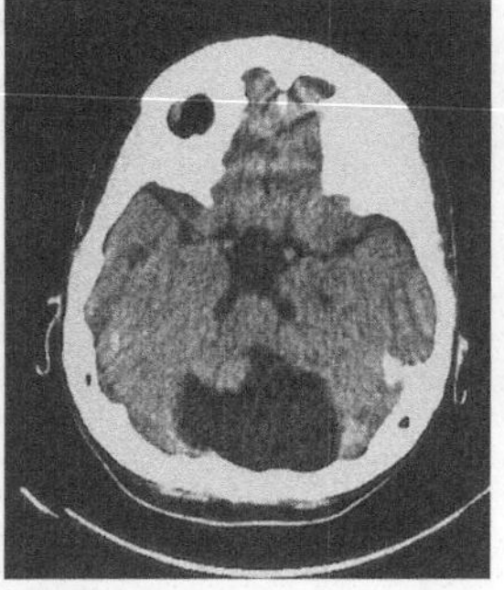

Abb. 6.85. CCT: Ausgedehnter Substanzdefekt im Großhirn rechts okzipital sowie weite Cysterna magna bzw. ausgedehnter Substanzdefekt im Kleinhirnbereich. Aus den anderen Schnittebenen wird die Verbindung zum 4. Ventrikel ersichtlich (Dandy-Walker-Syndrom)

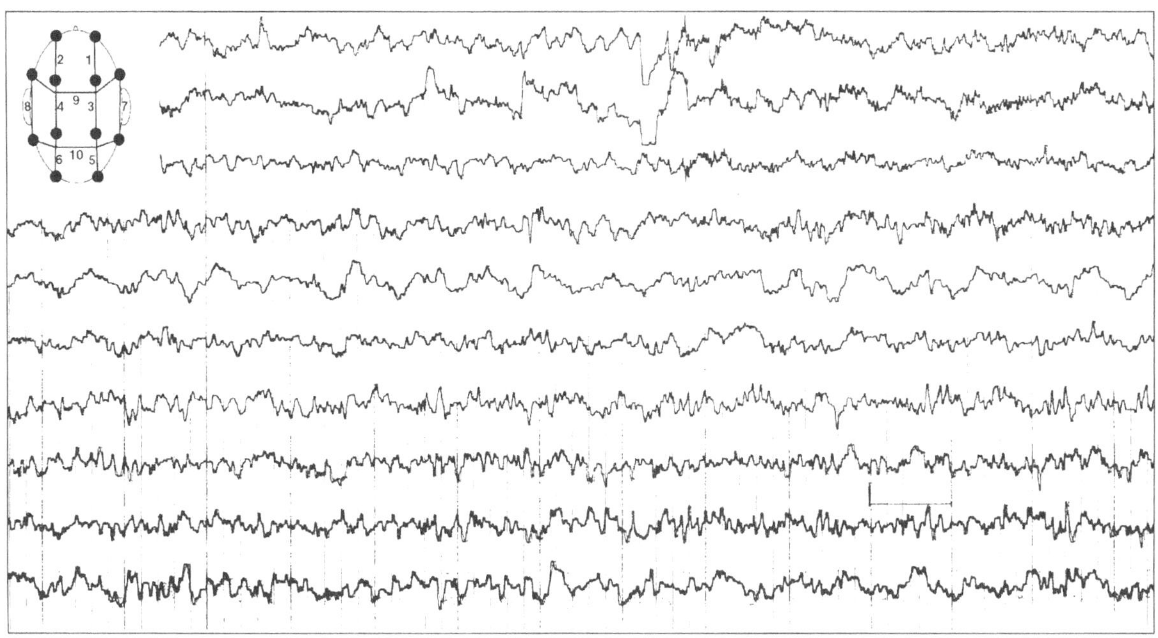

Abb. 6.86. Wach-EEG eines 7 Jahre alten Mädchens bei offenen Augen. Grundaktivität über den mittleren bis hinteren Hirnabschnitten 4 – 7/s bei ausgeprägter (medikamentös bedingter) β-Überlagerung. In dem seitengleichen Kurvenablauf treten rechts hinten Serien von δ-Wellen auf

Bei gewissen Störungen können besondere rasche Tätigkeiten, die an Schlafspindeln erinnern oder rhythmische α-Wellen (Spindelkoma) auftreten. Drucksteigerung kann zu hohen δ-ϑ-Aktivitäten führen (vgl. Abb. 6.50).

Die erhebliche Variation der elektroenzephalographischen Manifestation von Tumoren in Abhängigkeit von der Lokalisation wird aus einer Zusammenstellung von 140 Kindern mit einem Hirntumor von Dumermuth (1972) und Hess (1958) ersichtlich (Tabelle 6.2).

Aicardi et al. (1970) fanden bei 48 Kindern mit einer Tumorepilepsie nur bei 12 Kindern ein unauffälliges EEG. Bei 22 Kindern wurden fokale δ-Wellen (davon bei 21 auf der Seite des Tumors), bei 24 fokale Spitzen mit langsamer Grundaktivität und bei 13 bilateral synchrone paroxysmale Aktivitäten gefunden.

Für das Auftreten von fokalen Spitzen, steilen Wellen oder SW-Komplexen wird die elektrische Aktivität der Randzonen des Tumors verantwortlich gemacht. Diese Veränderungen korrelieren häufig mit einer symptomatischen Epilepsie. EEG-Veränderungen als Umgebungszeichen sind zumeist lateral und hinter dem Tumor als Fernzeichen sowohl frontal und temporal auf

Tabelle 6.2. Übersicht über die Verteilung der EEG-Hauptbefunde auf die verschiedenen Untergruppen von kindlichen Hirntumoren (Dumermuth, 1972; Hess, 1958). (GR Grenzbefund; AV Allgemeinveränderung; RHY Intermittierende δ-Rhythmen; FOK Fokale langsame Wellen; HYPSYN Hypersynchrone Aktivität)

Lokalisation	Total	EEG				
		Normal od.GR	Nur AV	FOK	RHY	HYP SYN
Hemisphären		2	–	16	13	8
	25	8%	–	64%	52%	32%
Mittellinie		7	7	8	20	5
(III. Ventrikel und Stammganglien)	40	18%	18%	20%	50%	13%
Kaudaler Hirnstamm		12	2	3	19	–
	36	33%	6%	9%	53%	–
Kleinhirn		7	4	–	23	2
	33	21%	12%	–	70%	6%
Multiple	6	2	–	3	5	–
Total		29	13	30	80	15
	140	21%	9%	21%	57%	11%

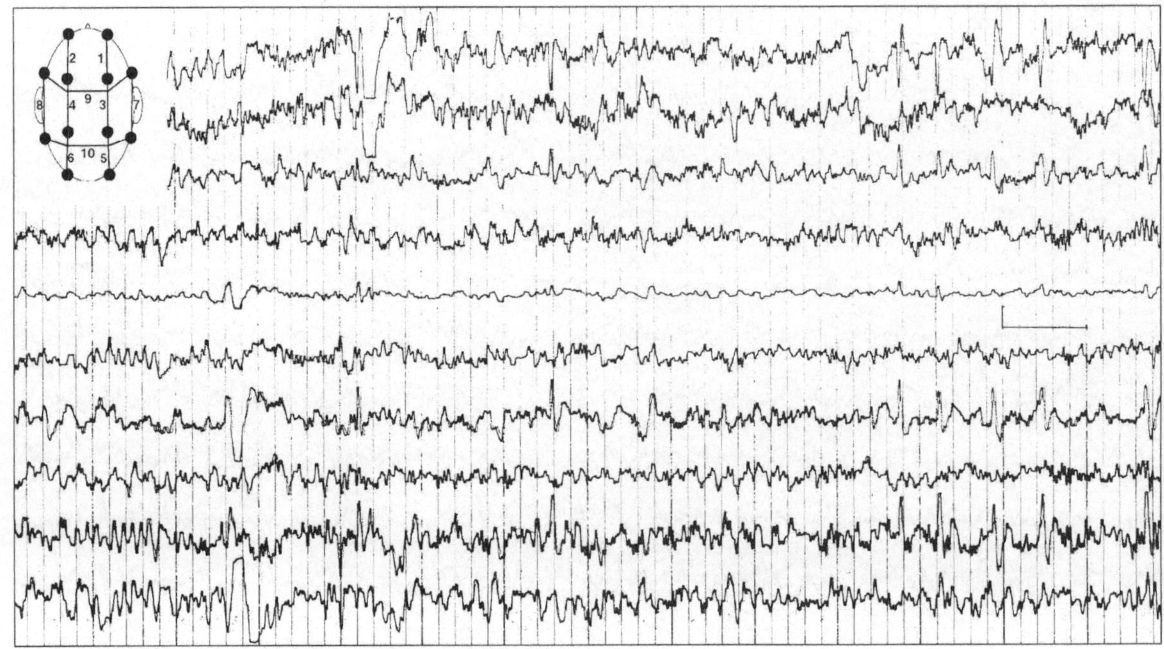

Abb. 6.87. Wach-EEG eines 7 Jahre alten Mädchen mit offenen Augen. Grundaktivität im ϑ-Bereich bei medikamentös bedingter β-Überlagerung mit Amplituden von 30 – 70 μV. Eingelagert sind Spitzen und SW-Komplexe mit Gegenphase rechts präzentral, die auch auf den rechten Temporoparietalbereich übergreifen. Niedrige Amplitude über dem Substanzdefekt

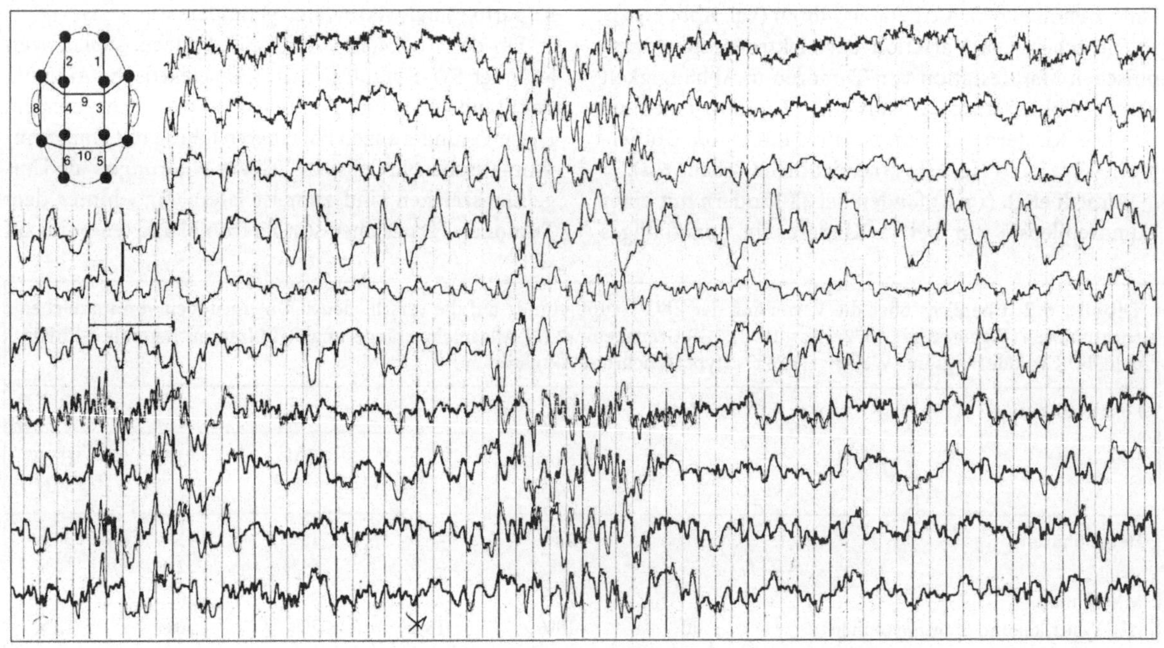

Abb. 6.88. Schlaf-EEG des 6 5/12 Jahre alten Jungen. Ableitung im Schlafstadium C mit Schlafspindeln vorne. Links parietal ein δ-Wellen-Fokus mit einzelnen Spitzen

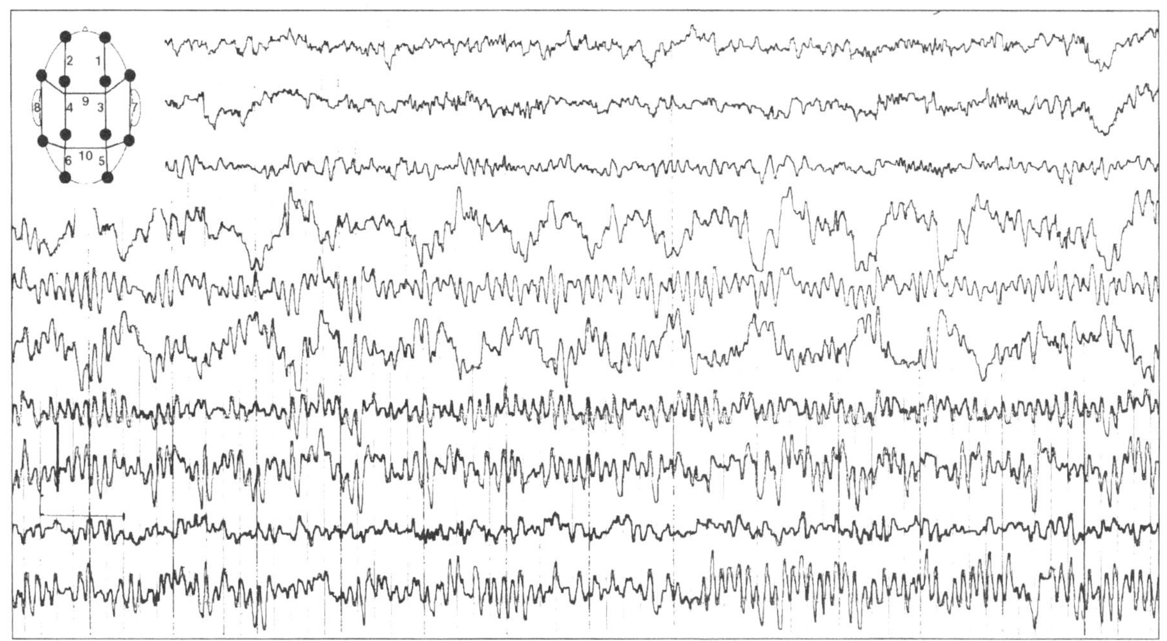

Abb. 6.89. Wach-EEG des 6 7/12 Jahre alten Jungen. Grundaktivität über dem Okzipitalbereich 9 – 10/s, Amplituden 50 μV. Links hinten bestehen höhere δ-Wellen.

der Tumorseite wie bilateral oder auf der Gegenseite zu beobachten.

Fallbeispiel: Kleinhirndysplasie mit weiter Cysterna magna (Dandy-Walker-Syndrom).

Anamnese und Befund: Schwangerschaft und Geburt waren unauffällig. Im Alter von 4 Monaten war das Mädchen apathisch geworden. Im Rahmen der Klinikaufnahme und Diagnostik wurde ein zerebrales Anfallsleiden bei Kleinhirnatrophie und zystischen Gewebsläsionen (okzipital sowie im Anschluß an das rechte Hinterhorn) festgestellt. Anfallsfreiheit in den folgenden Jahren unter antikonvulsiver Therapie mit Phenobarbital. Im Alter von 7 Jahren erneutes Auftreten von Anfällen: Zunächst bestand eine motorische Unruhe, dann begannen starrer Blick, leichtes Zittern des Körpers und anschließendes in sich Zusammensacken. Wegen der erheblichen Zunahme der Anfälle erfolgte zu dieser Zeit die stationäre Aufnahme.

Therapie und Verlauf: Das 7jährige Mädchen besuchte zwischenzeitlich eine schulvorbereitende Einrichtung für geistig Behinderte. Der Intelligenzquotient lag in den verschiedenen Bereichen zwischen 46 und 54. Deutliche Gangataxie, leichter Tremor, positiver Babinski beidseits, gesteigerte Eigenreflexe. In der Computertomographie fand sich ein ausgedehnter Substanzdefekt, der sich gegenüber der Erstuntersuchung im Alter von 4 Monaten ausgedehnt hatte (Abb. 6.85). Im EEG zeigten sich unterschiedliche Allgemeinveränderungen ohne Seitendifferenzen,

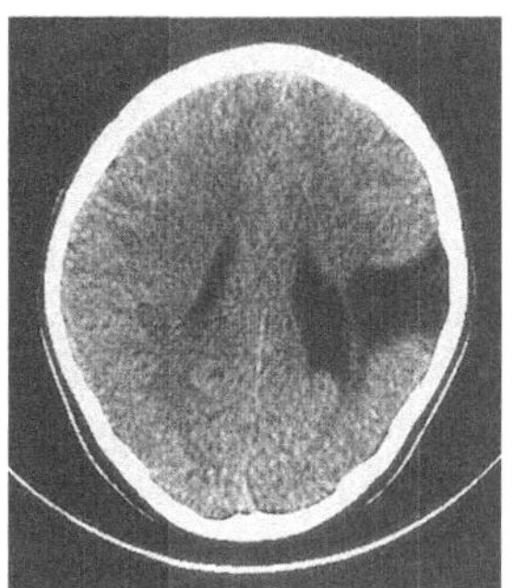

Abb. 6.90. CCT: Zystischer Substanzdefekt mit Ausweitung des linken Seitenventrikels

Auftreten von langsamen Wellen mit steilen Formen rechts hinten (Abb. 6.86) und eingelagerte Spitzen (Abb. 6.87). Eine Umstellung auf Valproat brachte keine Besserung. Carbamazepin reduzierte die Anfallshäufigkeit geringfügig, Vigabatrin war deutlich wirkungsvoller.

Fallbeispiel: Liquorzyste nach Arteria-media-Stenose links. Herdbefund.

Anamnese und Befund: Der 6 1/2 Jahre alte Junge wurde vor der Einschulung wegen Ungeschicklichkeit und Hypotrophie der rechten Hand bei Linkshändigkeit vorgestellt. Bei der EEG-Untersuchung zeigte sich δ-Tätigkeit links hinten mit steilen Wellen und SW-Varianten (Abb. 6.88, 6.89).

Therapie und Verlauf: In der daraufhin durchgeführten Computertomographie ergab sich links ein hypodenser, mit Liquor gefüllter Bereich (Abb. 6.90), der als Folge einer perinatalen partiellen Arteria-ce-

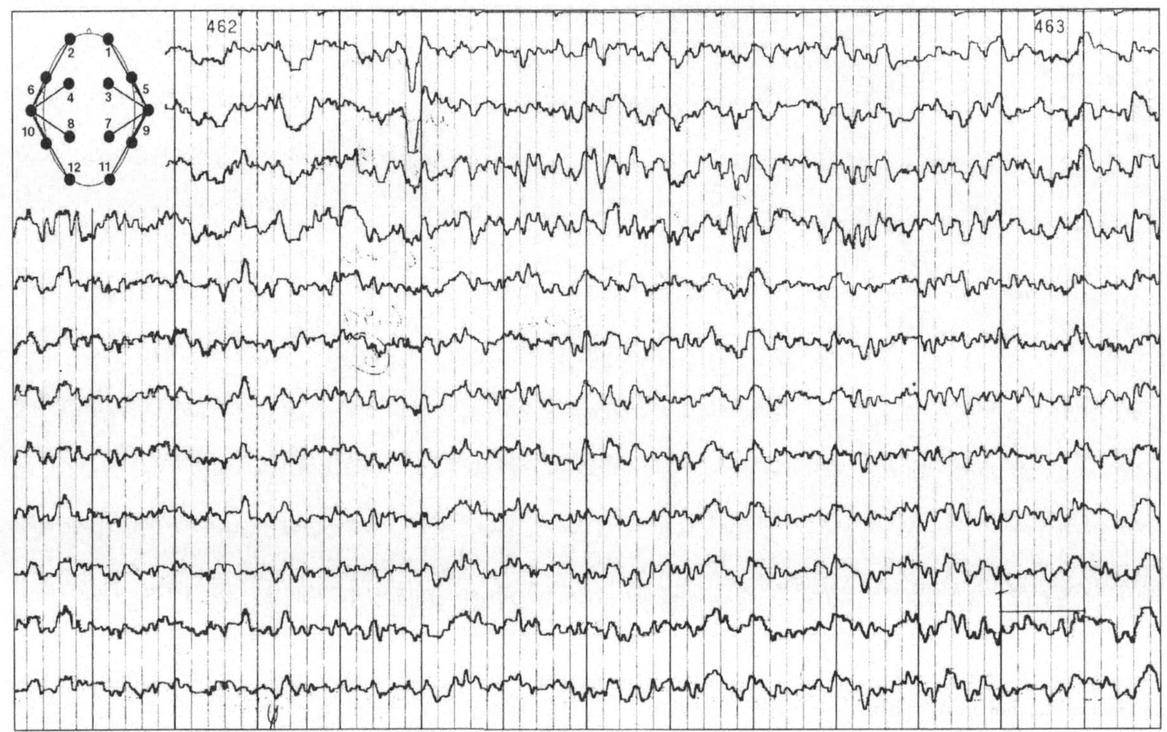

Abb. 6.91. Spontan-Wach-EEG eines 4 1/2 Jahre alten Jungen. Grundaktivität über den mittleren bis hinteren Hirnabschnitten 6 – 8/s, Amplituden 30 – 50 µV, Unterlagerung durch Wellen aus dem oberen δ- und unteren ϑ-Bereich. Bezugsableitung zum gleichseitigen Ohr

rebri-media-Stenose interpretiert wurde. Es lag bei der Untersuchung nicht nur – wie von den Eltern beobachtet und als Vorstellungsgrund angegeben – eine Monoparese des rechten Arms vor, sondern eine globale Koordinationsstörung mit erheblicher Händigkeitsproblematik. Die Intelligenz war mit einem IQ um 70 deutlich reduziert. Es wurde eine funktionelle Therapie (Ergotherapie, Krankengymnastik auf neurophysiologischer Grundlage) eingeleitet und eine Einschulung in eine Diagnose- und Förderklasse empfohlen.

Fallbeispiel: Medulloblastom.
Anamnese und Befund: Drei Wochen vor der EEG-Ableitung begann bei dem 4 jährigen Jungen rezidivierendes Erbrechen, vorwiegend Nüchternerbrechen. Einweisung durch den Hausarzt wegen des Erbrechens bei Anamnese einer Kuhmilchallergie im Säuglingsalter. Bei der Aufnahme leicht halonierte Augen. Die internistische und neurologische Untersuchung waren unauffällig. Eigen- und Fremdreflexe normal, unauffällige koordinative Fähigkeiten. Bei dem in Ergänzung zum EEG (Abb. 6.91) durchgeführten kranialen Computertomogramm fand sich in der hinteren Schädelgrube ein mittelständig gelegenes, hyperdenses Areal im Sinne eines vom Boden des 4. Ventrikels aus wachsenden Medulloblastoms mit lokaler Ausdehnung in den Kleinhirnwurm (Abb. 6.92).

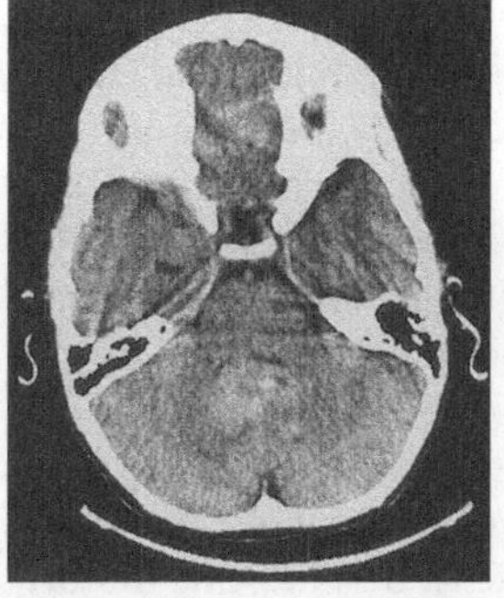

Abb. 6.92. CCT: Darstellung des mittelständig gelegenenen hyperdensen Areals in der hinteren Schädelgrube. Es wurde bereits bei der Erstellung des computertomographischen Befundes der Verdacht eines vom 4. Ventrikel ausgehenden Medulloblastoms mit lokaler Ausdehnung in den Kleinhirnwurm gestellt. Dieser Befund wurde durch Magnetresonanztomographie und Operation gesichert

Therapie und Verlauf: Tumorexstirpation nach der Diagnosestellung mit anschließender Polychemotherapie. Nach 3 Jahren komplikationslosen Verlaufs infaustes Rezidiv.

Fallbeispiel: Ependymom.
Anamnese und Befund: Im Alter von 4 1/2 Jahren erfolgte die Vorstellung des Mädchens 2 Tage nach ei-

nem Sturz vom Fahrrad. Sie hatte schon in der Nacht zuvor erbrochen und vor dem Sturz Kopfschmerzen gehabt. Bei der Vorstellung in der Ambulanz keine Prellmarke, kein Hämatom, aber weiterhin ständiges Erbrechen und Kopfschmerzen. Ein daraufhin durchgeführtes Computertomogramm erbrachte den Befund eines großen rechts temporookzipital gelegenen supratentoriellen Tumors, angrenzend an das Hinterhorn des Seitenventrikels (Abb. 6.93). *Therapie und Verlauf:* Im Laufe der weiteren Überwachung wurde ein EEG abgeleitet, das Asymmetrien der Grundtätigkeit und unterlagerte langsame Wellen zeigte (Abb. 6.94). Im weiteren Verlauf operative Versorgung. Die Histologie ergab den Befund eines Ependymoms. Circa 5 Jahre nach der Erstoperation Auftreten eines Rezidives.

Das EEG als Ausdruck der neurophysiologischen Funktion ist für die Diagnose und Verlaufsbeobachtung von Hirntumoren hilfreich (Fischer-Williams, 1993). Für die morphologische Diagnose sind bildgebende Verfahren

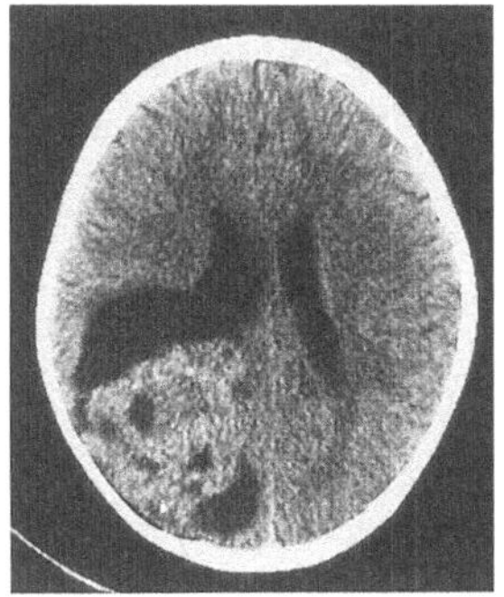

Abb. 6.93. CCT: Über dem rechten Zentrotemporoparietookzipitalbereich solider kontrastmittelangereicherter Tumor, der postoperativ als Ependymom klassifiziert wurde

unerläßlich. Im Kindesalter sollte hierzu in erster Linie die Magnetresonanztomographie eingesetzt werden. Der Stellenwert der Positronenemissionstomographie zur Untersuchung der biochemischen Abläufe wird noch definiert werden müssen. Das EEG-Mapping zur Diagnose fokaler Prozesse wird vermutlich an Bedeutung gewinnen. Die Überlegenheit des EEG-Mapping gegenüber der klassischen EEG-Diagnostik wurde bei bestimmten Prozessen nachgewiesen (Logar, 1993).

6.3 Entzündungen des Zentralnervensystems und EEG

Die ersten systematischen Berichte über das EEG bei Enzephalitis stammen von Lindsley u. Cutts (1941). Erheblich erweitert wurden die Erkenntnisse durch die Arbeit von Gibbs u. Gibbs (1947), in der über 240 Fälle von Enzephalitis z. T. auch mit Verlaufsbeobachtungen berichtet wurde. Die Übereinstimmung des klinischen Verlaufs mit den EEG-Befunden wurde von Radermecker 1956 und 1977 ausführlich publiziert. Eine umfassende Abhandlung zu den elektroenzephalographischen Befunden bei entzündlichen Hirnaffektionen im Kindesalter verfaßte Dumermuth (1972). Die Variabilität des EEG bei den verschieden entzündlichen Erkrankungen des Gehirnes wurde von Westmoreland (1993) differenziert dargestellt.

Die intrakraniellen entzündlichen Erkrankungen führen in Korrelation zum Schweregrad der Erkrankung von der normalen EEG-Tätigkeit über leichte bis zu schwersten Veränderungen. Die Diagnose der entzündlichen Erkrankung des Gehirnes bleibt der Lum-

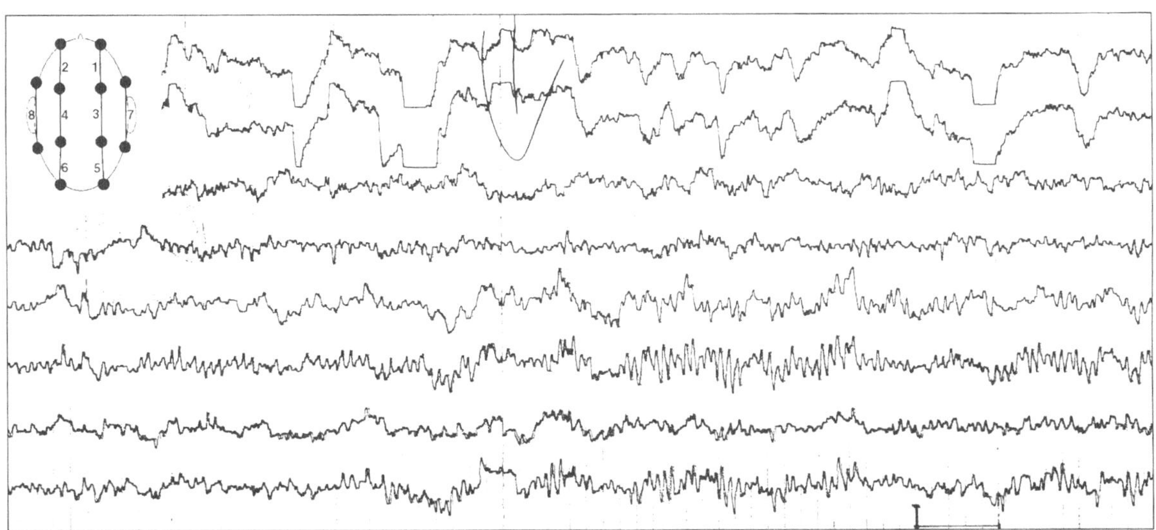

Abb. 6.94. Wach-EEG eines 4 1/2 Jahre alten Mädchen mit anfänglich geöffneten Augen (ausgeprägte Bulbusbewegungen). Nach Lidschluß asymmetrische 10 – 11/s Amplituden links bis 100 µV, rechts 30 µV. Diffuse unterlagerte 3 – 4/s Wellen

balpunktion vorbehalten. Die Verlaufsbeobachtung, diagnostische Einordung und Verfolgung von Spätschäden (symptomatische Epilepsie) ist die Domäne des EEG.

Meningitis: Bei der Meningitis können EEG-Veränderungen fehlen. Dies trifft insbesondere bei leichten Formen oder aseptischen Meningitiden zu. Bei der akuten eitrigen Meningitis kann das EEG in sehr langsame Tätigkeit übergehen (vgl. Abb. 6.95).

Enzephalitis: Das EEG läßt bei der Enzephalitis die Schwere der Erkrankung gut beurteilen. Die akute Enzephalitis führt über langsame Grundtätigkeit hin zu unregelmäßigen hohen langsamen Wellen mit bilateralen δ-Gruppen, die oft mit komatösen Zuständen korrelieren, aber auch zu steilen Wellen und Spitzen (vgl. Abb. 6.108). Tritt im weiteren Verlauf eine Besserung ein, so ist zumeist auch eine Normalisierung der EEG-Kurve zu verzeichnen (zum Verlauf: vgl. Abb. 6.103 – 6.107). Bei schweren Hirnschädigungen können die Amplituden niedriger werden und in ein inaktives EEG übergehen.

Dieser Verlauf trifft bei fast allen bakteriellen und viralen Enzephalitiden zu. Fokale langsame und epileptiforme EEG-Tätigkeit sind für die Herpesenzephalitis charakteristisch (vgl. Abb. 6.100, 6.104, 6.106), Variationen

können jedoch gelegentlich auch bei anderen Enzephalitiden beobachtet werden (z. B. Coxsackie-Enzephalitis; vgl. Abb. 6.99). Das EEG beim Kind der unteren Altersstufe, zeigt solche Veränderungen deutlicher als das EEG des Schulkinds oder des Erwachsenen (Besser, 1986).

Das gilt auch für die tuberkulöse Meningoenzephalitis (Lichtenstein u. Melin, 1949; Passouant u. Salvaing, 1950; Turrell et al., 1953; Garsche, 1955 und Chaptal et al., 1954). Wenn sich die EEG-Veränderungen nicht zurückbilden, so ist dies ein Indikator für eine entstehende tuberkulöse Enzephalopathie.

Eine Sonderform der entzündlichen Erkrankungen des zentralen Nervensystems sind die **Slow-Virus-Erkrankungen**, von denen im Kindesalter die subakute sklerosierende Panenzephalitis (SSPE) vorkommt. Es treten periodische Komplexe paroxysmaler langsamer steiler Wellen in Abständen von mehreren Sekunden mit charakteristischer gleichbleibender Lokalisation auf. Diese als Radermecker-Komplexe (Radermecker u. Poser, 1960) bezeichneten Entladungen korrelieren häufig mit Myokloni oder kurzen tonischen Krämpfen (vgl. Abb. 6.83, 6.84).

Das elektroenzephalographische Bild von **Abszessen** entspricht dem der Tumoren (Courjon u. Corriol, 1949; Ziegler u. Hoefer, 1952; Kugler, 1981).

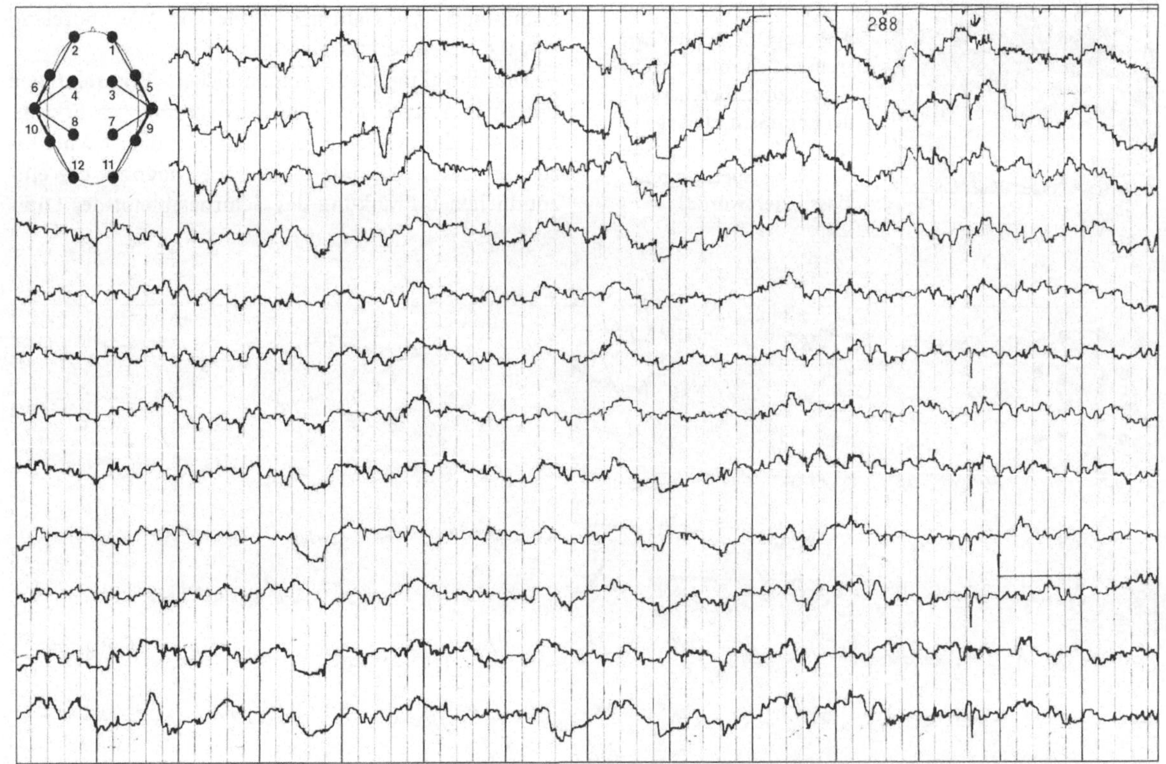

Abb. 6.95. Wach-EEG eines 4 1/3jährigen Jungen, abgeleitet bei Somnolenz. Schlechte Gliederung der Grundtätigkeit von 3 – 7/s, Amplituden 20 – 40 μV. Im linken Temporalbereich etwas mehr 4 - 5/s Wellen mit höheren Amplituden als rechts, die aber nur durch Betrachtung langer Kurvenabschnitte erkennbar sind. Bulbusartefakte des jammernden Jungen; Wackelartefakt der Ohrelektrode links. Bezugsableitung zum gleichseitigen Ohr

Die EEG-Veränderungen bei **AIDS** sind äußerst unterschiedlich und vom Stadium der Erkrankung abhängig. Es werden fokale oder generalisierte Verlangsamungen, paroxysmale Veränderungen, Asymmetrien, epileptiforme Veränderungen oder Kombinationen dieser Veränderungen beobachtet (Bernad, 1991).

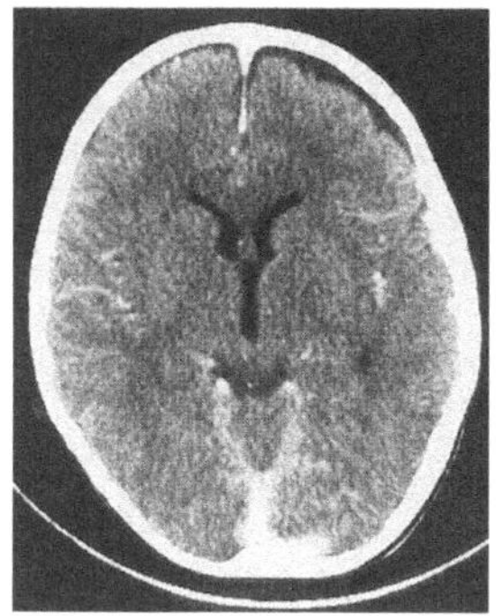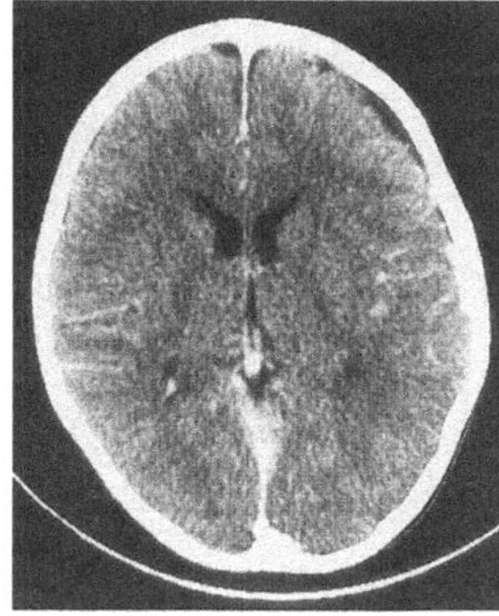

Abb. 6.96. Kontrastmittel-CCT 5 Tage nach Krankheitsbeginn. Links temporal kalottennah intrazerebral vermchrte Anreicherung von Kontrastmittel, welches als Indikator für den lokal entzündlichen Prozeß angesehen wurde. Flaches Hygrom links frontal

Fallbeispiel: Haemophilus-influenzae-b-Meningitoenzephalitis.

Anamnese und Befund: Der 4 1/3 Jahre alte Junge wurde bereits im Alter von 3 Jahren wegen sprachlicher Entwicklungsretardierung vorgestellt. Damals wurde ein normales EEG abgeleitet. Die Ursache für die Sprachentwicklungsretardierung war vorwiegend im Sozialbereich zu suchen. Bei der Aufnahme im Alter von 4 1/3 Jahren war der Junge schwer krank, somnolent, jammerte, hatte halonierte Augen, seltenen Lidschlag, Nasenflügeln und stoßende Atmung. Als Ursache der Erkrankung konnte eine Haemophilus-influenzae-b-Meningitis ermittelt werden. Die Zellzahl bei der Lumbalpunktion lag bei 50.000/3, das C-reaktive Protein bei 32 mg %. Der Krankheitsverlauf war bereits bei der Einweisung deutlich fortgeschritten.

Therapie und Verlauf: Am Aufnahmetag im EEG deutliche Allgemeinveränderungen (Abb. 6.95). In der Computertomographie Anreicherung von Kontrastmittel links temporal (Abb. 6.96), was als Indikator für einen lokalen entzündlichen Prozeß angesehen wurde. Bei Verlaufskontrollen keine Abszeßbildung, aber im EEG mehrere Wochen persistierende langsame Wellen links frontotemporal (Abb.

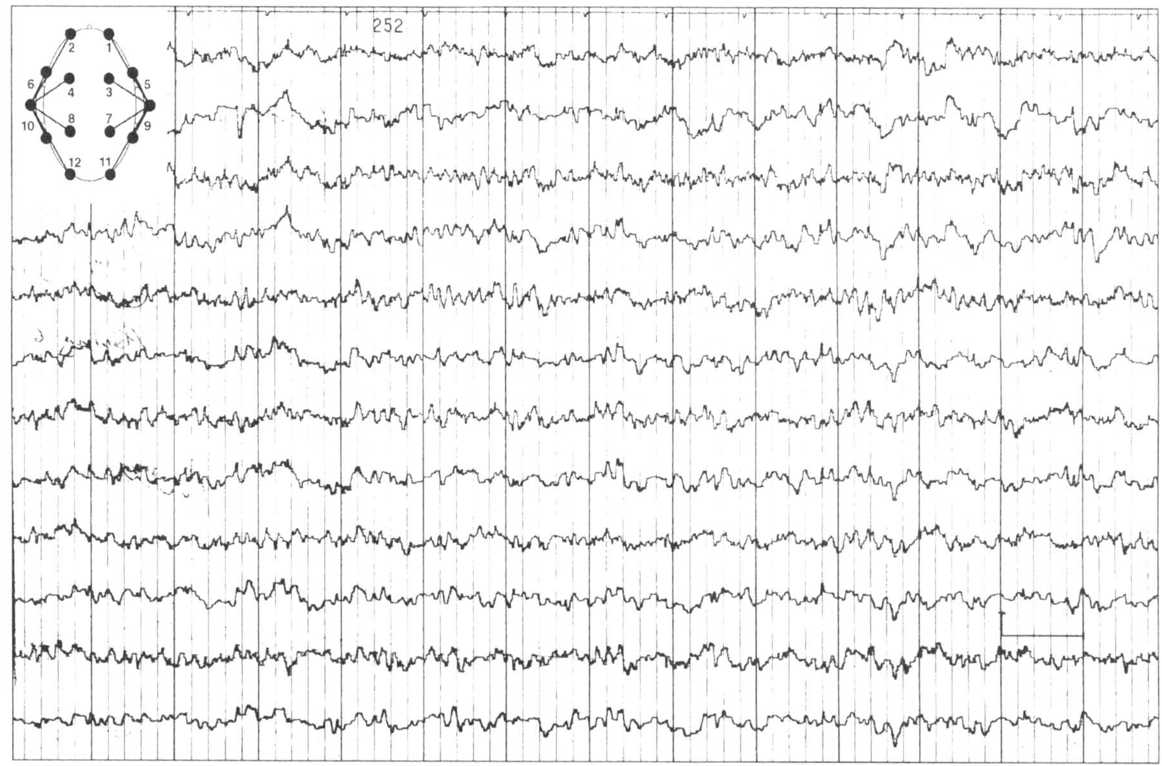

Abb. 6.97. Wach-EEG eine Woche später. Höhere 5 – 9/s Grundaktivität, links etwas langsamer als rechts. Amplituden zwischen 20 und 50 µV, links frontotemporal durch die langsamen Wellen etwas höher. Bezugsableitung zum gleichseitigen Ohr

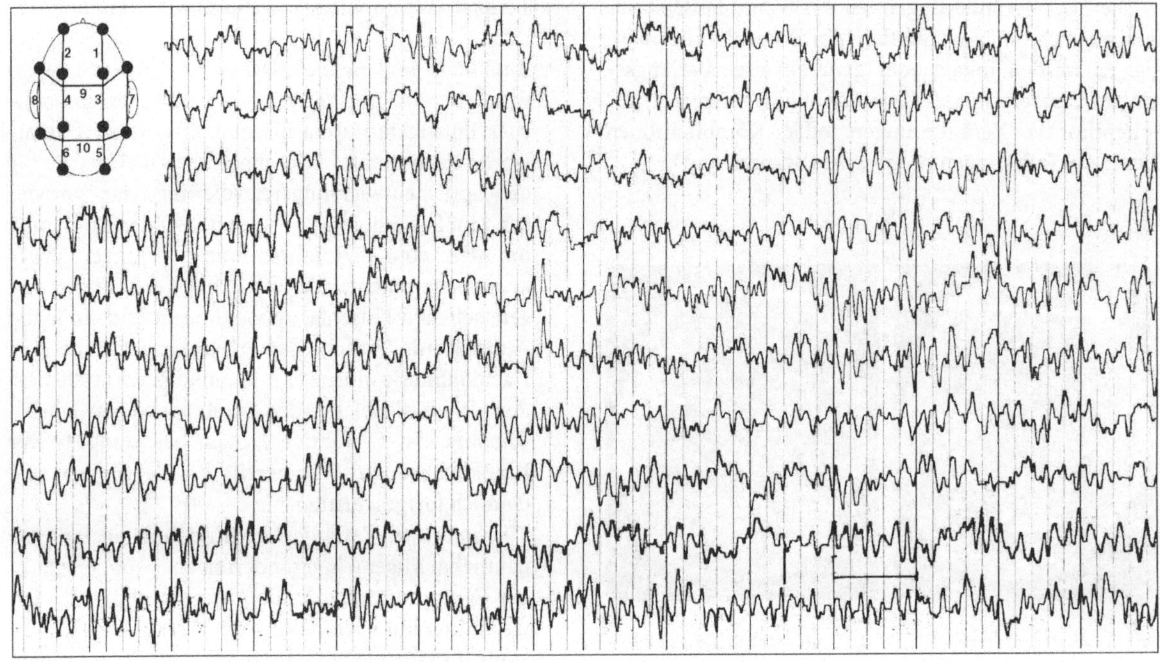

Abb. 6.98. Wach-EEG bei geschlossenen Augen, ein Monat nach dem ersten abgeleiteten EEG (vgl. Abb. 6.95). Wieder deutlichere Gliederung. Die Grundaktivität liegt zwischen 7 und 9/s, Amplituden 50 – 80 µV

6.97). Im Verlauf der ersten Erkrankungswoche zunehmend Zeichen der Enzephalitis mit Fazialisschwäche links sowie deutliche Hemiparese rechts. Nach mehreren Wochen spontane Remission. Auftreten einer Hörstörung links mit einer Hörschwelle von 60 – 80 dB, pathologischen evozierten Potentialen und fehlenden otoakustischen Emissionen. Dieser Befund persistiert bis heute. Das EEG zeigte bereits nach einem Monat eine weitgehende Normalisierung (Abb. 6.98). Dieser Normalbefund stabilisierte sich im Nachbeobachtungszeitraum von 4 Jahren. Der Junge wurde noch 3 Jahre nach der Meningitis im Sozialpädiatrischen Zentrum wegen einer Teilleistungsstörung im Bereich der Grobmotorik und in leichterer Form der Feinmotorik sowie der vorliegenden Schwerhörigkeit links betreut. Vier Jahre nach der Erkrankung lag der Gesamt-IQ im HAWIK-R mit 107 im Normalbereich. Der Körperkoordinationstest für Kinder zeigte bei einem Gesamt-Motorik-Quotienten von 71 noch deutliche Defizite. Die schulischen Leistungen liegen in der Normalschule im mittleren Bereich. Wegen des Hördefizits links wurde der Junge in eine günstige Sitzposition zum Lehrer gesetzt.

Fallbeispiel: Coxsackie-B-Enzephalitis.
Anamnese und Befund: Der 8jährige Junge hatte in den letzten 24 h vor der stationären Aufnahme 8mal erbrochen und über Bauchschmerzen geklagt. Es er-

folgte primär der Ausschluß einer Appendizitis durch den Chirurgen. Im weiteren Verlauf zunächst Auftreten von Gangataxie, verwaschener Sprache und vor der stationären Aufnahme von Doppelbildern beim Weitsehen. Bei der Aufnahme war der 8jährige Junge in reduziertem Allgemeinzustand, deutlich geschwächt, z. T. somnolent, reagierte aber auf Ansprache noch. Ataktischer Gang mit Fallneigung nach dorsal. Um besser zu akkomodieren, schloß er das rechte Auge immer wieder. Die Pupillen waren mittelweit und reagierten isokor auf Licht. Vorbefund, augenärztliche Untersuchung, Computertomographie mit Kontrastmittelgabe sowie Doppleruntersuchung der hirnversorgenden Arterien waren normal. Die Liquorpunktion erbrachte eine Zellzahl von 13/3 und ein Liquoreiweiß von 42 mg %. Liquorzucker bzw. Blutzucker im Normbereich. Auffällig war der EEG-Befund mit langsamer Tätigkeit links frontal (Abb. 6.99).
Therapie und Verlauf: Der Junge wurde zum Ausschluß eines Hirngefäßprozesses in eine Universitätsklinik verlegt. Im weiteren Verlauf Fazialisparese rechts, Verlust der Kontrolle über die rechte Hand sowie Schluckbeschwerden und weiterhin verwaschene Sprache. In der Magnetresonanztomographie 2 Wochen nach Beginn der Erkrankung im Thalamus links und im basalen Temporallappen links sowie im Bereich der Sehstrahlung links signalintensive Areale. Im weiteren Verlauf konnte eine Cox-

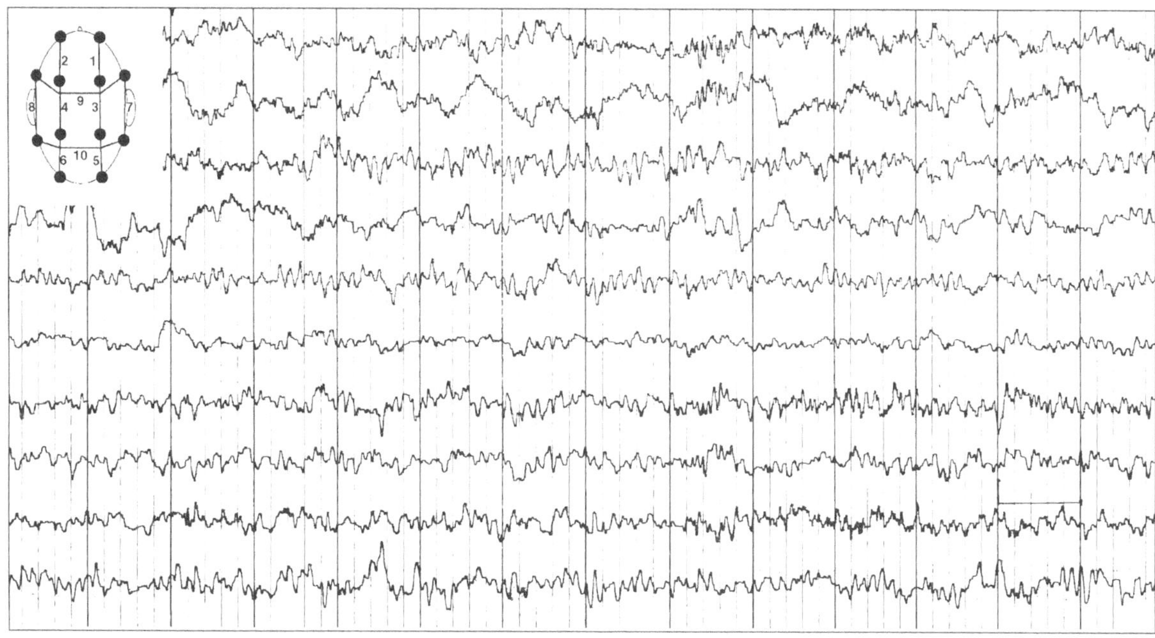

Abb. 6.99. Gute Gliederung des EEG. Grundaktivität über den hinteren Hirnabschnitten 8 – 10/s, Amplituden 20 – 40 µV, links niedriger als rechts. Links frontal bis präzentral unregelmäßige 1 – 2/s Wellen

sackie-B-Enzephalitis nachgewiesen werden. Im Anschluß neurologisches Rehabilitationsverfahren wegen grobmotorischer und feinmotorischer Schwäche rechts. Langzeitbetreuung im Sozialpädiatrischen Zentrum durch Krankengymnastik und Ergotherapie. Krampfanfälle wurden nicht beobachtet. Nach 3 Jahren: leichte motorische Schwäche rechts. Graphomotorische Störung rechts. Konzentrationsschwierigkeiten.

Fallbeispiel: Herpes Enzephalitis.

Anamnese und Befund: 10 Tage vor der stationären Aufnahme erkrankte das 10 Jahre alte Mädchen an Übelkeit und Kopfschmerzen. Im weiteren Verlauf Fieber bis über 40°C und vereinzeltes Erbrechen. In den letzten 3 Tagen vor der Aufnahme zunehmende Apathie. Zur Aufnahme kam ein somnolentes, nicht ansprechbares, schwerkrankes Mädchen, das auf Schmerzreize reagierte, ansonsten jedoch keine sichere Kontaktaufnahme ermöglichte. Auf Ansprache leichte Kopfwendung zum Untersucher sowie allgemeine Unruhe. Meningismus. Dreifußzeichen positiv. Beidseits positiver Babinski. Patellarsehnenreflex links nicht auslösbar, rechts eher gesteigert. Achillessehnenreflex beidseits nicht auslösbar. In der Computertomographie (Abb. 6.100) zeigte sich eine linksseitige intrazerebrale Blutung. In der Liquorpunktion bei nicht artifiziell bedingt blutigem Liquor 1550/3 Zellen, Eiweiß 78 mg %. Das EEG zeigte eine Verlangsamung über dem Blutungsbereich.

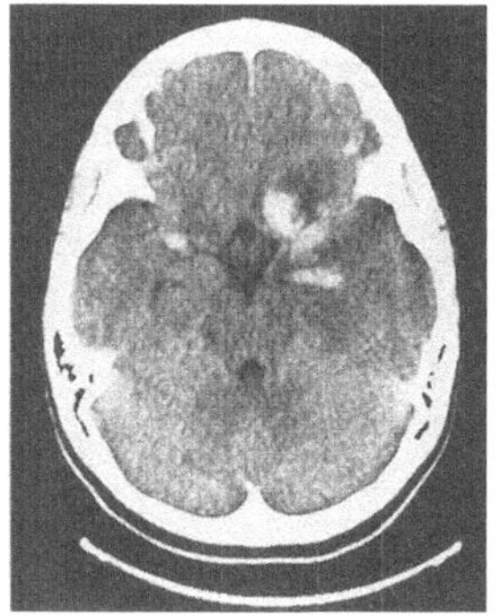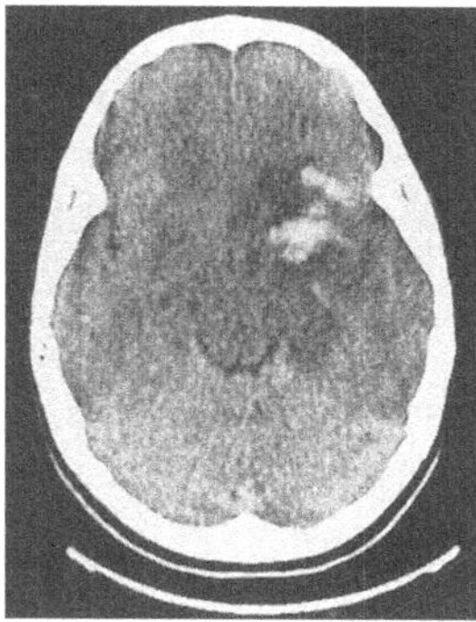

Abb. 6.100. CCT: Links temporale Hypodensität mit Einblutung temporal und temporomedial. In geringerer Ausprägung auch rechts

Therapie und Verlauf: Behandlung mit Cefotaxim und Aciclovir. Im weiteren Verlauf wurde als Ursache der ausgedehnten Hirnblutung eine Herpes Enzephalitis differenziert. Krampfanfälle traten erst einige Tage nach Beginn der stationären Behandlung vorwiegend halbseitig rechts auf. Drei Monate nach Krankheitsbeginn links hinten und temporal höhere 6/s-Serien als rechts (Abb. 6.101). Der CCT-Befund zeigte einen lokalen Sustanzdefekt links (Abb. 6.102). In dem 2jährigen darauffolgenden Beobachtungszeitraum Rehabilitationsverfahren, Krankengymnastik und Ergotherapie. Der im HAWIK-R-Intelligenztest gemessene IQ stieg von 77, 6 Monate

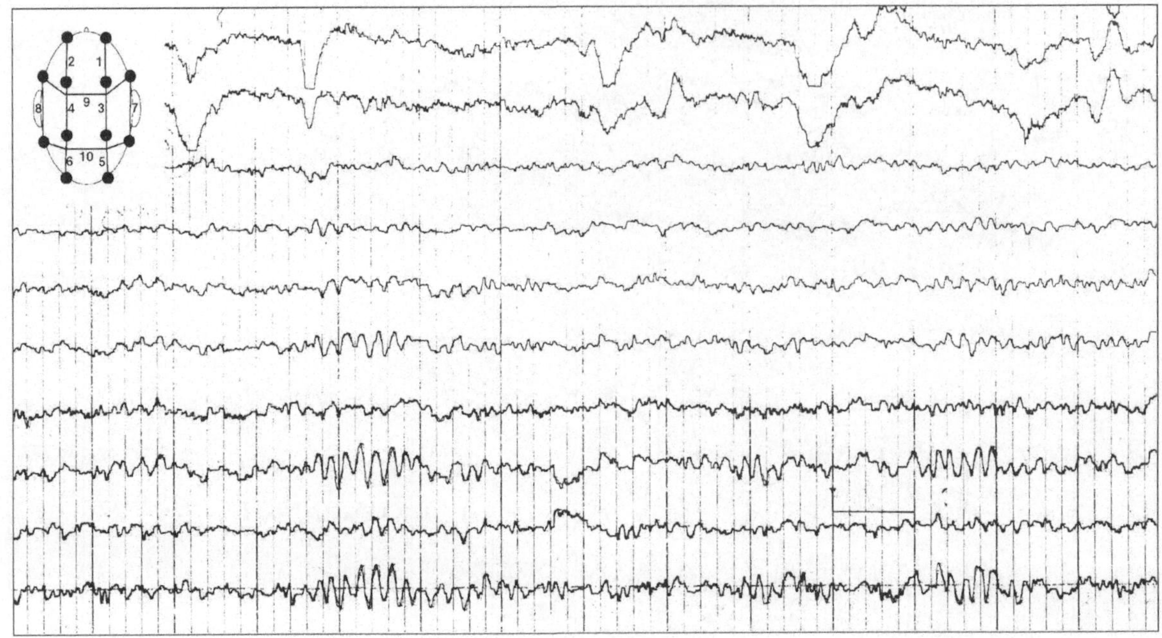

Abb. 6.101. Wach-EEG eines 10 1/4jährigen Mädchens. Bulbusartefakte frontal. Schlechte Gliederung des EEG. Die Grundaktivität ist seitendifferent. Rechts 5 – 7/s, Amplituden 10 – 20 µV, links 5 – 7/s Amplituden von 20 – 60 µV. Wiederholt auftretende ϑ-Serien links okzipitotemporal über dem Herd des CCT

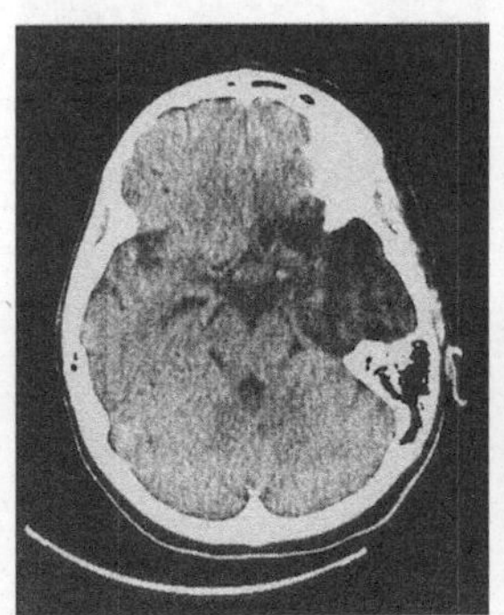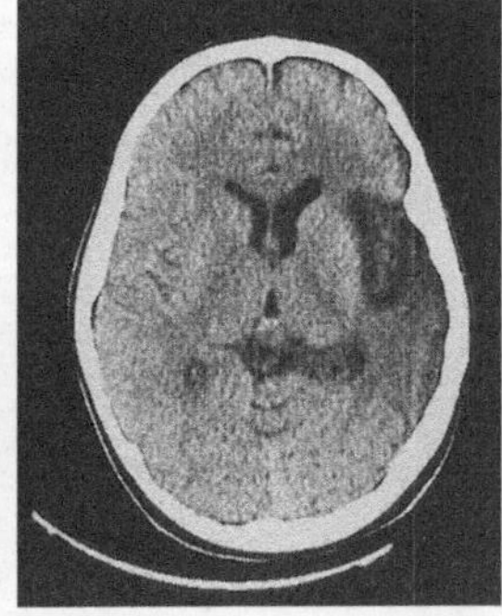

Abb. 6.102. CCT: 2 Monate nach dem Erkrankungsbeginn ausgeprägte Substanzdefekte links temporal. In Kenntnis der Klinik war das Bild gut als Folge multipler Infarkte bei Herpes Enzephalitis zu erklären. Leichte Ausweitung des linken Vorderhorns

nach dem Ergeignis, auf 94 ein Jahr nach dem Ereignis. Es bestehen weiterhin motorische Schwächen der rechten Körperseite. Nach anfänglich problematischem Schulbesuch Rückversetzung um eine Klasse. Danach mit geringen Problemen Besuch der Hauptschule. Seit der Enzephalitis wird Valproat niedrig dosiert gegeben.

Fallbeispiel: Herpes Enzephalitis.
Anamnese und Befund: Der bei Krankheitsbeginn 10 Jahre alte Junge war bereits zuvor im Sozialpädiatri-

schen Zentrum wegen eines hyperkinetischen Syndroms in ambulanter Mitbehandlung. Im Rahmen dieser Behandlung wurde ein EEG abgeleitet, das keinen pathologischen Befund erbrachte (Abb. 6.103). Zwei Wochen nach der ambulanten Vorstellung erfolgte die stationäre Einweisung. Es bestanden bei der Einlieferung seit 24 h Fieber bis zu 40°C, häufige, wäßrig spritzende gelbe Stühle, Erbrechen und Kopfschmerzen. Kurz vor der Aufnahme generalisierter tonisch-klonischer Krampfanfall. Bei der Aufnahme bewußtloser, schwerkranker Junge, der auf Absaugen und Ansprache mit diffusen Abwehrreaktionen reagierte. Bei der Liquoruntersuchung 984/3 Zellen bei einem Liquoreiweiß von 55 mg %. Das EEG zeigte deutliche Allgemeinveränderungen sowie herdförmige Verlangsamungen rechts (Abb. 6.104).

Therapie und Verlauf: Der Junge wurde zunächst mit Aciclovir und Cefotaxim behandelt, weil der Verdacht auf eine Herpes Enzephalitis bestand. In der Computertomographie zeigten sich bereits kurz nach Auftreten der Erkrankung Hypodensitäten rechts zentrobasal (Abb. 6.105). Dieser Befund wurde im Laufe der folgenden Tage markanter, normalisierte sich aber im Laufe von einem Monat wieder. Der klinische Zustand verschlechterte sich jedoch. Aus diesem Grunde zusätzliche Interferontherapie, Beatmung und Hirndrucktherapie. Nach ca. 6 Wochen klinisch, internistisch und neurologisch unauf-

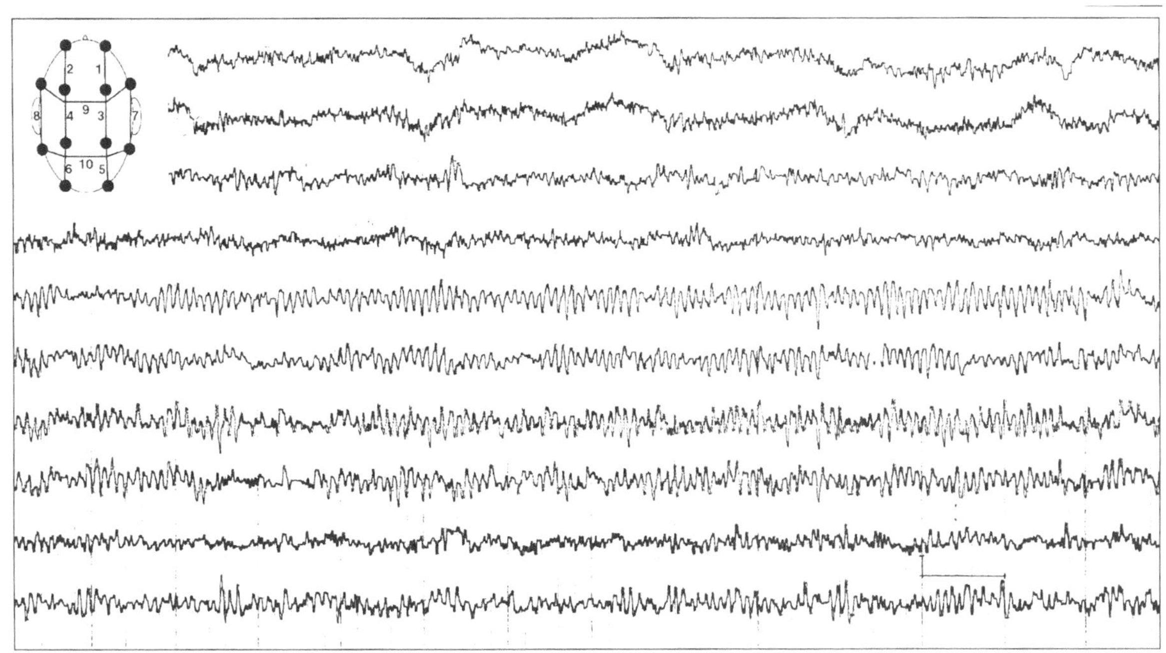

Abb. 6.103. Wach-EEG eines 10 1/4 Jahre alten Jungen bei geschlossenen Augen. Spindelige 10/s Tätigkeit okzipital, Amplituden 50 – 80 µV, gute Gliederung. Über den vorderen Hirnabschnitten EMG-Artefakte

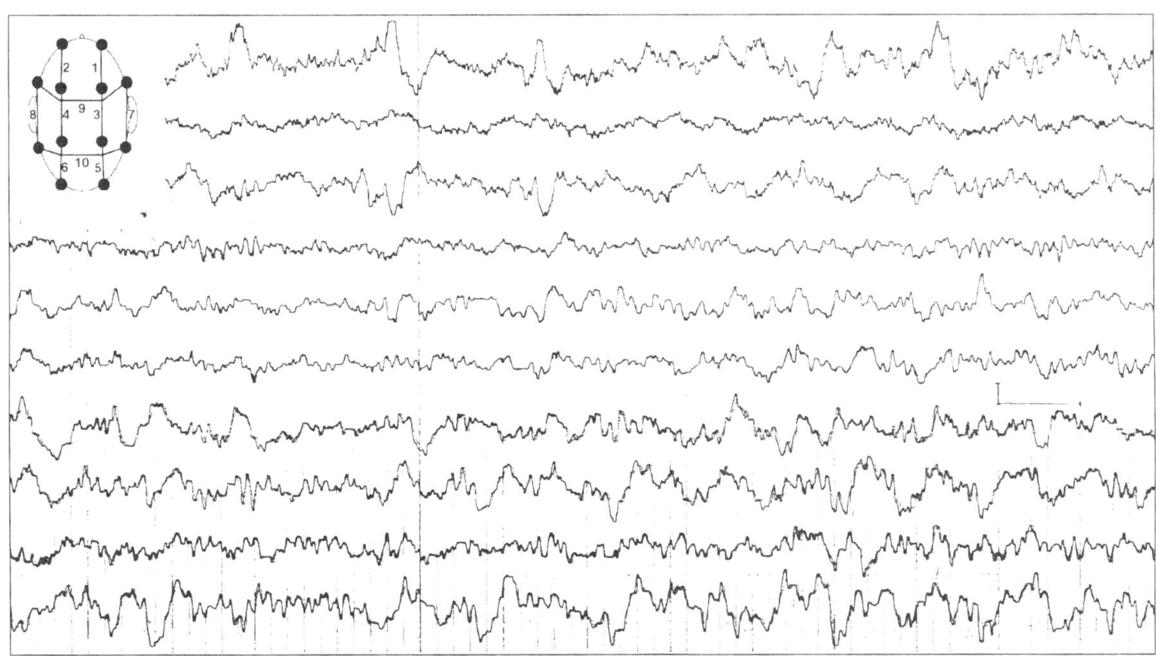

Abb. 6.104. In der Vigilanz stark eingeschränkter, ansprechbarer Junge im Alter von 10 1/4 Jahren bei geschlossenen Augen. Geringe Gliederung des EEG. Links spärliche Grundaktivität 8 – 9/s, von niedrigen 4 – 6/s-Wellen unterlagert. Amplituden ca. 10 – 40 µV. Rechts dominieren 3 – 6/s-Wellen mit Amplituden bis zu 150 µV. Einzelne steile δ-Wellen rechts vorne

fälliger Junge. Im EEG zeigte sich eine persistierende Seitendifferenz (Abb. 6.106). Zu diesem Zeitpunkt unter Carbamazepin-Therapie Auftreten einer fokalen Epilepsie (Temporallappenepilepsie) mit sekundärer Generalisierung, die durch eine Erhöhung der Therapie gut beherrschbar war. Im weiteren Verlauf wegen einer Carbamazepin-Allergie Umsetzen auf eine Phenytoin-Therapie. Daraufhin wieder Anfallsfreiheit. Bei einem Kontroll-EEG 16 Monate nach Krankheitsbeginn unter Phenytoin-Therapie weitgehende Normalisierung der Kurve (Abb. 6.107) mit Fortbestand von Asymmetrien der Grundtätigkeit,

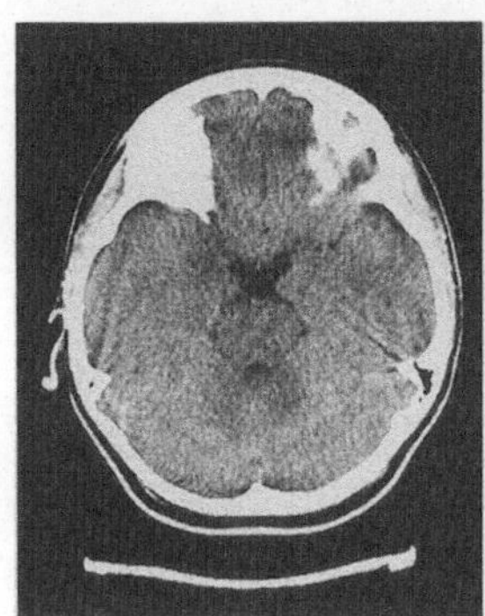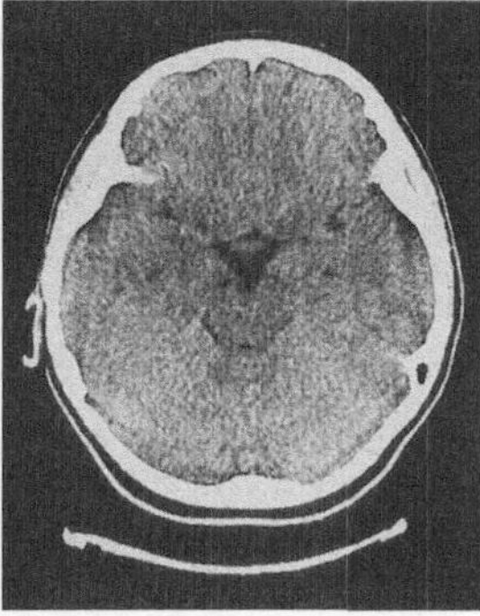

Abb. 6.105. CCT: Diskrete Hypodensitäten rechts zentrobasal und links temporal. Es bestand der Verdacht auf Veränderungen im Rahmen einer Herpes Enzephalitis

die aber von physiologischen Seitendifferenzen nicht sicher unterscheidbar sind. Der Junge zeigte weiterhin Verhaltensauffälligkeiten, die stärker ausgeprägt waren als vor der Enzephalitis. Die Schulleistungen waren mittelmäßig bis schwach in der Hauptschule, allerdings ohne wesentliche Änderung gegenüber dem Zustand vor der Erkrankung.

Fallbeispiel: Herpes Enzephalitis.

Anamnese und Befund: Der 13 Monate alter Junge wurde bewußtlos mit hohem Fieber stationär aufgenommen. Es erfolgte eine EEG-Ableitung am bewußtlosen und beatmeten Kind (Abb. 6.108). Aus der EEG-Kurve wurde die Verdachtsdiagnose einer Herpes Enzephalitis gestellt. Die nächste EEG-Ableitung 3 Tage später bekräftigte den Verdacht einer Enzephalitis (Abb. 6.109).

Therapie und Verlauf: Es erfolgte eine Therapie mit Interferon, Cefotaxim und Aciclovir. Nach etwa einer Woche Besserung des klinischen Zustandes; 2 1/2 Wochen nach Krankheitsbeginn erfolgte die Kontrollableitung (Abb. 6.110). Das Kind zeigte zu dieser Zeit im klinischen Verhalten ein Durchgangssyndrom mit Wiedererlangung seiner geistigen und körperlichen Aktivitäten. Eine Restitutio ad integrum erschien aber noch nicht sicher. Serologisch wurde sowohl aus dem Liquor wie aus dem Serum die Diagnose einer akuten Herpes Enzephalitis gestellt.

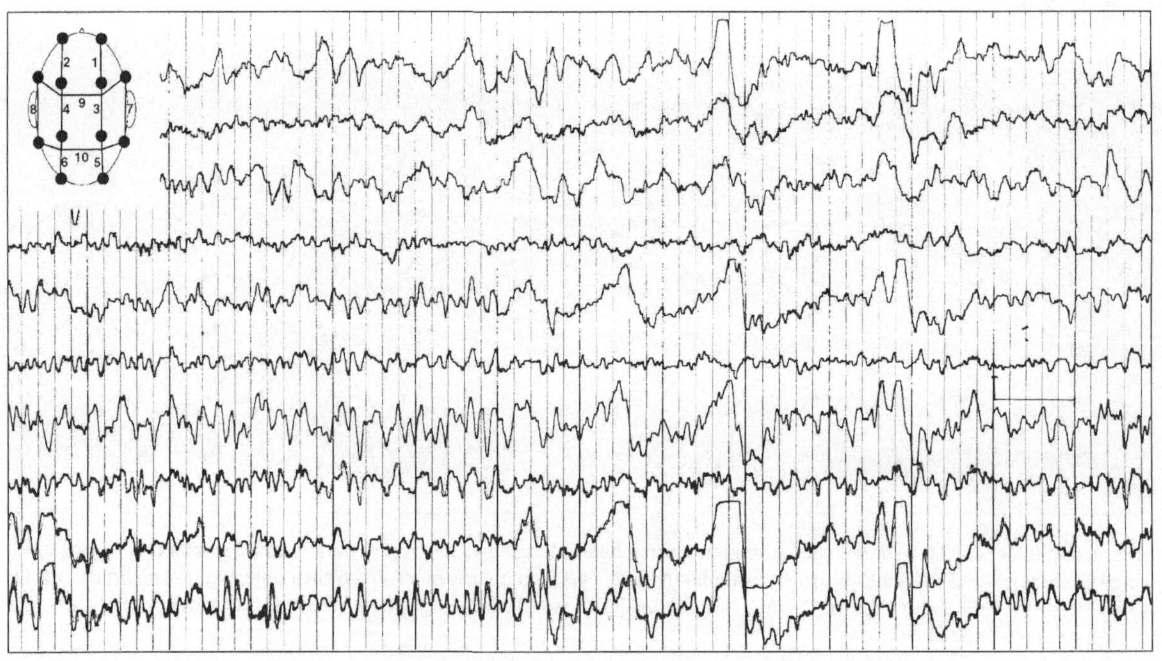

Abb. 6.106. Wach-EEG bei geschlossenen Augen des 10 5/12 Jahre alten Jungen. Links spärliche Grundaktivität von 8 – 9/s, Amplituden von 20 – 40 µV. Unterlagerte 3 – 5/s-Wellen. Rechts dominiert hohe, unregelmäßige 2 – 6/s-Aktivität mit Amplituden von 100 – 300 µV

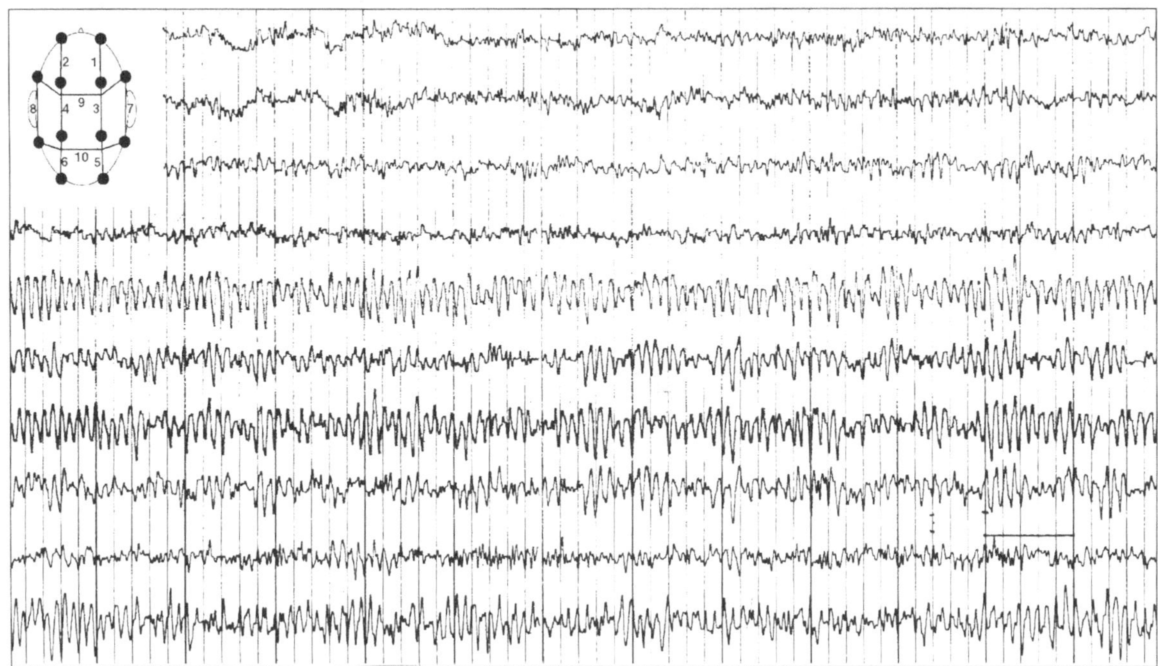

Abb. 6.107. Spontan-EEG eines 11 1/2 Jahre alten Jungen bei geschlossenen Augen. Gut gegliedertes EEG mit Seitendifferenz der spindeligen 10/s-Tätigkeit (rechts höhere Amplituden als links). Phenytoin-Therapie

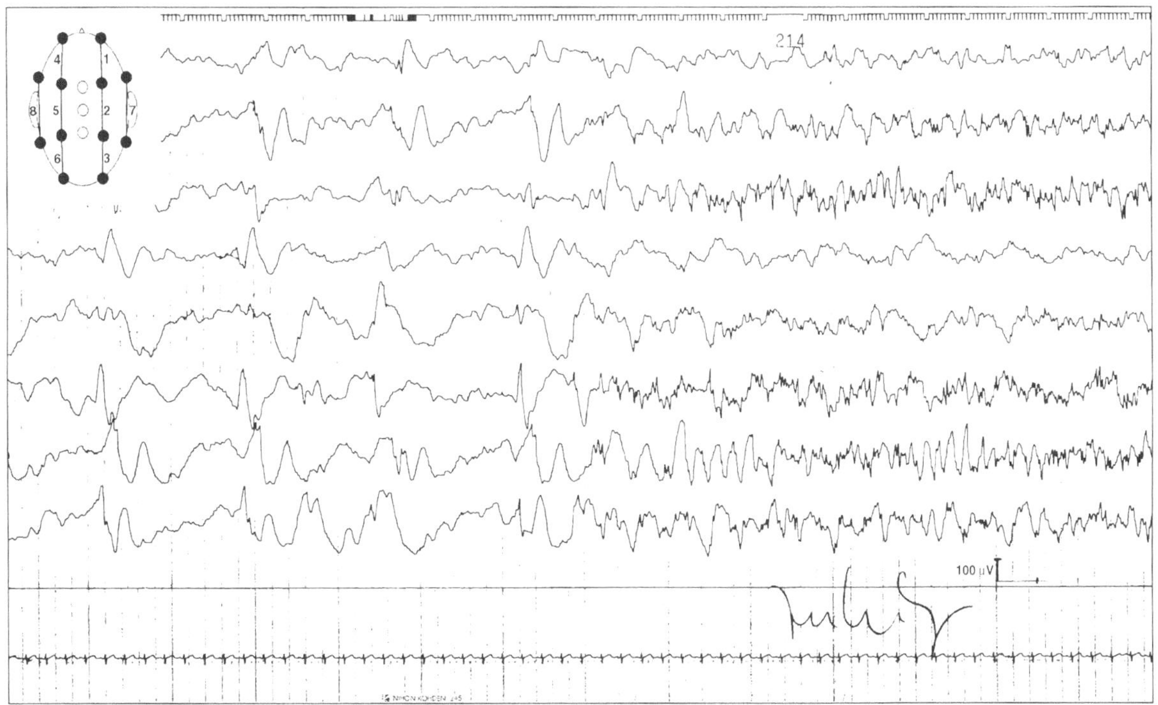

Abb. 6.108. Spontan-EEG am bewußtlosen und beatmeten Kind im Alter von 13 Monaten. Registriergeschwindigkeit 15 mm/s, Verstärkung halbiert. Periodisch bilaterale, unregelmäßige Komplexe aus langsamen Wellen in Abständen von 3 – 4 s mit Formunterschieden über den abgeleiteten Regionen. Dabei steile Wellen. Ab der Mitte des Kurvenabschnittes Auftreten von 3 – 4/s-Tätigkeit für die Dauer von 15 s. In dieser Aktivität rechts raschere 4/s-, links langsamere 3/s-Wellen. Klinisch war das Kind zu dieser Zeit unauffällig. Im EKG Sinusrhythmus von über 120/min

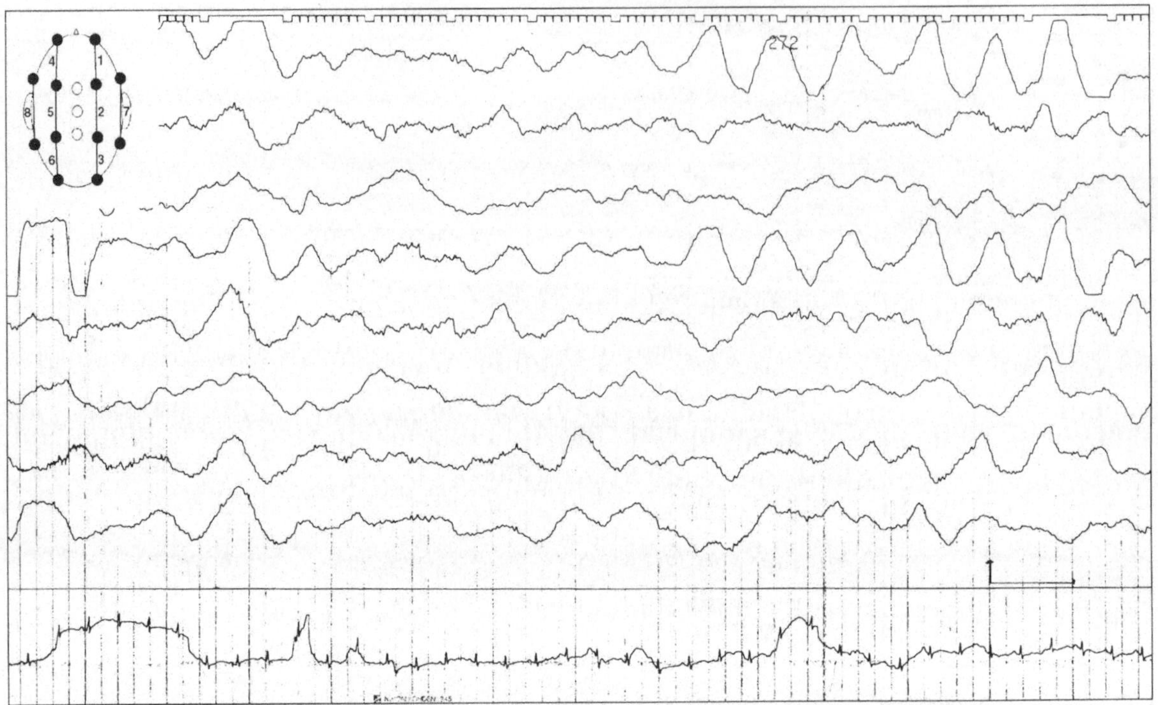

Abb. 6.109. Ableitung 3 Tage später am schläfrigen Kind mit geschlossenen Augen. Sehr hohe, bilaterale 1/s-Serien vorne. Zeitweilig niedrige δ-Tätigkeit mit überlagernden raschen Wellen (medikamentös). Keine periodische Tätigkeit wie zuvor. Der Befund wurde deshalb als gebessert interpretiert. Im EKG Sinusrhythmus um 160/min. Registriergeschwindigkeit 30 mm/s

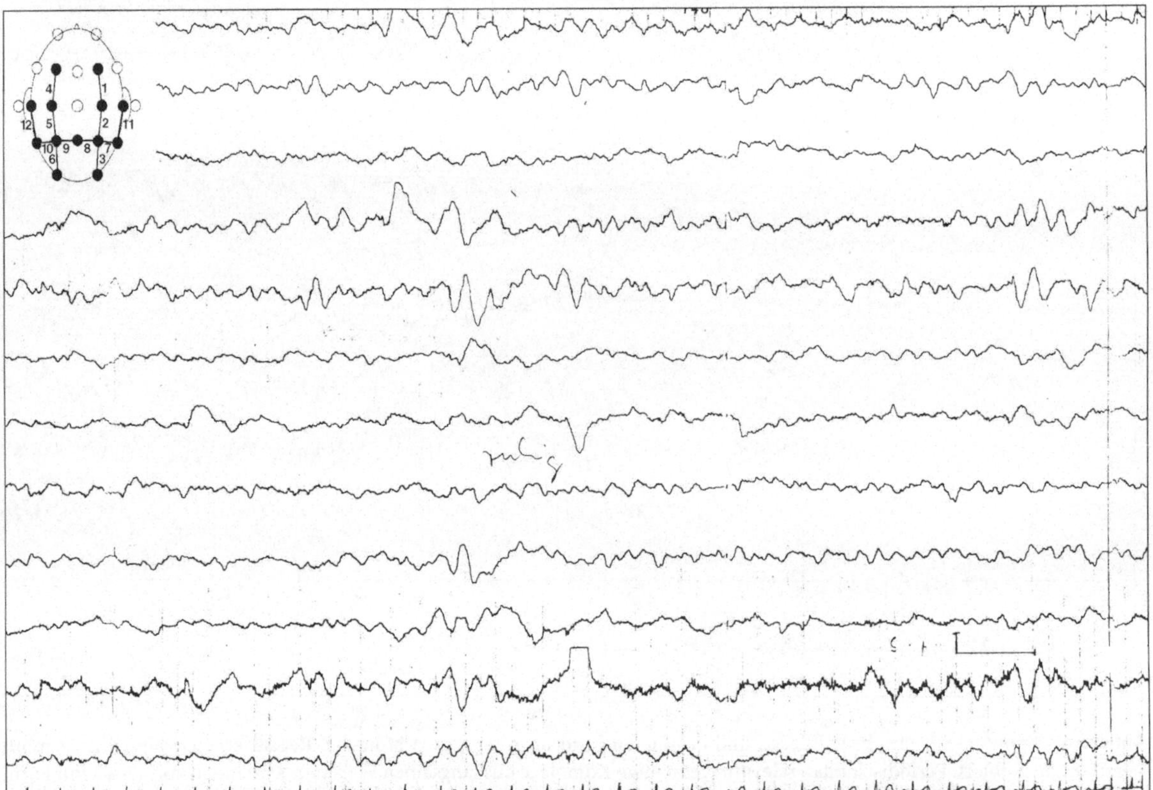

Abb. 6.110. Wach-Ableitung mit offenen Augen. 4 – 5/s-Wellen mit Amplituden von 30 – 50 μV, die mit niedriger unregelmäßiger rascherer Aktivität wechseln. Vorne 4/s-Serien und einzelne 2/s-Gruppen. Keine langsame Tätigkeit wie zuvor. Damit Normalisierungstendenz der Kurve. Im EKG Sinusrhythmus um 130/min

6.4 Zerebrovaskuläre Störungen und EEG

Die zerebrovaskulär bedingten Störungen resultieren aus den 2 wesentlichen Schädigungsmechanismen:

1. Transiente Durchblutungsstörung durch Gefäßstenose (transiente ischämische Attacke),
2. Hirngefäßschädigung durch Verschluß, Infarkt, Blutung.

Das klinische Korrelat dieser Störungen variiert je nach Ätiologie und Intensität der Störung. Zu den prognostisch günstigeren Verläufen gehören Störungen durch transiente zerebrale Ischämie mit Schwindel, Amaurosis fugax und Kopfschmerzen bis hin zur Migraine accompagnée. Bei schweren Störungen entsteht das klassische Bild des „Schlaganfalls". Die zerebrovaskulären Störungen haben im Kindesalter nicht die statistische Wertigkeit wie im Erwachsenenalter. Gleichwohl sind ischämische Nekrosen, Hämorrhagien oder Infarkte bereits pränatal nachgewiesen worden und können in jedem Lebensalter des Kindes und Jugendlichen auftreten (Behrmann, 1992).

Einen Überblick über die vielfältige Ätiologie der zerebrovaskulären Erkrankungen gaben Schulte u. Spranger (1993). Die ätiologische Differentialdiagnostik umfaßte Intimaproliferationen, die sog. Moya-Moya-Krankheit, die Periarteriitis nodosa, Vasopathien, Gefäßverschlüsse bei Mitochondriopathien, Homozystinurie, Hyperlipidämie, septische und nichtseptische Embolien, thromboembolische Verschlüsse, entzündliche Thrombosen, traumatische Läsionen, akute Blutungen aus Hämagiomaneurysmen oder Gefäßgeschwülsten u. a. m. Infektionen durch Mykoplasmen aber auch andere Erreger können über den Mechanismus einer granulomatösen Angiitis zu zerebralen Infarkten führen (vgl. Abb. 6.119 – 6.121).

Die differentialdiagnostische ätiologische Einordnung ist nicht Aufgabe des EEG, sondern der bildgebenden Diagnostik mit Computertomographie, Magnetresonanztomographie bis hin zu den angiographischen Untersuchungsmethoden und der Labordiagnostik. Entsprechend der Ausführungen in Kap. 6.2 führen die zerebrovaskulären Störungen abhängig vom Schweregrad zu einer Versorgungsstörung und damit zu Anomalien im EEG, die dem Grad der Schädigung entsprechen. Über dem Schädigungsbezirk verändert sich die EEG-Aktivität vom normalen EEG über eine α-Wellenabnahme zu einer zunehmend höher und langsamer werdenden Tätigkeit bis hin zur hohen δ-Aktivität, die bei weiterer Progredienz niedriger wird und zu einem allgemein flachen EEG führen kann. Daneben gibt es Randzeichen, Umgebungsreaktionen (meist kaudal von der Läsion in Form von langsamen und raschen Wellen) und Fernzeichen (meist frontal in Form von δ-Serien, die gelegentlich kontralateral auftreten). Blutungen korrelieren in der Regel mit deutlicheren EEG-Veränderungen als ischämische Infarkte. Die Rückbildung von EEG-Veränderungen durch Blutungen nimmt längere Zeit in Anspruch (Kiloh et al., 1981). Darüber hinaus ist der Schweregrad der EEG-Veränderung bei Gefäßschädigungen abhängig vom geschädigten Gefäß und von der Möglichkeit der Bildung eines Kollateralkreislaufs. In diesem Sinne führen Gefäßverschlüsse im Bereich der Arteria cerebri media zu stärkeren Störungen als Verschlüsse der Karotis. Verschlüsse im Bereich der Arteriae cerebri anteriores und posteriores sind meist mit geringeren Störungen verbunden als Verschlüsse der Arteria cerebri media (vgl. Abb. 6.114). Die Kollateralversorgung wird von Trojaborg u. Boysen (1973) als Ursache dafür angesehen, daß fokale EEG-Veränderungen nicht genau mit der Lokalisation des zerebrovaskulären Infarkts übereinstimmen. Die Autoren postulieren, daß durch eine kompensatorische Umverteilung der Blutversorgung bisher schlecht aber noch ausreichend versorgte Hirnareale einen Durchblutungsmangel erleiden, der sich dann im EEG stärker auswirkt, als die Störung über dem eigentlichen Defektareal.

Velho-Groneberg (1991) setzte sich mit der Wertigkeit des EEG zur Diagnostik des „Schlaganfalls" auseinander: „Vor allem kann nur das EEG darüber Auskunft geben, welche funktionellen Auswirkungen die Summe aller Schädigungs- und Kompensationsmechanismen (einschließlich der therapeutischen Einwirkung) zu einem gegebenen Zeitpunkt hat..."

Der prognostische Wert des EEG ist bei hoher Korrelation zwischen Schweregrad der EEG-Veränderung und der Klinik im akuten Stadium, insbesondere bei akut einsetzenden Insulten, groß. (Kayser-Gatchalian u. Neundörfer, 1980).

Diese allgemeingültigen Aussagen zur EEG-Diagnostik der zerebrovaskulären Störungen sollen durch die Schilderung einiger besonderer Erkrankungen im Kindesalter und eine Beurteilung der Wertigkeit des EEG bei der Diagnostik des Kopfschmerzes erweitert werden.

Subachnoidalblutungen: Subachnoidalblutungen infolge traumatischer Ereignisse oder perforierter Aneurysmen führen bei geringer Ausprägung nicht immer zu EEG-Veränderungen. Abhängig vom Schweregrad kommt es zum klassischen Muster der Amplitudenabnahme, Frequenzverlangsamung und Einlagerung langsamer Wellen.

Radermecker (1951) und Hellmann u. Dickerson (1952) haben die Variabilität des EEG bei der **Sturge-Weber-Krabbe-Krankheit** beschrieben. Abhängig von der Wirkung auf das Hirngewebe bilden sich langsame Wellenherde (vgl. Abb. 6.112, 6.113) bis hin zu epileptogenen Herden; es lassen sich aber auch abnorm synchrone und paroxysmale Aktivitäten nachweisen.

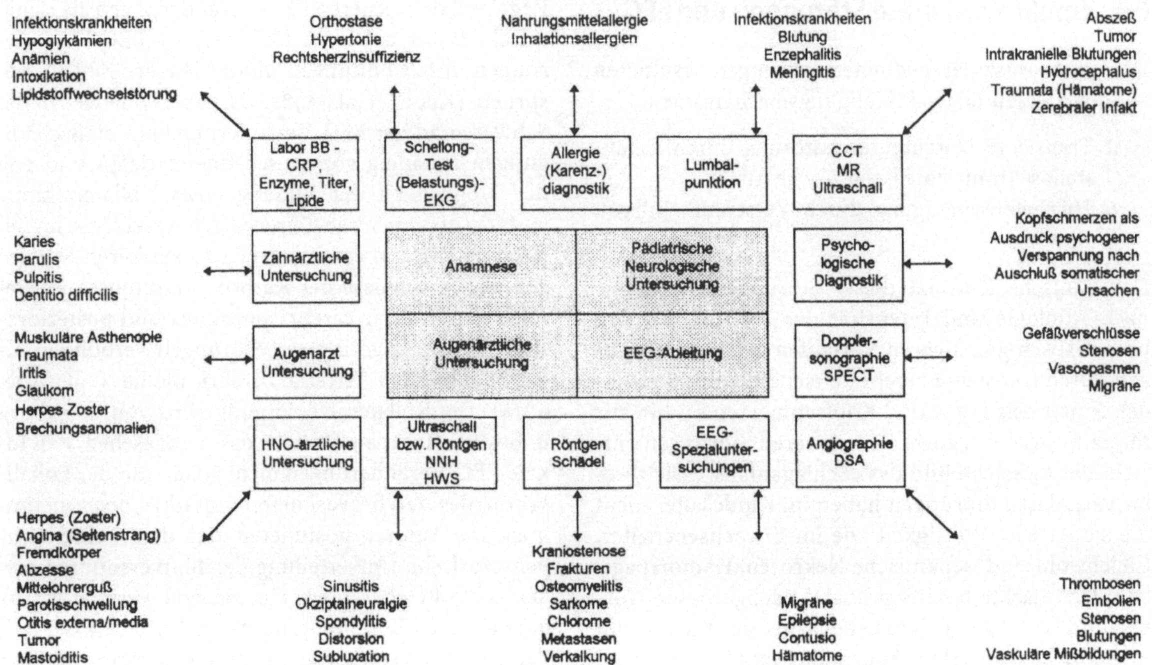

Abb. 6.111. Graphische Darstellung des differentialdiagnostischen Vorgehens beim Kopfschmerz im Kindesalter. (Nach Schmid, 1990)

Kopfschmerzen: In der neuropädiatrischen oder sozialpädiatrischen Ambulanz wird häufig die Ableitung eines EEG zur differentialdiagnostischen Einordnung des Kopfschmerzes angefordert. Das EEG kann aber nur einen kleinen Beitrag zur Differentialdiagnose des Kopfschmerzes im Kindesalter leisten (Schmid, 1990). Es gehört einerseits zur Basisdiagnostik des Kopfschmerzes, führt andererseits aber nur in den seltensten Fällen zu einer diagnostischen Klärung. Der Schwerpunkt der EEG-Untersuchung liegt beim Ausschluß eines Herdbefunds oder einer zugrunde liegenden Epilepsie. Um die Ätiologie zu bestimmen, benötigt man ein breites Spektrum von diagnostischen Methoden, die an der Anamnese und an der Klinik orientiert eingesetzt werden müssen (Abb. 6.111).

Dumermuth (1972) fand bei 100 ausgewählten Kindern mit vasomotorischen Kopfschmerzen, Migräne und Migraine accompagnée 52 % normale EEG, 13 % Grenzbefunde, 21 % unspezifisch abnorme Befunde und 14 % hypersynchrone Formen, wobei deren Anteil bei der Migraine accompagnée am größten war.

Als Ursache der Migräne wird derzeit eine neuronal vaskuläre Pathophysiologie angenommen (Grotemeyer et al., 1989). Bei einer Migränehäufigkeit von ca. 4 % bei 7- bis 15jährigen (Bille, 1962) muß bei wiederum 3 – 4 % der Migränepatienten mit einer komplizierten Migräne gerechnet werden (Bodechtel, 1974). Eine umfassende Differenzierung der Migräneformen verfaßte Ritz (1989) durch die Analyse von 502 Kindern und Jugendlichen mit Migräne. Diese an der

Symptomatik orientierte Einteilung billigt dem EEG bei der Fragestellung Migräne nur geringe Bedeutung zu. Ritz fand Herde von langsamen Wellen bei 13 % der Kinder mit einfacher und klassischer Migräne, aber bei 79 % der im Akutstadium untersuchten Kinder mit hemiplegischer Migräne. Diese oft sehr ausgeprägten Herdbefunde bildeten sich meist im Verlauf von Tagen, selten erst nach Wochen zurück. Bei 2 der beobachteten Kinder persistierte der Verlangsamungsherd im EEG über 2 – 3 Monate. Ritz forderte, wenn neurologische Herdsymptome und Herdbefunde den Kopfschmerzanfall um viele Tage überdauern, differentialdiagnostisch an erster Stelle an einen Gefäßprozeß bzw. an eine Gefäßbeteiligung und/oder Einblutung sowie einen Tumor zu denken. Auf die Notwendigkeit des Einsatzes einer bildgebenden Diagnostik mit Kontrastmittelgabe wurde hingewiesen. 22 Kinder (4 %) hatten gleichzeitig mit der Migräne auch zerebrale Krampfanfälle. Es wurde die Ansicht vertreten, daß Migräne und Epilepsie streng voneinander zu trennende Krankheiten sind, die nicht kausal zusammenhängen, auch wenn sie beim gleichen Patienten auftreten.

Kugler et al. (1995) konnten Befunde von 15 Kranken, bei denen zu Beginn eines Anfalls das EEG registriert und in mehrstündigen Sitzungen fortgesetzt wurde, mit Vorbefunden vergleichen. Sie interpretieren die Ergebnisse:

1. Migräneschmerz und EEG hängen nicht unmittelbar zusammen. Migräneschmerz entsteht an ex-

trazerebralen, von sensiblen Fasern versorgten Strukturen ohne EEG-Tätigkeit,

2. Das EEG ist Ausdruck einer Schranken- und Permeationsstörung in einem neuronal abnorm geregelten, nicht schmerzempfindlichen Versorgungsbezirk, in dem es über ein Transsudat hinaus zu einem fokalen Oedem und davon abhängig auch zu reversiblen ischämischen neurologischen Defiziten (RIND) kommen kann.

Die Veränderungen des EEG während eines Migräneanfalls bestehen entweder in der Desynchronisation der Grundaktivität als Begleitzeichen eines kognitiven Prozesses beim Wahrnehmen von Kopfschmerz oder anderen Störungen, solange der abnorm geregelte Gefäßbezirk klein ist und den Kortex nicht einbezieht, oder in örtlicher Reduktion der α-Tätigkeit und dem Auftreten von langsamer Tätigkeit bis zu hohen δ-Serien, die mit niedrigeren Amplituden erst nach Stunden oder Wochen (Bickerstaff-Migräne bei Kindern) ausklingen. Diese EEG-Veränderungen entsprechen denen von zerebralen ischämischen Krisen (Kugler, 1979). Im Intervall zwischen Migräneanfällen kommen alle EEG-Tätigkeiten vor und alle Versuche, mit dem EEG zu differenzieren, bleiben für die Diagnose einer bestimmten Migräne erfolglos.

Größeren Wert könnte der Einsatz des EEG-Mapping bei vaskulären Störungen im Sinne einer erweiterten EEG-Diagnostik erlangen. Logar (1993) beschrieb eine deutlich verbesserte Diagnostik bei vaskulärer Epilepsie durch das EEG-Mapping gegenüber der klassischen EEG-Diagnostik. Fokale Befunde fanden sich im Computertomogramm bei 66 %, im EEG-Mapping bei 69 % und im Routine-EEG bei nur 31 % der Patienten. Bei 63 % der Patienten stimmten die Befunde des EEG-Mapping und des Routine-EEG überein. Inwieweit durch den zunehmenden Einsatz der automatischen EEG-Analyse und damit der Möglichkeit des Mappings diese Erkenntnisse auf andere zerebrovaskuläre Stö-

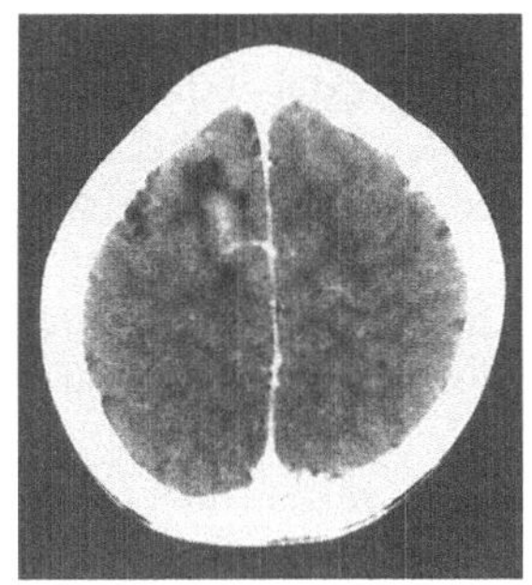

Abb. 6.112. Kontrastmittel-Computertomographie bei einem 2jährigen Jungen. Rechts frontal bis parietal gefäßähnliche Kontrastaufnahme. In der Umgebung kortikale Atrophie

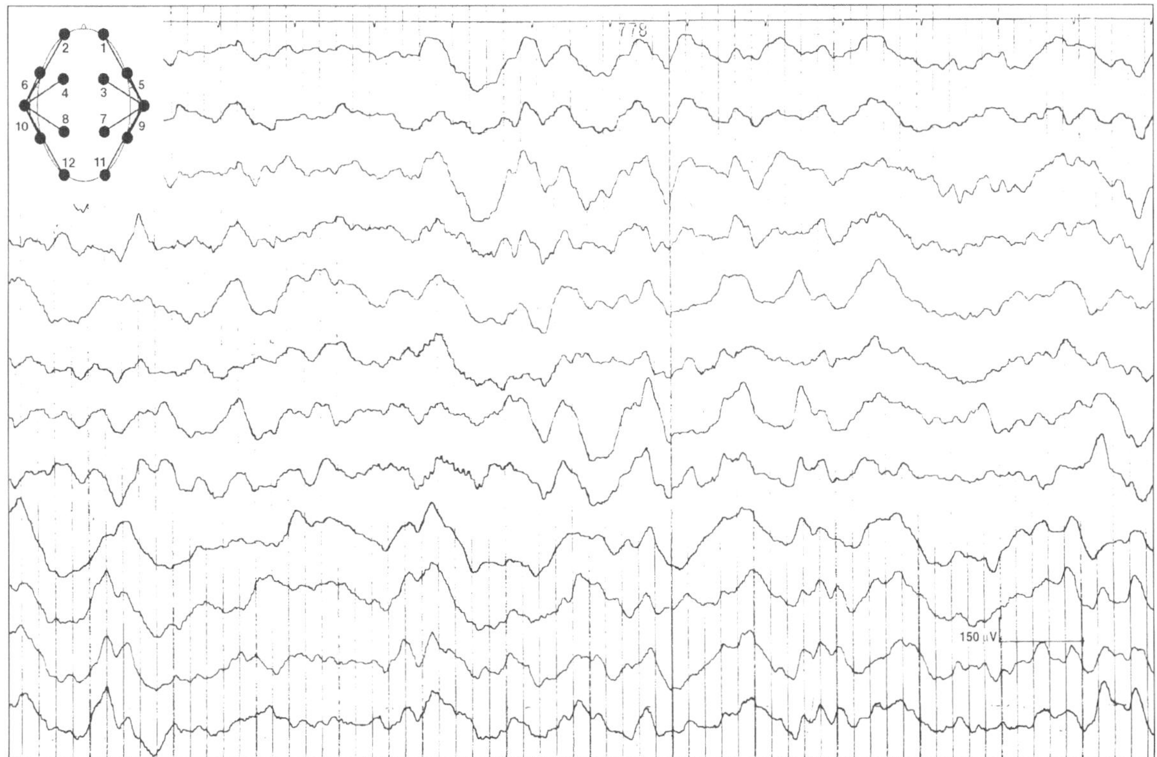

Abb. 6.113. EEG eines 2jährigen Jungen im Schlaf postiktual (150 µV). Fehlende Gliederung. Hohe langsame δ-Aktivität. Bezugsableitung zum gleichseitigen Ohr

rungen ausgeweitet werden können, wird die zukünftige Entwicklung zeigen.

Fallbeispiel: Sturge-Weber-Syndrom.

Anamnese und Befund: Der 2jährige Junge wurde mit einem ersten komplizierten Fieberkrampf bei Virusinfekt vorgestellt. Es kam zum Krampfanfall mit Myokloni an beiden oberen Extremitäten und mit tonischer Streckung beider Beine bei Kopfhaltung nach links. Ein zu diesem Zeitpunkt abgeleitetes EEG zeigte eine postiktual leicht verlangsamte Grundaktivität ohne Hinweis auf einen Herdbefund. Einen Monat später wurde der Junge erneut mit einem Krampfanfall eingeliefert, der im Schlaf ohne Fieber aufgetreten war. Der Junge zeigte dabei eine ausgeprägte halbseitige tonische Streckung mit Myokloni links. Nach Gabe von Diazepam rektal bestand eine hypotone Hemiparese links mit deutlich abnehmender Tendenz innerhalb weniger Stunden nach dem Krampfanfall.

Therapie und Verlauf: Nach Beendigung des Krampfanfalls wurde eine Kontrastmittel-Computertomographie durchgeführt, die einen Tumor im Bereich der rechten Hemisphäre zeigte (Abb. 6.112). Das EEG zeigte zur gleichen Zeit postiktual nach Diazepamgabe diffuse langsame Tätigkeit (Abb. 6.113).

Im weiteren Verlauf wurde nach Magnetresonanztomographie und Angiographie die Diagnose eines Sturge-Weber-Syndroms gestellt. Eine Carbamazepin-Therapie wurde eingeleitet. Anfälle traten im Nachbeobachtungszeitraum von 6 Monaten nicht auf. Dieses Syndrom kann auch den symptomatisch generalisierten Epilepsien, spezifische Syndrome (s. 6.1.2.3.2), zugeordnet werden.

Fallbeispiel: Infarkt der Arteria cerebri media links.

Anamnese und Befund: Drei Wochen vor der stationären Aufnahme erwachte der 2jährige Junge mit einer Fazialisparese rechts. Es wurde zur selben Zeit ein leichtes Nachziehen des rechten Beines, sowie eine schraubende Bewegung des linken Armes beobachtet. Stunden später beim Kinderarzt waren keine klinischen Auffälligkeiten mehr vorhanden. Drei Tage vor der stationären Aufnahmne erneutes Hinken mit dem rechten Bein sowie zunehmende Schonung des rechten Armes. Bei der Aufnahmeuntersuchung des Jungen Innenrotation des rechten Beines sowie Schonung des rechten Armes und der rechten Hand. Deutliche Reduktion der groben Kraft rechts. Im EEG angedeutete Asymmetrie (Abb. 6.114).

Im daraufhin angefertigten Computertomogramm

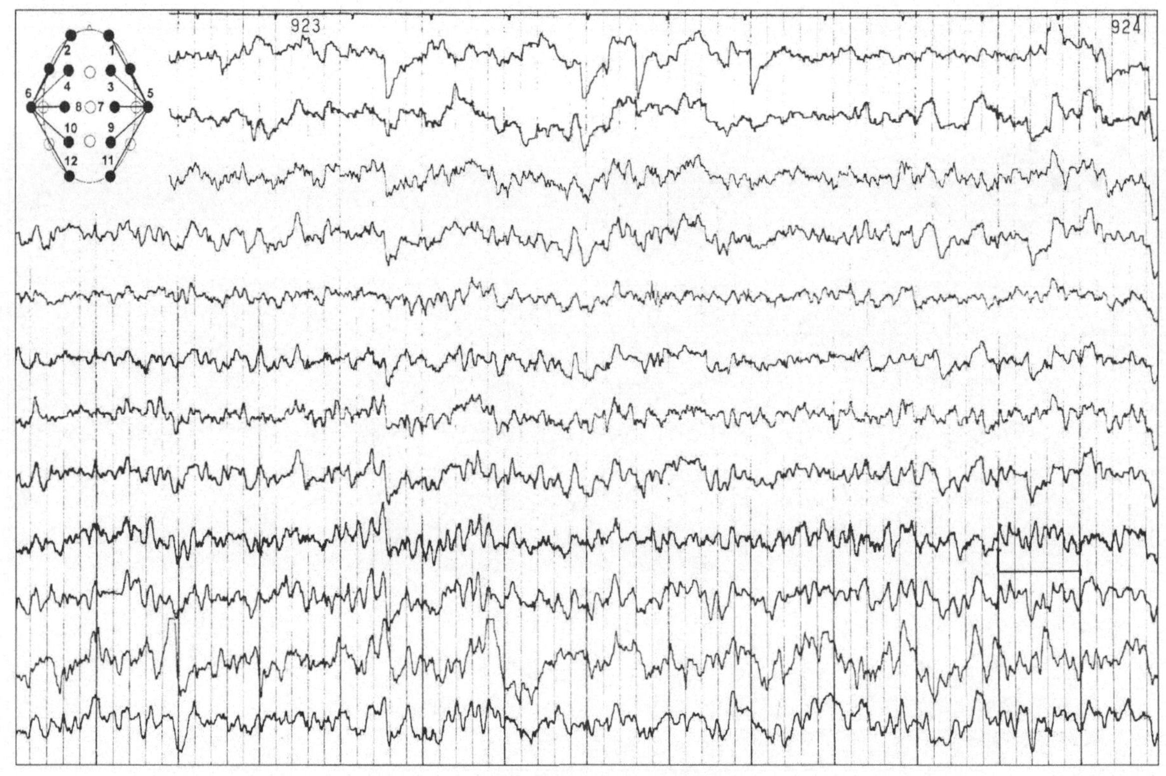

Abb. 6.114. Wach-EEG eines 2jährigen Jungen. Wenig ausgeprägte EEG-Gliederung. Grundaktivität zwischen 4 und 7/s, Amplituden zwischen 20 und 50 µV. Links frontotemporal einige langsame etwas höhere Wellen als rechts. Bezugsableitung zum gleichseitigen Ohr

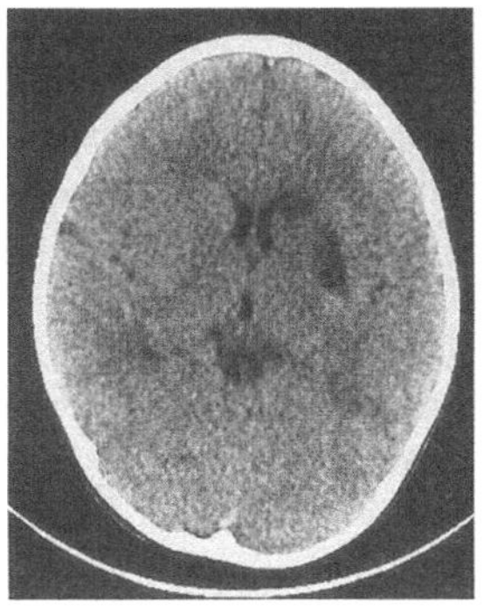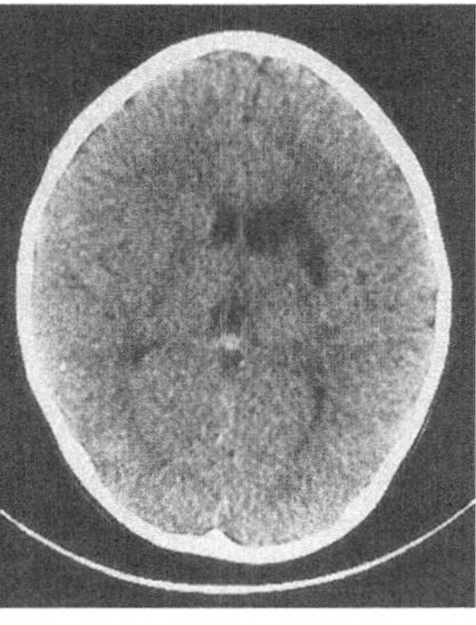

Abb. 6.115. CCT: Im Bereich der Großhirnhemisphären finden sich links im Marklager überwiegend im Bereich der Capsula externa sowie angrenzend an das Vorderhorn links umschriebene Substanzdefekte ohne raumfordernde Wirkung. Nach Kontrastmittelgabe zeigt sich zwischen den beiden oben beschriebenen Hypodensitäten ein angedeutetes Kontrastmittelenhancement, ohne Hinweis auf eine Raumforderung. Der Befund wurde als Substanzdefekt nach Blutung oder Hirninfarkt interpretiert

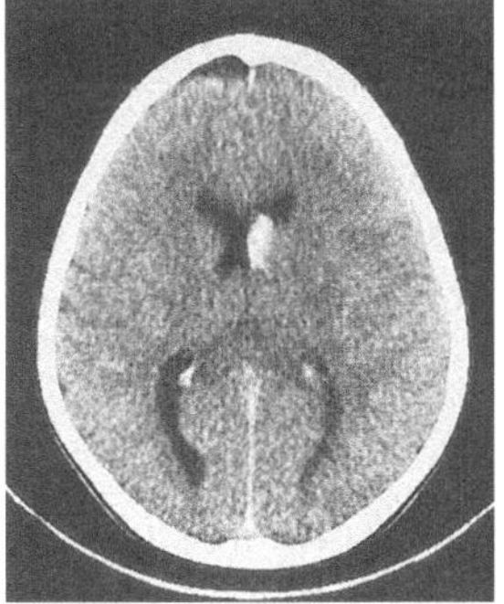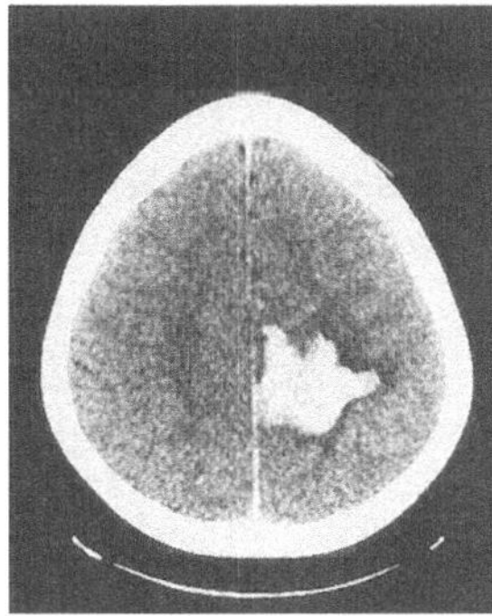

Ahb. 6.116 a und b. a: oben, **b:** unten: Computertomographische Darstellung einer Blutung links parietal mit Umgebungsödem. Einbruch in den linken Seitenventrikel. Aufgrund der Lage wurde der Verdacht auf eine Angiomblutung geäußert

(Abb. 6.115) wurde der Verdacht auf Substanzdefekt nach Blutung oder Hirninfarkt links geäußert.

Therapie und Verlauf: Nach Verlegung in die Neuropädiatrie/Neurochirurgie wurde durch Magnetresonanztomographie und Karotisangiographie der Befund als Zustand nach Infarkt im Bereich der Arteria cerebri media links interpretiert. Im weiteren Verlauf erfolgte eine Rehabilitationsbehandlung in der Frühförderung durch Krankengymnastik und Ergotherapie. Zwei Jahre nach dem Ereignis war der Junge normal begabt. Es bestanden im Sinne eines „umerzogenen Rechtshänders" Probleme bei der Händigkeit, speziell im Bereich der Graphomotorik. Gangbild und Grobmotorik sind zwischenzeitlich normal.

Fallbeispiel: Angiomblutung.

Anamnese und Befund: Sechs Tage vor der stationären Aufnahme stürzte der 8jährige Junge mit dem Kopf gegen ein Waschbecken. Daraufhin, abgesehen von leichten Kopfschmerzen, keine klinischen Symptome. Zwei Tage vor der stationären Aufnahme starke Kopfschmerzen und wiederholtes Erbrechen sowie Temperaturerhöhung auf etwa 38°C. Die Kopfschmerzen wurden eher anfallsartig und ohne Sehstörung geschildert. Am Tag vor der Aufnahme Parese sowie Sensibilitätsstörungen des rechten Beines. Bei der Aufnahme im linken Stirnbereich 5-Mark-Stück großes Hämatom als Folge des Sturzes vor 6 Tagen, ansonsten keine Verletzungszeichen. Ausgeprägte Parese des rechten Beines. Babinski rechts positiv, links negativ. Muskeleigenreflexe unauffällig. Kein Meningismus. In der bei der Aufnahmeuntersuchung durchgeführten Computertomographie ließ sich eine arteriovenöse Mißbildung mit raumfordernd wirkender Blutung nachweisen (Abb. 6.116 a/b).

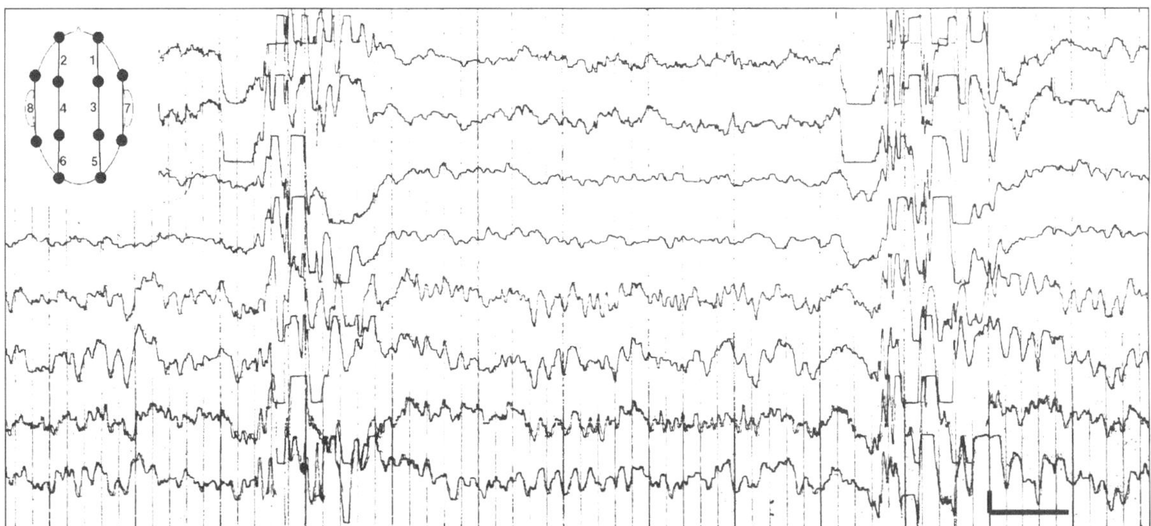

Abb. 6.117. Wach-EEG eines 8 1/6 Jahre alten Jungen. Altersgerechte Gliederung. Parietookzipital unregelmäßige 11 – 12/s-Serien rechts. 5 - 6/s-Serien und einzelne höhere 2/s-Wellen links parietookzipital. Einzelne Paroxysmen mit SW-Varianten und multiplen Spitzen für die Dauer von 1 - 2 s. Diese Paroxysmen wiederholen sich in ähnlichen Abständen.

Therapie und Verlauf: Verlegung in die kinderchirurgische Abteilung. Bei der Aufnahme starke Kopfschmerzen, Meningismus sowie weiterhin Einschränkung der Motorik im Bereich der rechten Seite. Hirnödemtherapie. In der Angiographie zeigte sich ein arteriell gespeistes Angiom im Versorgungsgebiet der Arteria pericallosa links parasagittal und auch paraventrikulär mit venösem Abfluß über die Venae ascendentes cerebra-

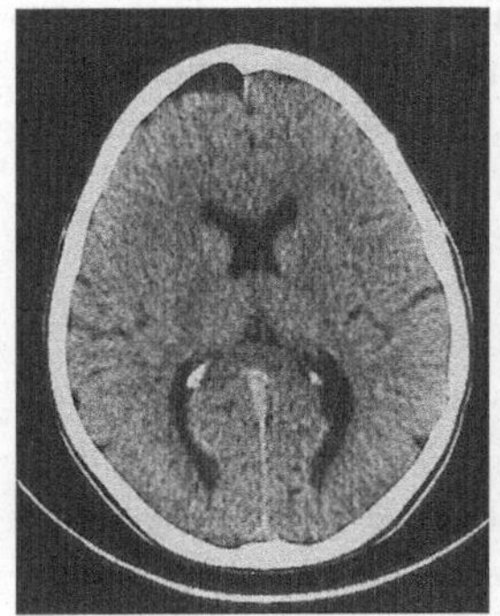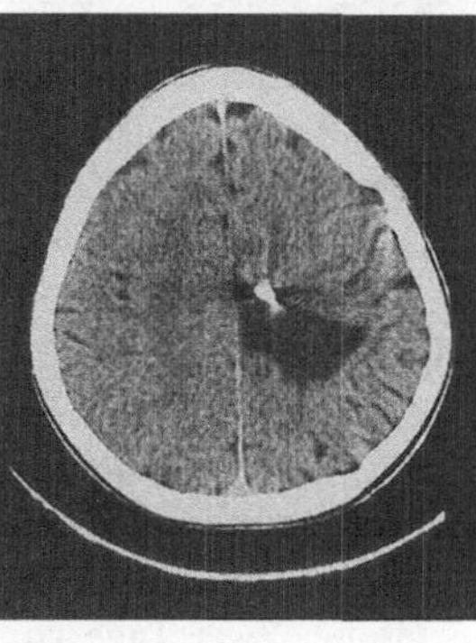

Abb. 6.118 a und b. Zustand nach Angiomblutung. Im ehemaligen Blutungsareal links parietookzipital zeigt sich eine ausgedehnte Defektzone mit daraus resultierender geringgradiger Ventrikelasymmetrie. Links parietal Atrophie

les. Das EEG zeigte zu dieser Zeit eine leicht bis mittelgradig gestörte Grundaktivität mit langsamen Wellen links hinten. In der Magnetresonanztomographie intrazerebrale raumfordernde Blutung links prä- bis postzentral, im linken Vorderraum noch Blutreste. Daraufhin osteoplastische Kraniotomie links mit Ausräumung der Blutungshöhle. Ein Monat nach dem Ereignis weiterhin leichte generalisierte Anomalien des EEG sowie einzelne höhere langsame Wellen links temporookzipital und bilaterale Paroxysmen (Abb. 6.117).

Unter antikonvulsiver Therapie mit Carbamazepin traten keine Anfälle auf. In der Computertomographie ausgedehnte Defektzone (Abb. 6.118 a/b). Die beinbetonte Hemiparese rechts wird krankengymnastisch weiterbehandelt; 18 Monate nach dem Ereignis besteht ein Gesamt-IQ von 94 im HAWIK-R. Der motorische Quotient im Körperkoordinationstest konnte von 57 auf 62 gesteigert werden. Es bestehen in der Schule Konzentrationsprobleme sowie Probleme beim rechtshändigen Schreiben. Eine Ergotherapie wird fortgesetzt.

Fallbeispiel: Infarkt im Bereich der rechten Kleinhirnhemisphäre.

Anamnese und Befund: Der knapp 5 Jahre alte Junge wurde wegen seit 5 Tagen zunehmender Ataxie, Fall-

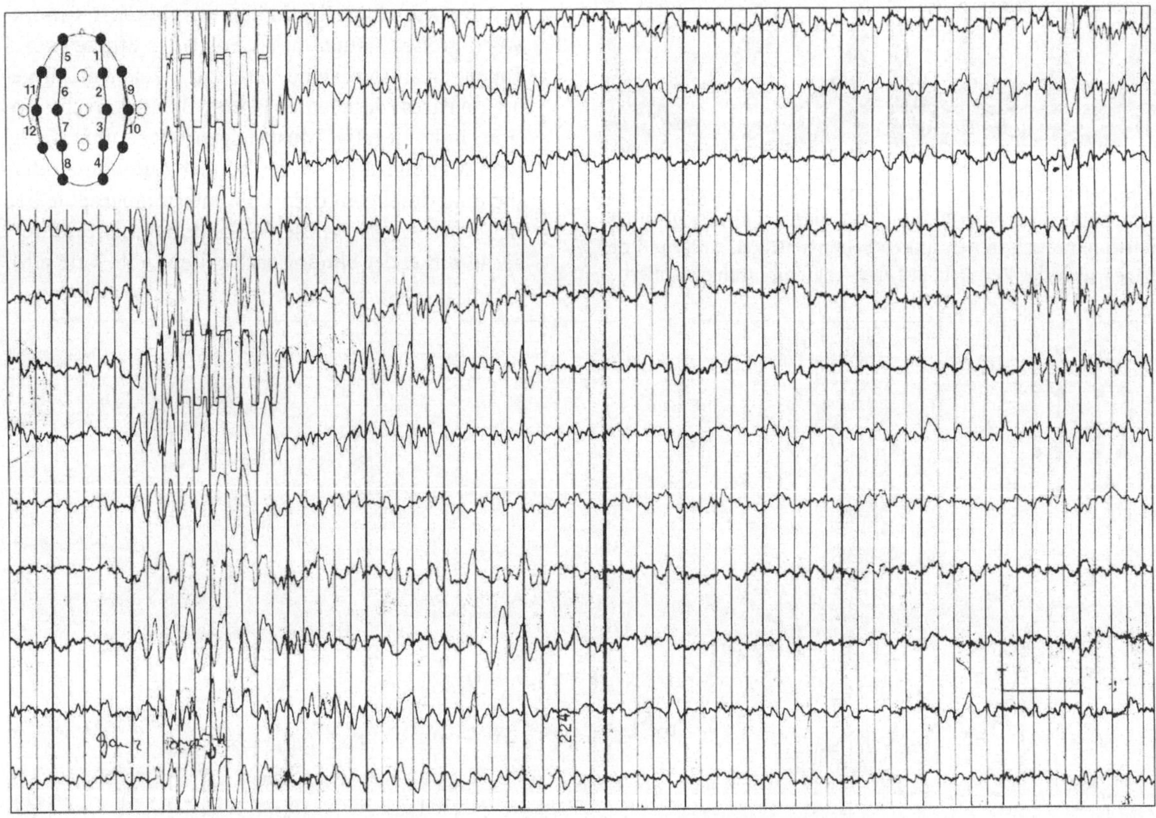

Abb. 6.119. Schlaf-EEG (B-Stadium) eines knapp 5 Jahre alten Jungen. Niedrige diffuse ϑ-Tätigkeit, spärliche, niedrige α-Wellen und hohe, bilaterale 4 – 5/s-Gruppen für die Dauer von 1 – 3 Sekunden. Solche Veränderungen kommen bei vielen, nicht diffus infiltrierenden mediobasalen Prozessen vor

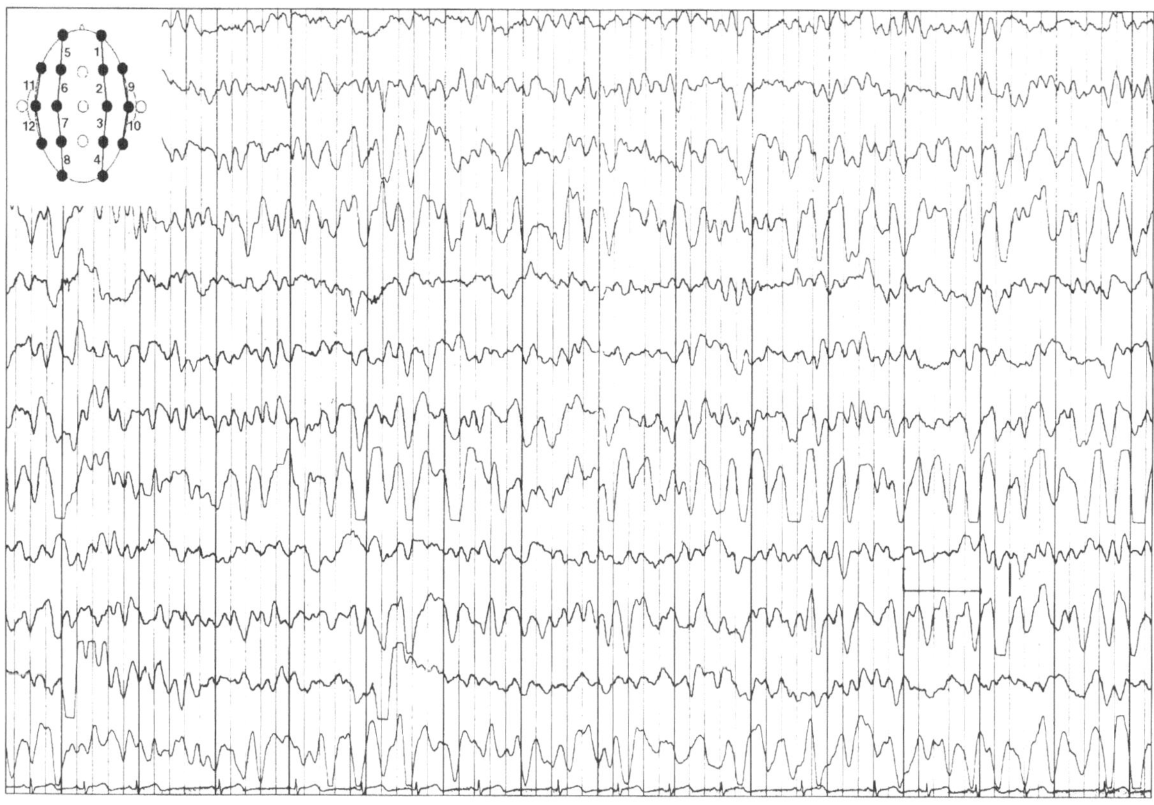

Abb. 6.120. Wach-EEG desselben Jungen 3 Tage später. Der Zustand korreliert mit einer stark zunehmenden Ataxie, Schläfrigkeit und Erbrechen bei stärker beeinträchtigtem Allgemeinzustand als beim dem Erstbefund. Unregelmäßige diffuse 4 – 6/s-Tätigkeit mit Amplituden zwischen 40 und 100 µV. Parietookzipital besteht beidseits hohe 3/s Tätigkeit mit Amplituden bis über 200 µV. Gegenüber dem Vorbefund Zunahme der bilateralen Anomalien wie man sie bei Druckzunahme und Abflußbehinderung in der mittleren und hinteren Schädelgrube findet

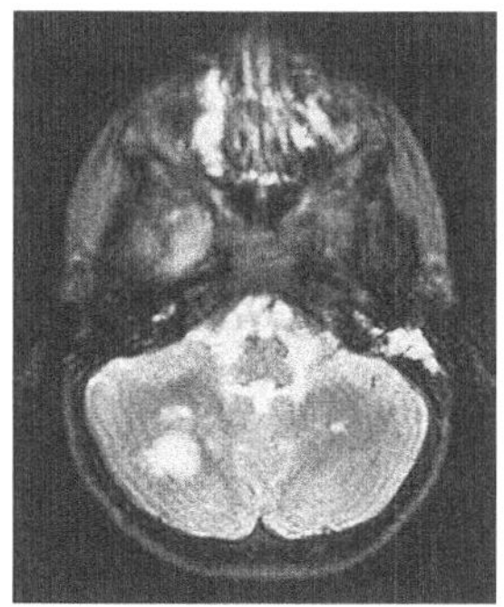

Abb. 6.121. Kernspintomographie zeitlich zwischen den beiden EEG. Hyperintenser Bezirk im Bereich der rechten Kleinhirnhemisphäre

neigung und Erbrechens vorgestellt. Die bisherige Schwangerschafts-, Geburts- und Entwicklungsanamnese erbrachte keinen pathologischen Befund. *Therapie und Verlauf:* Bei der Aufnahme war der Junge sehr ataktisch und schläfrig. Die neurologische Untersuchung ergab einen normalen Reflexstatus. Motorik und Koordination waren wegen der bestehenden Ataxie, Schläfrigkeit und Fallneigung stark gestört. Das EEG zeigte generalisierte 4 – 6/s-Gruppen (Abb. 6.119) sowie 3 Tage später kontinuierliche,

hohe langsame Tätigkeit okzipital (Abb. 6.120). In der Computertomographie stellte sich eine ausgeprägte „Raumforderung" im Bereich der rechten Kleinhirnhemisphäre dar (Abb. 6.121). Durch die weitere Diagnostik wurde ein Infarkt im Bereich der rechten Kleinhirnhemisphäre festgestellt. Vor dem zweiten EEG wurde wegen der rapiden klinischen Verschlechterung binnen 2 Tagen bereits eine Kortikoid-Therapie eingeleitet. Im EEG handelt es sich um fortgeleitete Veränderungen, da sich die Aktivität des Kleinhirns im EEG nicht direkt widerspiegelt. Als Ursache des Infarktes konnte retrospektiv eine Myoklasmeninfektion festgestellt werden.

Fallbeispiel: Migraine accompagnée.
Anamnese und Befund: Das bei der Vorstellung 12 Jahre alte Mädchen wurde bereits 6 Monate vor der stationären Einweisung im Sozialpädiatrischen Zentrum wegen rezidivierender Bauch- und Kopfschmerzen vorgestellt. Es wurde damals der Verdacht auf eine psychosomatische Ätiologie bei körperlich normaler Entwicklung mit überdurchschnittlicher Begabung gestellt. Differentialdiagno-

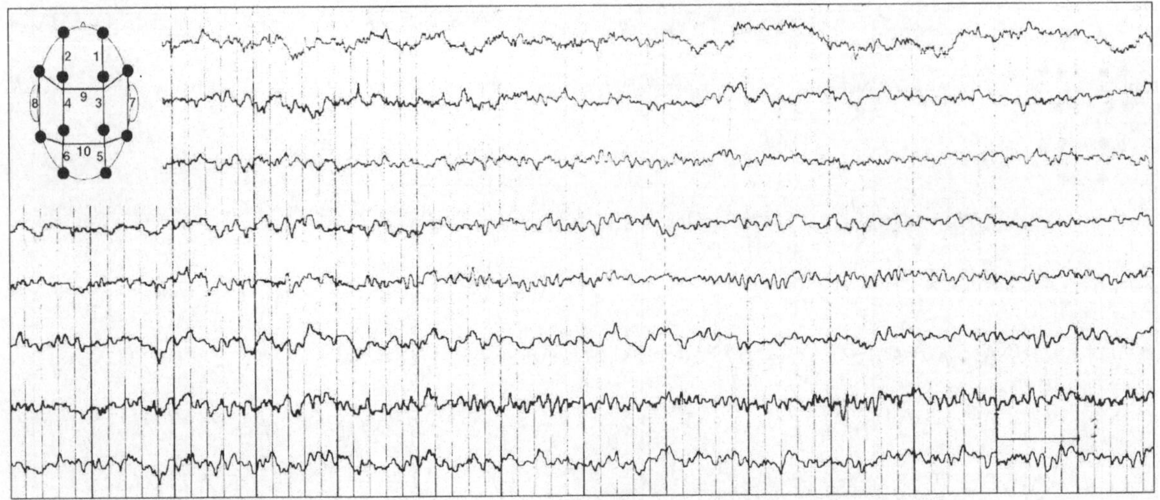

Abb. 6.122. Wach-EEG eines 12 Jahre alten Mädchens. Grundaktivität parietookzipital 8 – 10/s mit unterlagerten ϑ-Wellen. Amplituden rechts 30 μV, links 10 μV. Diffuse 2 – 3/s-Wellen bis 50 μV mit Maximum links okzipital

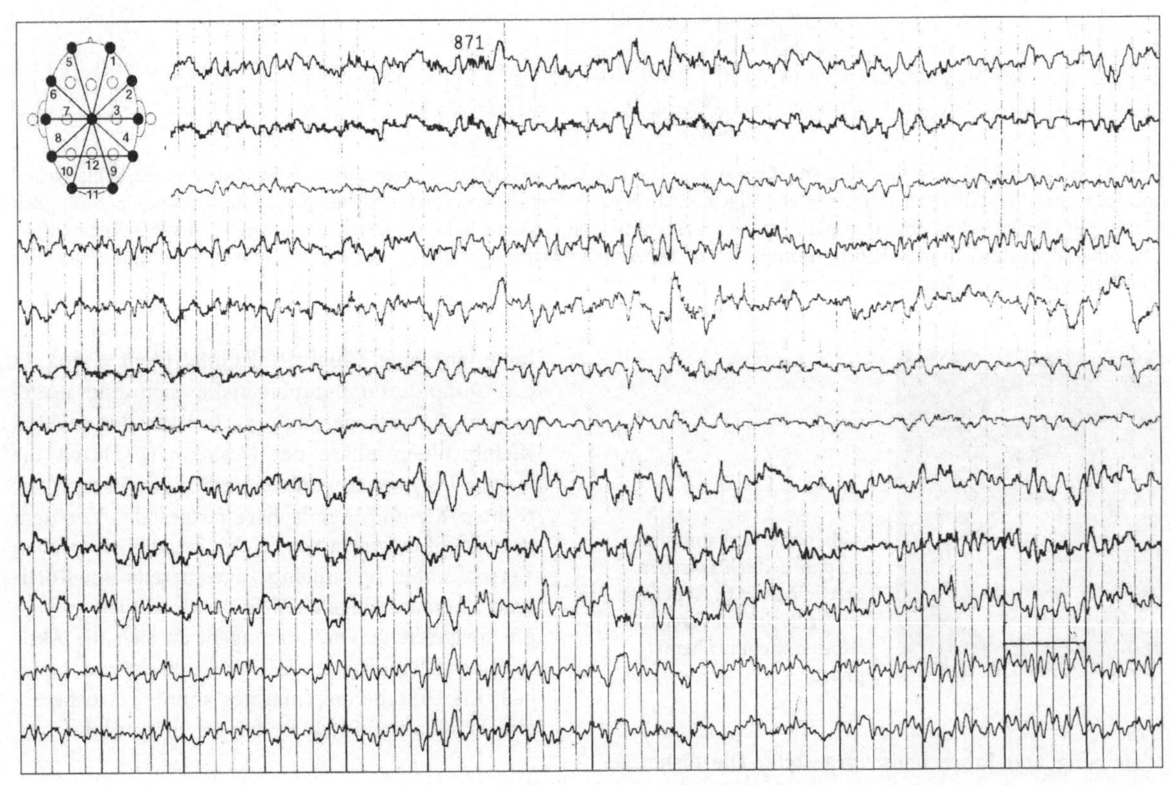

Abb. 6.123. 4 – 6/s Wellen für 3 – 6 Sekunden Dauer mit Amplituden bis 80 μV sind in die in Abbildung 6.122 beschriebene Tätigkeit eingelagert

stisch wurde bei normalem EEG eine Migräne erwogen. Schwindel. Die stationäre Einweisung erfolgte unter der Verdachtsdiagnose einer Hirnblutung. Am Tag der stationären Aufnahme während des Sportunterrichtes beim Basketballspielen plötzlich einschießende Kopfschmerzen im Schläfenbereich beidseits, links stärker als rechts. Auf dem rechten Auge konnte das Mädchen plötzlich nichts mehr sehen und war im Anschluß an das akute Ereignis verwirrt und verlangsamt. Ansonsten waren internistischer, neurologischer und ophtalmologischer Befund unauffällig.

Therapie und Verlauf: In dem kurz nach der stationären Aufnahme abgeleiteten EEG zeigte sich langsame Tätigkeit mit Maximum links temporal bis okzipital (Abb.6. 122), z. T. mit Artefakten. Das Übereinstimmen des Maximums der Serien von Deltawellen links hinten mit halbseitigen ophthalmischen Störungen und Zeichen eines „transienten" organischen Psychosyndroms oder Durchgangssyndroms stützen die Annahme örtlicher vaskulärer Störungen. Wenige Minuten später langsame 3 – 6/s Wellen mit höherer Amplitude (Abb. 6.123). Eine daraufhin durchgeführte Kernspintomographie ergab keinen pathologischen Befund. Ein nach 24 h abgeleitetes EEG erbrachte eine Normalisierung. Nach einer Woche keine Seitendifferenzen im EEG bei unauffälliger Klinik. Es wurde die Diagnose einer Migraine accompagnée gestellt. Wegen der recht seltenen Anfälle wurde zu dieser Zeit nur eine Akuttherapie empfohlen und ein autogenes Training eingeleitet.

6.5 Stoffwechselstörungen und EEG

Störungen des Kohlehydratstoffwechsels: Dumermuth (1976) stellte die Literatur zur Veränderung des EEG bei Störungen des Kohlehydratstoffwechsels zusammen. Gibbs et al. (1940) beschrieben als Hypoglykämie-Effekt im EEG eine zunehmende Verlangsamung. Kugler (1981) berichtete über deren Reversibilität bei ausreichender Glukosegabe. Als Grenzwert des Blutzuckers für eine Auswirkung auf das EEG wird bei Reifgeborenen 30 mg/dl, bei Small for date-Babys 20 mg/dl angegeben (Köhler, 1991). Die Reagibilität des EEG schwankt aber interindividuell offensichtlich ebenso stark wie die der klinischen Erscheinungen von Diabetikern auf hypoglykämische Zustände. Bei der Grenzwertunterschreitung des Glukosespiegels sind zunächst eingelagerte langsame Wellen zu beobachten, die einer hohen δ-Tätigkeit bei Bewußtseinsverlust weichen. Bei einer ausgeprägten Hypoglykämie treten zerebrale Krampfanfälle auf, die im EEG mit paroxysmalen Aktivitäten einhergehen. Die im Extremfall zum Tod führende Hypoglykämie korreliert mit einer zunehmenden Abflachung des EEG.

Nach Gibbs et al. (1940) verursacht Hyperglykämie zunächst eine Beschleunigung der Aktivität. Das Coma diabeticum führt durch Elektrolyt- und Stoffwechsel-

störungen zu einer mit der Tiefe des Koma korellierenden, zunehmenden langsamen Tätigkeit.

Störungen des Eiweiß- und Lipoidstoffwechsels: Eine Auswahl dieser Krankheitsbilder, u. a. die Phenylketonurie, die zerebralen Lipoidosen und der Gargoylismus wurden von Dumermuth (1976) unter dem Überbegriff „Stoffwechselstörungen" behandelt. Inzwischen sind diese Erkrankungen zumeist unter den spezifischen Syndromen (s. 6.1.2.3.2) in der IKEA eingeordnet. Am Beispiel der Ceroidlipofuszinosen wird ersichtlich, daß in den letzten Jahrzenten das Wissen um diese Stoffwechselerkrankungen stark angewachsen ist (Christensen u. Hanefeld, 1994). Das EEG zeigt vom Typ der Krankheit abhängig starke Veränderungen, die jedoch nicht als spezifisch anzusehen sind.

Elektrolytstörungen: Die Hyponatriämie als häufigste Störung des Elektrolythaushaltes im Kindesalter zeigt im EEG eine Verlangsamung der Grundaktivität vorwiegend über den hinteren Hirnabschnitten (Dumermuth, 1976; Köhler, 1990). Die Schwere der Verlangsamung korreliert mit dem Grad der Hyponatriämie.

Die akute Hypernatriämie führt im Kindesalter meist über eine Dehydratation zu Bewußtlosigkeit und Grand-mal-Anfällen mit den entsprechenden EEG-Veränderungen (Finberg u. Harrison, 1955). Chronische Hypernatriämien zeigten bei einer Nachuntersuchung von 32 Kindern bei 2 Kindern weiterbestehende zerebrale Anfälle und bei 8 Patienten abnormale EEG-Befunde (Morris-Jones et al., 1968).

Hypokalzämien des Kindesalters sind bei Vitamin D-Mangelsituationen oder Hypoparathyreoidismus zu finden. In der Epileptologie ist die erstmals von Schmid (1967) beschriebene Rachitis anticonvulsiva von Bedeutung. Sie entsteht durch Antiepileptika, insbesondere Phenytoin oder Phenobarbituratpräparate (Köhler u. Hauke, 1983). Das EEG bei der Hypokalzämie zeigt eine Frequenzverlangsamung.

Schilddrüsenstörungen: Zwischen Schilddrüsenfunktion und EEG besteht eine Beziehung, die Ebe et al. (1994) und Spatz et al. (1975) darstellten. Eine Überfunktion der Schilddrüse beschleunigt die EEG-Tätigkeit, eine Unterfunktion verlangsamt sie und reduziert die Amplituden. Das Ausmaß der EEG-Veränderungen korreliert mit dem Grundumsatz.

Stoffwechselstörungen des Gehirns verlangsamen das EEG, bei Überfunktion wird es beschleunigt. Bei schweren Stoffwechselstörungen kommt es im Koma zum Stadium der triphasischen Wellen (Ebe et al., 1994). Das Persistieren der Stoffwechselstörung führt, insbesondere bei hepatischen, urämischen und diabetischen Störungen, zu einer Abnahme der Amplituden bis zur elektroenzephalographischen Inaktivität. Für den Interessierten sind historische Quellen zu diesem Thema umfassend bei Dumermuth (1976) und die neuesten Erkenntnisse bei Niedermeyer u. Lopes da Silva (1993) dargestellt.

6.6 Schädel-Hirn-Trauma und EEG

Das EEG bei Schädel-Hirn-Trauma wurde erstmals von Berger (1931) in seiner III. Mitteilung „über das Elektrenkephalogramm des Menschen" beschrieben. Über das EEG bei Katzen und Affen unter dem Einfluß experimenteller Gehirnerschütterung berichteten Williams u. Denny-Brown (1941) und Meyer u. Denny-Brown (1955). Sie wiesen während der Gewalteinwirkung ein negatives Potential, im weiteren Verlauf zunächst eine Abflachung, dann eine Verlangsamung nach. Dow et al. (1945) stellten fest, daß sich bei verletzten Werftarbeitern die EEG-Veränderungen bei vielen Gehirnerschütterungen bereits nach 30 min zurückgebildet hatten. Dumermuth (1976) leitete sein Kapitel „EEG nach Schädelhirntrauma" mit der Bemerkung ein: „Die im Tierexperiment und beim Erwachsenen innerhalb weniger Stunden zu beobachtende Rückbildung der postcommotionellen EEG-Veränderungen läßt sich für das Kindesalter nicht vorbehaltlos bestätigen. Somit fällt beim Kind der EEG-Befund als Kriterium zur Differenzierung der Contusio von der Commotio cerebri weg."

Die heute verfügbar gewordene bildgebende Diagnostik mit Computertomographie und Magnetresonanztomographie hat jedoch neue Erkenntnisse zur Frage nach der Differenzierung von Commotio cerebri und Contusio cerebri mit dem EEG erbracht. Bätz (1988, 1994) behauptet: „Auch bei einem Schädelhirntrauma im Kindesalter kann auf Grund der Anamnese, des neurologischen Befundes und des EEG-Verlaufes differentialdiagnostisch sicher zwischen einer Commotio und einer Contusio cerebri unterschieden werden; computer- und kernspintomographische Befunde können sich zusätzlich diagnostisch als hilfreich erweisen." Von der Definition ausgehend, daß es sich bei einer Commotio cerebri um eine vorübergehende, reversible zerebrale Funktionsstörung, bei der Contusio cerebri um eine organische Hirnläsion handelt, wird einschränkend von Koufen et al. (1981) und Velho-Groneberg (1985) festgestellt, daß sich auch mit modernen bildgebenden Verfahren nicht jede zerebrale Läsion darstellen läßt. Es wird auf die Möglichkeit von Contre-Coup-Herden hingewiesen, deren Lokalisation weit ab von der direkt betroffenen Region des Schädels zu suchen ist. Koufen et al. (1981) forderten, daß der Begiff der Contusio cerebri vom Nachweis der morphologischen Läsion abgelöst werde. Die endgültige Unterscheidung zwischen Schädelprellung, Commotio oder Contusio cerebri kann erst am Ende einer Verlaufsbeobachtung erfolgen. Zu diesem Zweck sind mehrfache EEG-Ableitungen, nach Möglichkeit mit 12 - 20 Kanälen nach den Empfehlungen der Deutschen EEG-Gesellschaft (1990) erforderlich. Die erste Ableitung sollte innerhalb der ersten 4 Tage erfolgen. Bei einem abnormen Befund sind ein- bis zweiwöchentliche Kontrollableitungen erforderlich. EEG-Ableitungen, die erstmals Wochen nach einem Schädel-Hirn-Trauma durchgeführt werden, sind ebenso wie eine einmalige EEG-Untersuchung in der Frühphase für die Diagnose wertlos.

Die Differentialdiagnose wurde von Bätz (1994) definiert: **Commotio cerebri** – „Im Kindes- und Jugendalter findet sich in der Frühphase nach leichten, gedeckten Schädel-Hirn-Traumen, neben unauffälligen EEG-Befunden häufig eine leichte, seltener eine mittelschwere Verlangsamung der Grundaktivität. Oft kommt es zur Einstreuung seitenbetonter, zum Teil hochamplitudiger 2 bis 5/s-Wellen temporo-okzipital beidseits, seltener zu anderen Herdstörungen. Diese Veränderungen bilden sich überwiegend nach ein bis zwei, selten erst nach drei Wochen vollständig zurück." (vgl. Abb. 6.124, 6.125)

Contusio cerebri – „Bestehen eine Verlangsamung der Grundaktivität und/oder Herdstörungen über die vierte posttraumatische Woche hinaus fort und zeigen sich kontralaterale Herdbefunde, so spricht dies für eine Contusio cerebri, auch wenn nach rein klinischen Gesichtspunkten nur ein leichtes gedecktes Schädel-Hirn-Tauma vorgelegen hat. Für ein mittelschweres und schweres gedecktes Schädel-Hirn-Trauma (Contusio cerebri) ergibt sich im Kindes- und Jugendalter, ähnlich wie bei den Erwachsenen, im allgemeinen eine gute Korrelation zwischen EEG und klinisch neurologischem Verlauf."

Intrazerebrale Blutungen verursachen eine herdförmige oder diffuse δ-Tätigkeit (vgl. Abb. 6.126).

Subdurale Hämatome führen bei entsprechender Größe mit Kompression der Hirnrinde oder zerebralen Durchblutungsstörungen zu langsamer Tätigkeit und niedrigen Amplituden.

Bei **Subarachnoidealblutungen** geringen Ausmasses treten keine oder nur geringe EEG-Anomalien auf. Bei Kompression der Hirnrinde kommt es je nach Ausmaß zu unterlagerten langsamen Wellen oder dominierender langsamer Tätigkeit.

Hypoxische oder traumatische Zerstörungen des Gehirngewebes führen je nach der Schwere des Schadens zu einer diffusen oder lokalisierten langsamen EEG-Tätigkeit, wobei eine gewisse Korrelation zwischen Ausmaß der Verlangsamungen und Schweregrad der Störung besteht (vgl. Abb. 6.132).

In der Übergangsphase zum elektrisch inaktiven EEG (Nullinien-EEG; vgl. Abb. 6.134) können Gruppen von unregelmäßigen langsamen Wellen oder eine Burst-supression-Aktivität (vgl. Abb. 6.133) beobachtet werden.

Nach Abheilung des Trauma können Defekte oder eine **Residualepilepsie** zu entsprechenden klinischen Symptomen und zu EEG-Befunden führen, wie sie bei der symptomatischen Epilepsie beobachtet werden (vgl. Abb. 6.130, 6.131).

Bei einer prognostischen Studie zum Wert des EEG bei Kindern mit schweren Schädelverletzungen fanden Dusser et al. (1989) 4 Arten von EEG-Mustern. Sie beschrieben sie als Grenzbefunde, schlafähnliche Befunde, sehr stark wechselnde Befunde und langsame (monomorphe) Aktivität. Sie fanden für die Kurzzeitprognose, daß die langsame monomorphe δ-Aktivität eine schlechte Prognose anzeigt, weil sie von einer längeren Koma- und Aufwachperiode gefolgt ist als die anderen EEG-Muster. Drei der 12 Patienten, bei denen diese Aktivität beobachtet wurde, starben an der Schädelverletzung. Bezüglich der Langzeitprognose hatten nur 50 % der überlebenden Patienten mit einem langsamen monomorphen Muster während des Komas eine gute Prognose. Die anderen 3 EEG-Muster hatten keine diagnostische Bedeutung für die Kurz- oder Langzeitergebnisse. Bierbrauer et al. (1992) konnten zeigen, daß die automatische Analyse der Grundaktivität bei Patienten nach leichtem Schädel-Hirn-Trauma keine Vorteile gegenüber der visuellen Analyse ergab. Die Diskriminanzanalyse gab allerdings im Gegensatz zur visuellen Analyse die Möglichkeit zu Aussagen von diagnostischem und prognostischem Wert für den einzelnen Patienten. Die computergestützte EEG-Analyse wurde als sinnvolle Bereicherung der EEG-Diagnostik nach leichtem Schädel-Hirn-Trauma bezeichnet. Zuvor hatten bereits Thatcher et al. (1989) 3 neurophysiologische Variablen beim Einsatz der EEG-Computeranalyse gefunden, die einer mechanischen Schädelverletzung zuzuordnen waren. Dies waren:

1. Eine erhöhte Kohärenz frontal und frontotemporal,
2. Ein herabgesetzter Aktivitätsunterschied zwischen vorderen und hinteren kortikalen Regionen (was einer schlechten örtlichen Gliederung entspricht),
3. Eine reduzierte α-Aktivität in den hinteren kortikalen Regionen.

Ruijs et al. (1994) plädieren für die Diagnostik mit CCT und EEG auch bei leichten Schädel-Hirn-Verletzungen.

Inwieweit durch den Einsatz der automatischen EEG-Analyse und der damit möglichen Differenzierung der normalen Grundaktivität im Kindesalter eine zusätzliche Sicherheit in der Wertung des Zustands und der Prognose erreicht werden kann, bleibt der zukünftigen Entwicklung vorbehalten. Übereinstimmung besteht bei allen Autoren, daß die zur Verfügung stehenden klinischen, neurophysiologischen und bildgebenden Methoden sich ergänzen müssen und einander nicht überflüssig machen.

Hirntodesdiagnostik: Nach der Bekanntmachung des wissenschaftlichen Beirats der Bundesärztekammer (1982) ist das EEG zur Feststellung des Hirntodes entbehrlich, wird aber als ergänzende Maßnahme empfohlen. In anderen Staaten wird das EEG zur Diagnose des Hirntodes zwingend vorgeschrieben. Grundlage dieser differierenden Beurteilung ist, daß nur der Nachweis des Hirnstammtodes zur Feststellung des Hirntodes

ausreicht, das EEG aber eine Kortexableitung darstellt. In der Stellungnahme des wissenschaftlichen Beirats der Bundesärztekammer (1993) wird festgelegt: „Die diagnostischen Kriterien des Hirntodes beruhen auf klinischen und auf elektrophysiologischen Untersuchungen sowie auf bildgebenden Verfahren, welche Aussagen über die Hirnblutung und über den Hirnstoffwechsel ermöglichen. In der Bundesrepublik Deutschland werden diese Kriterien seit 1982 vom Wissenschaftlichen Beirat der Bundesärztekammer weiterentwickelt und fortgeschrieben (zuletzt 1991)." Folgende Verfahren zur Bestätigung der klinischen Zeichen des irreversiblen völligen Hirnausfalls werden anerkannt (nach Haupt et al. 1993):

1. Zerebrale Panangiographie,
2. Transkranielle Dopplersonographie,
3. Zerebrale Perfusionsszintigraphie,
4. EEG,
5. Evozierte Potentiale des Gehirns.

Eine Übersicht zum vollständigen und endgültigen Ausfall der Hirntätigkeit als Todeszeichen des Menschen haben Birnbacher et al. (1993) erstellt.

Bei der ergänzenden Hirntoddiagnostik durch das EEG ist zu beachten (Deutsche Gesellschaft für klinische Neurophysiologie, 1994): „Folgende Ableittechnik wird empfohlen, um das Erloschensein der kortikalen Aktivität nachzuweisen:

1. Die Beurteilung muß sich auf eine mindestens 30 Minuten einwandfrei auswertbare, artefaktarme EEG-Registrierung stützen.
2. Den jeweiligen Umständen entsprechend kann mit gesinterten Ag/AgCl-Elektroden oder mit Platin- bzw. Stahlnadelelektroden abgeleitet werden. Stahlnadelelektroden zeigen bei ungünstigen Verstärkereigenschaften Polarisationseffekte. Daher muß für die gewählte Kombination aus Verstärker und Elektrode vorher sichergestellt sein, daß eine technisch stabile EEG-Ableitung über entsprechend lange Zeiten gewährleistet ist.
3. Die Elektroden sind nach dem 10 : 20-System zu setzen. Die Ableitprogramme sollen auch Abgriffe mit doppelten Elektrodenabständen beinhalten, z.B. Fp1-C3, F3-P3 usw. Bei der neuen EEG-Technik mit referentieller Registrierung sind für die Darstellungen Programme zu verwenden, die obige Empfehlungen berücksichtigen. Als Beispiel kann folgendes Acht-Kanal-Ableiteschema verwendet werden: Fp2-C4, C4-O2, Fp1-C3, C3-O1, Fp2-T4, T4-O2, Fp1-T3, T3-O1.
4. Die Elektrodenübergangswiderstände sollen zwischen 1 und 10 kΩ liegen und möglichst gleich niedrig sein. Widerstände unter 1 kΩ können durch Flüssigkeits- oder Elektroden-Gel-Brücken verursacht werden. Die Messungen der Über-

gangswiderstände soll die Referenzelektrode(n) und die Erdungselektrode(n) mit einschließen. Die Werte der Widerstände müssen zu Beginn und am Ende der Aufzeichnung dokumentiert werden.

5. Die Registrierung soll mit Standard-Filtereinstellungen erfolgen: Zeitkonstante 0,3 s (untere Grenzfrequenz 0,53 Hz); obere Grenzfrequenz 70 Hz bei konventionellen EEG-Geräten, bei digitalen Systemen mit steilen Filterflanken entsprechend höher. Zur Erfassung auch sehr langsamer Frequenzen ist ein mindestens 10 min einwandfrei auswertbares, artefaktarmes EEG mit einer Zeitkonstante von 1 s oder länger (untere Grenzfrequenz 0,16 Hz oder darunter) zu registrieren.

6. Die Registrierung soll mit Standard-Verstärkereinstellungen begonnen werden (5 bzw. 7 µV/mm). Die der Beurteilung zugrunde liegenden EEG-Abschnitte (30 min) müssen mit einer Empfindlichkeit von mindestens 2 µV/mm aufgezeichnet werden. Bei der digitalen EEG-Technik muß die Aufzeichnung in der Weise erfolgen, daß eine Auswertung mit einer Auflösung von 2 µV/mm möglich ist. Die Geräteeichung soll mit einem Signal erfolgen, dessen Höhe der Amplitude des zu erwartenden Signals entspricht, z. B. 20 µV bei einer Empfindlichkeit von 2 µV/mm. Eichsignale müssen am Beginn, bei jeder Änderung und am Ende der Registrierung aufgezeichnet werden. Steht kein entsprechend kleines Eichsignal zur Verfügung, muß das Eichsignal mit der Standard-Einstellung aufgezeichnet und jede Verstärkeränderung dokumentiert werden.

7. Der Rauschpegel des EEG-Gerätes sollte beachtet werden. Er muß so gering sein, daß eine sichere Abgrenzung von EEG-Potentialen um 2 µV möglich ist. Das Geräterauschen sowie auch externe Einstreuungen können sehr einfach überprüft werden, indem man einen 10-kΩ-Widerstand zwischen die zwei Anschlüsse eines Kanals schaltet oder diese gegen Masse kurzschließt.

8. Die Anzahl der EEG-Kanäle darf acht nicht unterschreiten. Unverzichtbar zur Erkennung von nicht zu beseitigenden Artefakten ist die kontinuierliche Mitregistrierung des EKG. Andere Artefakte müssen sicher identifiziert und vom EEG abgegrenzt werden. Zur Differenzierung rascher β-Aktivität von EMG-Aktivität können kurz wirkende Muskelrelaxantien gegeben werden. Dies darf jedoch nur nach der Feststellung der klinischen Hirntodkriterien erfolgen.

9. Zu Beginn der Ableitung soll durch willentlich ausgelöste Artefakte, z. B. durch Berühren der Elektroden, die Funktionstüchtigkeit der einzelnen Verstärker überprüft werden.

10. Die EEG-Registrierung muß von einem darin erfahrenen Arzt kontrolliert und beurteilt werden."

Moshe (1989) äußerte zur Hirntoddiagnostik im Kindesalter, daß das EEG alleine die Diagnose des Hirntodes nicht stellen kann. Das EEG wird neben den anderen beschriebenen Kriterien als nützlicher untergeordneter Test bezeichnet, der dazu verhilft, den Tod des Neokortex zu bestätigen, wenn der Patient keine das Nervensystem supprimierenden Medikamente erhalten hat. Schneider (1989) bestätigte, daß das EEG nicht immer mit der klinischen Situation oder mit anderen neurodiagnostischen, den Hirntod bestätigenden Tests übereinstimmt. Diejenigen, die diese Methode einsetzen, sollten sich der Grenzen dieser Methode bewußt sein. Auch die von der Task force 1987 veröffentlichten Richtlinien für die Bestimmung des Hirntodes im Kindesalter wurden durch einen Fallbericht von Kohrmann u. Spivack (1989) relativiert. Es wurde empfohlen, in der ersten Lebenswoche die Feststellung des Hirntodes zu vermeiden. Von der ersten Lebenswoche bis zum zweiten Lebensmonat genügen zur Hirntodbestimmung übereinstimmende klinische Untersuchungen, Abwesenheit von Hirnstammfunktion und 2 elektroenzephalographische Ableitungen mit 48 h zeitlichem Abstand. Bei Kindern vom 2. bis zum 12. Lebensmonat sinkt die Überwachungsperiode auf 24 h, bei Kindern über einem Jahr auf 12 h, wenn ein Nullinien-EEG besteht oder ein zerebrales Radionukleotidangiogramm das Fehlen eines zerebralen Blutflusses beweist. In dem Bericht von Kohrmann u. Spivack (1989) wurde über ein 3 Monate altes Mädchen berichtet, das diese Kriterien erfüllte, aber eine partielle Kortex- und Hirnstammfunktion nach längerer Zeit wiedererlangte. Dieser Bericht unterstreicht die besondere Problematik der Hirntodeszeitbestimmung im Säuglings- und Kindesalter.

Fallbeispiel: Commotio cerebri.

Anamnese und Befund: Der 11 1/6 Jahre alte Junge stürzte mit dem Fahrrad und zog sich dabei äußere Verletzungen zu. Eine Stunde nach dem Ereignis starke Kopfschmerzen und in der weiteren Folge Desorientiertheit und Wesensveränderung. Die stationäre Einweisung erfolgte wegen des Verdachtes auf eine intrazerebrale Druckerhöhung. Bei der Aufnahme desorientiert, weinerlich. Er schlug um sich und erkannte die Bezugspersonen nicht. Es bestanden Abschürfungen rechts temporal, links temporal und am rechten Knie. Keine Bewegungseinschränkungen. Pupillen und Reflexstatus waren unauffällig.

Therapie und Verlauf: In der Computertomographie zeigte sich kein pathologischer Befund. Im EEG waren schwere bilaterale Störungen hinten (Abb. 6.124) nachweisbar. Unter Überwachung auf der Intensivstation zunächst eher Verschlechterung des Zustan-

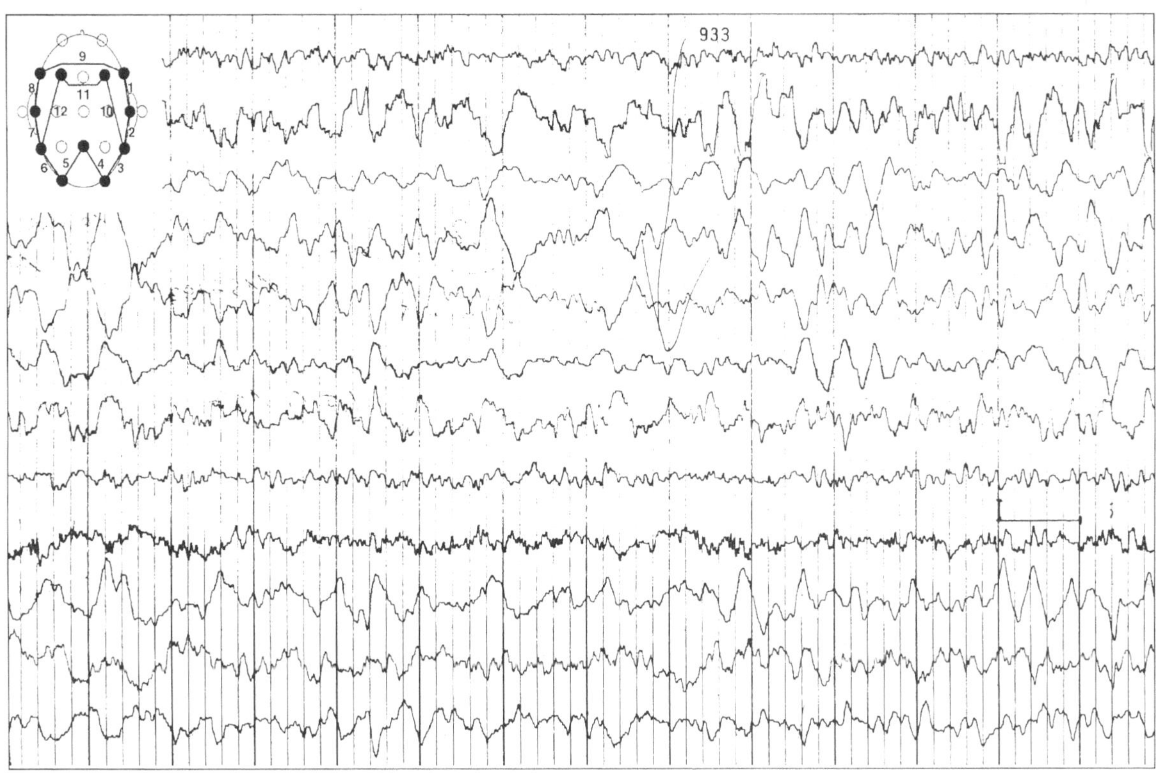

Abb. 6.124. Wach-EEG: Frontal α-ϑ-Mischaktivität mit Amplituden bis zu 40 μV bei β-Überlagerung. Über allen anderen Hirnabschnitten dominiert δ-ϑ-Aktivität mit Amplituden bis zu 200 μV rechts etwas höher als links. Keine Blockadereaktion. Die Asymmetrien sind von physiologischen Seitendifferenzen nicht unterscheidbar

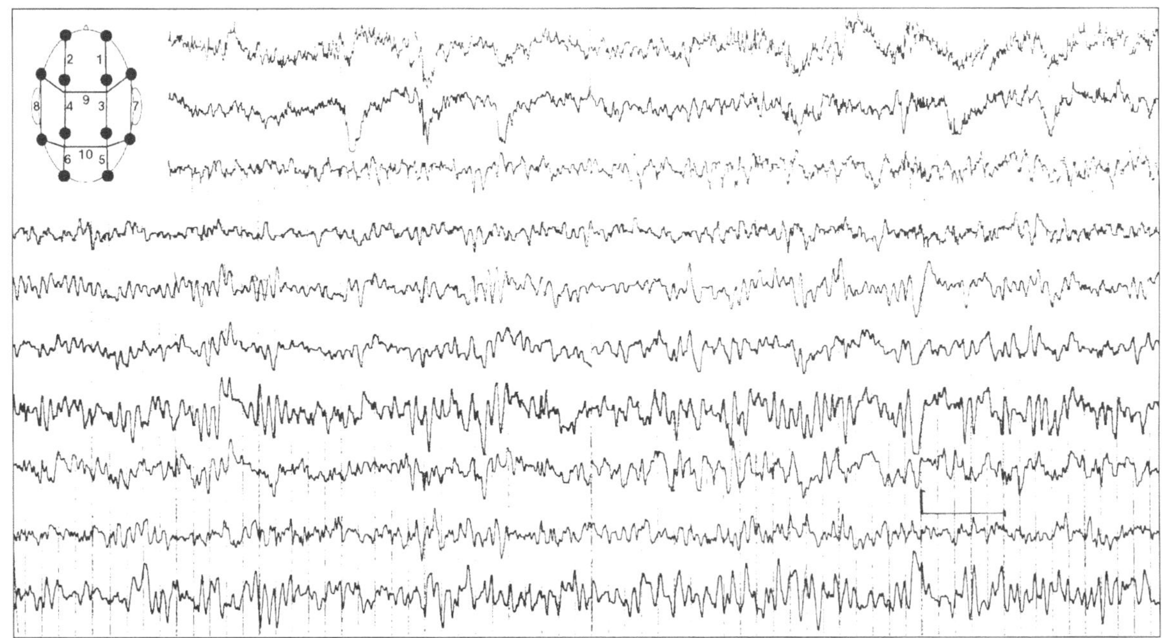

Abb. 6.125. Kontroll-EEG des 11jährigen Jungen 4 Tage nach dem Trauma. Grundaktivität über dem Parietookzipitalbereich 7 – 9/s, asymmetrische Amplituden rechts etwas höher als links. Blockadereaktion nach Lidschluß beendet. Noch unterlagerte 3 – 4/s-Wellen rechts ausgeprägter

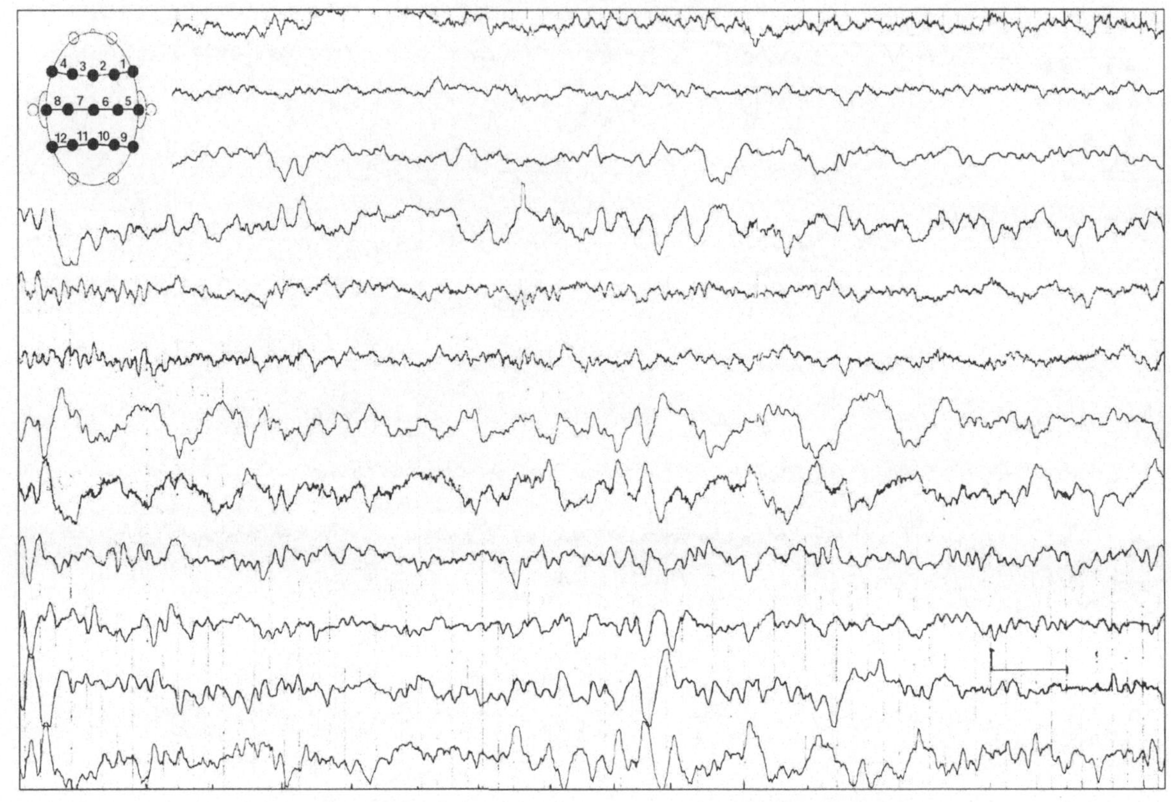

Abb. 6.126. Wach-EEG eines 7 5/6 Jahre alten Jungen. Über den hinteren Hirnabschnitten Grundaktivität rechts um 6/s, Amplituden 30 – 50 µV mit unterlagerten ϑ- und δ-Wellen. Die Aktivität links wird durch δ-Wellen mit Amplituden von 100 bis über 200 µV bestimmt. Phasenumkehr der 1/s-δ-Wellen und 3/s-Gruppen links parietal. Zu dieser Zeit war schon eine klinische Besserung eingetreten. Bemerkenswert sind die Umgebungsreaktionen im EEG kaudal vom Blutungsherd

des über 24 h mit unverändertem EEG-Befund; danach Besserung. Vier Tage nach dem Trauma wieder normale Bewußtseinslage und normales EEG (Abb. 6.125). Nach 6 Wochen konnte bei einer ambulanten Kontrolluntersuchung eine vollkommene Normalisierung aller Befunde festgestellt werden.

Fallbeispiel: Traumatische Hirnblutung.
Anamnese und Befund: Sechs Tage vor der Ableitung des dargestellten EEG stieß der 7 5/6 Jahre alte Junge beim Turnen im Turnverein mit anderen Kindern zusammen. Der genaue Unfallhergang war nicht zu erheben, da das Geschehen nicht auffiel. Der Junge turnte weiter. Wenige Stunden danach bemerkte die Mutter beim Abendessen zunehmende Blässe, Sprachstörungen und ein Herunterhängen des linken Mundwinkels. Daraufhin erfolgte die stationäre Einweisung.
Therapie und Verlauf: Bei der Aufnahme war die grobe Kraft seitengleich, es bestanden eine Fazialisparese des mittleren und unteren Astes links und ein Abweichen der Zunge nach links. Bei der Ableitung eines EEG am Tag nach dem Unfall zeigte sich sehr langsame Tätigkeit, ähnlich dem Befund im

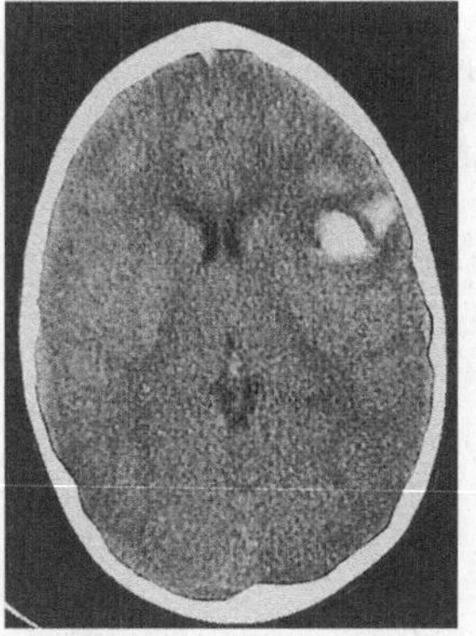

Abb. 6.127. Computertomographie 6 Tage nach dem Unfall. Links frontotemporal stellt sich eine intrazerebrale Kontusionsblutung mit einem 2 – 3 mm schmalen Umgebungsödem ohne wesentliche Raumforderung dar

Kontroll-EEG eine Woche später. Dieses EEG wies noch immer hohe langsame Wellen über der gesamten linken Hemisphäre auf (Abb. 6.126). Die Computertomographie am 6. Tag nach dem Unfall zeigte eine Blutung links (Abb. 6.127). Eine Mißbildung oder Gerinnungsstörung konnte durch weitere Untersuchungen ausgeschlossen werden.

Fallbeispiel: Perinataler Residualdefekt.
Anamnese und Befund: Der 5 1/2 Jahre alte Junge

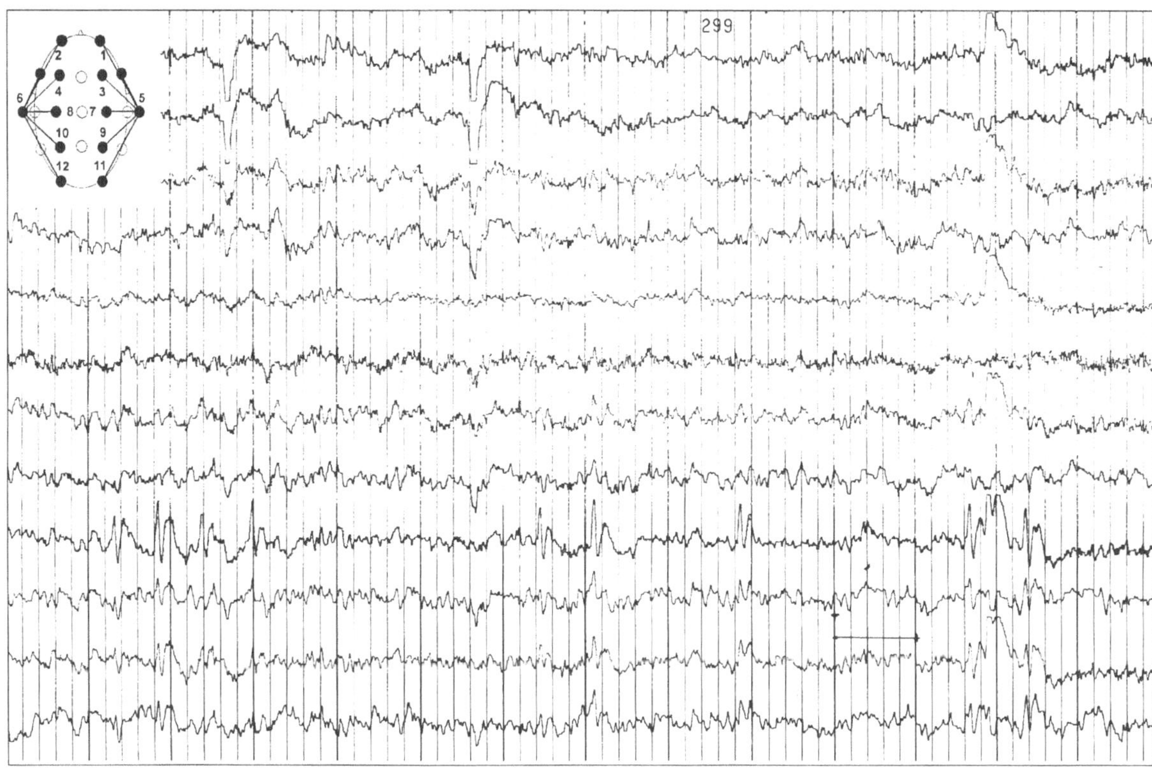

Abb. 6.128. Wach-EEG mit offenen Augen eines 5 5/12 Jahre alten Jungen. Lidartefakte. Die Grundaktivität okzipital und parietookzipital zwischen 8 und 10/s, Amplituden 30 – 50 µV. Rechts parietal z. T. nach okzipital und links übergreifend rasche SW-Komplexe. Bezugsableitung zum gleichseitigen Ohr

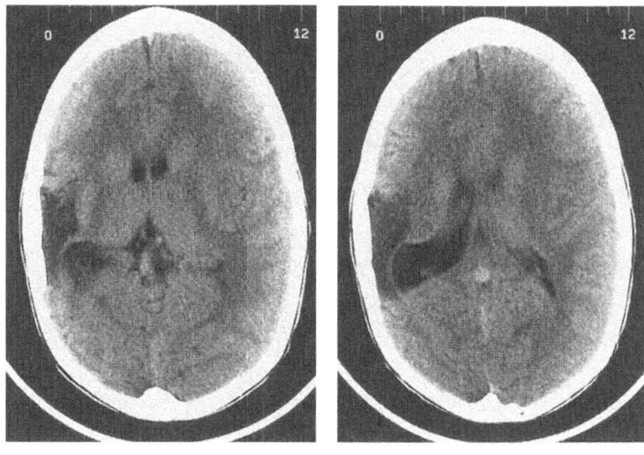

Abb. 6.129. Die kraniale Computertomographie zeigt rechts temporal einen Substanzdefekt mit Verziehung des Seitenventrikels in diesen Substanzdefekt hinein. Die rechte Hemisphäre ist etwas kleiner als die linke

wurde in der 41. Schwangerschaftswoche durch Sektio entbunden. Vorzeitige Plazentalösung und postpartale Anämie. Behandlung wegen Neugeborenenkrämpfen mit einer kurzfristigen antikonvulsiven Therapie. Zum Ende des ersten Lebensjahres neurophysiologische Therapie nach Vojta, anschließend

Spieltherapie in der Frühförderung. Krabbeln mit 15 Monaten, Laufen mit 22 Monaten, Behandlung des Strabismus. Die Vorstellung erfolgte zur weiteren Therapie bei Wohnortwechsel der Eltern. Bei der Erstvorstellung körperlich normal entwickelter Junge. Die linke Hand hatte Hilfsfunktionen und zeigte deutliche motorisch koordinative Defizite bei Rechtshändigkeit. Die mit dem WPPSI-R gemessene Intelligenz lag mit einem Gesamt-IQ von 105 im Normbereich. Es bestand allerdings eine erhebliche Varianz zwischen Handlungsteil (IQ 97) und Verbalteil (IQ 112). Multiple Dyslalie. Im EEG zeigte sich ein Herdbefund rechts okzipitoparietal (Abb. 6.128). Diesem Befund lag ein computertomographisch nachgewiesener Substanzdefekt zugrunde, der als Folge eines Perinatalschadens interpretiert wurde (Abb. 6.129). Im Schlafentzugs-EEG Generalisationsneigung nach Lidschluß (Abb. 6.130).

Therapie und Verlauf: Eine antikonvulsive Therapie wurde nach dem ersten Lebensjahr nicht mehr durchgeführt. Anfälle traten nicht mehr auf. Derzeit wird eine funktionelle Therapie in Form einer Ergotherapie zum Training der defizitären Feinmotorik der linken Hand und eine Logopädie wegen der vorliegenden Dyslalie durchgeführt.

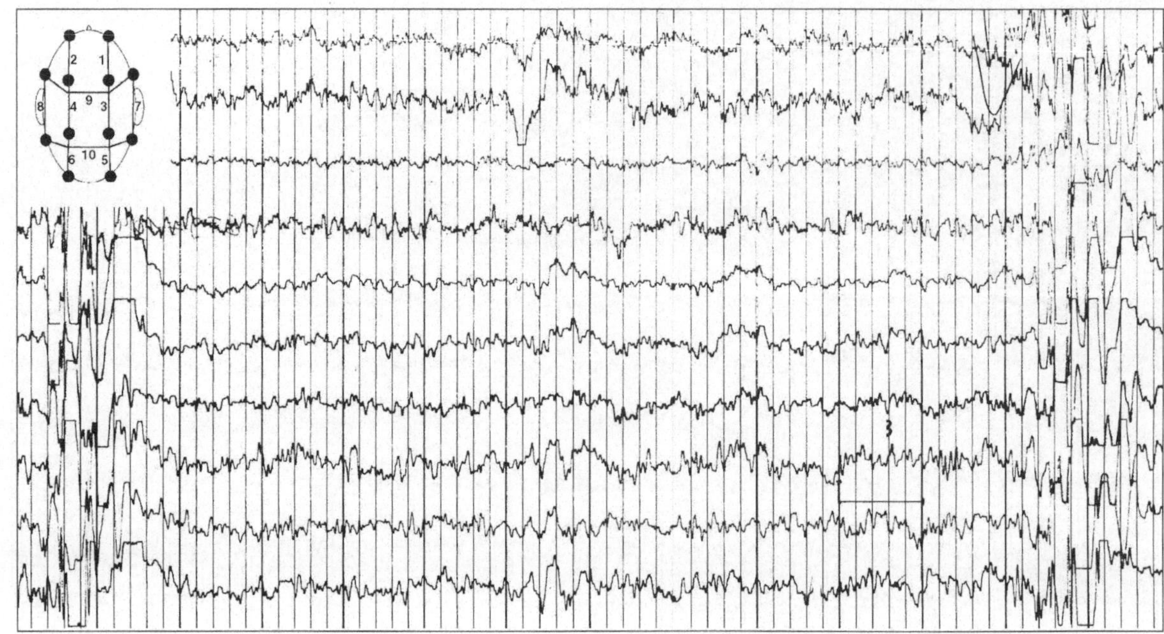

Abb. 6.130. Einschlaf-EEG eines 5 5/12 Jahre alten Jungen nach Schlafentzug. In dem dargestellten Abschnitt unregelmäßige 7 – 9/s-Tätigkeit mit β-Überlagerung. Rechts niedrigere Amplituden von 10 – 30 µV gegenüber 50 µV links. Nach Lidschluß irreguläre SW-Paroxysmen (übersteuert) von 1 – 2 s Dauer. Frontal einzelne Bulbusartefakte. Im 3. Kanal geringe Verstärkung durch hohe Impedanz

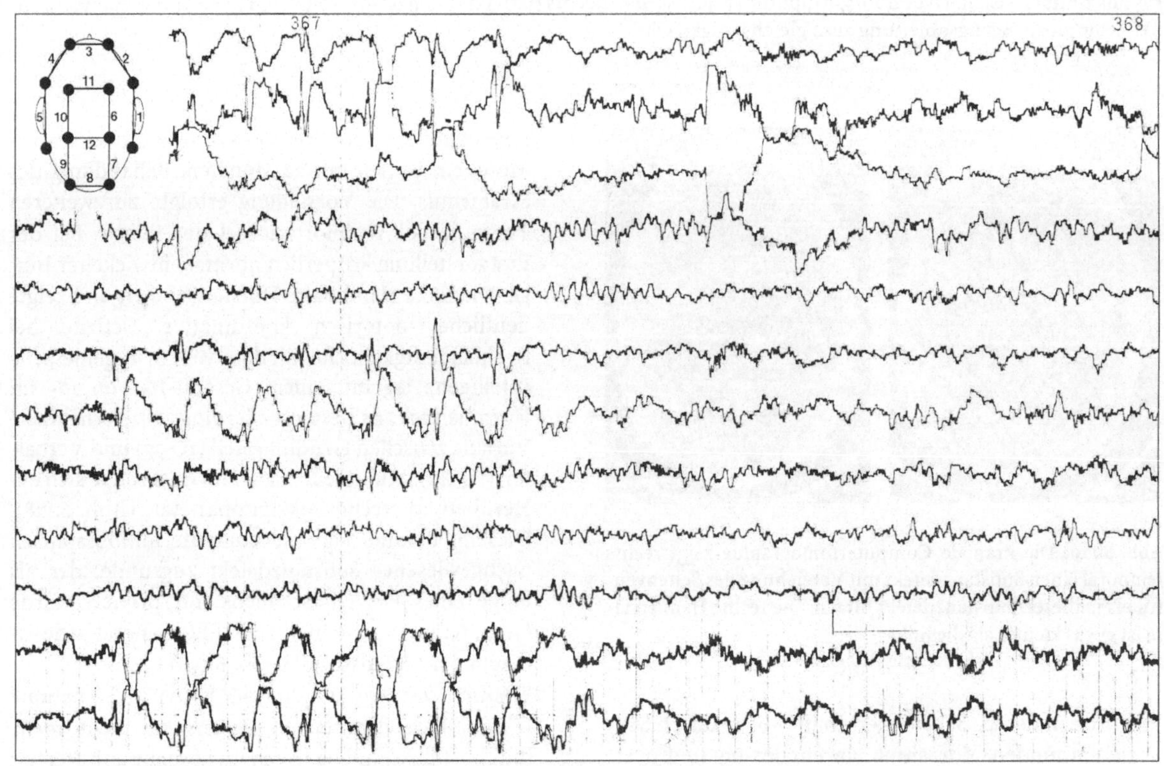

Abb. 6.131. Wach-EEG eines 2 1/4 Jahre alten Jungen: Reichliche 7 – 8/s-Tätigkeit links mit überlagernder β-Aktivität (medikamentös bedingt). Rechts niedrige und unregelmäßige Grundtätigkeit. Serien von hohen 1 – 1,5/s SW-Komplexen mit Maximum rechts frontotemporal bis parietal

Fallbeispiel: Leukomalazie nach Frühgeburt.

Anamnese und Befund: Der zum Zeitpunkt des dargestellten EEG 2 1/4 Jahre alte Junge wurde als Frühgeburt in der 33. Schwangerschaftswoche mit 1210 g und einem APGAR von 0/8/9 geboren. Es war eine primäre kardiopulmonale Reanimation unter Einsatz von Epinephrin und weitere Betreuung auf der Frühgeborenenintensivstation nach schwerer intra- und postpartaler Asphyxie mit Hirnblutung 1. Grades rechts erforderlich. Im weiteren Verlauf trat eine periventrikuläre Leukomalazie rechts auf. Im Alter von 6 Wochen wurde im Computertomogramm über der rechten Großhirnhemisphäre eine ausgedehnte Dichteminderung im Sinne einer Narbenbildung gefunden. In den nächsten Monaten trat eine Hemiparese links bei kortikaler Hirnatrophie mit Substanzdefekt im Marklager rechts auf. Im Alter von 14 Monaten erster generalisierter Krampfanfall, im Alter von 20 Monaten zweiter generalisierter Krampfanfall. Es erfolgte eine antikonvulsive Therapie mit Phenobarbital. Die Aufnahme im Alter von 2 1/4 Jahren erfolgte zur Operation eines Spitzfußes links bei einer spastischen Parese.

Therapie und Verlauf: Der bei der Aufnahme 2 1/4

Jahre alte Junge befand sich in gutem Allgemeinzustand. Erhebliche Verkürzung der Achillessehne links. Das linke Fußgelenk war passiv kaum beweglich, der linke Fuß konnte nur in Spitzfußstellung belastet werden. Die gesamte linke Extremität war etwas kleiner und schwächer als die rechte. Im Rahmen der Vorstellung klagte die Mutter über eine erhebliche Hyperkinetik und Konzentrationsstörung und stellte die Absetzung der antikonvulsiven Therapie zur Diskussion, nachdem seit über einem halben Jahr kein Krampfanfall mehr beobachtet wurde. Das daraufhin abgeleitete EEG erbrachte weiterhin einen Herdbefund rechts (Abb. 6.131). Es wurde zum Fortführen der antikonvulsiven Therapie geraten und eine Umstellung auf Barbexaclon vorgenommen. Die Hyperaktivität und Konzentrationsstörung besserten sich daraufhin erheblich. Ein Krampfanfall ist im weiteren Verlauf auch nicht mehr aufgetreten.

Fallbeispiel: Zustand nach Ertrinken. Hypoxie.
Anamnese und Befund: Das 7 Jahre alte Kind war ertrunken eingeliefert worden. Reanimation. Während der ersten EEG-Ableitung noch bewußtlos und beatmet unter intravenöser Barbiturattherapie (Abb. 6.132).

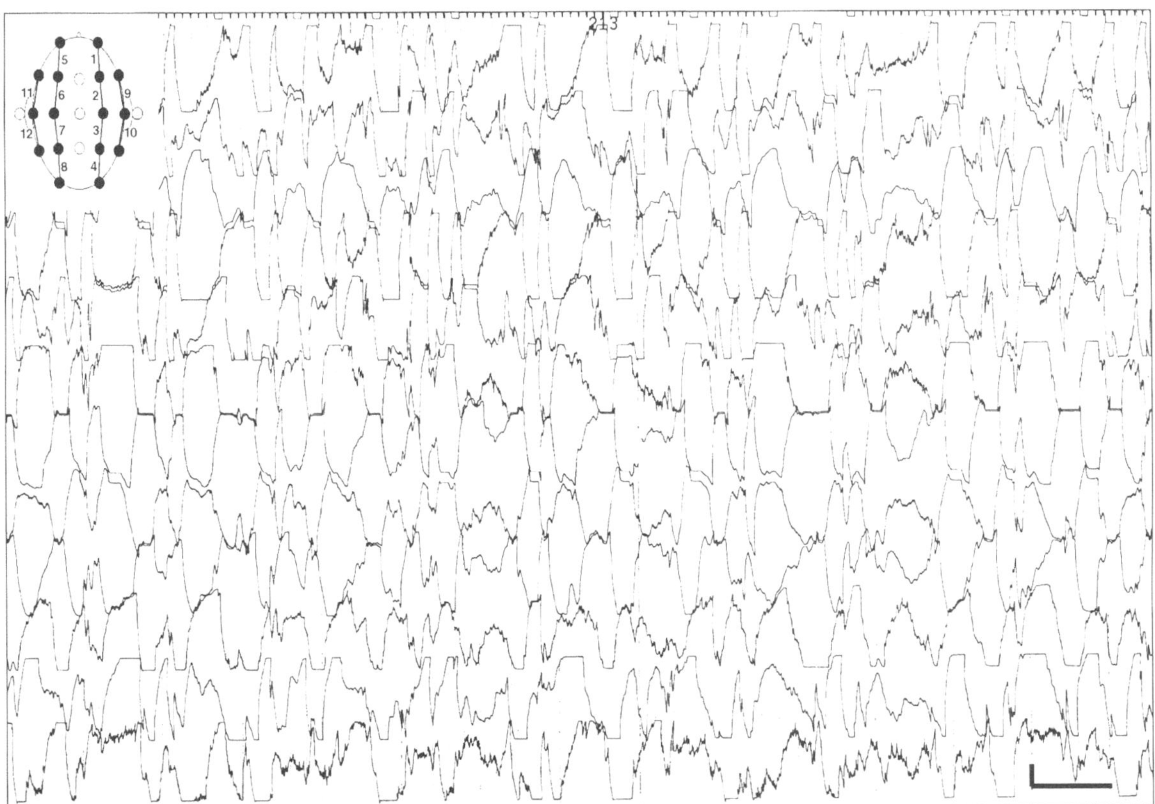

Abb. 6.132. Bewußtloses Kind im Alter von 7 Jahren während kontrollierter Beatmung. Generalisierte hohe δ-Aktivität mit überlagernden raschen Wellen. Im EKG Sinusrhythmus, Frequenz 130/min. Solche Veränderungen sind sehr häufig bei Hypoxie zu beobachten

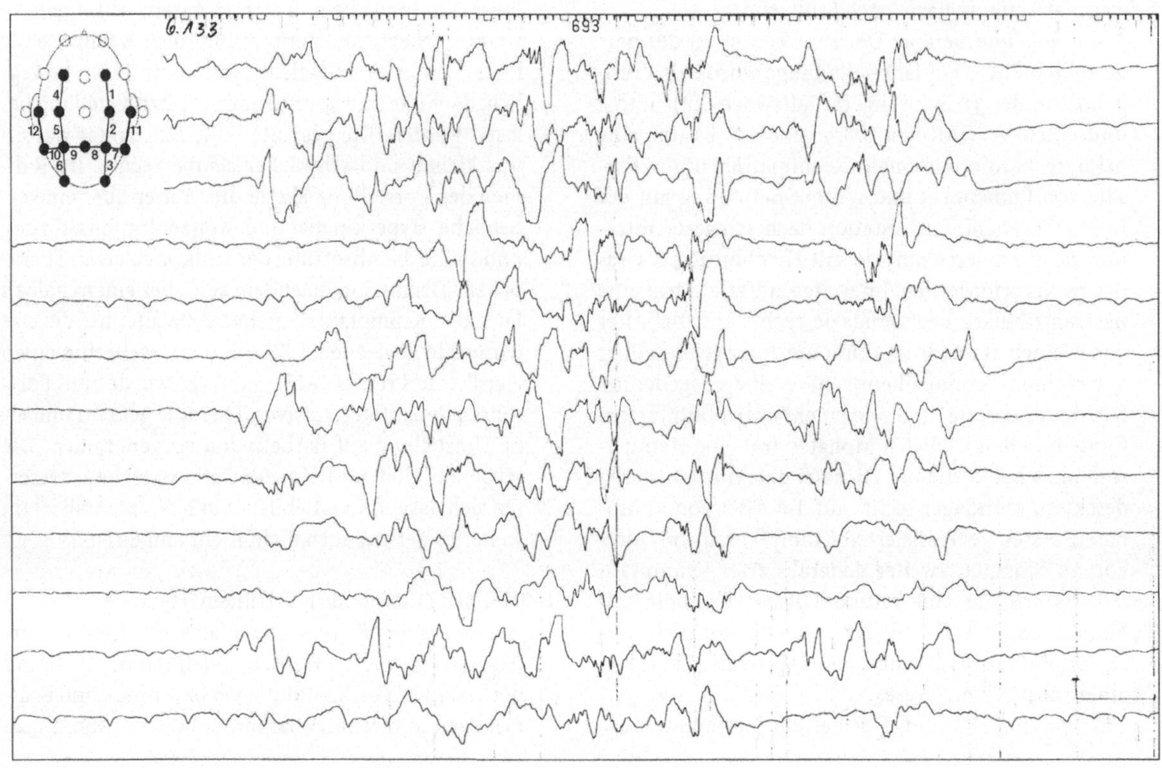

Abb. 6.133. 3 Wochen später Burst-suppression-Aktivität. In unregelmäßigen, z. T. großen Abständen von 8 – 12 s treten generalisierte, hohe Serien von δ-Wellen mit überlagernden ϑ- und β-Wellen sowie steilen Wellen und multiplen Spitzen auf. In den niedrigeren Strecken sind langsame Wellen von 10 µV erkennbar, die von Artefakten (Pulswellen) unterscheidbar sind. Im EKG Sinusrhythmus mit Frequenz 80/min

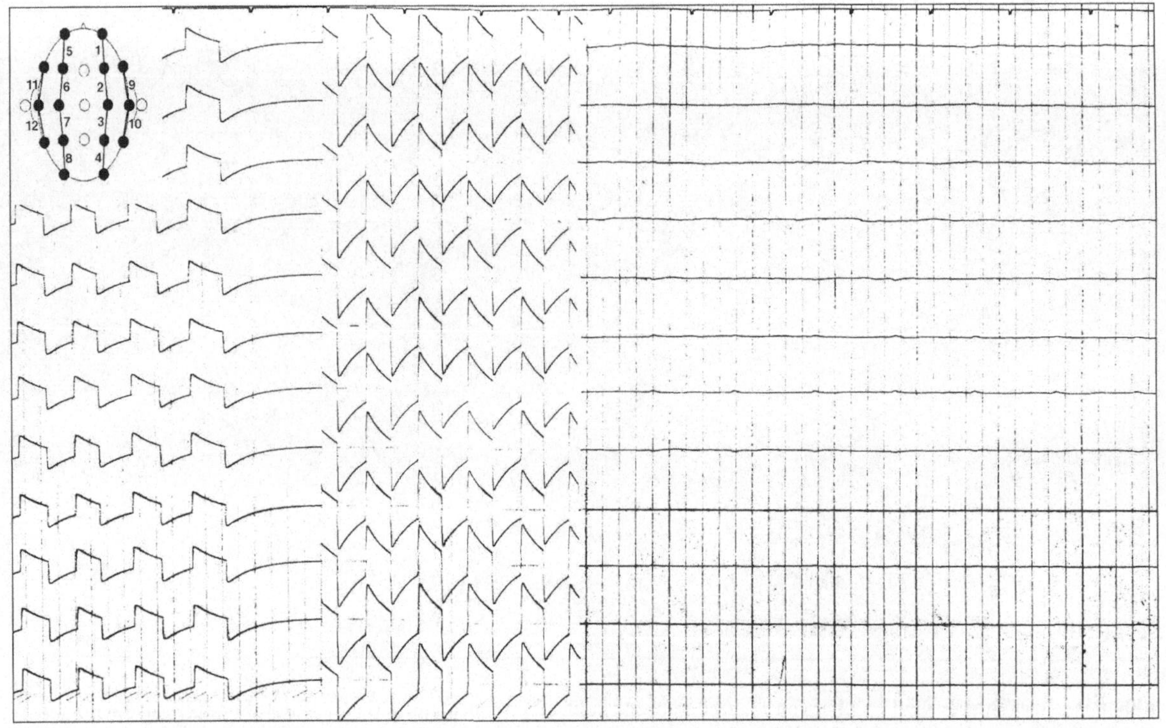

Abb. 6.134. Nullinien-EEG einer 21jährigen Frau bei einer Verstärkung von 30 µV/18 mm abgeleitet. Am linken Bildrand zunächst für 3 s Darstellung der Eichzacken bei einer Verstärkung von 70 µV/7 mm. Bei den hohen Verstärkungen führen insbesondere die Beatmung, aber auch die Herztätigkeit zu mechanischen Artefakten

Therapie und Verlauf: Bewußtloses und beatmetes 7jähriges Kind 2 Tage nach Beginn der Beatmung. Im EEG anfangs hohe langsame Tätigkeit wie bei Hypoxie, später Burst-suppression-Muster (Abb. 6.133). Der Junge verstarb 3 Wochen nach Beginn der Langzeitbeatmung bei zunehmendem Übergang zu elektroenzephalographischer Inaktivität.

Fallbeispiel: Hirntod-Nullinien-EEG; elektroenzephalographische Inaktivität.

Anamnese und Befund: Eine 21 Jahre alte Frau erlitt bei einem Motorradunfall ein schweres Schädel-Hirn-Trauma mit Massenblutung. Hirndrucksymptome. Nach zweiwöchiger intensivmedizinischer Behandlung bestanden die klinischen Zeichen des Hirntodes. Das EEG zeigt Inaktivität (6. 134).

Literatur

Aicardi J, Praud E, Bancaud J, Mises J, Chevrie JJ (1970) Tumorepilepsie bei 48 Kindern. Arch Fr Pediatr 27: 1041

Annegers JF, Hauser WA, Shirts SB, Kurland MS, Kurland LT (1987) Factors prognostic of unprovoked seizures after febrile convulsions. N Engl J Med 316: 493–498

Bätz B (1988) EEG-Befunde bei Schädel-Hirntraumen im Kindesalter. Das EEG Labor 10: 113–136

Bätz B (1994) Schädel-Hirntraumen im Kindesalter und ihre Differentialdiagnose mit Hilfe des EEG. Hautnah päd 6: 160–169

Behrmann RE (1992) Nelson Textbook of Pediatrics. WB Saunders, Harcourt Brace Jovanovich, Philadelphia London Toronto Montreal Sydney Tokyo

Berger H (1931) Über das Elektrenkephalogramm des Menschen III. Arch Psychiatr 94: 66–70

Bernad PG (1991) The neurological and electroencephalographic changes in AIDS. Clin Electroencephalogr 22: 65–70

Besser R (1986) Klinik und EEG der Herpes-simplex-Enzephalitis. Das EEG Labor 8: 6–18

Bierbrauer A, Weissenborn K, Hinrichs H, Scholz M, Künkel H (1992) Die automatische (computergestützte) EEG-Analyse im Vergleich zur visuellen EEG-Analyse bei Patienten nach leichtem Schädelhirntrauma (Verlaufsuntersuchung). EEG-EMG 23: 151–157

Bille B (1962) Migraine in school children. Acta Pediatr Scand 51: 1–151

Birnbacher D, Angstwurm H, Eigler FW, Wuermeling HB (1993) Der vollständige und endgültige Ausfall der Hirntätigkeit als Todeszeichen des Menschen – Anthropologischer Hintergrund. Deutsches Ärzteblatt 90, Heft 44: B-2170–B-2173

Blume WT (1982) Atlas of pediatric electroencephalography. Raven, New York

Bodechtel G (1974) Differentialdiagnose neurologischer Krankheitsbilder. Thieme, Stuttgart, S 985

Boel M, Casaer P (1989) Continuous spikes and waves during slow sleep: A 30 months follow-up study of neurophysiological recovery and EEG findings. Neuropediatrics 20: 176–180

Boenigk HE, Doose H, Gross-Selbeck G et al. (1983) Das anfallskranke Kind, Bd 2. Soziale und psychische Aspekte. edition m + p dr. werner rudat, Hamburg

Boenigk HE, Albani M, Bernuth Hv et al. (1987) Das anfallskranke Kind, Bd 5. Diagnostik kindlicher Epilepsien. edition m + p dr. werner rudat, Hamburg

Boenigk HE, Holthausen H, Tuxhorn I (1993) Das anfallskranke Kind, Bd 9. Perspektiven der Epilepsiechirurgie im Kindesalter. edition m + p dr. werner rudat, Hamburg

Chaptal J, Passouant P, Jean R, Cadilhac J, Minvielle J (1954) Signes électroencéphalographiques des séquelles de méningitis tuberculeuse. Rev Neurol (Paris) 90: 830–834

Christian W (1968) Klinische Elektroenzephalographie. Lehrbuch und Atlas. Thieme, Stuttgart

Christensen HJ, Hanefeld F (1994) Die neuronalen Ceroidlipofuszinosen. Hautnah päd 6: 212–222

Commission on Classification and Terminology of the International League against Epilepsy (1981) Proposal for revised clinical and electroencephalographic classifikation of epileptic seizures. Epilepsia 22: 489–501

Commission on Classification and Terminology of the International League against Epilepsy (1985) Proposal for classification of epilepsy and epileptic syndromes. Epilepsia 26: 268–278

Commission on Classification and Terminology of the International League against Epilepsy (1989) Proposal for revised classification of epilesies and epileptic syndromes. Epilepsia 30: 389–399

Cooper R, Osselton JW, Shaw JC (1984) Elektroencephalographie. Technik und Methoden. Fischer, Stuttgart

Courjon J, Corriol J (1949) L'EEG dans les abcés du cerveau. Rev Neurol (Paris) 81: 542

Daly DD, Pedley TA (1990) Current practice of clinical electroencephalography (2nd ed). Raven, New York

Deonna T, Peter C, Ziegler AL (1989) Adult follow-up of the acquired aphasia-epilepsy syndrome in childhood. Report of 7 cases. Neuropediatrics 20: 132–138

Deutsche EEG-Gesellschaft (1990) Mitgliederverzeichnis, Ausbildungsstätten, Richtlinien. Picker International, München

Deutsche Gesellschaft für klinische Neurophysiologie (1994) Zur Bestimmung des Hirntodes. Das EEG Labor 16/2: 57–63 und Z EEG-EMG 25: 163-166

Dow RS, Ulett G, Raaf J (1945) Electroencephalographic studies in head injuries. J Neurosurg 2: 154–169

Dumermuth G (1972) Elektroencephalographie im Kindesalter. Thieme, Stuttgart

Dumermuth G (1976) Elektroencephalographie im Kindesalter. Thieme, Stuttgart

Dusser A, Navelet Y, Devictor D, Landrieu P (1989) Short- and long-term prognostic value of the electroencephalogram in children with severe head injury. Electroencephalogr Clin Neurophysiol 73: 85–93

Ebe M, Homma I, Yamada M et al. (1994) Leitfaden für die EEG-Praxis – Ein Bildkompendium. Fischer, Stuttgart Jena New York

Epilepsieblätter 3 (1990) Revidierte Klassifikation der Epilepsien und epileptischen Syndrome. S 70–79

Finberg L, Harrison HE (1955) Hypernatremia in infants: an evaluation of the clinical and biochemical findings accompanying this state. Pediatrics 16: 1–12

Fischer-Williams M (1993) Brain tumors and other space-occupying lesions (with a section on oncological CNS complications). In Niedermeyer E, Lopes da Silva F (1993) pp 263–284

Foerster O, Altenburger H (1935) Elektrobiologische Vorgänge an der menschlichen Hirnrinde. Dtsch Z Nervenheilkd 135: 277–288

Fukuhara N, Togiguchi S, Shirakawa K, Tsubaki K (1980) Myoclonus epilepsy associated with ragged red fibres. Disease entity or syndrome? J Neurol Sci 47: 117–133

Garsche R (1955) Das Elektroencephalogramm bei der Meningitis tuberculosa im Kindesalter nach der Behandlung. Z Kinderheilkd 75: 613–633

Gastaut H (1975) Epilepsies. In Rémond, A (ed) Handbook of electroencephalography and clinical neurophysiology XIII, part A

Gastaut H (1976) Wörterbuch der Epilepsien. Hippokrates, Stuttgart

Gibbs FA, Gibbs EL (1947) The electroencephalogram in encephalitis. Arch Neurol Psychiatr 58: 184–92

Gibbs FA, Williams D, Gibbs EL (1940) Modification of the cortical frequency spectrum by changes in CO_2, blood sugar and O_2. J Neurophysiol 3: 49–58

Gross-Selbeck G, Boenigk HE, Doose H, Karch D, Kruse R, Weinmann HW (1982) Das anfallskranke Kind. edition m + p dr. werner rudat, Hamburg

Gross-Selbeck G, Baier W, Bartels H, Doose H, Matthes A, Nolte R, Scheffner D (1984) Das anfallskranke Kind, Bd 3. Behandlung kindlicher Epilepsien und Nebenwirkungen antiepileptischer Therapie. edition m + p dr. werner rudat, Hamburg

Gross-Selbeck G, Eggers Ch, Köhler B, Kruse K, Martinius J, Remschmidt H (1986) Das anfallskranke Kind, Bd 4. Differentialdiagnose cerebraler Anfälle. edition m + p dr. werner rudat. Hamburg

Gross-Selbeck G, Boenigk HE, Elger CE, Hanefeld F, Spohr HL, Weinmann HM (1989) Das anfallskranke Kind, Bd 6. Fortschritte und Probleme in der Epilepsietherapie. edition m + p dr. werner rudat. Hamburg

Gross-Selbeck G, Albani M, Boenigk HE, Doose H, Korinthenberg R, Laub MC (1991) Das anfallskranke Kind, Bd 7. Klinik und Therapie der Epilepsie im Kindesalter. edition m + p dr. werner rudat. Hamburg

Gross-Selbeck G, Altrup U, Doose H et al. (1993) Das anfallskranke Kind, Bd 8. Die sogenannten benignen Partialepilepsien im Kindesalter. edition m + p dr. werner rudat. Hamburg

Gross-Selbeck G, et al. (1995) Das anfallskranke Kind, Bd. 10. Frühkindliche Anfälle und Epilepsiesyndrome. edition m+p dr. werner rudat & Co. Hamburg

Grotemeyer KH, Husstedt IW, Schlake HP (1989) Pathophysiologische Aspekte der Migräne. In Weinmann HM (1989) Aktuelle Neuropädiatrie 1988. Springer, Berlin Heidelberg New York Tokyo

Haupt WF, Schober O, Angstwurm H, Kunze K (1993) Die Feststellung des Todes durch den irreversiblen Ausfall des gesamten Gehirns („Hirntod"). Deutsches Ärzteblatt 90, Heft 45: B-2222–B-2225

Hector ML (1979) Elektroenzephalographie. Thieme, Stuttgart

Hellmann CD, Dickerson WW (1952) Etudes électroencéphalographiques de sept malades présentant un syndrome de Sturge-Weber. Rev Neurol (Paris) 87: 211–213

Hess R (1953) Misleading clinical and electrical signs in cerebral tumors. Electroencephalogr Clin Neurophysiol [Suppl] 3: 66

Hess R (1958) Electroencephalographische Studien bei Hirntumoren. Thieme, Stuttgart

Hess R (1961) Significance of EEG-signs for location of cerebral tumors. Electroencephalogr Clin Neurophysiol [Suppl] 19: 75–110

Hess R (1975) Brain tumors and other space occupying process. In Rémond, A (ed) Handbook of electroencephalography and clinical neurophysiology XIV, part C. Elsevier, Amsterdam

Jacobi G, Meier-Ewert K (1991) Epilepsien des Kindesalters. Therapie und Prognose. Fischer, Stuttgart Jena New York

Kayser-Gatchalian MC, Neundörfer B (1980) The prognostic value of EEG in ischemic cerebral insults. Electroencephalogr Clin Neurophysiol 49: 608–617

Kiloh LG, McComas AJ, Osselton JW, Upton ARM (1981) Clinical electroencephalography. Butterworth, London

Kleiser B (1985) Langzeitableitung und spektralanalytische Auswertung von Elektroenzephalogrammen bei Kindern mit Fieberkrämpfen. Med. Dissertation, Universität München

Köhler B (1990) Gelegenheitsanfälle bei metabolischen Störungen im Kindesalter Teil I. Das EEG Labor 12: 191–201

Köhler B (1991) Gelegenheitsanfälle bei metabolischen Störungen im Kindesalter Teil II. Das EEG Labor 13: 23–36

Köhler B, Hauke H (1983) Floride Rachitis nach antiepileptischer Langzeittherapie. Sozialpädiatrie 5: 128–136

Kohrmann MH, Spivack BS (1989) Brain death in infants: Sensitivity and specificity of current criteria. Pediatric Neurology 6/1: 47–50

Königsteiner Arbeitskreis für Epileptologie (1991) Fieberkrämpfe. Sonderdruck Epilepsie-Blätter 4. Desitin, S 18–19

Koskiniemi M, Donner M, Majuri H, Haltia N, Norio R (1974) Progressive myoclonic epilepsy: A clinical and neuropathological study. Acta Neurol Scand 50: 307–332

Koufen H, Martin L, Ostertag C (1981) Korrelation von EEG-Herden und computertomographischen Befunden nach Schädel-Hirntraumen. Nervenarzt 52: 655–659

Kugler J (1979) Die Migräne. In Soyka D (Hrsg) LABAZ Erfolg durch Forschung 7: 51–62

Kugler J (1981) Elektroenzephalographie in Klinik und Praxis. Thieme, Stuttgart

Kugler J, Doenicke A, Krüninger U (1995) EEG und Migräne. Z EEG-EMG (in Druck)

Laget P, Salbreux R (1967) Atlas D'Électroencéphalographie Infantile. Masson, Paris

Lichtenstein A, Melin KA (1949) The electroencephalogram in cases of tubercolous meningitis. Acta Pediatr [Suppl] 75: 75–82

Lindsley DB, Cutts KK (1941) Clinical and EEG changes in child during recovery from encephalitis. Arch Neurol Psychiatr 45: 156–161

Logar Ch (1993) Die Bedeutung des EEG-Mapping bei vaskulärer Epilepsie. EEG-EMG 24. 286–290

Lüders HO, Noachtar S (1994) Atlas und Klassifikation der Elektroenzephalographie – Einführung in die EEG-Auswertung. Ciba-Geigy, Wehr

Matthes A, Schneble H (1992) Epilepsien. Diagnostik und Therapie für Klinik und Praxis. 5. Aufl. Thieme, Stuttgart New York

Meyer JS, Denny-Brown D (1955) Studies of cerebral circulation in brain injury. Cerebral concussion. Electroencephalogr Clin Neurophysiol 7: 529–544

Meyer-Mickeleit R, Schneider E (1960) Das EEG der Resiudale-pilepsie nach Hirnschäden bei der Geburt und im Kindes-alter. Ref Zbl Ges Neurol 155/3: 236–237

Millichap JG, Colliver JA (1990) Management of febrile seizu-res: Survey of current practice and phenobarbital usage. Pediatric Neurology 7/4: 243–248

Morris-Jones PH, Houston IB, Evans RC (1968) Prognosis of the neurological complications of acute hypernatremia. Lancet 11: 1285

Moshe SL (1989) Usefulness of EEG in the evaluation of brain death in children: the pros   Electroencephalogr Clin Neurophysiol 73: 272–275

Nelson WE (1992) Textbook of pediatrics. WB Saunders Com-pany, Harcourt Brace Jovanovich, Philadelphia London Toronto Montreal Sydney Tokyo

Neundörfer B (1975) EEG-Fibel. Fischer, Stuttgart

Niebeling HG (1980) Einführung in die Elektroencephalogra-phie. Springer, Berlin Heidelberg New York

Niedermeyer E, Lopes da Silva F (1981) Electroencephalogra-phy. Williams & Wilkins, Baltimore Philadelphia Hong Kong London Munich Sydney Tokyo

Niedermeyer E, Lopes da Silva (1993) Electroencephalography. Basic principles, clinical applications, and related fields. Williams & Wilkins, Baltimore Philadelphia Hong Kong London Munich Sydney Tokyo

Ohtahara S, Ishida T, Oka E et al. (1976) On the age-dependent epileptic syndromes: The early infantile encephalopathy with suppression burst. Brain Dev 270–288

Passouant P, Salvaing J (1950) Les signes électroencéphalogra-phiques de la méningite tuberkuleuse. Corrélations anato-mo-électriques. Rev Neurol (Paris) 84: 315–317

Pateisky K (1957) Die electroencephalographische Aktivierung bei Epilepsie unter Berücksichtigung von Mechanismen des Erregungsumfanges. Wien Klin Wochenschr 68/38– 39: 713–715

Petersen U, Koepp P, Solmsen M, Villiez T (1978) Aphasie im Kindesalter mit EEG-Veränderungen. Neuropädiatrie 9/1: 84–96

Petsche H (1990) EEG und Denken. Z. EEG-EMG 21: 207-218

Petsche H (1995) Die flirrende Welt der Aufmerksamkeit: Zur Neurophysiologie kognitiver Prozesse. Z. EEG-EMG 26/1: 1-18

Putnam TJ (1948) Diagnosis of brain tumors in children. Am J Dis Child 75: 721–733

Radermecker J (1951) L'électroencéphalographie dans l'angio-matose encéphalotrigéminée de Sturge-Weber-Krabbe. Acta Neurol Belg 51: 427–451

Radermecker J (1956) Systématique et électroencéphalogra-phie des encéphalites et encéphalopathies. Electroencepha-logr Clin Neurophysiol [Suppl] 5

Radermecker J (1977) Infections and inflammatory reactions, allergy and allergic reaktions, degenerative diseases. Hand-book of electroencephalography and clinical neurophysio-logy, vol 15

Radermecker J, Poser CM (1960) The significance of repetitive paroxysmal electroencephalographic patterns. Their speci-fity in subacute sclerosing leukoencephalitis. Neurol 1: 422–433

Rémond A (1971–1978) Handbook of electroencephalography and clinical neurophysiology. Elsevier, Amsterdam

Ritz A (1989) Symptomatik und Differentialdiagnose der kom-plizierten Migräne beim Kind. In Weinmann HM (Hrsg) Aktuelle Neuropädiatrie 1988. Springer, Berlin Heidelberg New York Tokyo

Roger J, Dravet C, Bureau M, Dreifuss FE, Wolf P (1985) Epi-leptic syndromes in infancy, childhood and adolescence. John Libbey Eurotext, London

Rothenberger A (1987) EEG und evozierte Potentiale im Kin-des- und Jugendalter. Springer, Berlin Heidelberg New York Tokyo

Ruijs MBM, Gabreels FJM, Thijssen HOM (1993) The Utility of electroencephalography and cerebral computed tomogra-phy in children with mild and moderately severe closed head injuries. Neuropediatrics 25: 73–77

Schmid F (1967) Osteopathien bei antiepileptischer Dauerbe-handlung. Fortschr Med 85: 381–382

Schmid RG (1990) Kopfschmerzen im Kindesalter. Der Kin-derarzt 4: 529–540

Schmidt D (1993) Epilepsien und epileptische Anfälle. Thieme, Stuttgart

Schneider S (1989) Usefulness of EEG in the evaluation of brain death children: the cons Electroencephalogr Clin Neurophysiol 73: 276–278

Schulte FJ, Spranger J (1993) Lehrbuch der Kinderheilkunde. Fischer, Stuttgart Jena New York

Spatz R, Nagel J, Kollmannsberger A, Kugler J (1975) Das Elek-troenzephalogramm bei der Hyperthyreose und im thyreo-toxischen Koma. EEG-EMG 6: 14–18

Stockard-Pope JE (1992) Atlas of neonatal electroencephalo-graphy (2nd ed). Raven, New York

Talwar D, Rask CA, Torres F (1992) Clinical manifestations in child-ren with occipital spike-wave paroxysms. Epilepsia 33: 667–674

Task Force for the Determination of Brain Death in Children (1987) Guidelines for the determination of brain death in children. Pediatr Neurol 3: 242–243

Thatcher RW, Walker RA, Gerson I, Geisler FH (1989) EEG di-scriminant analyses of mild head trauma. Electroencepha-logr Clin Neurophysiol 73: 94–106

Trojaborg W, Boysen G (1973) Relation between EEG, regional cerebral blood flow and internal carotid artery pressure du-ring carotid endarterectomy. Eletroencephalogr Clin Neu-rophysiol 34: 61–69

Turell RC, Shaw W, Schmidt RP, Levy LL, Roseman E (1953) Eletroencephlographic studies of the encephalopathies. II: Serial studies in tuberculous meningitis. Electroencephalo-gr Clin Neurophysiol 5: 55–63

Velho-Groneberg P (1985) Das Schädel-Hirn-Trauma. Das EEG Labor 7: 97–109

Velho-Groneberg P (1991) Das EEG beim Schlaganfall. Das EEG Labor 13: 147–157

Walker AE, Hopple TL (1949) Brain tumours in children. J Pe-diatr 35: 671–687

Walter WG (1936) The location of cerebral tumors by elec-troencephalography. Lancet 2: 305–308

Weinmann HM (Hrsg) (1986) Ableitung und Beschreibung des kind-lichen EEG. Zuckschwerdt, München Bern Wien San Francisco

Westmoreland BF (1993) The EEG in cerebral inflammatory processes. In Niedermeyer E, Lopes da Silva F (1993)

Williams D, Denny-Brown D (1941) Cerebral electrical changes in experimental concussion. Brain 64: 223–238

Wissenschaftlicher Beirat der Bundesärztekammer (1993) Der endgültige Ausfall der gesamten Hirnfunktion („Hirntod") als sicheres Todeszeichen. Deutsches Ärzteblatt 90, Heft 44: B-2177–B-2180

Ziegler DK, Hoefer PFA (1952) Electroencephalographic and clinical findings in twenty-eight verified cases of brain abs-cess. Electroencephalogr Clin Neurophysiol 4: 41–44

7 Normwerte automatisch analysierter EEG-Befunde

Die Normwerte werden tabellarisch aufgeführt. Im Vergleich zu den Normwerten werden die Werte beim Down-Syndrom dargestellt. Diese Gegenüberstellung in Verbindung mit der Signifikanzmarkierung soll einen schnellen Überblick ermöglichen, welche der EEG-Parameter ein Abweichen von der Normalentwicklung markant anzeigen. Dies erscheint insofern sinnvoll, als die EEG-Abweichungen beim Down-Syndrom eine unspezifische Abweichung der EEG-Entwicklung bei Entwicklungsstörungen allgemein darstellen, wie im Kap. 5 gezeigt werden konnte. Die Werte frontozentral entsprechen jeweils dem Mittelwert der Ableitung von Kanal F4-C4 und F3-C3, parietookzipital dem Mittelwert von Kanal P4-O2 und P3-O1. Gruppenspezifische Signifikanzwerte wurden nach Durchführung eines 2-seitigen t-Tests für unabhängige Stichproben (Normal- bzw. Downgruppe) erhalten und sind mit (+) markiert, wenn $P < 0.05$. Unter Berücksichtigung des Problems der multiplen Tests erfolgt jeweils eine Korrektur dieses Signifikanzniveaus durch die Anzahl der paarweisen Vergleiche (= Anzahl der Altersgruppen) nach Bonferroni. Bei 13 Altersgruppen (Ableitung mit offenen Augen) entspricht dies somit einem Signifikanzwert $P < 0,0038$, bei 5 Altersgruppen (der Ableitung mit geschlossenen Augen) $P < 0,01$. Angegeben sind ± Standardabweichung.

Tabelle 7.1 Absolute Gesamtaktivität – Augen offen – in $\mu V^2/Hz$

Alter	Frontozentral			Parietookzipital		
	Norm	s	Down	Norm	s	Down
0	42,4 ± 27,9		75,5 ± 57,8	34,8 ± 21,9	+	102,8 ± 79,6
0,5	73,2 ± 27,0		85,3 ± 39,5	92,4 ± 34,3	+	168,0 ± 81,5
1	82,5 ± 29,9		91,0 ± 39,0	110,0 ± 44,0	+	214,5 ± 115,7
2	74,4 ± 24,5		102,7 ± 48,6	106,3 ± 40,1	+	222,7 ± 153,7
3	69,5 ± 22,6	+	98,2 ± 39,5	99,4 ± 36,5	+	234,0 ± 110,3
4	68,0 ± 22,7		84,4 ± 43,0	87,7 ± 31,4	+	164,5 ± 122,1
5	60,5 ± 20,8	+	85,7 ± 41,4	80,8 ± 32,4	+	141,3 ± 39,3
6–7	56,6 ± 19,4		60,5 ± 25,3	86,9 ± 29,5		122,9 ± 54,2
8–9	53,1 ± 22,1		55,6 ± 21,8	73,4 ± 31,9	+	111,0 ± 40,7
10	49,5 ± 17,9		53,2 ± 22,1	55,2 ± 17,8	+	108,3 ± 52,0
11–12	46,5 ± 38,0		59,2 ± 32,6	47,9 ± 14,3	+	106,5 ± 47,0
13–16	27,3 ± 12,2		36, ± 22,2	37,5 ± 18,8	+	59,4 ± 31,3
>16	17,6 ± 6,1		27,1 ± 15,8	13,4 ± 5,4	+	41,8 ± 18,7

Tabelle 7.2 Absolute Gesamtaktivität – Augen zu – in $\mu V^2/Hz$

Alter	Frontozentral			Parietookzipital		
	Norm	s	Down	Norm	s	Down
3	82,0 ± 30,2		-	151,9 ± 64,7		-
4	80,7 ± 31,6		-	175,2 ± 97,2		-
5	70,6 ± 34,0		-	159,7 ± 90,7		-
6/7	61,4 ± 21,6		-	197,8 ± 115,9		-
8/9	54,6 ± 23,5		60,9 ± 20,5	167,3 ± 125,1		245,2 ± 130,1
10	52,2 ± 23,4	+	35,0 ± 21,3	131,5 ± 75,4		168,6 ± 114,4
11/12	48,2 ± 33,7		51,6 ± 28,5	113,6 ± 87,0		179,1 ± 117,3
13-16	27,8 ± 12,4		28,0 ± 12,0	88,7 ± 74,6		139,4 ± 163,1
>16	14,6 ± 3,7		20,9 ± 10,9	38,6 ± 24,3		92,9 ± 79,3

Tabelle 7.3 Absolute Aktivität – Frontozentral – Augen offen – in $\mu V^2/Hz$

Alter	$\sigma\delta$			δ			ϑ			α			β_1			β_2		
	Norm	s	Down	Norm	s	Down	Norm	s	Down	Norm	s	Down	Norm	s	Down	Norm	s	Down
0	20,4 ±14,6		30,2 ±26,1	14,1 ±10,4		23,9 ±17,4	5,2 ±3,3		16,3 ±15,0	1,7 ±1,0		2,8 ±2,9	0,8 ±0,5		1,7 ±1,8	0,2 ±0,2		0,8 ±0,8
0,5	28,1 ±13,2		34,2 ±21,8	26,3 ±10,3		29,1 ±14,2	13,8 ±8,4		17,0 ±9,1	3,0 ±1,4		2,7 ±1,2	1,4 ±0,6		1,5 ±0,7	0,7 ±0,4	+	1,0 ±0,4
1	29,3 ±14,7		31,8 ±17,7	27,0 ±10,2		28,7 ±12,3	17,8 ±10,1		23,0 ±18,5	5,8 ±4,1	+	4,7 ±3,5	1,9 ±0,8		1,8 ±1,1	0,8 ±0,4		1,0 ±0,8
2	25,1 ±10,6		32,0 ±20,5	23,0 ±7,9	+	31,4 ±13,7	15,3 ±7,4		31,3 ±29,2	8,2 ±4,7	+	5,2 ±3,3	2,1 ±0,8		1,8 ±0,9	0,8 ±0,4		1,0 ±0,6
3	23,8 ±10,4		32,3 ±15,9	20,4 ±6,7	+	29,8 ±12,3	14,0 ±5,7		27,8 ±17,7	8,6 ±5,1		5,8 ±3,6	2,0 ±0,8		1,7 ±0,7	0,8 ±0,4		0,8 ±0,3
4	23,6 ±10,1		28,9 ±15,7	19,9 ±6,6		25,9 ±14,3	13,2 ±4,9		20,5 ±15,1	8,7 ±5,9		5,8 ±4,3	2,0 ±0,8		2,1 ±1,1	0,8 ±0,3		1,3 ±1,2
5	21,2 ±9,2	+	31,7 ±19,1	18,1 ±6,4	+	29,0 ±19,4	11,5 ±4,6	+	17,9 ±9,0	7,2 ±5,3		4,7 ±1,9	1,8 ±0,7		1,8 ±0,5	0,7 ±0,4		0,8 ±0,5
6–7	17,2 ±7,1	+	19,9 ±12,5	18,1 ±5,8	+	19,2 ±8,6	13,7 ±5,9	+	14,9 ±7,4	7,6 ±4,7		4,1 ±1,8	2,6 ±1,5		1,8 ±0,7	1,2 ±0,7		0,8 ±0,4
8–9	15,9 ±5,4		20,3 ±10,5	14,1 ±6,4		16,7 ±7,0	11,2 ±4,8		11,8 ±5,6	7,5 ±8,9	+	3,9 ±1,9	3,0 ±2,3	+	2,0 ±1,4	1,5 ±1,3	+	0,9 ±0,9
10	16,2 ±6,4		23,6 ±14,4	13,2 ±5,2		14,6 ±5,5	9,7 ±4,3		9,0 ±3,5	6,7 ±5,9	+	3,8 ±2,6	2,6 ±1,7	+	1,6 ±0,6	1,2 ±1,0	+	0,7 ±0,4
11–12	13,0 ±4,8	+	24,9 ±18,0	13,0 ±9,1		17,1 ±10,4	8,4 ±6,4		11,1 ±5,3	8,2 ±15,3		3,6 ±2,0	2,8 ±2,8		1,8 ±0,8	1,3 ±1,3		0,7 ±0,4
13–16	8,7 ±2,7		16,1 ±12,9	7,7 ±3,9		10,8 ±7,2	4,5 ±1,6		5,4 ±3,2	4,0 ±4,3	+	2,1 ±1,5	1,7 ±1,2		1,3 ±0,8	0,7 ±0,4	+	0,5 ±0,4
>16	6,7		13,6	3,5		7,0	2,1		3,4	1,7		1,7	1,1		0,9	0,7		0,6

Tabelle 7.4 Absolute Aktivität – Parietookzipital – Augen offen – in $\mu V^2/Hz$

Alter	$\sigma\delta$			δ			ϑ			α			β_1			β_2		
	Norm	s	Down	Norm	s	Down	Norm	s	Down	Norm	s	Down	Norm	s	Down	Norm	s	Down
0	20,2		48,8	9,0	+	33,9	3,5		15,8	1,3		2,6	0,8		1,2	0,2		0,5
	±14,0		±40,1	±6,2		±26,3	±1,9		±13,3	±0,6		±2,2	±0,4		±1,0	±0,1		±0,4
0,5	41,0	+	74,1	28,4	+	51,4	17,6	+	34,7	3,8	+	5,1	1,5	+	1,9	0,7	+	1,0
	±19,0		±41,8	±10,9		±23,7	±7,5		±23,8	±1,6		±2,1	±0,6		±0,8	±0,3		±0,6
1	46,6	+	80,4	17,4	+	58,7	21,2	+	61,8	6,6	+	9,6	2,4		2,9	0,9	+	1,3
	±22,0		±46,4	±13,3		±28,2	±9,6		±62,2	±3,4		±4,5	±1,1		±1,2	±0,5		±0,6
2	41,9	+	80,3	33,0	+	64,3	19,2	+	62,8	8,9		10,8	2,5		3,4	0,9	+	1,4
	±17,9		±52,8	±13,5		±50,0	±8,5		±59,2	±4,3		±5,5	±0,9		±1,4	±0,4		±0,7
3	35,1	+	81,6	+30,4	+	69,0	19,5	+	65,7	11,0		12,5	2,6	+	3,8	0,8	+	1,6
	±14,2		±42,5	±12,0		±43,9	±9,2		±42,2	±5,6		±5,9	±1,0		±2,0	±0,4		±0,9
4	30,2	+	59,1	26,4	+	48,8	17,3	+	42,4	10,7		9,7	2,5		3,2	0,7	+	1,3
	±12,3		±43,3	±10,2		±37,0	±7,1		±47,1	±5,7		±5,6	±1,0		±1,4	±0,3		±1,0
5	26,4	+	52,2	23,3	+	43,4	16,1	+	32,7	11,7		8,7	2,7		3,4	0,7	+	1,0
	±12,0		±24,6	±9,3		±14,3	±7,1		±11,6	±8,0		±3,0	±1,3		±1,3	±0,3		±0,4
6–7	24,3		40,6	22,7		36,2	22,1		31,6	13,0		9,6	3,9		3,9	1,0		1,1
	±8,9		±25,2	±7,6		±20,8	±11,5		±18,1	±6,3		±4,5	±1,4		±2,0	±0,4		±0,7
8–9	22,1	+	37,4	19,3	+	33,5	15,8	+	24,3	11,0		10,4	4,3		4,6	1,0		1,0
	±9,9		±17,4	±9,2		±13,6	±8,1		±11,2	±6,7		±4,5	±2,0		±2,6	±0,5		±0,6
10	17,9	+	41,7	13,8	+	29,9	10,4	+	19,8	8,3		12,1	3,8		4,1	1,1		1,0
	±7,5		±27,5	±5,1		±14,1	±5,0		±9,4	±5,1		±10,3	±2,1		±2,6	±1,0		±0,5
11–12	14,9	+	38,4	11,7	+	27,7	8,7	+	20,8	7,8		12,6	3,6		6,0	1,3		1,2
	±3,9		±22,3	±3,5		±13,0	±3,6		±9,0	±4,4		±9,4	±2,0		±3,2	±1,2		±0,6
13–16	10,8	+	22,9	8,8	+	16,2	5,4	+	10,1	9,1		6,1	2,8		3,4	0,7		0,8
	±5,0		±14,8	±4,8		±9,6	±1,8		±7,2	±9,2		±4,3	±1,6		±1,9	±0,3		±0,4
>16	4,4	+	15,8	2,4	+	10,6	1,9	+	6,2	2,5	+	5,6	1,8		2,8	0,5		0,9

Tabelle 7.5 Relative Aktivität – Frontozentral – Augen offen – in %

Alter	$\sigma\delta$ Norm	s	Down	δ Norm	s	Down	ϑ Norm	s	Down	α Norm	s	Down	β_1 Norm	s	Down	β_2 Norm	s	Down
0	46,0 ±9,5		43,9 ±15,6	32,6 ±7,2		30,7 ±7,4	13,6 ±4,5		18,7 ±11,2	4,8 ±2,0		3,4 ±1,5	2,4 ±1,2		2,3 ±1,2	0,8 ±0,5		1,0 ±0,6
0,5	38,2 ±9,1		38,2 ±9,7	37,5 ±6,5		34,4 ±7,0	18,8 ±8,0		20,9 ±9,0	4,1 ±1,3	+	3,4 ±1,1	1,9 ±0,7		1,9 ±0,7	1,1 ±0,5		1,3 ±0,6
1	35,2 ±10,1		35,7 ±12,3	33,2 ±5,8		32,1 ±6,0	21,4 ±7,5		23,9 ±11,8	7,1 ±3,9	+	5,1 ±2,5	2,4 ±0,8	+	2,1 ±1,1	1,0 ±0,4		1,2 ±1,0
2	33,5 ±8,0		31,7 ±13,0	31,2 ±4,9		32,5 ±9,6	20,4 ±5,4		27,7 ±14,6	11,0 ±4,9	+	5,4 ±3,0	2,9 ±1,1	+	1,9 ±0,7	1,1 ±0,6		1,0 ±0,5
3	34,0 ±7,4		33,8 ±10,5	29,6 ±4,2		30,6 ±6,0	20,3 ±4,9		27,2 ±10,4	12,2 ±5,1	+	5,8 ±2,4	2,9 ±1,0		1,9 ±0,7	1,1 ±0,6	+	0,9 ±0,4
4	34,5 ±7,4		35,1 ±10,2	29,7 ±4,5		30,1 ±6,3	19,6 ±4,4		23,3 ±7,3	12,3 ±5,4	+	7,1 ±3,4	2,9 ±0,9	+	2,8 ±1,5	1,1 ±0,5		1,7 ±1,5
5	34,7 ±6,6		35,7 ±11,4	30,1 ±4,8		32,1 ±6,1	19,2 ±4,1		22,8 ±11,2	11,7 ±5,7	+	6,1 ±2,4	3,1 ±1,1	+	2,3 ±0,7	1,3 ±0,7		1,0 ±0,4
6–7	30,7 ±7,7		31,2 ±10,2	25,7 ±3,7	+	31,8 ±5,6	24,0 ±6,3		25,6 ±9,3	13,4 ±6,1	+	7,1 ±2,1	4,4 ±1,6	+	3,0 ±1,1	2,1 ±1,1	+	1,3 ±0,6
8–9	30,9 ±6,8		36,4 ±9,9	27,3 ±4,1		29,8 ±5,4	21,1 ±4,6		21,4 ±6,7	12,5 ±6,8	+	7,2 ±2,7	5,5 ±2,0	+	3,7 ±2,3	2,9 ±2,4	+	1,7 ±1,5
10	33,2 ±7,2		41,9 ±12,1	26,7 ±4,6		28,4 ±5,1	19,9 ±5,9		18,1 ±6,0	12,7 ±6,9	+	7,4 ±3,8	5,2 ±2,7	+	3,2 ±1,1	2,5 ±1,6	+	1,3 ±0,6
11–12	31,4 ±6,3	+	39,7 ±9,3	29,1 ±5,4		29,0 ±6,8	18,3 ±2,8		20,1 ±5,6	13,1 ±7,2	+	6,5 ±2,6	5,7 ±2,1	+	3,4 ±1,6	2,6 ±0,8	+	1,5 ±0,8
13–16	33,3 ±6,4	+	42,7 ±10,3	28,0 ±4,8		29,7 ±6,7	17,3 ±4,2		15,9 ±5,2	13,2 ±6,0	+	6,5 ±4,1	5,8 ±1,7	+	3,8 ±2,0	2,6 ±0,9	+	1,5 ±0,8
>16	42,2 ±10,9		47,1 ±8,6	21,0 ±5,2		25,8 ±5,0	13,8 ±4,4		13,6 ±3,4	11,0 ±5,7		7,5 ±4,9	7,5 ±3,2	+	4,0 ±2,0	4,7 ±3,4		2,3 ±1,4

Tabelle 7.6 Relative Aktivität – Parietookzipital – Augen offen – in %

Alter	σδ Norm	s	σδ Down	δ Norm	s	δ Down	ϑ Norm	s	ϑ Down	α Norm	s	α Down	β₁ Norm	s	β₁ Down	β₂ Norm	s	β₂ Down
0	55,7		51,1	25,7		30,6	11,2		13,7	4,3	+	2,8	2,5	+	1,6	0,8		0,6
	±8,3		±12,1	±5,3		±8,3	±3,5		±6,3	±1,9		±1,0	±0,9		±1,0	±0,4		±0,3
0,5	43,6		43,3	30,3		31,6	19,5		20,0	4,2	+	3,3	1,7	+	1,3	0,8		0,7
	±8,5		±8,9	±4,5		±6,0	±5,6		±6,6	±1,2		±1,1	±0,5		±0,6	±0,3		±0,4
1	42,0		38,3	29,6		29,0	19,4	+	26,1	6,0	+	5,0	2,2	+	1,5	0,9	+	0,7
	±7,4		±11,5	±3,9		±5,7	±4,7		±12,1	±1,9		±2,1	±0,6		±0,7	±0,4		±0,4
2	39,2		37,2	30,9		29,5	18,1	+	25,7	8,5	+	5,3	2,5	+	1,7	0,9		0,8
	±6,1		±9,8	±3,8		±6,2	±3,9		±11,3	±2,9		±2,3	±0,7		±0,6	±0,3		±0,4
3	35,5		35,6	30,6		28,6	19,4	+	28,0	11,1	+	5,4	2,7	+	1,8	0,9		0,7
	±6,1		±8,9	±3,8		±6,3	±4,1		±9,8	±3,6		±1,2	±0,8		±0,9	±0,4		±0,5
4	34,3		37,0	30,1		29,2	19,7		23,9	12,2	+	6,5	3,0	+	2,4	0,9		1,1
	±5,9		±10,3	±4,0		±5,8	±3,7		±10,8	±4,1		±2,2	±0,9		±1,0	±0,3		±0,9
5	32,6		35,9	29,1		30,8	20,0		23,9	14,0	+	6,3	3,4	+	2,4	1,0		0,7
	±6,6		±10,2	±3,8		±5,8	±3,9		±8,4	±5,4		±1,7	±1,0		±0,7	±0,4		±0,2
6–7	28,3		31,5	26,4		28,8	24,8		27,0	15,0	+	8,3	4,6	+	3,5	1,2		1,0
	±5,1		±9,9	±4,1		±6,8	±5,7		±11,3	±5,0		±2,8	±1,5		±1,7	±0,5		±0,6
8–9	30,6		33,5	26,1	+	30,2	21,3		21,9	14,5	+	9,4	6,1	+	4,3	1,5	+	1,0
	±6,7		±8,8	±4,0		±4,3	±3,8		±5,7	±5,0		±2,7	±2,0		±2,2	±0,9		±0,6
10	32,8		37,4	25,2		28,0	17,1		18,9	14,6	+	11,3	6,9	+	3,8	2,1	+	0,9
	±7,7		±11,6	±4,6		±4,0	±5,0		±6,0	±5,4		±8,1	±2,7		±1,3	±1,8		±0,3
11–12	32,0		35,3	24,7		26,4	18,0		20,1	15,3	+	11,5	7,4		5,6	2,7	+	1,2
	±6,7		±7,6	±3,3		±6,1	±3,7		±5,2	±5,5		±6,6	±2,9		±2,3	±1,7		±0,5
13–16	29,8	+	38,3	23,9		26,6	15,5		16,8	21,4	+	10,8	7,6		6,3	1,9		1,5
	±6,4		±9,1	±5,9		±5,4	±3,9		±4,8	±9,5		±6,3	±2,6		±3,4	±1,1		±0,8
>16	34,5		36,5	17,8	+	25,6	14,6		15,3	17,0		14,0	12,4	+	6,6	3,8	+	2,1
	±6,8		±8,8	±3,7		±6,5	±3,8		±3,1	±6,6		±8,2	±5,1		±3,2	±1,4		±1,0

Tabelle 7.7 Absolute Aktivität – Frontozentral – Augen zu – in µV²/Hz

Alter	σδ			δ			ϑ			α			β₁			β₂		
	Norm	s	Down	Norm	s	Down	Norm	s	Down	Norm	s	Down	Norm	s	Down	Norm	s	Down
3	30,0 ±15,0	–		22,8 ±8,7	–		17,7 ±7,5	–		9,3 ±5,5	–		1,8 ±0,6	–		0,6 ±0,2	–	
4	30,9 ±17,0	–		23,0 ±8,6	–		16,2 ±7,4	–		8,4 ±5,4	–		1,8 ±0,9	–		0,6 ±0,3	–	
5	28,8 ±19,9	–		19,1 ±7,9	–		12,8 ±5,8	–		7,8 ±4,8	–		1,7 ±0,8	–		0,6 ±0,3	–	
6–7	16,7 ±6,9	–		15,7 ±5,9	–		16,5 ±8,8	–		9,0 ±5,6	–		2,6 ±1,6	–		1,0 ±0,6	–	
8–9	16,2 ±6,5		19,1 ±9,2	14,3 ±5,7		17,3 ±8,0	13,1 ±6,9		13,1 ±7,2	7,5 ±7,2		5,4 ±1,7	2,5 ±2,1		2,2 ±0,9	1,0 ±0,6		0,8 ±0,7
10	15,6 ±6,8	+	11,1 ±6,6	12,5 ±4,9		10,8 ±6,5	11,3 ±6,8		8,5 ±6,0	9,1 ±10,2	+	2,6 ±1,4	2,6 ±2,1	+	1,6 ±1,4	1,1 ±1,1	+	0,6 ±0,5
11–12	13,8 ±5,4		17,0 ±10,8	10,9 ±5,6		14,6 ±8,4	9,6 ±5,9		13,0 ±8,0	10,4 ±17,3		4,4 ±3,0	2,6 ±1,9		2,0 ±1,5	1,0 ±0,6		0,6 ±0,3
13–16	8,8 ±3,8		10,8 ±5,7	6,8 ±3,9		7,6 ±3,5	4,9 ±2,2		5,0 ±2,6	5,1 ±4,6	+	3,0 ±2,4	1,7 ±1,1		1,4 ±1,0	0,6 ±0,3		0,5 ±0,3
>16	5,0 ±1,8		7,9 ±4,3	2,7 ±0,9		5,3 ±3,3	2,3 ±1,4		3,2 ±1,8	3,4 ±2,3		3,2 ±3,1	0,9 ±0,3		1,0 ±0,7	0,4 ±0,2		0,5 0,6

Tabelle 7.8 Absolute Aktivität – Parietookzipital – Augen zu – in µV²/Hz

Alter	σδ			δ			ϑ			α			β₁			β₂		
	Norm	s	Down	Norm	s	Down	Norm	s	Down	Norm	s	Down	Norm	s	Down	Norm	s	Down
3	22,5 ±7,5	–		34,5 ±17,2	–		60,2 ±32,8	–		29,6 ±17,8	–		4,2 ±2,2	–		0,8 ±0,6	–	
4	27,5 ±14,1	–		37,7 ±20,4	–		65,5 ±46,3	–		39,1 ±30,8	–		4,6 ±2,9	–		0,9 ±0,5	–	
5	24,2 ±11,5	–		30,9 ±21,9	–		41,8 ±29,5	–		57,3 ±46,3	–		4,8 ±2,5	–		0,8 ±0,4	–	
6–7	27,4 ±11,3	–		43,1 ±28,5	–		57,3 ±46,2	–		61,5 ±45,7	–		7,2 ±4,7	–		1,4 ±0,,7	–	
8–9	22,5 ±12,9	+	43,2 ±15,6	33,8 ±30,0		67,7 ±57,6	42,3 ±42,1		60,2 ±47,2	60,1 ±53,2		83,3 ±68,6	7,3 ±3,7		12,7 ±8,2	1,4 ±0,7		1,7 ±0,7
10	19,3 ±10,5		29,6 ±21,3	23,1 ±20,4		48,3 ±50,2	26,3 ±19,1		32,2 ±27,0	54,9 ±37,8		47,0 ±27,2	6,5 ±3,9		10,2 ±11,5	1,5 ±1,4		1,4 ±1,1
11–12	16,4 ±8,8	+	29,1 ±11,2	18,3 ±11,8	+	38,0 ±19,9	19,6 ±16,1		26,4 ±10,6	48,1 ±31,9		38,3 ±32,8	5,9 ±3,3	+	10,4 ±5,5	1,3 ±0,7		1,6 ±0,9
13–16	11,6 ±6,8	+	21,4 ±16,0	11,5 ±9,4	+	24,4 ±24,0	9,8 ±7,0		19,5 ±23,1	49,2 ±57,1		63,5 102,8	5,4 ±3,2		9,3 ±8,1	1,2 ±0,8		1,5 ±1,1
>16	4,4 ±1,7	+	11,9 ±6,1	2,6 ±1,2	+	8,8 ±12,4	3,3 ±2,0	+	11,6 ±11,2	24,5 ±19,5		48,1 ±52,8	2,9 ±1,8		6,4 ±5,5	1,0 ±0,8		1,6 ±0,9

Tabelle 7.9 Relative Aktivität – Frontozentral – Augen zu – in %

Alter	$\sigma\delta$ Norm	s	Down	δ Norm	s	Down	ϑ Norm	s	Down	α Norm	s	Down	β_1 Norm	s	Down	β_2 Norm	s	Down
3	36,5 ±10,4		–	28,0 ±4,6		–	21,7 ±6,2		–	10,9 ±4,4		–	2,3 ±0,8		–	0,8 ±0,2		–
4	37,2 ±8,9		–	29,0 ±4,7		–	20,5 ±6,2		–	10,3 ±4,6		–	2,3 ±0,8		–	0,8 ±0,4		–
5	38,6 ±9,9		–	27,7 ±4,1		–	19,0 ±5,7		–	11,4 ±5,1		–	2,6 ±0,9		–	0,9 ±0,5		–
6–7	28,1 ±8,2		–	25,8 ±5,1		–	26,0 ±7,1		–	14,5 ±6,3		–	4,1 ±1,7		–	1,6 ±1,0		–
8–9	30,5 ±7,6		34,3 ±8,4	26,7 ±4,6		29,0 ±3,9	23,5 ±6,1		22,0 ±8,5	13,0 ±5,5		9,6 ±4,1	4,5 ±1,8		3,9 ±1,1	1,8 ±1,1		1,4 ±0,8
10	31,2 ±8,2	+	32,2 ±4,0	24,7 ±4,9		30,9 ±4,5	21,7 ±7,3		23,8 ±3,0	15,7 ±8,4	+	7,5 ±1,4	4,9 ±2,5		4,2 ±2,8	1,9 ±1,5		1,5 ±0,9
11–12	32,0 ±8,6		33,3 ±9,4	24,1 ±4,5		28,5 ±5,7	20,2 ±5,0		24,5 ±6,6	16,5 ±9,3	+	8,6 ±3,9	5,2 ±1,8		4,0 ±1,7	2,0 ±1,0	+	1,2 ±0,4
13–16	32,5 ±7,8	+	38,2 ±10,1	24,0 ±6,1		27,0 ±5,6	17,9 ±4,4		17,6 ±4,8	17,8 ±10,5	+	10,5 ±6,2	5,7 ±1,7	+	5,1 ±2,5	2,2 ±0,8	+	1,7 ±0,9
>16	34,6 ±10,4		38,3 ±9,7	19,3 ±6,6		24,9 ±6,8	14,9 ±6,0		15,2 ±4,9	22,3 ±12,2		14,0 ±9,1	6,3 ±2,2		5,3 ±3,0	2,7 ±1,2		2,4 ±2,2

Tabelle 7.10 Relative Aktivität – Parietookzipital – Augen zu – in %

Alter	$\sigma\delta$ Norm	s	Down	δ Norm	s	Down	ϑ Norm	s	Down	α Norm	s	Down	β_1 Norm	s	Down	β_2 Norm	s	Down
3	16,8 ±7,3		–	23,2 ±5,4		–	38,0 ±8,5		–	18,6 ±6,3		–	3,0 ±1,4		–	0,6 ±0,3		–
4	16,8 ±5,4		–	22,0 ±5,4		–	35,7 ±9,9		–	22,3 ±9,8		–	2,8 ±0,9		–	0,6 ±0,2		–
5	16,7 ±6,1		–	19,7 ±5,9		–	26,6 ±8,9		–	33,3 ±12,0		–	3,2 ±1,4		–	0,6 ±0,2		–
6–7	15,3 ±4,1		–	21,6 ±6,3		–	28,1 ±8,8		–	30,5 ±10,8		–	3,9 ±2,0		–	0,8 ±0,4		–
8–9	15,7 ±6,0		18,3 ±5,6	19,7 ±5,2		24,4 ±9,6	23,8 ±8,0		21,4 ±7,2	34,4 ±13,0		30,5 ±15,0	5,4 ±3,0		4,8 ±1,8	1,0 ±0,6		0,7 ±0,2
10	16,2 ±6,5	+	18,5 ±5,9	16,7 ±5,7	+	25,1 ±9,0	19,5 ±7,2		17,7 ±5,5	40,8 ±13,1		32,6 ±17,7	5,5 ±2,9		5,4 ±4,5	1,3 ±1,2		0,8 ±0,4
11–12	16,1 ±5,8	+	21,4 ±4,5	16,9 ±3,7	+	26,6 ±8,8	17,1 ±6,1		18,7 ±4,3	42,8 ±11,9	+	24,8 ±10,8	6,0 ±3,2		7,5 ±3,0	1,3 ±0,6		1,0 ±0,3
13–16	16,3 ±7,1	+	21,2 ±9,2	14,5 ±5,6	+	19,8 ±5,8	12,3 ±4,5		14,4 ±4,6	47,9 ±16,3	+	34,5 ±16,1	7,4 ±3,7		8,4 ±5,4	1,7 ±0,9		1,4 ±1,0
>16	15,4 ±8,7		18,1 ±10,9	8,0 ±3,4	+	16,2 ±6,4	9,9 ±4,9		12,5 ±4,0	55,4 ±16,9		43,0 ±19,3	8,8 ±4,6		8,6 ±7,5	2,7 ±1,8	+	1,7 ±0,9

Tabelle 7.11 Dominante Frequenz – Augen offen – in Hz

Alter	Frontozentral Norm	s	Frontozentral Down	Parietookzipital Norm	s	Parietookzipital Down
0	6,1 ± 2,5		5,5 ± 1,8	6,6 ± 3,0		6,2 ± 2,0
0,5	6,7 ± 2,1	+	5,0 ± 1,7	6,0 ± 2,5	+	4,6 ± 1,3
1	6,7 ± 1,6	+	5,0 ± 1,8	5,9 ± 1,9	+	4,6 ± 1,2
2	7,2 ± 1,9	+	5,1 ± 1,4	6,4 ± 2,1	+	4,9 ± 1,2
3	7,5 ± 2,0	+	5,2 ± 1,8	6,8 ± 2,1	+	4,9 ± 1,3
4	7,8 ± 2,0	+	5,2 ± 1,5	6,6 ± 2,3	+	4,8 ± 1,3
5	7,3 ± 2,3	+	5,1 ± 1,4	7,4 ± 2,4	+	4,8 ± 1,1
6–7	8,6 ± 1,4		8,0 ± 1,4	8,5 ± 1,5		7,7 ± 1,3
8–9	8,5 ± 1,7		8,2 ± 1,9	9,2 ± 1,6		8,2 ± 1,5
10	8,8 ± 1,7		8,4 ± 1,5	9,0 ± 1,7		8,2 ± 1,4
11–12	9,2 ± 1,7		8,4 ± 1,6	9,8 ± 1,7		9,0 ± 2,4
13–16	9,4 ± 1,7		8,3 ± 1,6	9,9 ± 1,4	+	8,7 ± 2,0
>16	9,2 ± 2,1		8,7 ± 1,8	10,1 ± 2,0		9,0 ± 1,5

Tabelle 7.12 Dominante Frequenz – Augen zu – in Hz

Alter	Frontozentral Norm	s	Frontozentral Down	Parietookzipital Norm	s	Parietookzipital Down
3	6,5 ± 2,1	-		6,8 ± 1,3	-	
4	6,8 ± 2,1	-		7,0 ± 1,6	-	
5	6,9 ± 2,6	-		8,0 ± 1,6	-	
6–7	8,4 ± 1,3	-		8,8 ± 1,0	-	
8–9	8,4 ± 1,5		9,2 ± 2,1	9,2 ± 1,2		9,7 ± 1,4
10	8,7 ± 1,5		8,2 ± 1,6	9,2 ± 0,9		9,1 ± 1,4
11–12	9,1 ± 1,5		8,4 ± 1,5	9,4 ± 0,9		10,3 ± 1,2
13–16	9,6 ± 1,5	+	8,8 ± 1,5	10,0 ± 0,9		9,7 ± 1,1
>16	9,3 ± 1,4		9,4 ± 1,6	10,3 ± 0,9		9,6 ± 0,9

Tabelle 7.13 Kohärenz intrahemisphärisch – Augen offen

Alter	σδ Norm	s	σδ Down	δ Norm	s	δ Down	ϑ Norm	s	ϑ Down	α Norm	s	α Down	β₁ Norm	s	β₁ Down	β₂ Norm	s	β₂ Down
0	0,1 ±0,1		0,1 ±0,1	0,1 ±0,1		0,1 ±0,1	0,1 ±0,0		0,1 ±0,1	0,0 ±0,0		0,1 ±0,1	0,0 ±0,0		0,2 ±0,2	0,1 ±0,1		0,1 ±0,2
0,5	0,0 ±0,0	+	0,1 ±0,1	0,1 ±0,0		0,1 ±0,1	0,1 ±0,1		0,1 ±0,1	0,1 ±0,0		0,1 ±0,0	0,0 ±0,0	+	0,1 ±0,0	0,1 ±0,1		0,1 ±0,0
1	0,0 ±0,0	+	0,1 ±0,1	0,1 ±0,0	+	0,1 ±0,0	0,1 ±0,1		0,1 ±0,1	0,1 ±0,1		0,1 ±0,1	0,1 ±0,0	+	0,1 ±0,0	0,0 ±0,0	+	0,1 ±0,0
2	0,0 ±0,0	+	0,1 ±0,1	0,1 ±0,0		0,1 ±0,0	0,1 ±0,0		0,1 ±0,1	0,1 ±0,0		0,1 ±0,0	0,1 ±0,0		0,1 ±0,3	0,0 ±0,0		0,1 ±0,1
3	0,0 ±0,0	+	0,1 ±0,1	0,1 ±0,0	+	0,1 ±0,0	0,1 ±0,1		0,2 ±0,1	0,2 ±0,1		0,1 ±0,1	0,1 ±0,0		0,1 ±0,0	0,0 ±0,0		0,1 ±0,0
4	0,0 ±0,1		0,1 ±0,1	0,1 ±0,1		0,1 ±0,0	0,1 ±0,1		0,1 ±0,1	0,2 ±0,1	+	0,1 ±0,0	0,1 ±0,0		0,1 ±0,0	0,1 ±0,0		0,1 ±0,0
5	0,0 ±0,0	+	0,1 ±0,1	0,0 ±0,0		0,1 ±0,1	0,1 ±0,1		0,1 ±0,1	0,2 ±0,1	+	0,1 ±0,0	0,1 ±0,0		0,1 ±0,0	0,1 ±0,0		0,1 ±0,0
6–7	0,1 ±0,0	+	0,1 ±0,1	0,1 ±0,0	+	0,1 ±0,0	0,1 ±0,1		0,1 ±0,1	0,2 ±0,1	+	0,1 ±0,0	0,1 ±0,0		0,1 ±0,0	0,1 ±0,1		0,1 ±0,0
8–9	0,1 ±0,0	+	0,1 ±0,1	0,1 ±0,0	+	0,1 ±0,0	+0,1 ±0,1		0,1 ±0,1	0,2 ±0,1	+	0,1 ±0,0	0,1 ±0,0		0,1 ±0,0	0,0 ±0,0	+	0,1 ±0,0
10	0,1 ±0,0		0,1 ±0,1	0,1 ±0,0	+	0,1 ±0,3	0,1 ±0,1		0,1 ±0,0	0,2 ±0,1	+	0,1 ±0,0	0,1 ±0,0	+	0,1 ±0,0	0,0 ±0,0	+	0,1 ±0,0
11–12	0,1 ±0,1		0,1 ±0,1	0,1 ±0,0		0,1 ±0,1	0,1 ±0,1		0,1 ±0,1	0,1 ±0,1		0,1 ±0,0	0,1 ±0,0		0,1 ±0,0	0,1 ±0,1		0,1 ±0,0
13–16	0,1 ±0,1		0,2 ±0,1	0,1 ±0,1		0,2 ±0,1	0,1 ±0,0		0,1 ±0,1	0,2 ±0,1		0,1 ±0,1	0,1 ±0,0		0,1 ±0,1	0,1 ±0,0		0,1 ±0,1
>16	0,3 ±0,1		0,2 ±0,1	0,1 ±0,1		0,2 ±0,5	0,1 ±0,0	+	0,2 ±0,1	0,1 ±0,1		0,1 ±0,1	0,1 ±0,0		0,1 ±0,4	0,1 ±0,0		0,1 ±0,1

Tabelle 7.14 Kohärenz interhemisphärisch – frontozentral – Augen offen

Alter	$\sigma\delta$			δ			ϑ			α			β_1			β_2		
	Norm	s	Down	Norm	s	Down	Norm	s	Down	Norm	s	Down	Norm	s	Down	Norm	s	Down
0	0,3 ±0,1		0,2 ±0,1	0,3 ±0,1		0,2 ±0,1	0,1 ±0,1		0,1 ±0,1	0,1 ±0,0		0,2 ±0,1	0,1 ±0,1		0,2 ±0,1	0,1 ±0,1		0,2 ±0,2
0,5	0,3 ±0,2		0,2 ±0,2	0,4 ±0,1		0,3 ±0,2	0,2 ±0,1	+	0,1 ±0,1	0,1 ±0,1		0,1 ±0,0	0,1 ±0,1		0,1 ±0,0	0,1 ±0,1		0,1 ±0,1
1	0,3 ±0,1		0,3 ±0,2	0,4 ±0,1		0,4 ±0,1	0,3 ±0,1		0,4 ±0,2	0,1 ±0,1		0,1 ±0,1	0,1 ±0,1		0,1 ±0,0	0,1 ±0,1		0,1 ±0,0
2	0,3 ±0,1		0,3 ±0,2	0,4 ±0,1		0,4 ±0,2	0,3 ±0,1	+	0,5 ±0,2	0,1 ±0,1		0,2 ±0,1	0,1 ±0,1		0,1 ±0,1	0,1 ±0,1		0,1 ±0,0
3	0,3 ±0,1		0,3 ±0,1	0,4 ±0,1		0,3 ±0,2	0,4 ±0,1		0,4 ±0,1	0,2 ±0,1		0,2 ±0,1	0,1 ±0,5		0,1 ±0,0	0,1 ±0,0		0,1 ±0,0
4	0,4 ±0,1		0,3 ±0,2	0,4 ±0,1	+	0,3 ±0,1	0,4 ±0,1	+	0,3 ±0,1	0,2 ±0,1		0,1 ±0,0	0,1 ±0,1		0,1 ±0,4	0,1 ±0,0		0,1 ±0,0
5	0,4 ±0,1		0,3 ±0,1	0,5 ±0,1	+	0,3 ±0,1	0,4 ±0,1		0,4 ±0,1	0,2 ±1,0		0,2 ±0,1	0,1 ±0,1		0,1 ±0,1	0,1 ±0,0		0,1 ±0,0
6–7	0,5 ±0,2	+	0,2 ±0,1	0,4 ±0,1		0,3 ±0,1	0,4 ±0,1		0,4 ±0,1	0,2 ±0,1		0,2 ±0,1	0,2 ±0,1		0,1 ±0,1	0,1 ±0,1		0,1 ±0,0
8–9	0,5 ±0,1	+	0,3 ±0,2	0,5 ±0,1	+	0,3 ±0,1	0,5 ±0,1	+	0,3 ±0,1	0,3 ±0,1	+	0,2 ±0,1	0,2 ±0,1	+	0,1 ±0,6	0,1 ±0,1	+	0,1 ±0,1
10	0,4 ±0,2		0,3 ±0,2	0,6 ±0,1	+	0,4 ±0,2	0,5 ±0,1	+	0,3 ±0,1	0,3 ±0,1	+	0,2 ±0,1	0,3 ±0,1	+	0,1 ±0,0	0,2 ±0,1	+	0,1 ±0,1
11–12	0,5 ±0,1	+	0,3 ±0,1	0,5 ±0,1	+	0,3 ±0,1	0,5 ±0,1		0,4 ±0,1	0,3 ±0,1	+	0,2 ±0,1	0,2 ±0,1	+	0,1 ±0,0	0,2 ±0,1		0,1 ±0,0
13–16	0,5 ±0,1	+	0,3 ±0,2	0,6 ±0,1	+	0,4 ±0,2	0,5 ±0,1	+	0,4 ±0,1	0,3 ±0,1	+	0,2 ±0,1	0,2 ±0,1	+	0,2 ±0,1	0,2 ±0,1		0,2 ±0,1
>16	0,6 ±0,2	+	0,3 ±0,2	0,6 ±0,2	+	0,3 ±0,2	0,6 ±0,1	+	0,4 ±0,1	0,5 ±0,1	+	0,2 ±0,1	0,3 ±0,1		0,2 ±0,1	0,2 ±0,1		0,2 ±0,1

Tabelle 7.15 Kohärenz interhemisphärisch – parietookzipital – Augen offen

Alter	$\sigma\delta$ Norm	$\sigma\delta$ Down	δ Norm	δ Down	ϑ Norm	ϑ Down	α Norm	α Down	β_1 Norm	β_1 Down	β_2 Norm	β_2 Down
0	0,2 ±0,1	0,4 ±0,2	0,2 ±0,1	0,3 ±0,1	0,1 ±0,1	0,2 ±0,2	0,1 ±0,1	0,2 ±0,2	0,1 ±0,1	0,3 ±0,2	0,1 ±0,1	0,2 ±0,2
0,5	0,3 ±0,1	0,4 ±0,1	0,3 ±0,1	0,3 ±0,1	0,3 + ±0,1	0,2 ±0,1	0,2 ±0,1	0,2 ±0,1	0,1 ±0,1	0,2 ±0,1	0,1 ±0,1	0,1 ±0,6
1	0,3 ±0,1	0,3 ±0,2	0,3 ±0,1	0,4 ±0,1	0,3 ±0,1	0,4 ±0,2	0,2 ±0,1	0,2 ±0,1	0,1 ±0,1	0,2 ±0,1	0,1 + ±0,0	0,2 ±0,1
2	0,4 ±0,1	0,4 ±0,2	0,4 ±0,1	0,4 ±0,1	0,3 ±0,1	0,4 ±0,2	0,3 ±0,1	0,2 ±0,1	0,2 ±0,1	0,2 ±0,1	0,2 ±0,1	0,2 ±0,1
3	0,4 ±0,1	0,4 ±0,2	0,4 ±0,1	0,3 ±0,1	0,3 + ±0,1	0,5 ±0,1	0,2 ±0,1	0,2 ±0,1	0,2 ±0,1	0,2 ±0,1	0,1 ±0,1	0,2 ±0,1
4	0,5 ±0,1	0,4 ±0,1	0,4 ±0,1	0,4 ±0,2	0,3 ±0,1	0,4 ±0,1	0,3 ±0,1	0,2 ±0,1	0,2 ±0,1	0,2 ±0,1	0,1 ±0,1	0,2 ±0,1
5	0,4 ±0,2	0,4 ±0,2	0,4 ±0,1	0,5 ±0,1	0,4 ±0,1	0,4 ±0,1	0,2 ±0,1	0,3 ±0,1	0,2 ±0,1	0,3 ±0,1	0,2 ±0,1	0,2 ±0,1
6–7	0,5 ±0,1	0,4 ±0,2	0,4 ±0,1	0,4 ±0,1	0,5 ±0,1	0,5 ±0,1	0,3 ±0,1	0,3 ±0,1	0,3 ±0,1	0,2 ±0,1	0,2 ±0,1	0,2 ±0,1
8–9	0,5 ±0,1	0,5 ±0,2	0,5 ±0,1	0,5 ±0,1	0,5 ±0,1	0,5 ±0,1	0,4 ±0,1	0,3 ±0,1	0,3 ±0,1	0,3 ±0,1	0,2 ±0,1	0,2 ±0,1
10	0,5 ±0,2	0,5 ±0,2	0,6 ±0,1	0,5 ±0,1	0,6 ±0,1	0,5 ±0,1	0,5 + ±0,2	0,4 ±0,1	0,4 + ±0,1	0,3 ±0,1	0,3 ±0,1	0,2 ±0,1
11–12	0,5 ±0,1	0,4 ±0,2	0,5 ±0,1	0,4 ±0,1	0,5 ±0,1	0,4 ±0,1	0,4 ±0,1	0,3 ±0,1	0,3 ±0,1	0,2 ±0,0	0,3 ±0,1	0,2 ±0,1
13–16	0,5 ±0,1	0,5 ±0,2	0,4 ±0,2	0,5 ±0,1	0,5 ±0,1	0,5 ±0,1	0,4 ±0,1	0,4 ±0,1	0,3 ±0,1	0,3 ±0,1	0,3 ±0,1	0,3 ±0,1
>16	0,6 ±0,2	0,5 ±0,2	0,6 ±0,1	0,6 ±0,1	0,6 ±0,1	0,5 ±0,1	0,5 ±0,1	0,5 ±0,1	0,4 ±0,1	0,4 ±0,1	0,4 ±0,1	0,4 ±0,1

Tabelle 7.16 Kohärenz intrahemisphärisch – Augen zu

Alter	σδ Norm	σδ s	σδ Down	δ Norm	δ s	δ Down	ϑ Norm	ϑ s	ϑ Down
3	0,0 ±0,0	–		0,0 ±0,0	–		0,1 ±0,1	–	
4	0,1 ±0,0	–		0,0 ±0,0	–		0,1 ±0,0	–	
5	0,1 ±0,0	–		0,1 ±0,0	–		0,1 ±0,1	–	
6–7	0,1 ±0,0	–		0,1 ±0,0	–		0,1 ±0,1	–	
8–9	0,0 ±0,0		0,1 ±0,1	0,1 ±0,0		0,1 ±0,0	0,1 ±0,1		0,1 ±0,0
10	0,1 ±0,0		0,1 ±0,0	0,1 ±0,1		0,1 ±0,0	0,2 ±0,1	+	0,1 ±0,0
11–12	0,1 ±0,1		0,1 ±0,1	0,0 ±0,0	+	0,1 ±0,1	0,1 ±0,1		0,1 ±0,1
13–16	0,1 ±0,1	+	0,2 ±0,1	0,1 ±0,0	+	0,1 ±0,1	0,1 ±0,1		0,1 ±0,1
>16	0,3 ±0,1		0,2 ±0,1	0,1 ±0,0	+	0,2 ±0,1	0,1 ±0,1		0,2 ±0,1

Alter	α Norm	α s	α Down	β₁ Norm	β₁ s	β₁ Down	β₂ Norm	β₂ s	β₂ Down
3	0,1 ±0,1	–		0,0 ±0,0	–		0,0 ±0,0	–	
4	0,1 ±0,0	–		0,1 ±0,0	–		0,0 ±0,0	–	
5	0,1 ±0,1	–		0,0 ±0,0	–		0,0 ±0,0	–	
6–7	0,1 ±0,1	–		0,1 ±0,0	–		0,1 ±0,0	–	
8–9	0,1 ±0,5		0,1 ±0,1	0,1 ±0,0		0,1 ±0,0	0,0 ±0,0		0,1 ±0,0
10	0,2 ±0,1		0,1 ±0,1	0,1 ±0,0		0,1 ±0,0	0,1 ±0,0		0,1 ±0,0
11–12	0,1 ±0,1		0,1 ±0,1	0,1 ±0,0		0,1 ±0,0	0,0 ±0,0		0,1 ±0,0
13–16	0,1 ±0,1	+	0,2 ±0,1	0,1 ±0,0	+	0,1 ±0,1	0,1 ±0,0	+	0,1 ±0,1
>16	0,2 ±0,1	+	0,4 ±0,2	0,1 ±0,0	+	0,2 ±0,1	0,1 ±0,0	+	0,1 ±0,1

Tabelle 7.17 Kohärenz interhemisphärisch – frontozentral – Augen zu

Alter	σδ Norm	σδ s	σδ Down	δ Norm	δ s	δ Down	ϑ Norm	ϑ s	ϑ Down
3	0,4 ±0,2	–		0,4 ±0,1	–		0,4 ±0,1	–	
4	0,4 ±0,2	–		0,5 ±0,1	–		0,4 ±0,1	–	
5	0,4 ±0,2	–		0,5 ±0,1	–		0,4 ±0,1	–	
6–7	0,4 ±0,2	–		0,4 ±0,2	–		0,4 ±0,2	–	
8–9	0,5 ±0,2	+	0,3 ±0,2	0,6 ±0,1	+	0,3 ±0,1	0,5 ±0,1	+	0,3 ±0,1
10	0,5 ±0,2		0,3 ±0,2	0,5 ±0,1		0,4 ±0,1	0,6 ±0,1	+	0,4 ±0,1
11–12	0,6 ±0,2		0,3 ±0,2	0,5 ±0,2		0,4 ±0,1	0,5 ±0,2		0,4 ±0,1
13–16	0,5 ±0,2		0,4 ±0,2	0,5 ±0,2		0,4 ±0,1	0,5 ±0,1	+	0,4 ±0,1
>16	0,6 ±0,2	+	0,4 ±0,2	0,7 ±0,1	+	0,4 ±0,2	+0,7 ±0,1	+	0,3 ±0,1

Alter	α Norm	α s	α Down	β₁ Norm	β₁ s	β₁ Down	β₂ Norm	β₂ s	β₂ Down
3	0,1 ±0,1	–		0,1 ±0,0	–		0,1 ±0,0	–	
4	0,2 ±0,1	–		0,1 ±0,1	–		0,1 ±0,1	–	
5	0,2 ±0,1	–		0,2 ±0,1	–		0,1 ±0,1	–	
6–7	0,2 ±0,1	–		0,2 ±0,1	–		0,1 ±0,2	–	
8–9	0,3 ±0,1	+	0,1 ±0,1	0,3 ±0,1	+	0,1 ±0,1	0,2 ±0,1	+	0,1 ±0,0
10	0,4 ±0,1	+	0,2 ±0,1	0,3 ±0,1	+	0,2 ±0,1	0,2 ±0,1	+	0,1 ±0,1
11–12	0,3 ±0,1	+	0,2 ±0,1	0,3 ±0,1		0,1 ±0,1	0,2 ±0,1		0,1 ±0,0
13–16	0,4 ±0,2	+	0,2 ±0,1	0,3 ±0,1	+	0,2 ±0,1	0,2 ±0,1		0,2 ±0,1
>16	0,6 ±0,1	+	0,4 ±0,2	0,5 ±0,1	+	0,2 ±0,1	0,4 ±0,1	+	0,2 ±0,1

Tabelle 7.18 Kohärenz interhemisphärisch – parietookzipital – Augen zu

Alter	$\sigma\delta$ Norm s	Down	δ Norm s	Down	ϑ Norm s	Down	α Norm s	Down	β_1 Norm s	Down	β_2 Norm s	Down
3	0,4 ±0,1	–	0,4 ±0,1	–	0,4 ±0,1	–	0,2 ±0,1	–	0,2 ±0,1	–	0,1 ±0,1	–
4	0,4 ±0,1	–	0,4 ±0,1	–	0,4 ±0,1	–	0,3 ±0,1	–	0,2 ±0,1	–	0,2 ±0,1	–
5	0,4 ±0,2	–	0,4 ±0,1	–	0,4 ±0,1	–	0,3 ±0,1	–	0,2 ±0,1	–	0,2 ±0,1	–
6–7	0,4 ±0,1	–	0,4 ±0,1	–	0,4 ±0,1	–	0,4 ±0,2	–	0,3 ±0,1	–	0,2 ±0,1	–
8–9	0,4 ±0,1	0,5 ±0,2	0,5 ±0,1	0,4 ±0,1	0,5 ±0,1	0,4 ±0,1	0,5 ±0,2	0,5 ±0,2	0,3 ±0,1	0,3 ±0,1	0,3 ±0,1	0,2 ±0,8
10	0,5 ±0,1	0,6 ±0,1	0,5 ±0,1	0,6 ±0,1	0,5 ±0,2	0,4 ±0,1	0,5 ±0,2	0,5 ±0,1	0,3 ±0,1	0,3 ±0,0	0,3 ±0,1	0,2 ±0,0
11–12	0,5 ±0,2	0,5 ±0,1	0,5 ±0,1	0,5 ±0,1	0,5 ±0,1	0,5 ±0,1	0,5 ±0,2	0,4 ±0,1	0,3 ±0,1	0,3 ±0,1	0,3 ±0,1	0,2 ±0,1
13–16	0,5 ±0,1	0,5 ±0,2	0,4 ±0,1	0,5 ±0,1	0,4 ±0,1	0,5 ±0,1	0,4 + ±0,1	0,6 ±0,1	0,3 + ±0,1	0,4 ±0,1	0,2 ±0,1	0,3 ±0,1
>16	0,6 ±0,2	0,4 ±0,2	0,5 ±0,1	0,5 ±0,2	0,6 ±0,1	0,5 ±0,2	0,6 ±0,2	0,6 ±0,2	0,4 ±0,1	0,4 ±0,1	0,4 ±0,1	0,3 ± 0,1

Tabelle 7.19 ϑ/α-Quotient – Augen offen

Alter	Frontozentral Norm s	Down	Parietookzipital Norm s	Down
0	3,1 ± 0,8	5,8 ± 3,5	2,8 ± 0,7	5,7 ± 3,4
0,5	4,8 ± 1,9 +	6,7 ± 3,6	5,0 ± 1,8	6,9 ± 3,6
1	3,7 ± 1,8 +	5,5 ± 3,4	3,5 ± 1,1 +	6,4 ± 5,2
2	2,3 ± 1,0 +	6,4 ± 5,1	2,3 ± 0,7 +	5,7 ± 3,6
3	2,0 ± 0,8 +	5,5 ± 3,4	1,9 ± 0,7 +	5,4 ± 2,4
4	1,9 ± 0,8 +	3,8 ± 1,7	1,8 ± 0,6 +	4,0 ± 2,2
5	1,5 ± 0,9 +	4,0 ± 1,5	1,6 ± 0,6 +	4,1 ± 1,5
6–7	2,1 ± 0,9 +	3,8 ± 1,4	1,8 ± 0,9 +	3,4 ± 1,6
8–9	2,1 ± 1,2 +	3,3 ± 1,1	1,6 ± 0,7 +	2,4 ± 0,7
10	2,0 ± 1,0 +	2,8 ± 0,9	1,5 ± 0,7 +	2,3 ± 1,1
11–12	1,7 ± 0,7 +	3,4 ± 1,1	1,4 ± 0,6 +	2,2 ± 1,0
13–16	1,6 ± 0,7 +	2,9 ± 1,1	0,9 ± 0,5 +	2,0 ± 1,0
>16	1,5 ± 0,7	2,3 ± 1,0	1,0 ± 0,5	1,4 ± 0,7

Tabelle 7.20 ϑ/α-Quotient – Augen zu

Alter	Frontozentral Norm s	Down	Parietookzipital Norm s	Down
3	2,2 ± 0,7	–	2,3 ± 1,0	–
4	2,3 ± 1,0	–	2,2 ± 1,7	–
5	1,9 ± 0,7	–	1,0 ± 0,8	–
6–7	2,1 ± 1,0	–	1,0 ± 0,8	–
8–9	2,0 ± 0,9	2,6 ± 1,1	0,9 ± 0,6	0,8 ± 0,5
10	1,8 ± 1,3 +	3,3 ± 0,6	0,6 ± 0,4	0,8 ± 0,5
11–12	1,6 ± 0,7 +	3,2 ± 1,2	0,5 ± 0,3 +	1,0 ± 0,6
13–16	1,4 ± 0,8 +	2,2 ± 1,0	0,3 ± 0,2 +	0,6 ± 0,5
>16	0,9 ± 0,6	1,6 ± 1,1	0,2 ± 0,2	0,5 ± 0,5

Tabelle 7.21 Dominante Amplitude – Frontozentral – Augen offen – in µV

Alter	$\sigma\delta$	δ	ϑ	α	β_1	β_2	Visuell
0	26,6 (14,3–74,8)	25,7 (12,6–51,5)	20,7 (13,3–47,9)	17,7 (13,1–35,8)	16,5 (11,5–26,1)	17,6 (10,7–26,0)	–
0,5	27,0 (17,5–44,5)	31,3 (23,3–40,9)	26,9 (18,5–37,8)	19,5 (14,0–28,1)	15,47 (10,3–48,7)	13,8 (10,0–27,6)	32,0 (20,0–60,0)
1	27,0 (16,9–43,1)	30,2 (21,1–43,6)	28,6 (19,6–43,2)	22,9 (16,0–41,8)	16,2 (10,7–47,6)	15,0 (10,6–31,4)	30,2 (20,0–60,0)
2	26,1 (17,1–37,6)	28,3 (19,9–43,3)	28,4 (21,0–42,7)	23,9 (19,8–38,2)	18,1 (11,7–43,6)	17,2 (10,4–34,1)	26,7 (20,0–40,0)
3	25,3 (15,3–35,8)	27,0 (17,6–36,8)	27,2 (18,6 –39,9)	23,1 (16,1–33,0)	16,3 (11,9–35,6)	14,2 (9,5–30,9)	27,0 (15,0–40,0)
4	25,3 (15,4–38,0)	26,7 (18,9–34,6)	26,6 (19,5–35,0)	22,7 (17,0–32,2)	16,0 (11,6–25,6)	14,6 (10,2–36,5)	26,3 (20,0–40,0)
5	24,1 (17,5–37,1)	26,2 (17,8–35,9)	25,0 (17,0–35,9)	21,4 (15,0–36,1)	15,9 (11,8–23,9)	14,3 (9,4–28,6)	22,7 (15,0–40,0)
6–7	23,1 (19,1–28,4)	24,6 (16,5–32,3)	29,2 (22,1–41,6)	24,8 (16,5–35,0)	18,9 (13,1–26,8)	17,5 (10,4–25,1)	–
8–9	23,3 (19,0–28,4)	24,2 (16,0–34,9)	27,5 (17,9–37,3)	23,6 (15,9–33,8)	19,3 (14,4–23,4)	17,3 (12,3–23,2)	–
10	22,6 (15,0–35,5)	23,9 (16,7–37,8)	25,6 (18,0–39,6)	22,3 (16,6–40,9)	18,4 (13,2–32,3)	16,1 (10,4 –35,4)	–
11–12	21,4 (17,1–25,5)	22,3 (17,4–27,2)	24,1 (18,0–30,5)	20,8 (14,8–27,3)	17,7 (12,3–23,2)	15,1 (12,2–19,9)	–
13–16	18,9 (15,5–27,4)	22,8 (18,8–34,9)	20,5 (16,7–28,4)	18,1 (15,1–29,1)	16,2 (12,3–21,4)	14,8 (9,5–30,5)	–
>16	18,8 (13,9–29,6)	18,4 (15,7–23,8)	17,6 (13,4–24,2)	15,9 (11,8–19,2)	15,3 (12,6–17,3)	15,1 (13,0–17,4)	–

Tabelle 7.22 Dominante Amplitude – Parietookzipital – Augen offen – in µV

Alter	σδ	δ	ϑ	α	β₁	β₂	Visuell
0	25,6 (14,7–65,9)	22,6 (13,6–43,8)	19,7 (13,3–42,7)	16,4 (36,8–12,2)	16,4 (10,7–26,2)	15,7 (10,1–22,2)	–
0,5	31,3 (21,0–45,9)	32,6 (23,6–41,9)	28,9 (20,5–41,3)	20,5 (12,7–25,9)	16,4 (10,8–42,6)	13,8 (10,5–19,6)	32,6 (20,0–50,0)
1	33,6 (19,1–51,1)	31,2 (20,9–43,2)	25,4 (19,7–41,5)	23,7 (16,4–33,9)	16,8 (11,9–34,3)	15,0 (11,4–24,6)	30,4 (20,0–50,0)
2	32,8 (20,1–51,4)	30,4 (21,8–43,3)	29,8 (18,9–46,0)	24,4 (15,3–43,4)	17,6 (11,9–33,4)	15,4 (9,8–30,1)	28,0 (20,0–40,0)
3	31,2 (20,7–46,1)	29,3 (16,9–40,1)	30,1 (19,6–47,1)	25,7 (17,5–41,9)	17,2 (11,8–35,7)	13,8 (10,0–29,8)	29,7 (20,0–50,0)
4	28,9 (18,3–40,2)	28,6 (18,8–47,3)	29,3 (19,8–40,4)	24,8 (16,7–41,2)	16,7 (12,8–23,3)	13,2 (10,3–22,5)	28,2 (20,0–50,0)
5	27,6 (18,0–52,6)	27,5 (18,9–38,1)	28,5 (20,0–46,7)	27,6 (16,6–48,0)	16,8 (12,7–27,7)	13,2 (10,23–20,6)	25,3 (15,0–40,0)
6–7	28,1 (18,7–38,9)	25,8 (19,3–31,9)	34,3 (24,1–43,6)	29,4 (23,6–40,1)	21,8 (15,6–30,2)	18,6 (12,0–37,1)	–
8–9	26,7 (17,5–39,7)	25,3 (18,0–42,6)	31,1 (20,7–40,1)	29,7 (18,7–40,5)	21,6 (15,6–36,1)	20,1 (13,6–36,3)	–
10	23,9 (17,2–33,5)	23,6 (16,0–43,8)	27,5 (15,3–38,1)	24,9 (14,8–35,4)	20,9 (12,9–38,8)	17,7 (12,2–42,6)	–
11–12	21,9 (15,9–25,5)	22,1 (17,5–30,0)	26,5 (21,2–35,1)	23,2 (18,8–30,2)	20,2 (17,4–27,0)	17,8 (12,8–36,5)	–
13–16	19,9 (15,1–30,1)	22,0 (16,9–27,6)	22,1 (17,1 –27,5)	22,1 (18,1–36,5)	18,8 (14,9–26,5)	14,4 (12,5–16,5)	–
>16	15,2 (12,9–21,4)	17,3 (15,3–20,6)	17,3 (15,0–21,4)	17,3 (14,3–23,7)	15,7 (12,9–20,4)	14,7 (12,0–18,0)	–

Tabelle 7.23 Dominante Amplitude – Frontozentral – Augen zu – in µV

Alter	σδ	δ	ϑ	α	β₁	β₂	Visuell
3	26,9 (21,9–33,8)	28,4 (22,6–36,6)	28,8 (18,9–36,4)	22,8 (15,9–30,8)	14,8 (12,1–17,7)	12,3 (10,7–15,1)	25,6 (20,0–35,0)
4	26,5 (17,6–47,9)	29,3 (19,4–38,2)	28,1 (19,6–43,1)	22,8 (15,7–36,1)	15,2 (11,5–20,8)	12,9 (10,2–18,3)	26,1 (20,0–40,0)
5	26,4 (17,5–48,8)	27,7 (20,7–37,1)	25,9 (16,7–42,6)	21,7 (15,1–34,5)	15,2 (11,6–22,7)	13,2 (9,7–21,5)	22,6 (15,0–40,0)
6–7	24,1 (18,6–30,4)	26,9 (19,8–36,7)	29,5 (21,7–44,3)	25,2 (18,4–40,4)	18,4 (13,6–24,7)	15,7 (11,9–21,4)	–
8–9	22,4 (16,8–31,8)	24,8 (17,4–36,7)	28,5 (21,6–43,2)	23,8 (16,5–42,7)	18,4 (11,8–33,3)	16,3 (10,7–28,1)	–
10	22,6 (15,5–40,9)	24,9 (16,8–40,4)	26,8 (18,5–52,2)	23,7 (15,9–46,8)	17,9 (11,3–29,1)	15,0 (10,5–25,9)	–
11–12	21,7 (16,3–35,5)	21,0 (17,8–24,6)	25,9 (17,6–45,2)	23,6 (15,4–43,7)	18,1 (13,8–29,2)	15,4 (12,1–20,2)	–
13–16	18,7 (14,7–31,7)	22,1 (17,4–26,8)	21,8 (16,1–39,6)	19,1 (14,0–33,5)	15,6 (11,2–19,8)	13,4 (10,0–16,2)	–
>16	16,1 (11,7–19,7)	17,5 (14,0–21,6)	17,5 (13,1–22,5)	17,0 (13,5–19,4)	14,1 (12,2–16,1)	11,9 (10,0–13,5)	–

Tabelle 7.24 Dominante Amplitude – Parietookzipital – Augen zu – in µV

Alter	σδ	δ	ϑ	α	β₁	β₂	Visuell
3	30,3 (19,1–33,8)	28,9 (22,1–33,5)	43,2 (27,4–56,4)	38,4 (20,8–60,9)	18,9 (13,0–25,2)	13,7 (10,9–18,8)	49,1 (35,1–75,0)
4	31,2 (17,4–51,6)	30,2 (19,0–51,3)	44,8 (24,0–84,9)	40,8 (23,8–82,7)	20,1 (12,9–32,2)	13,8 (9,7–18,9)	50,9 (30,0–100,0)
5	29,9 (19,1–46,0)	28,0 (17,0–48,1)	43,9 (25,6–76,6)	42,6 (22,3–78,3)	21,8 (15,0–35,2)	14,3 (10,2–20,7)	46,0 (25,0–70,0)
6–7	34,7 (20,4–47,4)	31,6 (20,6–56,3)	50,3 (31,1–80,7)	47,8 (25,4–78,7)	28,0 (17,6–45,0)	18,1 (13,1–22,9)	–
8–9	31,5 (19,2–68,8)	28,2 (18,7–51,3)	44,4 (24,9–86,3)	44,3 (26,2–75,1)	29,4 (17,6–45,0)	20,2 (13,0–35,3)	–
10	27,7 (15,9–66,7)	25,3 (17,1–51,7)	41,5 (19,0–73,3)	42,5 (20,3–70,0)	28,2 (18,6–48,2)	19,9 (13,2–50,2)	–
11–12	26,1 (17,8–45,0)	23,6 (18,5–40,8)	38,2 (25,3–79,2)	40,4 (25,7–71,8)	25,8 (17,4–37,7)	17,5 (14,3–30,8)	–
13–16	22,3 (14,1–34,5)	21,7 (15,0–31,3)	30,9 (20,4–51,3)	35,5 (20,2–68,0)	25,3 (20,7–39,2)	16,1 (13,6–22,7)	–
>16	15,9 (12,2–23,7)	16,4 (12,5–22,6)	22,7 (15,8–29,6)	28,5 (16,7–40,4)	21,9 (19,0–30,1)	14,3 (9,6–17,9)	–

Sachverzeichnis

Springer-Verlag und Umwelt

Als internationaler wissenschaftlicher Verlag sind wir uns unserer besonderen Verpflichtung der Umwelt gegenüber bewußt und beziehen umweltorientierte Grundsätze in Unternehmensentscheidungen mit ein.

Von unseren Geschäftspartnern (Druckereien, Papierfabriken, Verpackungsherstellern usw.) verlangen wir, daß sie sowohl beim Herstellungsprozeß selbst als auch beim Einsatz der zur Verwendung kommenden Materialien ökologische Gesichtspunkte berücksichtigen.

Das für dieses Buch verwendete Papier ist aus chlorfrei bzw. chlorarm hergestelltem Zellstoff gefertigt und im pH-Wert neutral.